·执业医师资格考试通关系列·

中医执业医师资格考试考前自测卷(全解析)

(医学综合)

吴春虎 李 烁 主 编

阿虎医考研究组 组织编写

全国百佳图书出版单位
中国中医药出版社
·北 京·

图书在版编目（CIP）数据

中医执业医师资格考试考前自测卷：全解析/吴春虎，李烁主编．—北京：中国中医药出版社，2022.1

（执业医师资格考试通关系列）

ISBN 978-7-5132-7116-5

Ⅰ.①中⋯　Ⅱ.①吴⋯②李⋯　Ⅲ.①中医师–资格考试–习题集　Ⅳ.①R2-44

中国版本图书馆 CIP 数据核字（2021）第 158669 号

中国中医药出版社出版

北京经济技术开发区科创十三街 31 号院二区 8 号楼
邮政编码　100176
传真　010-64405721
河北省武强县画业有限责任公司印刷
各地新华书店经销

开本 787×1092　1/16　印张 18.25　字数 527 千字
2022 年 1 月第 1 版　2022 年 1 月第 1 次印刷
书号　ISBN 978-7-5132-7116-5
定价　98.00 元
网址　www.cptcm.com

服 务 热 线　010-64405510
购 书 热 线　010-89535836
维 权 打 假　010-64405753

微信服务号　zgzyycbs
微商城网址　https://kdt.im/LIdUGr
官方微博　http://e.weibo.com/cptcm
天猫旗舰店网址　https://zgzyycbs.tmall.com

如有印装质量问题请与本社出版部联系(010-64405510)
版权专有　侵权必究

使用说明

为进一步贯彻国家卫生健康委员会及国家中医药管理局关于执业医师资格考试的有关精神，进一步落实执业医师资格考试的目标要求，国家中医药管理局中医师资格认证中心颁布了2020版《执业医师资格考试大纲》。

为了配合新大纲的实施，帮助考生顺利通过考试，我们组织高等中医药院校相关学科的优秀教师团队，依据2020版大纲的最新要求，编写了《执业医师资格考试通关系列》丛书。

本书为《执业医师资格考试通关系列》丛书中的一种。本书采取完全真卷形式。经深入解读大纲、剖析历年真题后根据真卷题量及学科分布设计，与真实试题相似度极高，供考生考前自测，并附有全部试题的答案解析，帮助考生在练习后快速找出自己的知识薄弱环节，迅速解决考生"为什么答案要选这个"的困惑。使考生在阶段性复习和临考前能够全面了解自己对知识的掌握情况，并通过练习熟悉考试科目分布，控制考试时间。随书配有3小时的习题精讲视频供考生观看复习。

阿虎医考研究组

目 录

■ 中医执业医师资格考试考前自测卷（一）（共 54 页）

■ 中医执业医师资格考试考前自测卷（二）（共 54 页）

■ 中医执业医师资格考试考前自测卷（三）（共 54 页）

■ 中医执业医师资格考试考前自测卷答案与解析（共 118 页）

试卷标识码:

中医执业医师资格考试
考前自测卷(一)

(医学综合)

考生姓名: _____

准考证号: _____

考　　点: _____

考 场 号: _____

中医执业医师资格考试考前自测卷(一)第一单元

A1型选择题(1~93题)

答题说明
每一道考试题下面有A、B、C、D、E五个备选答案。请从中选择一个最佳答案。

1. 《素问·阴阳应象大论》指出对"精不足者",宜采取的治则是
   A. 温之以气
   B. 补之以味
   C. 因而越之
   D. 渍形以为汗
   E. 引而竭之

2. 事物或现象阴阳属性的征兆是
   A. 寒热
   B. 上下
   C. 水火
   D. 晦明
   E. 动静

3. 《素问·上古天真论》说明顺应自然的养生原则是
   A. 春夏养阳
   B. 秋冬养阳
   C. 法于阴阳
   D. 服从天气
   E. 去世离俗

4. 五行中火的"所胜"是
   A. 水
   B. 木
   C. 土
   D. 金
   E. 火

5. 下列各项中,属于相乘传变的是
   A. 肺病及肾
   B. 肺病及心
   C. 心病及肝
   D. 肝病及肾
   E. 脾病及肾

6. 据《灵枢·决气》所述,"耳聋"由于
   A. 气脱
   B. 液脱
   C. 津脱
   D. 血脱
   E. 精脱

7. 心为五脏六腑之大主的理论依据是
   A. 心主血
   B. 心主神志
   C. 心主思维
   D. 心总统魂魄
   E. 心总统意志

8. 五苓散证中不应见
   A. 心下痞
   B. 小便不利
   C. 微热
   D. 消渴
   E. 脉浮

9. 心与肺的关系主要表现在
   A. 气血互用方面
   B. 气机升降方面
   C. 血液运行方面
   D. 精神互养方面
   E. 化生气血方面

10. 与血液运行关系最密切的脏腑是
    A. 肝、脾、肾
    B. 心、肝、脾
    C. 心、肺、肾
    D. 心、肝、肾
    E. 肺、脾、肾

11. 伤寒脉结代,心动悸,最适宜用的方剂是
    A. 半夏泻心汤

B. 炙甘草汤
C. 甘草泻心汤
D. 小柴胡汤
E. 小建中汤

12. 具有喜润恶燥特性的脏腑是
    A. 肝
    B. 肺
    C. 脾
    D. 胃
    E. 大肠

13. 气机升降出入的枢纽是
    A. 肝、肺
    B. 肺、肾
    C. 脾、胃
    D. 肝、胆
    E. 心、肾

14. 中医精气神学说的"精"是指
    A. 先天之精
    B. 水谷之精
    C. 生殖之精
    D. 肾中所藏之精
    E. 气血之精

15. 下列各项,在血液运行中起关键作用的是
    A. 心血充盈
    B. 脉道通利
    C. 心气充沛
    D. 心神安宁
    E. 心阳亢盛

16. 主管生长发育是气的何种作用的体现
    A. 推动作用
    B. 温煦作用
    C. 防御作用
    D. 固摄作用
    E. 中介作用

17. 手三阳经与足三阳经交接在

A. 四肢部
B. 肩胛部
C. 头面部
D. 胸部
E. 背部

18. 太阳病,头痛发热,身疼腰痛,骨节疼痛,恶风,无汗而喘者,宜用
    A. 小青龙汤
    B. 大青龙汤
    C. 麻黄汤
    D. 麻杏甘石汤
    E. 桂枝加厚朴杏子汤

19. 火邪、燥邪、暑邪共同的致病特点是
    A. 耗气
    B. 上炎
    C. 伤津
    D. 动血
    E. 生风

20. 太阳病,关节疼痛而烦,脉沉而细,此名
    A. 风痹
    B. 湿痹
    C. 血痹
    D. 历节
    E. 肾痹

21. 《素问·五脏生成》说:多食辛,则
    A. 肉胝䐢而唇揭
    B. 筋急而爪枯
    C. 骨痛而发落
    D. 脉凝泣而变色
    E. 皮槁而毛拔

22. 以下各项,不是瘀血常见症状的是
    A. 肿块
    B. 胀痛
    C. 出血
    D. 唇甲青紫
    E. 肌肤甲错

23. 诸肢节疼痛,身体魁羸,脚肿如脱,头眩短气,温温欲吐,治以
   A. 黄芪桂枝五物汤
   B. 桂枝加龙骨牡蛎汤
   C. 麦门冬汤
   D. 小青龙加石膏汤
   E. 桂枝芍药知母汤

24. 元气耗损和功能减退,脏腑功能低下,抗病能力下降的病机是
   A. 气虚
   B. 气脱
   C. 血虚
   D. 津亏
   E. 气陷

25. 形成寒从中生的原因,主要是
   A. 心肾阳虚,温煦气化无力
   B. 肺肾阳虚,温煦气化失常
   C. 脾肾阳虚,温煦气化失司
   D. 肝肾阳虚,温煦气化失职
   E. 胃肾阳虚,温煦气化无力

26. 塞因塞用不适用于
   A. 脾虚腹胀
   B. 血虚便秘
   C. 血枯经闭
   D. 肾虚尿闭
   E. 血瘀经闭

27. 扶正祛邪同时并用的原则是
   A. 先扶正后祛邪
   B. 扶正祛邪并重
   C. 以扶正为主,兼顾祛邪
   D. 扶正不留邪,祛邪不伤正
   E. 先祛邪后扶正

28. 用寒远寒,用热远热,属于
   A. 因病制宜
   B. 因地制宜
   C. 因人制宜
   D. 因时制宜
   E. 因证制宜

29. 治疗温病"邪留三焦",叶氏主张
   A. 分消上下
   B. 开达膜原
   C. 辛开苦降
   D. 芳香宣化
   E. 顾护阳气

30. 湿热熏蒸的面色是
   A. 黄而鲜明
   B. 黄如烟熏
   C. 苍黄
   D. 淡黄消瘦
   E. 淡黄浮肿

31. 温病邪在阳明久羁,或已下,或未下,身热面赤,口干舌燥,脉虚大,手足心热甚于手足背者,治以
   A. 黄连阿胶汤
   B. 加减复脉汤
   C. 青蒿鳖甲汤
   D. 冬地三黄汤
   E. 新加黄龙汤

32. 下列除哪项外,均是舌颤动的病因
   A. 气血两虚
   B. 亡阳伤津
   C. 热极生风
   D. 酒毒所伤
   E. 心脾有热

33. 太阴风温、温热、温疫、冬温,初起恶风寒者,治以
   A. 桂枝汤
   B. 银翘散
   C. 清营汤去黄连
   D. 麻杏甘石汤
   E. 冬地三黄汤

34. 顿咳常见于
   A. 青年

B. 老年
C. 小儿
D. 女性
E. 男性

35. 胃热患者,其口气为
   A. 酸臭
   B. 奇臭
   C. 臭秽
   D. 腥臭
   E. 腐臭

36. 外感病汗出热退身凉者,表示
   A. 表邪入里
   B. 阳气衰少
   C. 汗出亡阳
   D. 真热假寒
   E. 邪去正安

37. 情志郁结不舒所致胸痛的特点是
   A. 胸背彻痛
   B. 胸痛喘促
   C. 胸痛咳血
   D. 胸痛走窜
   E. 胸部刺痛

38. 按寸口脉分候脏腑,左关脉可候
   A. 心与膻中
   B. 肾与小腹
   C. 脾与胃
   D. 肝、胆与膈
   E. 肺与胸中

39. 下列除哪项外,指下均有脉气紧张之感觉
   A. 弦
   B. 紧
   C. 长
   D. 革
   E. 牢

40. 腹内结块,痛有定处,按之有形而不移,其证为

A. 鼓胀
B. 痞满
C. 积
D. 聚
E. 结胸

41. 下列除哪项外,均是虚寒证的临床表现
   A. 畏寒喜暖
   B. 口淡不渴
   C. 脉沉而紧
   D. 小便清长
   E. 大便溏薄

42. 下列哪项不是火淫的临床表现
   A. 壮热口渴
   B. 面红目赤
   C. 烦躁不宁
   D. 舌质红绛
   E. 脉象濡数

43. 下列哪项不是阳水证的临床表现
   A. 起病急,病程短
   B. 水肿先从头面肿起
   C. 上半身肿甚
   D. 水肿皮薄光亮
   E. 肢冷,腰酸痛

44. 下列除哪项外,均为阳明腑实证的临床表现
   A. 脉沉迟而实
   B. 日晡潮热
   C. 身热不扬
   D. 腹胀拒按
   E. 大便秘结

45. 能缓和拘急疼痛的药物大多具有的药味是
   A. 苦味
   B. 咸味
   C. 辛味
   D. 甘味
   E. 酸味

46. 人参配莱菔子在药物七情配伍关系中属
    A. 相使
    B. 相畏
    C. 相杀
    D. 相反
    E. 相恶

47. 钩藤入汤剂宜
    A. 先煎
    B. 后下
    C. 包煎
    D. 另煎
    E. 烊化

48. 细辛具有的功效是
    A. 回阳救逆
    B. 温肝暖肾
    C. 温中降逆
    D. 宣通鼻窍
    E. 理气和胃

49. 下列各项,不属清热药适应范围的是
    A. 气分实热证
    B. 阴盛格阳证
    C. 血分实热证
    D. 阴虚内热证
    E. 湿热内蕴证

50. 治疗咽喉红肿疼痛,兼有肺热咳嗽痰多者,应首选
    A. 射干
    B. 鱼腥草
    C. 马勃
    D. 板蓝根
    E. 山豆根

51. 具有养阴生津功效的药物是
    A. 生地黄
    B. 牡丹皮
    C. 赤芍
    D. 紫草
    E. 金银花

52. 具有泻下,清肝,杀虫功效的药物是
    A. 番泻叶
    B. 大黄
    C. 芒硝
    D. 甘遂
    E. 芦荟

53. 独活具有的功效是
    A. 活血
    B. 行气
    C. 化痰
    D. 泻下
    E. 解表

54. 桑寄生、五加皮除均可祛风湿外,还具有的功效是
    A. 清热安胎
    B. 利尿消肿
    C. 定惊止痉
    D. 温通经络
    E. 补肝肾,强筋骨

55. 具有燥湿健脾,祛风湿,发汗,明目功效的药物是
    A. 苍术
    B. 厚朴
    C. 藿香
    D. 佩兰
    E. 砂仁

56. 泽泻具有的功效是
    A. 泄热
    B. 清肝
    C. 健脾
    D. 清肺
    E. 解暑

57. 金钱草具有的功效是
    A. 清肺润燥
    B. 清肺化痰

C. 泄热通便
D. 解毒消肿
E. 清热解暑

58. 性微寒的行气药是
   A. 木香
   B. 香附
   C. 沉香
   D. 薤白
   E. 枳实

59. 既能杀虫,又能润肺止咳的药物是
   A. 贯众
   B. 槟榔
   C. 花椒
   D. 雷丸
   E. 榧子

60. 小蓟具有的功效是
   A. 解毒消痈
   B. 收湿敛疮
   C. 消肿排脓
   D. 化腐生肌
   E. 燥湿止痒

61. 具有活血止痛,行气解郁,凉血清心功效的药物是
   A. 川芎
   B. 丹参
   C. 延胡索
   D. 姜黄
   E. 郁金

62. 既能活血定痛,又能敛疮生肌的药物是
   A. 三七
   B. 茜草
   C. 红花
   D. 血竭
   E. 桃仁

63. 使用化痰药治疗癫痫惊厥者,最常配伍
   A. 清热、消食药
   B. 平肝息风、安神药
   C. 安神、理气药
   D. 安神、泻下药
   E. 补虚、消食药

64. 热闭、寒闭神昏,均常选用的药物是
   A. 石菖蒲
   B. 麝香
   C. 牛黄
   D. 羚羊角
   E. 苏合香

65. 中阳衰微,胃有寒湿者忌用的药物是
   A. 太子参
   B. 西洋参
   C. 益智
   D. 菟丝子
   E. 山药

66. 具有固精缩尿,温脾摄唾功效的药物是
   A. 肉苁蓉
   B. 沙苑子
   C. 补骨脂
   D. 山茱萸
   E. 益智

67. 具有固表止汗,益气除热功效的药物是
   A. 麻黄根
   B. 浮小麦
   C. 麻黄
   D. 五味子
   E. 山茱萸

68. 由逍遥散变化为黑逍遥散,属于
   A. 药味加减的变化
   B. 药量增减的变化
   C. 剂型更换的变化
   D. 药味加减和药量增减变化的联合运用
   E. 药量增减和剂型更换变化的联合运用

69. 九味羌活汤的组成药物中含有
    A. 白芍药
    B. 山茱萸
    C. 生地黄
    D. 麦门冬
    E. 枸杞子

70. 太阳病,发汗未愈,风寒入里化热,身热不解,汗出而喘,舌苔薄白,脉滑数者,治疗应选用
    A. 泻白散
    B. 葛根黄芩黄连汤
    C. 麻黄杏仁甘草石膏汤
    D. 桂枝加厚朴杏子汤
    E. 小青龙加石膏汤

71. 不属于麻子仁丸组成药物的是
    A. 芍药
    B. 杏仁
    C. 大黄
    D. 厚朴
    E. 甘草

72. 痛泻要方中配伍防风的主要用意是
    A. 祛风止痉
    B. 散寒除湿
    C. 散肝舒脾
    D. 疏风宽肠
    E. 疏风止痛

73. 清营汤的功用是
    A. 泻火养阴,凉血散瘀
    B. 益气养阴,宁心安神
    C. 清热凉血,养阴生津
    D. 清营透热,养阴活血
    E. 泻火解毒,凉血止血

74. 清热解毒与疏散风热并用,寓"火郁发之"之义的方剂是
    A. 黄连解毒汤
    B. 普济消毒饮
    C. 清瘟败毒饮
    D. 青蒿鳖甲汤
    E. 龙胆泻肝汤

75. 青蒿鳖甲汤主治证的热型是
    A. 骨蒸潮热
    B. 夜热早凉
    C. 日晡潮热
    D. 身热夜甚
    E. 皮肤蒸热

76. 小建中汤中配伍芍药的意义是
    A. 益阴养血,柔肝缓急
    B. 养阴复脉,柔肝缓急
    C. 益气养阴,缓急止痛
    D. 益气养血,复脉定悸
    E. 养阴补血,活血通脉

77. 具有解表清里功用的方剂是
    A. 葛根黄芩黄连汤
    B. 麻黄杏仁甘草石膏汤
    C. 凉膈散
    D. 小柴胡汤
    E. 竹叶石膏汤

78. 补中益气汤和参苓白术散两方中均含有
    A. 当归、陈皮
    B. 白术、人参
    C. 山药、升麻
    D. 茯苓、桔梗
    E. 黄芪、甘草

79. 四物汤的主治证是
    A. 气衰血少
    B. 劳倦内伤
    C. 冲任虚损
    D. 郁怒伤肝
    E. 阴精亏虚

80. 肾气丸中配伍少量桂枝、附子的主要用意是
    A. 温肾暖脾,以助阳气
    B. 温肾助阳,散寒通脉

C. 温补肾阳,少火生气
D. 温补脾阳,化气行水
E. 补阳益精,温肾纳气

81. 四神丸的组成药物中含有
   A. 草豆蔻
   B. 白豆蔻
   C. 肉豆蔻
   D. 砂仁
   E. 厚朴

82. 固冲汤除固冲摄血外,还具有的功用是
   A. 补肾涩精
   B. 补气健脾
   C. 补气生血
   D. 温补脾肾
   E. 温经止痛

83. 以降逆化痰,益气和胃为主要功用的方剂是
   A. 半夏厚朴汤
   B. 半夏泻心汤
   C. 旋覆代赭汤
   D. 苏子降气汤
   E. 天台乌药散

84. 越鞠丸中以行气为主的药物是
   A. 木香
   B. 沉香
   C. 香附
   D. 枳壳
   E. 厚朴

85. 旋覆代赭汤的功用不包括
   A. 益气
   B. 降逆
   C. 和胃
   D. 止咳
   E. 化痰

86. 血府逐瘀汤,还具有的功用是
   A. 散结止痛

B. 温经止痛
C. 补气通络
D. 行气止痛
E. 疏肝通络

87. 咳血方主治证的病机是
   A. 肝火犯肺,灼伤肺络
   B. 脾阳不足,统血失常
   C. 阴虚火旺,损伤肺络
   D. 血热妄行,损伤肺络
   E. 心脾两虚,气不摄血

88. 下列方剂组成药物中含有石膏与知母的是
   A. 大定风珠
   B. 消风散
   C. 川芎茶调散
   D. 地黄饮子
   E. 羚角钩藤汤

89. 平胃散与藿香正气散中均含有的是
   A. 陈皮、白术
   B. 陈皮、厚朴
   C. 陈皮、苍术
   D. 厚朴、苍术
   E. 白术、厚朴

90. 真武汤与实脾散中均含有的是
   A. 茯苓、干姜、附子
   B. 白术、干姜、附子
   C. 白术、茯苓、附子
   D. 甘草、茯苓、干姜
   E. 甘草、茯苓、附子

91. 羌活胜湿汤与九味羌活汤中均含有的是
   A. 防风、川芎
   B. 黄芩、川芎
   C. 羌活、藁本
   D. 羌活、独活
   E. 羌活、蔓荆子

92. 小陷胸汤主治证候中有

A. 痰白而稀
B. 干咳无痰
C. 咳痰黄稠
D. 痰中带血
E. 咳嗽痰多

93. 食积属湿热积滞者,宜选用
A. 保和丸
B. 乌梅丸
C. 香连丸
D. 枳实导滞丸
E. 健脾丸

A2型选择题(94~108题)

答题说明
每一道考题是以一个小案例出现的,其下面都有A、B、C、D、E五个备选答案。请从中选择一个最佳答案。

94. 患者手足厥寒,脉细欲绝,治以
A. 四逆散
B. 白通汤
C. 真武汤
D. 通脉四逆汤
E. 当归四逆汤

95. 患者伤寒下后,七八日不解,时时恶风,大渴,舌上干燥而烦,欲饮水数升。治以
A. 旋覆代赭汤
B. 生姜泻心汤
C. 小陷胸汤
D. 小建中汤
E. 白虎加人参汤

96. 患者病腹满,发热十日,脉浮而数,饮食如故。治以
A. 瓜蒌薤白白酒汤
B. 小青龙加石膏汤
C. 大承气汤
D. 白虎汤
E. 厚朴七物汤

97. 患者温病后期,夜热早凉,热退无汗。治以
A. 冬地三黄汤
B. 加减复脉汤
C. 三仁汤
D. 青蒿鳖甲汤
E. 增液承气汤

98. 患者头痛恶寒,身重疼痛,舌白不渴,脉弦细而濡,面色淡黄,胸闷不饥,午后身热,状若阴虚,病难速已,名曰
A. 风温
B. 冬温
C. 温热
D. 湿温
E. 瘟疫

99. 患者,男,32岁。身患外感实热病证,兼见喘喝,气不能接续,甚则心悸气短。其病机是
A. 实中夹虚
B. 虚中夹实
C. 真虚假实
D. 真实假虚
E. 因虚致实

100. 患者,男,24岁。恶寒发热,无汗,头痛,身痛,喘咳。其证候是
A. 湿淫
B. 暑淫
C. 寒淫
D. 风淫
E. 燥淫

101. 患者,女,38岁。神疲乏力,少气懒言,常自汗出,头晕目眩,舌淡苔白,脉虚无力。其证候是
A. 气虚
B. 气陷
C. 气逆

D. 气微
E. 气滞

102. 患者,男,46岁。腹痛腹泻2天,日泻10余次水便,经治已缓,目前口渴心烦,皮肤干瘪,眼窝凹陷,舌淡白苔薄黄,脉细无力。其证候是
   A. 津亏
   B. 阴虚
   C. 亡阴
   D. 外燥
   E. 实热

103. 患儿,男,3岁。形体消瘦,面色不华,山根青筋显露,容易感冒,腹泻,食欲不佳,舌淡红。其舌苔应见
   A. 白厚
   B. 薄白
   C. 黄腻
   D. 花剥
   E. 白腻

104. 患者身目发黄,黄色鲜明,胁下痞块,腹胀厌食,便溏尿黄,舌红苔黄腻,脉弦数。其证候是
   A. 湿热蕴脾
   B. 大肠湿热
   C. 肝火上炎
   D. 肝胆湿热
   E. 肝脾不调

105. 患者,女,30岁。产后5天,右侧乳房红肿胀痛,触摸到硬块,大便如常,小便色黄。治疗应首选

A. 大青叶
B. 蒲公英
C. 淡竹叶
D. 栀子
E. 知母

106. 患者,女,58岁。因暑天乘凉饮冷,出现恶寒发热,头痛脘痞,恶心,呕吐频作,食少泄泻,舌苔腻,脉濡。治疗应首选
   A. 黄连
   B. 藿香
   C. 生姜
   D. 竹茹
   E. 紫苏

107. 患者腰痛以酸软为主,喜按喜揉,腿膝无力,遇劳更甚,卧则减轻。治疗应选用
   A. 牛膝
   B. 桃仁
   C. 红花
   D. 郁金
   E. 鸡血藤

108. 患者自幼患有痫证,近期发作较频,并见心神不安,心悸,失眠,健忘,舌淡白,脉滑。治疗应选用
   A. 竹茹
   B. 茯苓
   C. 琥珀
   D. 党参
   E. 远志

B1型选择题(109~150题)

答题说明

以下提供若干组考题,每组考题共用在考题前列出的A、B、C、D、E五个备选答案。请从中选择一个与问题关系最密切的答案。某个备选答案可能被选择一次、多次或不被选择。

A. 心
B. 肺
C. 脾

D. 肝
E. 肾

109. 与血液运行关系最密切的脏是

110. 对津液代谢起主宰作用的脏是

A. 肺与肾
B. 肺与脾
C. 肺与肝
D. 肺与心
E. 脾与肾

111. 具有先后天关系的两脏是
112. 与呼吸关系密切的两脏是

A. 下肢外侧后缘
B. 上肢内侧中线
C. 下肢外侧前缘
D. 上肢外侧中线
E. 上肢内侧后缘

113. 患者疼痛沿三焦经放散,其病变部位在
114. 患者病发心绞痛,沿手少阴经放散,其病变部位在

A. 虑
B. 思
C. 智
D. 志
E. 意

115. 《灵枢·本神》中,心有所忆谓之
116. 《灵枢·本神》中,因志而存变谓之

A. 气上
B. 气下
C. 气结
D. 气消
E. 气乱

117. 过度思虑可导致的是
118. 过度恐惧可导致的是

A. 风气内动
B. 寒从中生
C. 湿浊内生
D. 津伤化燥
E. 火热内生

119. 久病累及脾肾,以致脾肾阳虚,温煦气化失司,可以形成
120. 邪热炽盛,煎灼津液,伤及营血,燔灼肝经,可以形成

A. 舌色淡红
B. 舌质淡白
C. 舌质绛红
D. 舌质紫暗
E. 舌起粗大红刺

121. 邪入营血证的舌象是
122. 气血瘀滞证的舌象是

A. 脉位的浮沉
B. 脉力的大小
C. 脉形的长短
D. 脉率的快慢
E. 脉律的齐否

123. 濡脉与弱脉的主要不同点,在于
124. 结脉与促脉的主要不同点,在于

A. 真寒假热
B. 真热假寒
C. 真实假虚
D. 真虚假实
E. 不虚不实

125. 热结肠胃,痰食壅积,以致经脉阻滞,气血不能畅达,致倦怠懒言,身体羸瘦,脉象沉细。此为
126. 脏腑虚衰,气血不足,运化无力,致腹部胀满,呼吸喘促,二便闭涩等。此为

A. 气滞血瘀
B. 气不摄血
C. 气随血脱
D. 气血两虚
E. 气血失和

127. 肝病日久,两胁胀满疼痛,并见舌质瘀斑、瘀点。其病机是
128. 产后大出血,继则冷汗淋漓,甚则晕厥。其病机是

A. 肌肤水肿,无汗,身体疼痛
B. 胸胁胀满,咳唾引痛
C. 胸闷,咳喘,不能平卧,其形如肿

D. 喉中有物,吞之不下,吐之不出
E. 肠鸣辘辘有声

129. 饮留胸胁则见
130. 饮在胸膈则见

A. 石膏
B. 知母
C. 芦根
D. 天花粉
E. 夏枯草

131. 治疗胃热呕逆,宜选用
132. 治疗热淋涩痛,宜选用

A. 威灵仙
B. 防己
C. 狗脊
D. 独活
E. 木瓜

133. 既能祛风湿,又能消骨鲠的药物是
134. 既能祛风湿,又能强腰膝的药物是

A. 白及
B. 仙鹤草
C. 棕榈炭
D. 血余炭
E. 炮姜

135. 具有止痢功效的药物是
136. 具有杀虫功效的药物是

A. 合欢皮
B. 酸枣仁
C. 远志
D. 琥珀
E. 磁石

137. 既能活血消肿,又能解郁安神的药物是
138. 既能活血散瘀,又能镇惊安神的药物是

A. 甘、咸,温
B. 酸、苦,温
C. 苦、咸,温
D. 甘、淡,温
E. 辛、甘,温

139. 鹿茸的性味是
140. 淫羊藿的性味是

A. 黄连
B. 杏仁
C. 细辛
D. 熟地黄
E. 石膏

141. 小青龙汤的组成药物中含有
142. 九味羌活汤的组成药物中含有

A. 清骨散
B. 知柏地黄丸
C. 清营汤
D. 黄连解毒汤
E. 五味消毒饮

143. 有清骨蒸潮热作用的方剂是
144. 有清血分之热作用的方剂是

A. 温中补虚,理气健脾
B. 温中补虚,和里缓急
C. 温中补虚,缓急止痛
D. 温中补虚,降逆止呕
E. 温中补虚,散寒止痛

145. 大建中汤的功用是
146. 吴茱萸汤的功用是

A. 肌肤不仁
B. 即重不胜
C. 口吐涎沫
D. 舌即难言
E. 即不识人

147.《金匮要略》论中风,邪在于经可见
148.《金匮要略》论中风,邪入于腑可见

A. 杏苏散
B. 清燥救肺汤
C. 桑杏汤
D. 麦门冬汤
E. 养阴清肺汤

149. 含有半夏、麦冬、人参的方剂是
150. 含有生地、麦冬、玄参的方剂是

A1 型选择题(1~46 题)

答题说明
每一道考试题下面有 A、B、C、D、E 五个备选答案。请从中选择一个最佳答案。

1. 下列哪项属于非感染性发热的疾病
   A. 肺结核
   B. 肺炎
   C. 急性肾盂肾炎
   D. 伤寒
   E. 血清病

2. 血尿伴剧烈腹痛最常见于
   A. 肾炎
   B. 膀胱结核
   C. 肾肿瘤
   D. 泌尿系结石
   E. 过敏性紫癜

3. 引起吸气性呼吸困难的疾病是
   A. 气管肿瘤
   B. 慢性阻塞性肺气肿
   C. 支气管哮喘
   D. 气胸
   E. 大块肺不张

4. 呕吐与头部位置改变有密切关系的疾病是
   A. 脑炎
   B. 耳源性眩晕
   C. 妊娠反应
   D. 尿毒症
   E. 糖尿病酮症酸中毒

5. 下列哪项不属于意识障碍
   A. 嗜睡
   B. 抽搐
   C. 意识模糊
   D. 谵妄
   E. 昏迷

6. 下列除哪项外,均是采录主诉所要求的内容
   A. 主诉是迫使病人就医的最主要的症状
   B. 一般不超过 20 个字
   C. 确切的主诉常可作为诊断的向导
   D. 主诉的记录,尽量使用诊断术语
   E. 症状不突出者,可把就医的主要目的作为主诉

7. 心室收缩时颈静脉有搏动,可见于
   A. 高血压
   B. 严重贫血
   C. 三尖瓣关闭不全
   D. 主动脉瓣关闭不全
   E. 甲状腺功能亢进症

8. 肺气肿时,肺部叩诊音应是
   A. 清音
   B. 过清音
   C. 浊音
   D. 鼓音
   E. 实音

9. 胸骨左缘第 2 肋间闻及收缩期杂音,应考虑为
   A. 主动脉瓣狭窄
   B. 肺动脉瓣狭窄
   C. 二尖瓣狭窄
   D. 三尖瓣狭窄
   E. 二尖瓣关闭不全

10. 下列除哪项外,均可见到周围血管征
    A. 主动脉瓣关闭不全
    B. 发热
    C. 贫血
    D. 甲亢
    E. 主动脉瓣狭窄

11. 下列可引起姿势性脊柱侧凸的是
    A. 佝偻病
    B. 先天性斜颈
    C. 胸膜肥厚
    D. 一侧腰肌瘫痪
    E. 儿童发育期坐或立姿势不良

12. 中枢性瘫痪的特点是
    A. 肌张力降低
    B. 腱反射减弱
    C. 浅反射消失
    D. 不出现病理反射
    E. 肌张力增强

13. 下列除哪项外,常可出现血沉明显增快
    A. 风湿病的病情趋于静止时
    B. 亚急性细菌性(感染性)心内膜炎
    C. 重度贫血
    D. 心肌梗死
    E. 多发性脊髓瘤

14. 下列疾病,可以出现凝血时间缩短的是
    A. 先天性凝血酶原缺乏症
    B. 纤维蛋白原缺乏症
    C. DIC 早期
    D. 血小板减少性紫癜
    E. 严重肝病

15. 下列各项,最易发生代谢性碱中毒的是
    A. 慢性肾功能不全
    B. 休克
    C. 肠瘘
    D. 幽门梗阻
    E. 急性肾功能不全

16. 下列关于急性胰腺炎酶学检查的叙述,正确的是
    A. 血清淀粉酶多在发病 1～2 小时开始增高
    B. 尿淀粉酶多在发病 3～4 小时开始增高
    C. 胰腺广泛坏死时,尿淀粉酶可增高不明显
    D. 尿淀粉酶的增高多早于血清淀粉酶
    E. 尿、血淀粉酶常同时开始增高

17. 尿沉渣镜检每高倍视野多少个白细胞即视为异常
    A. >3 个
    B. >1 个
    C. >5 个
    D. >8 个
    E. >10 个

18. 下列哪项符合漏出液的特点
    A. 外观呈血性
    B. 比重 >1.018
    C. 能自凝
    D. 白细胞计数 >0.5×10^9/L
    E. 无病原菌

19. 反映左、右心房电激动过程的是
    A. P 波
    B. PR 段
    C. QRS 波群
    D. ST 段
    E. T 波

20. 下列关于胸肺部 X 线检查临床应用的叙述,错误的是
    A. 诊断呼吸系统疾病
    B. 检测呼吸功能
    C. 防癌
    D. 防痨
    E. 防职业病

21. 典型心绞痛胸部疼痛的部位是
    A. 心尖部
    B. 左肩背部
    C. 胸部左侧
    D. 胸骨体上段或中段的后方
    E. 胸部右侧

22. 下列关于感染过程的描述,错误的是
    A. 病原体与人体相互作用、相互斗争的过程称为感染过程
    B. 感染过程的构成必须具备病原体、人体和外环境三个因素
    C. 病原体侵入人体,临床上出现相应的症状、体征则意味着感染过程的开始
    D. 病原体侵入的数量越大,出现显性感染的危险也越大
    E. 病原体的致病力包括毒力、侵袭力、病原体数量和变异性

23. 甲类传染病是指

A. SARS、狂犬病
B. 黑热病、炭疽
C. 人感染高致病性禽流感、天花
D. 鼠疫、霍乱
E. 伤寒、流行性出血热

24. 下列各项,不符合淤胆型肝炎临床表现的是
   A. 黄疸深
   B. 自觉症状重
   C. 皮肤瘙痒
   D. 大便颜色变浅
   E. 血清胆固醇升高

25. 诊断艾滋病最简单的检测是
   A. 血清学试验检测 HIV 抗体
   B. 细胞培养(病毒分离)
   C. p24 抗原检测
   D. 病毒核酸检测
   E. HIV 抗原检测

26. 下列有关流行性出血热的描述,正确的是
   A. 发病以青少年为主
   B. 一般不经呼吸道传播
   C. 无明显季节性
   D. 所有患者均有五期经过
   E. 可有母婴传播

27. 流行性脑脊髓膜炎的潜伏期是
   A. 2~3 天
   B. 10~15 天
   C. 16~20 天
   D. 21~30 天
   E. 1 个月以上

28. 伤寒患者出现玫瑰疹,多见于
   A. 潜伏期
   B. 发病初期
   C. 高热期
   D. 缓解期
   E. 恢复期

29. 目前认为志贺菌致病必须具备的条件是

A. 过度劳累
B. 暴饮暴食
C. 细菌变异性
D. 痢疾杆菌对肠黏膜上皮细胞的侵袭力
E. 发病季节

30. 发生霍乱时,对疫区内接触者,规定的隔离观察时间是
   A. 3 天
   B. 5 天
   C. 7 天
   D. 10 天
   E. 14 天

31. 医学伦理学的特征之一是
   A. 灵活性
   B. 实践性
   C. 集体性
   D. 组织性
   E. 随机性

32. 撰写"医家五戒十要"的医家是
   A. 李时珍
   B. 陈实功
   C. 孙思邈
   D. 张仲景
   E. 华佗

33. 对无伤原则的解释,正确的是
   A. 无伤原则就是消除任何医疗伤害
   B. 无伤原则就是要求医生对患者丝毫不能伤害
   C. 因绝大多数医疗行为都存在着不同程度的伤害,所以无伤原则是做不到的
   D. 无伤原则要求对医学行为进行受益与伤害的权衡,把可控伤害控制在最低限度之内
   E. 对肿瘤患者进行化疗意味着绝对伤害

34. 尊重患者知情同意权,其正确的做法是
   A. 婴幼患儿可以由监护人决定其诊疗方案
   B. 家属无承诺,即使患者本人知情同意也不得给予手术
   C. 对特殊急诊患者的抢救都同样对待

D. 无须做到患者完全知情
E. 只经患者同意即可手术

35. 下列人体实验类型中,不需要付出道德代价的是
   A. 自体实验
   B. 自愿实验
   C. 欺骗实验
   D. 强迫实验
   E. 天然实验

36. 根据美国哈佛医学院提出的"脑死亡"概念,不能确诊"脑死亡"的条件是
   A. 自主运动和自主呼吸消失
   B. 对外部刺激和内部需求毫无知觉和反应
   C. 体温低于32.2℃或服用中枢抑制药物者
   D. 脑电波平直或等电位
   E. 诱导反射消失

37. 不属于卫生法基本原则的是
   A. 预防为主原则
   B. 公平原则
   C. 保护社会健康原则
   D. 患者自主原则
   E. 祖国传统医学与现代医学相结合原则

38. 我国依法制定卫生行政法规的国家机构是
   A. 国务院
   B. 卫生行政部门
   C. 最高人民法院
   D. 全国人大及其常委会
   E. 地方人民政府

39. 国家实行医师资格考试制度,目的是检查评价申请医师资格者是否具备
   A. 医学专业学历
   B. 取得医学专业技术职务的条件
   C. 从事医学专业教学、科研的资格
   D. 开办医疗机构的条件
   E. 从事医学实践必需的基本专业知识与能力

40. 根据违法行为的性质和危害程度的不同,法律责任分为
   A. 赔偿责任、补偿责任、刑事责任
   B. 经济责任、民事责任、刑事责任
   C. 行政处分、经济补偿、刑事责任
   D. 行政处罚、经济赔偿、刑事责任
   E. 民事责任、行政责任、刑事责任

41. 《药品管理法》规定对四类药品实行特殊管理,下列药品中,不属于法定特殊管理药品的是
   A. 生化药品
   B. 麻醉药品
   C. 精神药品
   D. 放射性药品
   E. 医疗用毒性药品

42. 依照《麻醉药品管理办法》的规定,麻醉药品的处方剂量,每张处方注射剂不得超过多少日的常用量
   A. 2日
   B. 3日
   C. 5日
   D. 7日
   E. 14日

43. 某药店经营者为贪图利益而违法销售超过有效期的药品,依据《药品管理法》第75条的规定,其所在地的药品监督管理行政执法机构应给予的处罚是没收违法销售药品和违法所得,并
   A. 处以非法所得一倍以上三倍以下的罚款
   B. 处以非法所得二倍以上五倍以下的罚款
   C. 处以二千元以上五千元以下的罚款
   D. 处以违法销售药品货值金额两倍以上五倍以下的罚款
   E. 处以违法销售药品货值金额一倍以上三倍以下的罚款

44. 下列不属于乙类传染病的是
   A. 艾滋病
   B. 病毒性肝炎
   C. 流行性感冒
   D. 狂犬病
   E. 麻疹

45. 必须按照国务院卫生行政部门的有关规定，严格执行消毒隔离制度，防止发生院内感染和医源性感染的机构是
   A. 疾病控制中心
   B. 卫生监督所
   C. 预防保健机构
   D. 医疗保健机构
   E. 卫生行政管理机构

46. 依据2002年9月1日实施的《医疗事故处理条例》，不属于医疗事故的是
   A. 医疗机构违反规章造成患者重度残废
   B. 在医疗活动中，由于患者病情异常而发生医疗意外
   C. 医务人员违反诊疗常规，造成患者一般功能性障碍
   D. 医务人员违反护理常规，造成患者轻度残废
   E. 药房等非临床科室因过失导致患者人身损害

A2型选择题(47~96题)

答题说明

每一道考题是以一个小案例出现的，其下面都有A、B、C、D、E五个备选答案。请从中选择一个最佳答案。

47. 患者，男，30岁。发热伴胸痛，咳嗽，体温持续40℃5日，1日内体温上下波动不超过1℃。其发热的热型应是
   A. 波状热
   B. 弛张热
   C. 间歇热
   D. 稽留热
   E. 不规则热

48. 患者，男，24岁。近3年来反复餐后3~4小时上腹痛，持续至下次进餐后才缓解。应首先考虑的是
   A. 消化性溃疡
   B. 胃癌
   C. 慢性胃炎
   D. 胃肠神经官能症
   E. 胆囊炎

49. 患者心悸。查体：心律完全不规则，心率快慢不等，心音强弱绝对不一致，脉搏短绌。应首先考虑的是
   A. 窦性心律不齐
   B. 房性期前收缩
   C. 心房纤颤
   D. 房室交界性期前收缩
   E. 室性期前收缩

50. 患者饱餐后上腹部持续疼痛1天。查体：上腹部压痛、反跳痛。应首先考虑的是
   A. 急性胃炎
   B. 急性胰腺炎
   C. 急性肝炎
   D. 右肾结石
   E. 肝癌

51. 患者反复呕吐隔餐食物。查体：消瘦，上腹部膨胀，并见胃型。应首先考虑的是
   A. 肝炎
   B. 肝硬化
   C. 胃炎
   D. 幽门梗阻
   E. 胆囊炎

52. 患者，男，26岁。在进食数小时内突然出现呕吐、腹泻、腹痛。应首先考虑
   A. 急性溶血
   B. 颅内高压
   C. 急性食物中毒
   D. 急性肝炎
   E. 肾功能不全

53. 患者，男，63岁。皮肤、黏膜、巩膜黄染，进行性消瘦。应首先考虑
   A. 肝硬化
   B. 胰头癌
   C. 胆道蛔虫症

D. 病毒性肝炎
E. 胆石症

54. 患者,男,26岁。淋雨后寒战,发热,咳嗽,咯铁锈色痰,胸痛。查体:口唇周围有单纯疱疹,叩诊右下肺轻度浊音,听诊呼吸音减低。应首先考虑
A. 呼吸道化脓性感染
B. 干酪性肺炎
C. 急性肺水肿
D. 肺炎球菌肺炎
E. 阿米巴肺脓肿

55. 患者,男,50岁。高血压病史15年,未坚持服药。2小时前因情绪激动突然意识不清。应首先考虑
A. 颅内高压
B. 脑炎
C. 高血压脑病
D. 蛛网膜下腔出血
E. 吗啡类中毒

56. 患者,男,46岁。呼吸急促。查体:气管向左偏移,右侧胸廓饱满,叩诊出现实音。应首先考虑
A. 右侧胸腔积液
B. 右侧气胸
C. 肺气肿
D. 右侧肺肿瘤
E. 右侧肺不张

57. 患者,男,58岁。腰痛,腰部活动受限。检查:脊柱叩击痛,坐骨神经刺激征(+)。应首先考虑
A. 腰肌劳损
B. 脑膜炎
C. 蛛网膜下腔出血
D. 腰椎间盘突出
E. 肾下垂

58. 患者,男,55岁。劳累及情绪激动后,多次出现短时间胸骨后疼痛,下列哪项血清检查对明确诊断最有参考意义
A. 钾
B. 钠

C. 氯化物
D. 钙
E. 胆固醇及甘油三酯

59. 患儿,男,10岁。皮肤黄染伴右上腹绞痛2天。实验室检查:尿胆红素(+),尿胆原(-)。应首先考虑
A. 蚕豆病
B. 胃炎
C. 胆道蛔虫症
D. 急性病毒性肝炎
E. 遗传性球形红细胞增多症

60. 患者,男,79岁。慢性呼吸衰竭,血压升高,呼吸、心率增快,睡眠习惯改变,昼睡夜醒。首先采取的治疗措施是
A. 用人工呼吸机
B. 使用呼吸兴奋剂
C. 高频通气给氧
D. 广谱抗生素加大剂量
E. 使用皮质激素

61. 患者,男,20岁。接触花粉后,突然鼻痒、打喷嚏,继之出现带哮鸣音的呼气性呼吸困难,喉中发出哮鸣音。应首先考虑
A. 喘息型慢性支气管炎
B. 心源性哮喘
C. 过敏性鼻炎
D. 支气管哮喘
E. 支气管扩张症

62. 患者,男,62岁。患有风湿性二尖瓣狭窄,突发呼吸困难,发绀,咳粉红色泡沫痰。查体:血压120/80mmHg,双肺布满湿性啰音,心率140次/分,心律绝对不齐。该患者首选的治疗药物是
A. 普罗帕酮
B. 利多卡因
C. 可拉明
D. 毛花苷C
E. 胺碘酮

63. 患者,男,45岁。十二指肠溃疡病史5年,因饮

食不当,突发上腹剧痛就诊,疑诊为十二指肠溃疡并发急性穿孔,明确诊断不宜进行的检查是
A. 电子胃镜
B. X 线腹透
C. X 线钡餐
D. 腹部 B 超
E. 诊断性腹穿

64. 患者,男,48 岁。近 3 年来疲劳乏力,食欲减退,间歇性鼻出血,齿龈出血。今晨进硬食后,突然呕血,并出现黑便。检查:血压明显下降,心率 120 次/分,腹部膨隆,有移动性浊音,肝脾触诊不满意。应首选的止血措施是
A. 肌注安络血
B. 静滴止血环酸
C. 冰水洗胃
D. 三腔管压迫
E. 迅速补充血容量

65. 患者,男,60 岁。慢性支气管炎病史 20 年。近半年活动后心悸、气短。查体:有肺气肿体征,两肺散在干、湿啰音。剑突下可见心尖搏动,肺动脉瓣区第二心音亢进。应首先考虑的是
A. 冠心病
B. 肺心病
C. 风心病
D. 高血压性心脏病
E. 心肌炎

66. 患者,男,20 岁。突发胸闷,气急,咳嗽。听诊:两肺满布哮鸣音。应首先考虑的是
A. 急性支气管炎
B. 慢性支气管炎喘息型
C. 心源性哮喘
D. 支气管哮喘
E. 支气管肺癌

67. 患者,男,25 岁。发作性干咳 3 个月,伴有夜间胸闷,无发热、咯血。查体双肺未闻及干、湿啰音。为明确诊断应首选的检查是
A. 心脏彩超
B. X 线胸片

C. 肺功能
D. 心电图
E. 胃镜

68. 患者,女,40 岁。风心病 5 年,近半个月来胃纳差,恶心,呕吐,肝区疼痛,尿少。查体:颈静脉怒张,心尖区可闻及舒张期杂音,三尖瓣区可闻及收缩期杂音,肝肋下 2cm。应首先考虑的是
A. 肝炎
B. 右心衰竭
C. 左心衰竭
D. 肝硬化
E. 全心衰竭

69. 患者,女,30 岁。患风湿热 10 年,诊断为风心病 5 年。检查:心尖部可闻及舒张期隆隆样杂音,X 线显示左心房增大。应首先考虑的是
A. 二尖瓣关闭不全
B. 二尖瓣狭窄
C. 主动脉瓣关闭不全
D. 主动脉瓣狭窄
E. 肺动脉瓣狭窄

70. 患者,男,52 岁。有高血压病史 10 年。剧烈头痛,恶心呕吐 2 小时,伴气急,视物模糊。查体:神志清,血压 260/115mmHg。应首先考虑的诊断是
A. 高血压脑病
B. 高血压危象
C. 恶性高血压
D. 3 级高血压
E. 2 级高血压

71. 患者,男,70 岁。今日胸痛发作频繁,2 小时前胸痛再次发作,含化硝酸甘油不能缓解。检查:血压 90/60mmHg,心律不齐。心电图 Ⅱ、Ⅲ、aVF 导联 ST 段抬高呈弓背向上的单向曲线。应首先考虑的是
A. 心绞痛
B. 急性心包炎
C. 急性前间壁心肌梗死
D. 急性下壁心肌梗死

E. 急性广泛前壁心肌梗死

72. 患者,男,50岁。反复上腹痛15年,腹痛常在饭后,持续1~2小时。近半年疼痛加剧,食欲减退,体重减轻。检查:贫血貌,左锁骨上触及肿大淋巴结,血沉46mm/h,大便隐血试验持续阳性。应首先考虑的是
   A. 慢性胆囊炎发作
   B. 十二指肠溃疡发作
   C. 胃溃疡伴幽门梗阻
   D. 胃溃疡恶变
   E. 复合性溃疡病

73. 患者,男,45岁。近日发现大便色黑,伴不规则上腹痛。检查:左锁骨上窝触及1个1cm×1.2cm大小的淋巴结,质硬,大便隐血试验(+++)。首先考虑的是
   A. 消化性溃疡病
   B. 胆道感染合并出血
   C. 胃癌
   D. 血小板减少性紫癜
   E. 肝硬化

74. 患者,男,61岁。近来尿少,大便反复带有鲜血。查体:面部有蜘蛛痣,左肋缘下触及脾脏,腹部叩诊出现移动性浊音。应首先考虑的是
   A. 肾病综合征
   B. 右心功能不全
   C. 肝硬化
   D. 慢性肾功能不全
   E. 乙型肝炎

75. 患者,男,40岁。乙肝病史6年,近半个月肝区持续性疼痛,胃纳差,黄疸,消瘦。查体:肝肋下4cm,质硬,表面不平,压痛。应首先考虑的是
   A. 慢性肝炎
   B. 肝脓肿
   C. 肝硬化
   D. 继发性肝癌
   E. 原发性肝癌

76. 患者,男,47岁。全身高度浮肿半年余。检查:血压正常,腹部移动性浊音(+),尿蛋白(+++),尿中红细胞1~8/HP,血清白蛋白/球蛋白为2.1/2.0,酚红排泄率45%。应首先考虑的是
   A. 门脉性肝硬化
   B. 急性肾小球肾炎
   C. 慢性肾炎肾病型
   D. 慢性肾炎普通型
   E. 慢性肾盂肾炎

77. 患者,女,30岁。尿频、尿痛2天。检查:体温38℃,右肾区叩击痛,尿蛋白(±),尿中红细胞2~4/HP,白细胞20~30/HP。应首先考虑的是
   A. 急性膀胱炎
   B. 急性肾炎
   C. 急性肾盂肾炎
   D. 尿道综合征
   E. 右肾结石

78. 患者,男,32岁。因腹胀,全身疼痛就诊。检查:脾肋下6cm,血液白细胞计数$160×10^9$/L,可见各阶段幼稚粒细胞少许。应首先考虑的是
   A. 脾功能亢进
   B. 门脉性肝硬化
   C. 急性粒细胞白血病
   D. 慢性粒细胞白血病
   E. 急性淋巴细胞白血病

79. 患者,女,34岁。皮肤反复出血半年。检查:血红蛋白90g/L,白细胞$5.0×10^9$/L,血小板$46×10^9$/L,骨髓增生活跃,颗粒型巨核细胞增多。应首先考虑的是
   A. 再生障碍性贫血
   B. 急性白血病
   C. 原发免疫性血小板减少症
   D. 脾功能亢进
   E. 过敏性紫癜

80. 患者,女,30岁。因进食海鲜后,四肢出现出血点,对称分布。检查:血象脆酸嗜酸粒细胞偏高,骨髓象正常,毛细血管脆性试验阳性。应首先考虑的是
   A. 过敏性紫癜

B. 败血症
C. 急性粒细胞白血病
D. 急性型原发性血小板减少性紫癜
E. 慢性型原发性血小板减少性紫癜

81. 患者,男,40岁。近年来反复发作全身强直,阵挛,昏睡。本次发作强直、阵挛持续时间达90分钟以上。应首先考虑的是
A. 癔病性发作
B. 癫痫合并低钙血症
C. 急性脑出血
D. 急性脑栓塞
E. 癫痫持续状态

82. 患者,女,26岁。被人发现时躺在一公园角落,呈半昏迷状态。查体:神志不清,两瞳孔针尖样大小,口角流涎,口唇紫绀,两肺满布水泡音,心率60次/分,肌肉有震颤。应首先考虑的是
A. 癫痫大发作
B. 严重心律失常
C. 左心功能衰竭
D. 有机磷农药中毒
E. 安眠药中毒

83. 患者,男,32岁。高热3天,头痛,伴呕吐。检查:颈项强直,克氏征阳性,脑脊液外观混浊,细胞数2000/μL,以中性粒细胞为主。应首先考虑的是
A. 结核性脑膜炎
B. 流行性脑脊髓膜炎
C. 流行性乙型脑炎
D. 伤寒
E. 中毒型菌痢

84. 患者,男,42岁。既往健康,无肝炎病史,近10天内突然出现极度乏力,厌食,呕吐,并在3天内黄疸迅速加深,肝浊音界缩小。应首先考虑的是
A. 淤胆型肝炎
B. 亚急性重型肝炎
C. 急性重型肝炎
D. 慢性重型肝炎
E. 急性黄疸型肝炎

85. 患者,女,32岁。因分娩时失血过多,术中曾输血600mL,术前肝功能正常,HBsAg(-),术后20天患者感厌食油腻,呕吐,检查ALT 70U/L,AST 300U/L,TBil 56μmol/L,肝功能异常的原因应首先考虑与下列哪种疾病有关
A. 急性甲型病毒性肝炎
B. 急性乙型病毒性肝炎
C. 急性丙型病毒性肝炎
D. 急性丁型病毒性肝炎
E. 急性戊型病毒性肝炎

86. 患者,男,30岁。因发热、头痛、腰痛、恶心呕吐、腹痛、腹泻3天入院。体检:体温39℃,血压90/60mmHg,球结膜轻度水肿,腋下散在条索状出血点。血白细胞$21×10^9$/L,尿蛋白(+++)。应考虑
A. 急性肾盂肾炎
B. 钩端螺旋体病
C. 急性细菌性痢疾
D. 流行性出血热
E. 败血症

87. 患者,男,36岁。静脉注射毒品史近3年。近2月来出现反复性低热,咽痛,咳嗽,伴乏力、食欲不振,体重明显下降。曾用抗生素治疗,疗效欠佳。体检颈、腋部及枕部淋巴结肿大,口腔鹅口疮,肝肋下1cm、脾肋下可触及,轻度触痛。外周血白细胞$2.4×10^9$/L,红细胞$4.0×10^9$/L,血小板$149×10^9$/L,CD_4^+ T 淋巴细胞计数为$0.3×10^9$/L。应考虑
A. 败血症
B. 结核病
C. 伤寒
D. 艾滋病
E. 疟疾

88. 患者,女,25岁。2周来感乏力、全身不适及下肢皮肤病就诊。有不洁性交史。体检颌下及腋下淋巴结多处肿大,质软,无压痛,无粘连。下肢皮肤疱疹,创面红活,浸润融合成片。HIV抗体阳性。下列治疗不恰当的是
A. 齐多夫定

B. 英地那韦
C. 利巴韦林
D. 长春新碱加阿霉素
E. α-干扰素

89. 患者,男,42岁。有糖尿病病史。咳嗽、咳痰反复发作,痰中带血,体检肩胛区有湿啰音,关节疼痛,皮肤结节性红斑。应首先考虑
A. 结核病
B. 布鲁菌病
C. 流行性出血热
D. 非典型肺炎
E. 流感

90. 患者,男,12岁,发热,头痛入院。查体:体温39℃,脉搏110次/分,颈部抵抗,胸前发现数个小出血点及小瘀斑。外周血白细胞$13×10^9$/L,中性粒细胞$0.8×10^9$/L,淋巴细胞0.18。为明确诊断应做的进一步检查为
A. 血清检查
B. 脑脊液涂片找抗酸菌
C. 皮肤瘀点、瘀斑涂片和脑脊液涂片找细菌
D. 血涂片找细菌
E. 头部CT

91. 患者,男,39岁。持续烦热半月,明显腹胀、腹痛,大便3~4次/日,2天前排鲜红色糊状大便。体检:体温39℃,脉搏68次/分,轻度贫血貌,肝肋下1cm可触及,质软,脾肋下2cm可触及,腹部叩诊呈鼓音。血白细胞$3.0×10^9$/L,血红蛋白93g/L,大便隐血(+++)。应首先考虑
A. 上呼吸道感染
B. 伤寒
C. 肠结核
D. 败血症
E. 急性阑尾炎

92. 患者,女,16岁。发热17天,食欲下降、腹胀、腹泻。体检:体温38.5~39.6℃,胸前可见数个瘀斑,肝肋下2cm,脾肋下1cm。血清肥达氏反应:"O"1:160,"H"1:320。副伤寒A阴性,副伤寒B阴性。首选治疗方法为

A. 氯霉素
B. 复方新诺明
C. 青霉素
D. 氟喹诺酮类
E. 氨苄西林

93. 患者,男,50岁。因反复腹痛、腹泻半年,加重1周就诊。每日排黏液便10余次。体检:体温37.6℃,肝脾肋下未触及。左下腹压痛、反跳痛。外周血白细胞$21×10^9$/L,淋巴细胞21%,中性粒细胞79%。粪便镜检:白细胞25/HP,红细胞10/HP。应考虑
A. 慢性细菌性痢疾迁延型
B. 肠炎
C. 肠伤寒
D. 阿米巴痢疾
E. 直肠癌

94. 患者,女,15岁。突然发热3天伴腹痛、腹泻、恶心、呕吐疲乏,每天排便数十次。体检:体温39.5℃,无皮疹,心率20次/分,肝脾肋下未触及,腹软。肠鸣音亢进。外周血白细胞$11.5×10^9$/L,红细胞$4.5×10^9$/L,血红蛋白135g/L。发病前曾在小食店进餐。为明确诊断应做的检查是
A. 血液培养
B. 大便培养致病菌
C. 大便培养霍乱弧菌
D. 粪便镜检寄生虫
E. 粪便镜检阿米巴滋养体与包囊

95. 患者,男,40岁。腹泻1天,排水样便6次,不发热,无腹痛及里急后重。粪便高倍镜视野镜检,脓细胞0~2个,红细胞1~3个,结肠阿米巴滋养体0~1个。涂片染色见革兰阴性弯曲且排列成鱼群样细菌,悬滴法动力(+),应最先考虑
A. 细菌性痢疾
B. 阿米巴痢疾
C. 霍乱
D. 血吸虫病
E. 急性肠炎

96. 患者,男,26岁。频繁腹泻1天,水样便,呕吐无

腹痛,不发热,迅速出现脱水、尿少、腓肠肌痉挛。发病前曾食变质蛋白质食品。体检:体温36.8℃,精神不振,四肢微凉,皮肤干皱。血白细胞 $26×10^9/L$,粪便检查白细胞 0~3/HP。采取的最佳治疗是

A. 大量抗生素
B. 肾上腺皮质激素
C. 升压治疗
D. 积极补充体液和电解质
E. 转院治疗

A3型选择题(97~114题)

答题说明

以下提供若干个案例,每个案例下设3道考题。请根据题干所提供的信息,在每一道考题下面的A、B、C、D、E五个备选答案中选择一个最佳答案。

(97~99题共用题干)
患者,女,52岁。症见上腹部持续性腹痛5天。疼痛呈阵发性加剧,并向腰背部放射,伴发热、恶心呕吐。查体:T 38.5℃,血压100/70mmHg,上腹部偏左压痛,无反跳痛,腹肌轻度紧张,肝功能及胆系酶正常。

97. 临床初步诊断是
   A. 慢性胃炎
   B. 消化性溃疡
   C. 肝硬化
   D. 急性胰腺炎
   E. 原发性肝癌

98. 确诊可进一步检查
   A. 尿淀粉酶
   B. 血清淀粉酶
   C. 甘油三酯
   D. 腹部X线平片
   E. 血钙

99. 不属于胰腺炎治疗措施的是
   A. 维持水电解质平衡,加强营养支持治疗
   B. 禁食
   C. 防治感染
   D. 急诊内镜
   E. 限制水、钠摄入

(100~102题共用题干)
患者反复咳、痰、喘10年,加重伴下肢水肿1周入院。查体:T 36.8℃,血压140/80mmHg,HR 100次/分,律齐,两肺闻及湿啰音,肝肋下3cm、压痛,颈静脉怒张,肝颈静脉回流征阳性,双下肢凹陷性水肿。

100. 临床初步诊断是
   A. 右心衰竭
   B. 左心衰竭
   C. 高血压肾病
   D. 急性肾炎
   E. 慢性肾衰竭

101. 有助于诊断及判断预后的检查是
   A. 血液一般检查
   B. X线检查
   C. 超声心动图
   D. 血浆脑钠肽(BNP)及N端前脑钠肽(NT-proBNP)检测
   E. 放射性核素检查

102. 患者在治疗过程中出现恶心、呕吐、视力模糊等症状,造成该反应的药物最可能是
   A. 螺内酯
   B. 美托洛尔
   C. 氯沙坦
   D. 地高辛
   E. 酚妥拉明

(103~105题共用题干)
患者,男,62岁。咳嗽、咳痰20年,有高血压、肝炎病史。查体:BP150/83mmHg,肺肝界位于第6肋间。心界缩小,心率110次/分,律不齐,P_2亢进,胸骨左缘第五肋间可闻及收缩期杂音。肝肋下3.5cm,双下肢水肿。心电图报告:顺钟向转位,V_1、V_2呈QS型。

103. 最可能的诊断是
   A. 陈旧性心肌梗死
   B. 慢性肺源性心脏病

C. 原发性心肌病

D. 慢性活动性肝炎

E. 冠心病

104. 为进一步明确诊断,检查首选

　　A. X 线胸片

　　B. 腹部 B 超

　　C. 肺功能检查

　　D. 支气管镜检查

　　E. 痰细菌培养

105. 作为诊断本病的主要依据,以下各项中不正确的是

　　A. 肺型 P 波

　　B. $V_1 R/S > 1$

　　C. 右束传导阻滞

　　D. 右下肺动脉干扩张,横径≥15mm

　　E. 肺动脉段突出

(106~108 题共用题干)

患者,男,55 岁。间歇上腹不适 5 年,餐后加重,嗳气。胃液分析结果:基础胃酸分泌量(BAO)为 0(正常值 1~2mmol/h),最大胃酸分泌量(MAO)为 5mmol/h(正常值 17~23mmol/h),壁细胞总数(PCM)为 2.5×10^9 个。

106. 诊断最可能的疾病是

　　A. 胃溃疡

　　B. 十二指肠球部溃疡

　　C. 慢性浅表性胃炎

　　D. 慢性萎缩性胃炎

　　E. 胃癌

107. 下列哪种疾病可见血清胃泌素减少

　　A. 胃溃疡

　　B. 慢性十二指肠球炎

　　C. 浅表性胃炎

　　D. 十二指肠溃疡

　　E. 慢性萎缩性胃窦炎

108. 诊断慢性胃炎,首选下列哪项检查最为适宜

　　A. 胃液分析

　　B. 临床表现

　　C. 胃镜检查

　　D. X 线检查

　　E. 酶学检查

(109~111 题共用题干)

患者,男,50 岁。头晕、乏力、心悸 2 个月。查体:贫血貌,皮肤干燥,指甲脆裂,浅表淋巴结未触及,肝脾不大。实验室检查:血红蛋白 70g/L,网织红细胞计数 0.005,血片示小细胞低色素贫血改变,血清铁 6.2μmol/L,总铁结合力 92μmol/L,粪便检查钩虫卵(+)。诊断为缺铁性贫血。

109. 该患者采用铁剂治疗,最佳给药途径是

　　A. 舌下含服

　　B. 口服

　　C. 肌内注射

　　D. 皮下注射

　　E. 静脉注射

110. 该患者采用铁剂治疗,显示疗效最早的指标是

　　A. 血红蛋白升高

　　B. 网织红细胞增高

　　C. 红细胞计数升高

　　D. 红细胞平均体积增大

　　E. 血清铁上升

111. 本病铁剂治疗的最终目的是

　　A. 血常规恢复正常

　　B. 红细胞形态恢复正常

　　C. 血清铁恢复正常

　　D. 总铁结合力恢复正常

　　E. 补足储存铁

(112~114 题共用题干)

患者,男,65 岁。高血压病史 5 年,于活动中突然出现右侧肢体无力,伴讲话不清和呕吐 2 小时,后来急诊。查体:血压 220/120mmHg,心律齐,眼球向下偏斜意识障碍,不能讲话,右侧肢体完全偏瘫。

112. 此患者可能的诊断是

　　A. 脑栓塞

　　B. 脑出血

　　C. 脑血栓形成

　　D. 蛛网膜下腔出血

　　E. 短暂性脑缺血发作

113. 首选的检查是

　　A. 脑血管造影

　　B. 头颅 MRI

　　C. 头颅 CT

　　D. 经颅多普勒超声

E. 脑电图
114. 本病最主要的病因是
   A. 动脉瘤
   B. 房颤
   C. 高血压性动脉硬化
   D. 脑血管畸形
   E. 血液病

B1 型选择题(115~150 题)

答题说明

以下提供若干组考题,每组考题共用在考题前列出的 A、B、C、D、E 五个备选答案。请从中选择一个与问题关系最密切的答案。某个备选答案可能被选择一次、多次或不被选择。

   A. 纵隔淋巴结转移,压迫喉返神经
   B. 肿瘤压迫膈神经
   C. 肿瘤压迫臂丛神经
   D. 肿瘤压迫上腔静脉
   E. 压迫颈交感神经
115. 肺癌患者见声音嘶哑,同侧声带麻痹,是
116. 肺癌患者见头面部和前胸部瘀血、静脉曲张,是

   A. 经导管射频消融术
   B. 安装临时人工心脏起搏器
   C. 安装永久人工心脏起搏器
   D. 洋地黄
   E. 电复律
117. 室上性快速心律失常,根治方法是
118. 病态窦房结综合征,最佳治疗方法是

   A. 多为上腹正中偏右疼痛
   B. 多为剑突下正中偏左疼痛
   C. 上腹痛无节律性并易引起呕吐
   D. 以右上腹痛、夜间痛、背部放射性疼痛为主
   E. 胃、十二指肠都有溃疡
119. 幽门管溃疡
120. 球后溃疡

   A. 发作性肉眼血尿、无浮肿及高血压
   B. 浮肿、血尿、高血压
   C. 浮肿、蛋白尿、血尿、高血压
   D. 浮肿、蛋白尿、高脂血症、低蛋白血症
   E. 蛋白质、血尿、高血压、肾功能
121. 慢性肾小球肾炎的主要表现为
122. 肾病综合征的主要表现为

   A. 呼吸困难
   B. 呕吐
   C. 腰痛
   D. 肌肉震颤
   E. 腹泻
123. 属呼吸系统疾病问诊内容的是
124. 属循环系统疾病问诊内容的是

   A. 咯铁锈色痰
   B. 咯粉红色泡沫痰
   C. 咯吐大量鲜血
   D. 咯大量脓痰
   E. 干咳无痰
125. 急性左心功能不全,常伴有
126. 肺炎链球菌肺炎,常伴有

   A. 急性发热
   B. 黄疸
   C. 呕吐
   D. 腹泻
   E. 血便
127. 肠梗阻可见腹痛,并伴有
128. 肠套叠可见腹痛,并伴有

   A. 呕吐物为隔餐食物,带腐臭味
   B. 呕吐物为黄绿色,带粪臭味
   C. 呕吐物为大量黏液及食物
   D. 呕吐物为血液
   E. 吐出胃内容物后仍干呕不止
129. 急性胃炎的临床表现是
130. 急性胆囊炎的临床表现是

A. 淀粉酶
B. 血清转氨酶
C. γ-谷氨酰基转肽酶
D. 血清碱性磷酸酶
E. 肌酸磷酸激酶

131. 对诊断骨质疏松最有意义的是
132. 对诊断心肌梗死最有意义的是

A. P 波
B. QRS 波群
C. ST 段
D. T 波
E. QT 间期

133. 代表心室除极和复极总时间的是
134. 代表心房除极波形的是

A. 长期、反复咳嗽、咳痰
B. 反复咳嗽、咳痰、喘息,并伴有哮鸣音
C. 咳嗽、咳痰,伴长期午后低热,消瘦,盗汗
D. 发作性带哮鸣音的呼气性呼吸困难
E. 夜间熟睡后突然憋醒,伴咳嗽、咳痰

135. 支气管哮喘的临床表现是
136. 慢性支气管炎喘息型的临床表现是

A. ST 段下移
B. ST 段明显上抬,呈弓背向上的单向曲线
C. T 波低平
D. T 波倒置
E. 异常深而宽的 Q 波

137. 急性心肌梗死心肌损伤的心电图改变是
138. 急性心肌梗死心肌坏死的心电图改变是

A. 急性粒细胞白血病
B. 急性淋巴细胞白血病
C. 慢性粒细胞白血病
D. 慢性淋巴细胞白血病
E. 慢性再生障碍性贫血

139. VP 方案常用于治疗
140. HOAP 方案常用于治疗

A. 胰岛素
B. 优降糖
C. 甲磺丁脲
D. 氯磺丙脲
E. 苯乙双胍

141. 可引起乳酸血症、酮尿的药物是
142. 可引起过敏性休克的药物是

A. 变质性炎
B. 化脓性炎
C. 增生性炎
D. 出血性炎
E. 假膜性炎

143. 流行性脑脊髓膜炎,病理变化为
144. 流行性乙型脑炎,其病理变化为

A. 孙思邈
B. 张仲景
C. 张孝骞
D. 林巧稚
E. 屠呦呦

145. 被尊为"医圣"、"协和"泰斗、"湘雅"轩辕的是
146. 被尊称为"万婴之母"的是

A. 劣药
B. 假药
C. 保健药品
D. 非处方用药
E. 特殊药品

147. 药品所含成分的名称与国家药品标准或者省、自治区、直辖市药品标准规定不符合的是
148. 药品成分的含量与国家药品标准或者省、自治区、直辖市药品标准规定不符合的是

A. 医疗事故损害后果与患者原有疾病状况之间的关系
B. 患者的经济状况
C. 患者亲友在纠纷处理过程中的态度
D. 无过错输血感染造成的不良后果
E. 医患双方协商解决

149. 医疗事故赔偿确定具体赔偿数额,应当考虑的因素是
150. 对发生医疗事故的赔偿等民事责任争议问题处理时,可以考虑的方式是

A1 型选择题(1~23 题)

答题说明
每一道考试题下面有 A、B、C、D、E 五个备选答案。请从中选择一个最佳答案。

1. 导致感冒的主因是
   A. 寒邪
   B. 热邪
   C. 风邪
   D. 湿邪
   E. 暑邪

2. 肺胀发病的主要病理因素是
   A. 气滞、血瘀、水饮
   B. 气滞、水饮、痰浊
   C. 痰浊、水饮、血瘀
   D. 痰浊、寒邪、血瘀
   E. 风邪、痰浊、水饮

3. 不寐辨证首要辨
   A. 寒热
   B. 阴阳
   C. 病程
   D. 虚实
   E. 年龄

4. 治疗狂证火盛阴伤者,应首选
   A. 二至丸
   B. 六磨汤
   C. 温胆汤
   D. 二阴煎
   E. 养心汤

5. 泄泻的病理因素,最为多见的是
   A. 寒
   B. 湿
   C. 热
   D. 滞
   E. 脾虚

6. 黄疸形成的关键病理因素是
   A. 热邪
   B. 寒邪
   C. 疫毒
   D. 瘀血
   E. 湿邪

7. 下列各项,不属积聚病因的是
   A. 情志失调
   B. 饮食所伤
   C. 感受寒邪
   D. 病后所致
   E. 跌打损伤

8. 治疗咳血燥热伤肺证,应首选
   A. 沙参麦冬汤
   B. 桑杏汤
   C. 百合固金汤
   D. 麦门冬汤
   E. 清燥救肺汤

9. 虚劳以气虚为主时,主要病变的脏是
   A. 肺、脾
   B. 心、肾
   C. 肺、肾
   D. 脾、肾
   E. 心、肺

10. 下列除哪项外,均是厥证的病因
    A. 情志内伤
    B. 体虚劳倦
    C. 亡血失津
    D. 饮食不节
    E. 感受暑热

11. 按十二经脉气血流注次序,小肠经上接
    A. 胆经
    B. 心经
    C. 胃经

D. 膀胱经
E. 三焦经

12. 骨度分寸规定,髀枢至膝中的距离是
   A. 13寸
   B. 14寸
   C. 16寸
   D. 18寸
   E. 19寸

13. 耳屏前,下颌骨髁状突后缘的腧穴是
   A. 下关
   B. 听宫
   C. 听会
   D. 耳门
   E. 颧髎

14. 治疗滞产,应首选
   A. 合谷
   B. 太冲
   C. 足三里
   D. 血海
   E. 至阴

15. 球后穴位于眶下缘的
   A. 外1/3与内2/3交点处
   B. 内1/3与外2/3交点处
   C. 直对瞳孔处
   D. 外1/4与内3/4交点处
   E. 内1/4与外3/4交点处

16. 针刺浅薄部位腧穴,应用
   A. 指切进针法
   B. 夹持进针法
   C. 提捏进针法
   D. 舒张进针法
   E. 套管进针法

17. 下列病证,不宜用三棱针治疗的是
   A. 高热惊厥
   B. 中风脱证

C. 中暑昏迷
D. 急性腰扭伤
E. 喉蛾

18. 治疗行痹,在取主穴的基础上,应加
   A. 膈俞、血海
   B. 肾俞、关元
   C. 阴陵泉、足三里
   D. 大椎、曲池
   E. 合谷、内关

19. 治疗痴呆的主穴,除百会、印堂、四神聪、内关外,还包括
   A. 膈俞、太冲
   B. 太溪、悬钟
   C. 丰隆、中脘
   D. 肝俞、肾俞
   E. 足三里、气海

20. 治疗因痰饮引起的呕吐,除主穴外,应加
   A. 脾俞、章门
   B. 下脘、足三里
   C. 上脘、行间
   D. 梁门、内庭
   E. 膻中、丰隆

21. 治疗痛经,在下列穴位中应首选
   A. 漏谷
   B. 阳陵泉
   C. 冲门
   D. 地机
   E. 公孙

22. 治疗目赤肿痛风热证,除主穴外,应加
   A. 少商、外关
   B. 行间、侠溪
   C. 睛明、太阳
   D. 风池、合谷
   E. 太冲、外关

23. 治疗风火牙痛,除主穴外,应加

A. 太溪、行间
B. 太溪、外关
C. 太冲、曲池
D. 太冲、阳溪
E. 外关、风池

A2型选择题(24~70题)

答题说明

每一道考题是以一个小案例出现的,其下面都有A、B、C、D、E五个备选答案。请从中选择一个最佳答案。

24. 患者,男,42岁。喘逆上气,咳痰不爽,痰质稠、色黄,恶寒身热,无汗,舌红苔黄,脉浮滑而数。治疗应首选
    A. 麻杏石甘汤
    B. 黄连解毒汤
    C. 清金化痰汤
    D. 银翘散
    E. 桑白皮汤

25. 患者,男,32岁。素日嗜酒,外出着凉后,始见时时振寒,发热,继而壮热汗出,烦躁不宁,咳嗽气急,咳吐腥臭黄绿色浊痰,胸满作痛,口干苦,便秘,舌红苔黄腻,脉滑数。治疗应首选
    A. 银翘散
    B. 千金苇茎汤合如金解毒散
    C. 沙参清肺汤
    D. 桔梗杏仁煎
    E. 加味桔梗汤

26. 患者,男,27岁。干咳少痰,咳声短促,痰中带血,五心烦热,时有盗汗,形体消瘦,胸部闷痛隐隐,舌红少苔,脉数细。其诊断是
    A. 咳嗽,肺阴亏耗证
    B. 肺痨,肺阴亏损证
    C. 哮证,肺虚证
    D. 喘证,肺虚证
    E. 虚劳,肺阴虚证

27. 患者,男,45岁。近1年来心悸头晕,倦怠无力,面色无华,舌淡红,脉细弱。治法是
    A. 镇惊定志,养心安神
    B. 补血养心,益气安神
    C. 滋阴降火,养心安神
    D. 温补心阳,安神定志
    E. 振奋心阳,化气行水

28. 患者,男,32岁。心悸而痛,胸闷气短,动则更甚,自汗,神倦怯寒,四肢欠温,舌质淡胖,边有齿痕,苔白腻,脉沉细迟。其证候是
    A. 痰浊闭阻
    B. 寒凝心脉
    C. 气阴两虚
    D. 心肾阳虚
    E. 水饮凌心

29. 患者,女,41岁。不易入睡,多梦易醒,心悸健忘,神疲食少,伴头晕目眩,四肢倦怠,舌淡苔薄,脉细无力。治疗应首选
    A. 酸枣仁汤
    B. 归脾汤
    C. 交泰丸
    D. 天王补心丹
    E. 安神定志丸

30. 患者,男,45岁。头痛经久不愈,痛处固定不移,刺痛,舌质紫暗,脉涩。治疗应首选
    A. 川芎茶调散
    B. 芎芷石膏汤
    C. 龙胆泻肝汤
    D. 通窍活血汤
    E. 天麻钩藤饮

31. 患者,男,63岁。平素头痛眩晕,突发半身不遂,口舌歪斜,舌强语謇,口苦,尿赤便干,舌红苔黄,脉弦数。治疗应首选
    A. 大秦艽汤

B. 补阳还五汤
C. 镇肝熄风汤
D. 天麻钩藤饮
E. 地黄饮子

32. 患者,男,26岁。精神抑郁,表情淡漠,神志痴呆,语无伦次,不思饮食,舌苔腻,脉弦滑。其证候是
    A. 痰气郁结
    B. 阳明热盛
    C. 火盛伤阴
    D. 瘀血内阻
    E. 脾气虚衰

33. 患者,男,50岁。昏仆抽搐吐涎,两目上视,口中如作猪羊叫,平时情绪急躁,心烦失眠,咯痰不爽,口苦而干,舌红苔黄腻,脉弦滑数。治疗应首选
    A. 知柏地黄丸合定痫丸
    B. 天王补心丹合定痫丸
    C. 顺气导痰汤合二阴煎
    D. 龙胆泻肝汤合涤痰汤
    E. 滋水清肝饮合定痫丸

34. 患者,男,32岁。以胃脘痞塞,满闷不舒为主,按之柔软,压之不痛,望无胀形。发病缓慢,时轻时重,反复发作,病程漫长。多因饮食、情志、起居、寒温等因素诱发。其诊断是
    A. 胃痛
    B. 鼓胀
    C. 痞满
    D. 胸痹
    E. 结胸

35. 患者,女,43岁。呕吐清水痰涎,脘闷不食,头晕心悸,舌苔白腻,脉滑。其证候是
    A. 饮食停滞
    B. 痰饮内阻
    C. 气滞痰阻
    D. 食积痰阻
    E. 气滞食积

36. 患者,男,28岁。呃声洪亮,冲逆而出,口臭烦渴喜冷饮,小便短赤,大便秘结,舌苔黄,脉滑数。其治法是
    A. 清胃化痰止呃
    B. 清热化湿降逆
    C. 清热化瘀止呃
    D. 清胃平肝降逆
    E. 清降泄热止呃

37. 患者,男,60岁。黎明之前泄泻,腹痛肠鸣即泻,泻后则安,形寒怕冷,舌淡苔白,脉沉。其病机是
    A. 食滞肠胃
    B. 肾阳虚衰
    C. 寒湿客脾
    D. 湿热伤脾
    E. 肝气乘脾

38. 患者,男,33岁。大便不干硬,虽有便意,临厕努挣无力,挣则汗出短气,便后疲乏,面色白,舌淡嫩苔薄,脉虚。其治法是
    A. 补脾和胃
    B. 温阳通便
    C. 益气补肺
    D. 温中健脾
    E. 益气润肠

39. 患者,男,55岁。3个月前因胸胁部撞伤后,而出现胁肋刺痛,痛有定处,入夜痛甚,舌质紫暗,脉沉涩。治疗应首选
    A. 复元活血汤
    B. 少腹逐瘀汤
    C. 膈下逐瘀汤
    D. 调营饮
    E. 香附旋覆花汤

40. 患者,男,47岁。身目俱黄,黄色鲜明,恶心欲吐,发热恶寒,无汗身痛,小便短赤,舌苔薄黄腻,脉弦滑。治疗应首选
    A. 大柴胡汤
    B. 小柴胡汤
    C. 麻黄连翘赤小豆汤

D. 茵陈蒿汤
E. 甘露消毒丹

41. 患者,男,35 岁。聚证,食滞痰阻,痰湿较重,服六磨汤后,腑气虽通,但症状未减,舌苔白腻而不化。治疗应首选
   A. 二陈汤
   B. 藿朴夏苓汤
   C. 平胃散
   D. 五苓散
   E. 香苏散

42. 患者,男,41 岁。疟疾,热多寒少,汗出不畅,头痛,骨节酸痛,口渴引饮,便秘,溲赤,舌红苔黄,脉弦数。其治法是
   A. 和解表里,温阳达邪
   B. 祛邪截疟,和解表里
   C. 解毒除瘴,清热保津
   D. 益气养血,扶正截疟
   E. 清热解表,和解祛邪

43. 患者,女,15 岁。浮肿 3 月,下肢为甚,按之凹陷不易恢复,心悸,气促,腰部冷痛,尿少,四肢冷,舌质淡胖,苔白,脉沉。其证候是
   A. 湿毒浸淫
   B. 湿热壅盛
   C. 脾阳虚衰
   D. 水湿浸渍
   E. 肾阳衰微

44. 患者,男,42 岁。咽中不适,如有物梗阻,咯之不出,咽之不下,胸中窒闷,舌苔白腻,脉弦滑。其证候是
   A. 痰气郁结
   B. 肝气郁结
   C. 气郁化火
   D. 痰浊上扰
   E. 忧郁伤神

45. 患者,男,34 岁。近来时常鼻衄,或兼齿衄,血色鲜红,牙龈红肿疼痛,口臭便秘,鼻干口干,舌红苔黄,脉洪数。其治法是
   A. 益气摄血
   B. 滋阴润肺
   C. 滋阴降火
   D. 清肝泻火
   E. 清胃泻火

46. 患者,男,37 岁。胸胁支满,心下痞闷,胃中有振水音,食后胃胀明显,经常呕吐清水痰涎,心悸头晕,形体逐渐消瘦,舌苔白滑,脉弦细而滑。其诊断是
   A. 痰饮,脾阳虚弱
   B. 悬饮,经气不和
   C. 溢饮,寒饮内伏
   D. 支饮,寒饮伏肺
   E. 悬饮,饮停胸胁

47. 患者,男,40 岁。多食易饥 3 个月,消瘦 5 公斤,口干渴,大便干燥,舌苔黄,脉滑实有力。其诊断是
   A. 消渴(上消,肺热津伤)
   B. 消渴(中消,胃热炽盛)
   C. 消渴(下消,肾阴亏虚)
   D. 消渴(下消,阴阳两虚)
   E. 便秘(热秘)

48. 患者,女,25 岁。发热恶寒 1 天,无汗,头痛身痛,鼻塞声重,时流清涕,咽痒咳嗽,咳痰稀薄色白,舌苔薄白而润,脉浮紧。其证机概要是
   A. 风热犯表,热郁肌腠,卫表失和,肺失清肃
   B. 暑湿遏表,湿热伤中,表卫不和,肺气不清
   C. 气虚卫弱,风寒乘袭,气虚无力达邪
   D. 阴亏津少,外受风热,表卫失和,津液不能作汗
   E. 风寒外束,卫阳被郁,腠理闭塞,肺气不宣

49. 患者,女,45 岁。咳嗽 2 月,呈阵发性,咳时面赤,咽干口苦,常感痰滞咽喉而咯之难出,量少质黏,胸胁胀痛,咳时引痛,舌红,舌苔薄黄,脉弦数。其治法是
   A. 疏风清热,宣肺止咳
   B. 疏风清肺,润燥止咳
   C. 清肺泻肝,顺气降火

D. 滋阴润肺，化痰止咳
E. 疏风散寒，宣肺止咳

50. 患者，女，63岁。咳嗽反复发作半年，咳声重浊，痰多色白，痰出咳平，每于早晨咳甚痰多，胸闷脘痞，呕恶食少，舌苔白腻，脉濡滑。其辨证
    A. 肝火犯肺证
    B. 痰湿蕴肺证
    C. 痰热郁肺证
    D. 肺阴亏耗证
    E. 风热犯肺证

51. 患者，女，63岁。反复发作气急痰鸣30余年。气短声低，自汗，怕风，常易感冒，倦怠无力，食少便溏，喉中时有轻度哮鸣，痰多质稀色白，舌质淡，苔白，脉细弱。其辨证是
    A. 哮病缓解期肺脾气虚证
    B. 喘证肺气虚耗证
    C. 哮病缓解期肺肾两虚证
    D. 哮病发作期风痰哮证
    E. 喘证肾虚不纳证

52. 患者，男，56岁。喘咳气急，胸部胀闷，不得卧，痰稀白量多，恶寒发热，无汗，舌苔薄白，脉浮紧。治疗应首选
    A. 麻黄汤
    B. 木防己汤
    C. 苓桂术甘汤
    D. 越婢加半夏汤
    E. 葶苈大枣泻肺汤

53. 患者，女，41岁。3日来头痛如裹，痛无休止，肢体困重，苔白腻，脉濡。针灸治疗除主穴外，应加取
    A. 风门、列缺
    B. 曲池、大椎
    C. 丰隆、中脘
    D. 阴陵泉、头维
    E. 太溪、太冲

54. 患者，男，22岁。发热恶寒，寒重热轻，头痛身痛，鼻塞流涕，咳嗽，咳痰清稀，舌苔薄白，脉浮紧。治疗应首选
    A. 手太阴、手阳明、足太阳经穴
    B. 手少阴、手太阳、手太阴经穴
    C. 手太阴、足太阳、手少阳经穴
    D. 手太阴、手少阳、足少阳经穴
    E. 手阳明、足阳明、手太阴经穴

55. 患者，女，26岁。经血非时暴下，量多势急，经血色红质稠，舌红，脉数。治疗除取关元、三阴交、隐白穴外，应加取
    A. 血海、膈俞
    B. 中极、阴陵泉
    C. 百会、脾俞
    D. 中极、血海
    E. 肾俞、太溪

56. 患者，男，20岁。左踝部疼痛，行走时加重，喜温热，舌苔白，脉弦紧。治疗应首选
    A. 申脉、照海、昆仑、丘墟
    B. 悬钟、照海、丘墟、三阴交
    C. 太溪、昆仑、阳陵泉、解溪
    D. 太冲、太溪、照海、悬钟
    E. 昆仑、悬钟、阴陵泉、申脉

57. 患者，男，23岁。两眼红肿疼痛，眵多，畏光，流泪，兼见头痛，发热，脉浮数。针灸治疗宜
    A. 少商、太阳点刺出血
    B. 毫针泻法，或平补平泻
    C. 少商、关冲点刺出血
    D. 毫针平补平泻，照海用补法，申脉用泻法
    E. 水沟行泻法，其余主穴行平补平泻

58. 患者，男，48岁。头胀痛近2年，时作时止，伴目眩易怒，面赤口苦，舌红苔黄，脉弦数。治疗除取主穴外，还应选用
    A. 头维、内庭、三阴交
    B. 血海、风池、足三里
    C. 风池、列缺、太阳
    D. 太溪、侠溪、太冲
    E. 丰隆、太阳、风门

59. 患者,男,70岁。家属代诉:患者今晨起床后半小时,突然昏仆,不省人事,目合口张,遗溺,手撒,四肢厥冷,脉细弱。治疗用隔盐灸,应首选
   A. 肾俞、太溪
   B. 关元、神阙
   C. 脾俞、足三里
   D. 肾俞、三阴交
   E. 三焦俞、内关

60. 患者,女,45岁。失眠2年,经常多梦少寐,入睡迟,易惊醒,平常遇事惊怕,多疑善感,气短头晕,舌淡,脉弦细。治疗除取主穴外,还应加
   A. 心俞、厥阴俞、脾俞
   B. 心俞、肾俞、太溪、足三里
   C. 心俞、胆俞、大陵、丘墟
   D. 肝俞、间使、太冲
   E. 脾俞、胃俞、足三里

61. 患者,男,39岁。近3日来,两胁胀痛,时有恶心呕吐,口苦,舌红苔黄腻。治疗除取期门、太冲、支沟穴外,还应取
   A. 合谷、丘墟
   B. 内庭、三阴交
   C. 阳陵泉、足三里
   D. 内关、行间
   E. 足临泣、曲池

62. 患者,女,45岁。因肺肾阴虚,虚火妄动,脉络受伤而致咯血。治疗应首选
   A. 孔最
   B. 梁丘
   C. 隐白
   D. 曲泽
   E. 定喘

63. 患者,男,50岁。胃脘部经常隐隐作痛,时泛吐清水,喜暖恶寒,按之痛减,纳差神疲,大便溏,舌苔白,脉弱。治疗除取章门、内关、足三里穴外,还应取
   A. 脾俞、肝俞、下脘
   B. 脾俞、胆俞、上脘
   C. 脾俞、胃俞、中脘
   D. 胃俞、肝俞、三阴交
   E. 胃俞、胆俞、上巨虚

64. 患者,男,55岁。1年来每日黎明之前腹微痛,痛即泄泻,或肠鸣而不痛,腹部和下肢畏寒,舌淡苔白,脉沉细。治疗除取主穴外,还应加
   A. 胃俞、合谷
   B. 肝俞、内关
   C. 三焦俞、公孙
   D. 命门、关元
   E. 关元俞、三阴交

65. 患者,男,45岁。大便秘结不通,排便艰难,伴腹胀痛,身热,口干口臭,喜冷饮,舌红,苔黄,脉滑数。治疗除取主穴外,还应选用的穴位是
   A. 足三里、三阴交
   B. 中脘、太冲
   C. 神阙、关元
   D. 合谷、内庭
   E. 气海、脾俞

66. 患儿,男,3岁。面色萎黄,形体消瘦,时有口干腹胀,不思饮食,烦躁啼哭,毛发稀疏,大便如米泔,舌苔黄腻,脉细。在取相应经穴治疗的同时应加用的腧穴是
   A. 四缝
   B. 二白
   C. 八邪
   D. 八风
   E. 十宣

67. 患者,女,32岁。行经后小腹部绵绵作痛,喜按,月经色淡,量少。治疗应首选
   A. 三阴交、中极、次髎
   B. 足三里、太冲、中极
   C. 丰隆、天枢、气穴
   D. 阴陵泉、中极、阳陵泉
   E. 三阴交、足三里、气海

68. 患者,女,21岁。食鱼虾后皮肤出现片状风团,

瘙痒异常。治疗取神阙穴,所用的方法是
A. 针刺
B. 隔盐灸
C. 拔罐
D. 隔姜灸
E. 艾条灸

B. 合谷、委中、天枢、太冲
C. 梁门、幽门、上巨虚、足三里
D. 合谷、三阴交、太冲、内庭
E. 上巨虚、阴陵泉、内关、合谷

69. 患者,男,36岁。右下腹疼痛1天。患者1天前无明显诱因出现脐周疼痛,继而转移至右下腹,以手按之,其痛加剧,痛处固定不移,伴有发热,恶心,舌苔黄薄而腻,脉弦数。治疗应首选
A. 足三里、阑尾、曲池、天枢

70. 患者,男,31岁。目赤肿痛,羞明,流泪,伴头痛发热,脉浮数。治疗除取主穴外,还应选用的是
A. 太渊、风池
B. 上星、少商
C. 行间、侠溪
D. 太溪、鱼腰
E. 外关、四白

A3型选择题(71~112题)

答题说明

以下提供若干个案例,每个案例下设3道考题。请根据题干所提供的信息,在每一道考题下面的A、B、C、D、E五个备选答案中选择一个最佳答案。

(71~73题共用题干)

患者,女,48岁。近年来经常失眠多梦,以入睡困难为主,伴心悸,头晕耳鸣,腰膝酸软,五心烦热,午后面部潮红,舌红,苔少而干,脉细数。

71. 其辨证是
A. 心脾两虚证
B. 痰热扰心证
C. 肝火扰心证
D. 心肾不交证
E. 心胆气虚证

72. 其治法是
A. 益气镇惊,安神定志
B. 清化痰热,和中安神
C. 补益心脾,养血安神
D. 滋阴降火,交通心肾
E. 疏肝泻火,镇心安神

73. 治疗应首选
A. 归脾汤加减
B. 安神定志丸加减
C. 酸枣仁汤加减
D. 黄连温胆汤加减
E. 六味地黄丸合交泰丸加减

(74~76题共用题干)

患者,女,30岁。1天前不慎受凉,突然出现呕吐,吐胃内容物及清水,伴有恶寒发热,头身疼痛,无汗,口不渴,胸脘满闷,舌苔白腻,脉濡缓。

74. 其诊断是
A. 脾胃阳虚型呕吐
B. 食滞内停型呕吐
C. 痰饮中阻型呕吐
D. 外邪犯胃型呕吐
E. 肝气犯胃型呕吐

75. 其治法是
A. 疏邪解表,化浊和中
B. 消食化滞,和胃降逆
C. 温中化饮,和胃降逆
D. 温中健脾,和胃降逆
E. 疏肝理气,和胃降逆

76. 治疗应首选
A. 藿香正气散
B. 理中丸
C. 小半夏汤
D. 四七汤
E. 保和丸

(77~79题共用题干)

患者,女,45岁。素体虚弱,常出现大便溏薄,近日加重。现症见大便稀薄,每日5~6次,腹痛隐隐喜按,进食减少,食则闷胀,自述进食油腻易致发作。面色萎黄,神疲乏力,舌淡,苔白,脉细弱。

77. 其诊断是
   A. 泄泻
   B. 胃痛
   C. 腹痛
   D. 痞满
   E. 噎膈

78. 其治法是
   A. 散寒化湿
   B. 消食导滞
   C. 健脾益气,化湿止泻
   D. 温肾健脾,固涩止泻
   E. 抑肝扶脾

79. 治疗应首选
   A. 藿香正气散加减
   B. 四神丸加减
   C. 痛泻要方加减
   D. 参苓白术散加减
   E. 保和丸加减

(80~82题共用题干)

患者,女,45岁。体形偏瘦,双膝关节疼痛,反复发作3年,诊断为痹证。现症见:双膝关节游走性疼痛,活动不便,局部灼热红肿,痛不可触,得冷则舒,伴发热、恶风、汗出、口渴、舌红,苔黄腻,脉滑数。

80. 其辨证是
   A. 痛痹
   B. 着痹
   C. 风湿热痹证
   D. 痰瘀痹阻证
   E. 肝肾亏虚证

81. 其治法是
   A. 清热通络,祛风除湿
   B. 除湿通络,祛风散寒
   C. 化痰行瘀,蠲痹通络
   D. 散寒通络,祛风除湿
   E. 培补肝肾,舒筋止痛

82. 治疗应首选
   A. 乌头汤
   B. 白虎加桂枝汤
   C. 独活寄生汤
   D. 薏苡仁汤
   E. 双合汤

(83~85题共用题干)

患者,女,23岁。1个月前曾发热咽痛,2周前发现颜面、下肢浮肿,按之没指,伴小便短少,纳呆泛恶,身体困重,胸闷,苔白腻,脉沉缓。

83. 其辨证是
   A. 阳水风水泛滥证
   B. 阳水湿毒浸淫证
   C. 阳水湿热壅盛证
   D. 阳水水湿浸渍证
   E. 阴水脾阳虚衰证

84. 其治法是
   A. 健脾温阳利水
   B. 宣肺解毒,利湿消肿
   C. 运脾化湿,通阳利水
   D. 疏风清热,宣肺行水
   E. 温肾助阳,化气行水

85. 治疗应首选
   A. 麻黄连翘赤小豆汤
   B. 越婢加术汤
   C. 真武汤
   D. 五皮饮合胃苓汤
   E. 实脾饮

(86~88题共用题干)

患者,女,46岁。1周前因与邻居吵架,出现精神恍惚,心神不宁,悲忧善哭,喜怒无常,舌质淡,脉弦。中医诊断为郁证。

86. 其辨证是
   A. 心脾两虚证
   B. 心肾阴虚证
   C. 心神失养证
   D. 痰气郁结证
   E. 心肾不交证

87. 其治法是

A. 疏肝解郁,清肝泻火
B. 甘润缓急,养心安神
C. 健脾养心,补益气血
D. 疏肝解郁,理气畅中
E. 滋养心肾

88. 治疗应首选
A. 甘麦大枣汤
B. 半夏厚朴汤
C. 天王补心丹
D. 丹栀逍遥散
E. 归脾汤

(89~91题共用题干)

患者,男,61岁。喘息咳逆,呼吸急促,胸部胀闷,痰多稀薄而带泡沫,色白质黏,常有头痛,恶寒,口不渴,无汗,舌苔薄白而滑,脉浮紧。

89. 其辨证是
A. 风寒壅肺证
B. 表寒肺热证
C. 痰热郁肺证
D. 痰浊阻肺证
E. 肺气郁痹证

90. 其治法是
A. 清热化痰,宣肺平喘
B. 祛痰降逆,宣肺平喘
C. 开郁降气平喘
D. 解表清里,化痰平喘
E. 宣肺散寒

91. 治疗应首选
A. 麻杏甘石汤加味
B. 麻黄汤合华盖散加味
C. 桑白皮加味
D. 二陈汤合三子养亲汤加减
E. 五磨饮子加减

(92~94题共用题干)

患者,女,42岁。有久咳病史。现咳吐浊唾涎沫,痰中带血,咳声不扬,气急喘促,口渴咽燥,午后潮热,形体消瘦,舌红而干,脉虚数。

92. 其诊断为
A. 肺痿

B. 肺胀
C. 肺痨
D. 喘证
E. 咳嗽

93. 其辨证是
A. 虚热证
B. 虚寒证
C. 上热下寒证
D. 肾虚血瘀证
E. 阳虚水泛证

94. 治疗应首选
A. 麦门冬汤合清燥救肺汤
B. 甘草干姜汤
C. 麻黄升麻汤
D. 七味都气丸合柴胡疏肝散
E. 真武汤合五苓散加减

(95~97题共用题干)

患者,男,32岁。心悸易惊,心烦失眠,五心烦热,口干,盗汗,思虑劳心则症状加重,伴耳鸣腰酸,头晕目眩,急躁易怒,舌红少津,苔少,脉象细数。

95. 其辨证是
A. 心虚胆怯证
B. 阴虚火旺证
C. 心血不足证
D. 心阳不振证
E. 水饮凌心证

96. 其治法是
A. 镇惊定志,养心安神
B. 补血养心,益气安神
C. 滋阴清火,养心安神
D. 温补心阳,安神定悸
E. 振奋心阳,化气行水,宁心安神

97. 治疗应首选
A. 安神定志丸加减
B. 归脾汤加减
C. 天王补心丹合朱砂安神丸加减
D. 桂枝甘草龙骨牡蛎汤合参附汤加减
E. 苓桂术甘汤加减

(98~100题共用题干)

患者,男,67岁。头枕部疼痛下连于项,肩背不适,舌质淡红,苔薄白,脉弦。

98. 其辨证是
   A. 太阳头痛
   B. 阳明头痛
   C. 少阳头痛
   D. 厥阴头痛
   E. 太阴头痛

99. 应选择的主穴是
   A. 率谷、阿是穴、风池、外关、足临泣、太冲
   B. 攒竹、四白、下关、地仓、合谷、太冲、内庭
   C. 百会、太阳、风池、阿是穴、合谷
   D. 大肠俞、阿是穴、委中
   E. 腰夹脊、环跳、阳陵泉、悬钟、丘墟

100. 应选择的配穴是
   A. 印堂、内庭
   B. 风门、列缺
   C. 天柱、后溪、昆仑
   D. 头维、阴陵泉
   E. 中脘、丰隆

(101~103题共用题干)

患者,男,45岁。发作前常有眩晕头痛,胸闷不舒,神疲乏力等先兆,旋即突然昏仆,不省人事,两目上视,牙关紧闭,四肢抽搐,口吐白沫,二便自遗,发作后平复如常人。不发作时,兼急躁易怒,咳痰不爽,舌红,苔黄腻,脉弦滑而数。

101. 其辨证是
   A. 风痰闭阻证
   B. 瘀阻脑络证
   C. 痰火扰神证
   D. 心脾两虚证
   E. 肝肾阴虚证

102. 发作期应选择的主穴为
   A. 率谷、阿是穴、风池、外关、足临泣、太冲
   B. 水沟、百会、后溪、内关、涌泉
   C. 百会、太阳、风池、阿是穴、合谷
   D. 大肠俞、阿是穴、委中
   E. 印堂、鸠尾、间使、太冲、丰隆、腰奇

103. 间歇期应选择的主穴是
   A. 印堂、鸠尾、间使、太冲、丰隆、腰奇
   B. 百会、安眠、神门、三阴交、照海、申脉
   C. 率谷、阿是穴、风池、外关、足临泣、太冲

   D. 大肠俞、阿是穴、委中
   E. 百会、太阳、风池、阿是穴、合谷

(104~106题共用题干)

患者,男,54岁。症见半身不遂,舌强语謇,口眼歪斜,神志清,兼肢体麻木,手足拘挛,眩晕耳鸣,舌红,苔少,脉细数。

104. 其诊断是
   A. 痉证
   B. 面瘫
   C. 痹证
   D. 中风
   E. 痿证

105. 治疗应选取的经脉是
   A. 督脉、手厥阴及足太阴经穴
   B. 督脉、手厥阴和十二井穴
   C. 足少阳、足厥阴经及督脉穴
   D. 局部穴、手足阳明经穴
   E. 督脉穴及相应的背俞穴

106. 治疗除水沟、内关穴外,还应选取的主穴是
   A. 三阴交、极泉、尺泽、委中
   B. 足三里、极泉、尺泽、曲池
   C. 三阴交、曲池、尺泽、委中
   D. 足三里、天枢、尺泽、委中
   E. 三阴交、足三里、尺泽、委中

(107~109题共用题干)

患者,女,30岁。胃脘胀痛,痛连两胁,每因情志不遂而诱发,嗳气反酸,喜太息,苔薄白,脉弦。

107. 其辨证是
   A. 胃阴不足证
   B. 瘀血停胃证
   C. 肝气犯胃证
   D. 外邪犯胃证
   E. 饮食伤胃证

108. 针灸治疗应选取的主穴是
   A. 天枢、中脘、膈俞
   B. 内关、中脘、胃俞
   C. 内关、天枢、太冲
   D. 内关、足三里、梁门
   E. 足三里、中脘、内关

109. 针灸治疗应选取的配穴是
    A. 关元、脾俞、胃俞
    B. 膈俞、三阴交
    C. 梁门、下脘
    D. 期门、太冲
    E. 胃俞、三阴交、内庭

(110~112题共用题干)
患者,女,36岁。左乳内上方可触及一肿物,以胀痛为主,质地不硬,界限不清,推之可移动,伴胸闷不舒,恶心欲呕,苔腻,脉滑。

110. 其辨证是
    A. 肝郁气滞证
    B. 痰浊凝结证
    C. 冲任失调证
    D. 血瘀痰凝证
    E. 肝肾不足证

111. 针灸治疗应选取的主穴是
    A. 足太阴、足厥阴经穴
    B. 足阳明、足厥阴经穴
    C. 手阳明、足厥阴经穴
    D. 足阳明、手厥阴经穴
    E. 足少阳、手厥阴经穴

112. 针灸治疗应选取的配穴是
    A. 丰隆、中脘
    B. 肝俞、内关
    C. 关元、肝俞、肾俞
    D. 神门、乳根
    E. 丰隆、乳根

B1型选择题(113~150题)

答题说明

以下提供若干组考题,每组考题共用在考题前列出的A、B、C、D、E五个备选答案。请从中选择一个与问题关系最密切的答案。某个备选答案可能被选择一次、多次或不被选择。

A. 癫证
B. 狂证
C. 痫病
D. 痉证
E. 中风

113. 患者喧扰不宁,躁妄打骂,动而多怒。其诊断是
114. 患者沉默痴呆,语无伦次,静而多喜。其诊断是

A. 枳实导滞丸
B. 保和丸
C. 越鞠丸合枳术丸
D. 二陈平胃散
E. 香砂六君子汤

115. 治疗痞满饮食内停证,应首选
116. 治疗痞满肝胃不和证,应首选

A. 反胃
B. 噎膈
C. 嗳气
D. 呃逆
E. 梅核气

117. 自觉咽中如物梗塞,吐之不出,吞之不下,但不妨碍进食的病证是
118. 吞咽时哽咽不顺,饮食不下,或食入即吐的病证是

A. 藿香正气散
B. 不换金正气散
C. 葛根芩连汤
D. 白头翁汤
E. 芍药汤

119. 患者泄泻腹痛,泻下急迫,粪色黄褐,气味臭秽,肛门灼热,烦热口渴,舌质红,苔黄腻,脉滑数。治疗应首选

120. 患者腹痛拘急,痢下赤白黏冻,白多赤少,里急后重,脘腹胀满,舌苔白腻,脉濡缓。治疗应首选

A. 龙胆泻肝汤
B. 柴胡疏肝散

C. 旋覆花汤
D. 一贯煎
E. 茵陈蒿汤

121. 治疗胁痛肝胆湿热证,应首选
122. 治疗胁痛瘀血停着证,应首选

A. 逍遥散
B. 六磨汤
C. 柴胡疏肝散合失笑散
D. 膈下逐瘀汤合六君子汤
E. 八珍汤合化积丸

123. 患者腹胀,腹部时有条索状物聚起,按之胀痛更甚,便秘,纳呆,舌苔腻,脉弦滑。治疗应首选
124. 患者腹部积块明显,质地较硬,固定不移,刺痛,形体消瘦,纳谷减少,面色晦暗黧黑,舌质紫,脉细涩。治疗应首选

A. 越婢加术汤
B. 麻黄连翘赤小豆汤合五味消毒饮
C. 五皮饮合胃苓汤
D. 实脾饮
E. 疏凿饮子

125. 治疗水肿风水泛滥证,应首选
126. 治疗水肿湿毒浸淫证,应首选

A. 百合固金丸
B. 泻心汤
C. 泻白散
D. 知柏地黄丸
E. 龙胆泻肝汤

127. 治疗咳血肝火犯肺证,应首选
128. 治疗吐血胃热炽盛证,应首选

A. 痰饮
B. 伏饮
C. 悬饮
D. 溢饮
E. 支饮

129. 饮流于胃肠,称为
130. 水饮流溢于四肢,称为

A. 白昼时时汗出,动则益甚
B. 寐中汗出,醒来自止
C. 冷汗如珠,气息微弱
D. 咳而汗出,痰黄质稠
E. 汗出色黄,染衣着色

131. 自汗的特点是
132. 脱汗的特点是

A. 关节疼痛,局部灼热红肿
B. 肢体关节重着、酸痛,或肿胀
C. 关节酸痛,游走不定,屈伸不利
D. 关节肿痛,屈伸不利,周围结节,皮肤瘀斑
E. 关节疼痛较剧,痛有定处,得热痛减,遇寒痛增

133. 行痹的主要症状是
134. 着痹的主要症状是

A. 足少阳胆经
B. 足少阴肾经
C. 足厥阴肝经
D. 足阳明胃经
E. 足太阴脾经

135. 行于下肢外侧前线的经脉是
136. 行于下肢外侧中线的经脉是

A. 足阳明经
B. 任脉
C. 督脉
D. 冲脉
E. 足太阴经

137. 被称作血海的经脉是
138. 被称作五脏六腑之海的经脉是

A. 12寸
B. 13寸
C. 16寸
D. 18寸
E. 19寸

139. 横骨上廉至内辅骨上廉的骨度分寸是
140. 膝中至外踝尖的骨度分寸是

A. 当翳风与风池穴连线的中点
B. 乳突前下方与下颌角之间的凹陷中
C. 胸锁乳突肌与斜方肌上端之间的凹陷中
D. 后发际正中直上0.5寸,旁开1.3寸,当斜方肌外缘凹陷中
E. 耳后,乳突后下凹陷处

141. 安眠穴位于
142. 天柱穴位于

A. 地机
B. 养老
C. 中都
D. 郄门
E. 梁丘

143. 手厥阴心包经的郄穴是
144. 足厥阴肝经的郄穴是

A. 风门、合谷
B. 气海、膻中
C. 丰隆、曲池
D. 天突、神阙
E. 阴谷、关元

145. 哮喘风寒外袭,除主穴外宜配
146. 哮喘痰热阻肺,除主穴外宜配

A. 风池、太冲、合谷、内关、后溪
B. 风池、百会、悬颅、侠溪、行间
C. 上星、头维、合谷、阿是穴
D. 百会、通天、行间、阿是穴
E. 率谷、太阳、侠溪、内庭

147. 治疗头痛肝阳上亢证,应首选
148. 治疗前头痛风邪袭络证,应首选

A. 内关、郄门、阴郄、膻中
B. 胆囊穴、阳陵泉、胆俞、日月
C. 太冲、丘墟、胆俞、日月
D. 肾俞、膀胱俞、中极、三阴交、阴陵泉
E. 肾俞、膀胱俞、中极、气海、关元

149. 治疗胆绞痛的主穴是
150. 治疗肾绞痛的主穴是

A1 型选择题(1~17 题)

答题说明
每一道考试题下面有 A、B、C、D、E 五个备选答案。请从中选择一个最佳答案。

1. 下列各项,不属"痒"病因的是
   A. 血瘀
   B. 热胜
   C. 湿胜
   D. 虫淫
   E. 风胜

2. 下列关于切开法切开方向的叙述,错误的是
   A. 一般疮疡,宜循经直开,刀头向上
   B. 乳部宜放射形切开
   C. 面部脓肿沿皮肤纹理切开
   D. 手指脓肿从正面切开,免伤屈伸功能
   E. 关节附近宜用横切口

3. 丹毒的主要病因病机是
   A. 风温夹痰凝结经络
   B. 风温湿热蕴结肌肤
   C. 外邪侵犯,血分有热,郁于肌肤
   D. 经络阻塞,气血凝滞
   E. 暑湿热毒流注肌间

4. 乳岩气血亏虚证用
   A. 神效瓜蒌散合开郁散
   B. 二仙汤合开郁散
   C. 八珍汤
   D. 参苓白术散或理中汤
   E. 人参养荣汤

5. 石瘿的病因病理是
   A. 肝郁胃热,夹痰上壅,气血凝滞,郁滞结喉
   B. 情志内伤,肝脾气逆,气血湿痰,凝滞结喉
   C. 肝肾不足,肾火郁结,夹痰上攻,凝滞结喉
   D. 脾肾阳虚,脾虚不运,津液留聚,凝结颈部
   E. 肺脾两亏,津液不布,留聚生痰,凝结颈部

6. 一期梅毒的主要症状,多于不洁性交后出现,其时间是
   A. 1 周左右
   B. 2 周左右
   C. 3 周左右
   D. 4 周左右
   E. 5 周左右

7. 脱肛外治法的治疗原则是
   A. 熏洗、外敷
   B. 涂药、烙法
   C. 收敛、固涩
   D. 熨法、热烘
   E. 针灸、垫棉

8. 烧伤面积的计算按中国九分法,双上肢占
   A. 9%
   B. 18%
   C. 27%
   D. 36%
   E. 45%

9. 脱疽的主要病因病理是
   A. 脾气不健,肝肾不足,寒湿侵袭,凝滞脉络
   B. 湿热蕴结,寒湿外侵,气血瘀滞,脉络滞塞
   C. 湿热下注,气血壅滞,经络阻隔,脉络瘀滞
   D. 肝肾不足,气血两亏,络脉闭阻,筋骨失养
   E. 情志郁结,气滞血瘀,脉络闭阻,筋脉失养

10. 胞宫的主要生理功能是
    A. 主月经
    B. 主带下
    C. 主孕育胎儿
    D. 主月经和孕育胎儿
    E. 主经、带、胎、产

11. 痛经之所以随月经周期而发作,与下列哪项有关
    A. 寒凝胞中
    B. 经期胞中血虚邪盛

C. 经期冲任气血变化急骤
D. 血虚冲任、胞宫失养
E. 湿热蕴结胞中

12. 下列各项,不属雌激素作用的是
   A. 促进卵泡发育
   B. 使阴道上皮细胞脱落加快
   C. 促使乳腺管增生
   D. 促进第二性征发育
   E. 促进骨中钙的沉积

13. 小儿能独走的时间一般是
   A. 8个月
   B. 10个月
   C. 12个月
   D. 16个月
   E. 18个月

14. 小儿望诊最重要的内容是
   A. 望神色
   B. 望形态
   C. 审苗窍
   D. 察指纹

E. 察斑疹

15. 母乳喂养的优点不包括
   A. 母乳中含有最适合婴儿生长发育的各种营养素,易于消化吸收
   B. 可增强婴儿抗感染能力
   C. 可以不用添加辅食
   D. 母乳温度适宜,无细菌污染
   E. 有利于密切母亲和子女的感情

16. 肾病综合征的典型表现不包括
   A. 大量蛋白尿
   B. 大量血尿
   C. 低蛋白血症
   D. 高脂血症
   E. 高度水肿

17. 手足口病风热乘脾证应选用的方剂为
   A. 甘露消毒丹
   B. 清瘟败毒饮
   C. 黄连解毒汤
   D. 银翘散
   E. 清营汤

A2型选择题(18~69题)

> **答题说明**
> 每一道考题是以一个小案例出现的,其下面都有A、B、C、D、E五个备选答案。请从中选择一个最佳答案。

18. 患者,女,43岁。左手中指末节红肿10天,疼痛剧烈,呈跳痛,患指下垂更为明显,局部不可碰触。透光验脓法提示有脓。切开排脓时应选择
   A. 沿甲旁0.2cm挑开引流
   B. 在手指侧面作纵行切口,切口长度不得超过上下指关节面
   C. 依掌横纹切开,切口应够大,保持引流通畅
   D. 在指掌侧面作一纵行切口,必要时可行对口引流
   E. 在手指侧面作一纵行切口,并延伸到下一关节,以利引流

19. 患者,女,24岁。患臀痈1周,溃腐3天,脓腐稠

厚且多,不易脱落。外用掺药应首选
   A. 青黛散
   B. 八二丹
   C. 红灵丹
   D. 八宝丹
   E. 三石散

20. 患者,男,23岁。右前臂内侧有红丝一条,向上走窜,停于肘部。用砭镰疗法的操作要点是
   A. 沿红线两头,针刺出血
   B. 梅花针沿红线点刺,微微出血
   C. 用三棱针沿红线寸寸挑断,并微微出血
   D. 用三棱针点刺出血

E. 梅花针沿红线点刺,微微出血,并加神灯照法

21. 患者,女,28岁,产后乳房胀痛,位于乳房外上方,皮肤焮红,肿块形似鸡卵,压痛明显,按之中软,有波动感,伴壮热口渴。切开引流的部位及切口是
   A. 循乳络方向做放射状切口
   B. 乳晕旁弧形切口
   C. 脓肿处作任意切口
   D. 以乳头为中心的弧形切口
   E. 脓肿波动明显处作切口

22. 患者,女,40岁。双乳肿块疼痛,月经前加量,经后减轻,肿块大小不等,形态不一,伴乳头溢液,月经不调,腰酸乏力,舌淡苔白,脉弦细。其证候是
   A. 肝郁痰凝
   B. 肝气郁结
   C. 冲任失调
   D. 肝郁火旺
   E. 肝郁脾虚

23. 张某,女,52岁。左乳癌晚期,破溃外翻如菜花,疮口渗流血水,面色苍白,动则气短,身体瘦弱,不思饮食,舌淡红,脉沉细无力。其治法是
   A. 疏肝解郁
   B. 扶正解毒
   C. 调理冲任
   D. 化痰散结
   E. 调补气血

24. 患者,女,27岁。发现颈前部右侧结块半月,自觉作胀。检查:肿块约有1.5cm×1.5cm,边界清,表面光滑,柔韧而圆,随吞咽上下移动,无压痛。其诊断是
   A. 气瘿
   B. 肉瘿
   C. 瘿痈
   D. 颈痈
   E. 臀核

25. 患者,男,28岁。左肩部可触及5cm×3cm×3cm的肿物,质地软,呈分叶状,推之可移,无明显压痛,局部皮色正常,病史已有5年。应首先考虑的是
   A. 肉瘤
   B. 气瘤
   C. 脂瘤
   D. 血瘤
   E. 骨瘤

26. 患者,女,36岁。两大腿内侧患有钱币形红斑2枚,自觉瘙痒,边界清楚,中央有自愈趋向,多在夏季加重。其诊断是
   A. 紫白癜风
   B. 圆癣
   C. 多形性红斑
   D. 牛皮癣
   E. 肥疮

27. 患者,女,18岁。因牙龈肿痛服用消炎止痛片,引发全身丘疹、红斑、风团,焮热作痒,伴恶寒发热,舌苔薄黄,脉浮数。诊断为药毒,治疗应首选
   A. 桑菊饮
   B. 银翘散
   C. 黄连解毒汤
   D. 消风散
   E. 清营汤

28. 患者,女,14岁。进食海虾后,全身发出瘙痒性风团,突然发生,并迅速消退,不留痕迹,皮疹色赤,遇热则加剧,得冷则减轻,舌苔薄黄,脉浮数。治疗应首选
   A. 桂枝汤
   B. 消风散
   C. 防风通圣散
   D. 桑菊饮
   E. 银翘散

29. 患者,男,40岁。患慢性淋病,小便短涩,淋沥不尽,腰酸腿软,五心烦热,食少纳差,舌红,苔少,脉细数。其证候是

A. 湿热毒蕴
B. 脾肾阳虚
C. 阴虚毒恋
D. 脾虚肝旺
E. 阴虚火旺

30. 患者,男,27岁。患梅毒疳疮,色呈紫红,四周坚硬突起,伴腹股沟横痃,质坚韧及肝脾肿大,舌淡紫苔腻,脉滑。其证候是
A. 肝经湿热
B. 痰瘀互结
C. 脾虚湿蕴
D. 气血两虚
E. 气阴两虚

31. 患者,女,42岁。颈部皮肤有7~8个细软的丝状突起,呈褐色,自行脱落后又有新的长出。其诊断是
A. 寻常疣
B. 传染性软疣
C. 扁平疣
D. 丝状疣
E. 掌跖疣

32. 张某,女,23岁。患尖锐湿疣,外生殖器及肛门出现疣状赘生物,色灰,质柔软,表面秽浊潮湿,触之易出血,恶臭,小便色黄,不畅,舌苔黄腻,脉弦数。治拟利湿化浊,清热解毒。应首选
A. 黄连解毒汤
B. 萆薢化毒汤
C. 龙胆泻肝汤
D. 知柏地黄丸
E. 土茯苓合剂

33. 患者,男,65岁。动则气急,欲便无力,排便时有肿物自肛门内脱出,严重时走路、咳嗽均有脱出,需手助复位,伴有少量出血,舌淡苔薄,脉细。其诊断是
A. Ⅰ期内痔
B. Ⅱ期内痔
C. Ⅲ期内痔

D. 肛乳头肥大
E. 炎性混合痔

34. 患者,男,30岁。肛门部有物反复脱出近10年。检查:脱出物呈圆锥状,长约7cm,上可见沟纹。其诊断是
A. 混合痔
B. 内痔三期
C. 一度直肠脱垂
D. 二度直肠脱垂
E. 三度直肠脱垂

35. 患者,男,38岁。患急性子痈2天,恶寒发热,左侧睾丸肿大疼痛,疼痛引及子系(精索),舌红苔黄腻,脉滑数。证属湿热下注,气血壅滞,经络阻隔为患。治宜清热解毒,利湿消肿,应首选
A. 透脓散
B. 滋阴除湿汤
C. 萆薢化毒汤
D. 龙胆泻肝汤
E. 枸橘汤加减

36. 患者,男,76岁。小便失禁,精神倦怠,少气懒言,面色无华,舌淡苔薄白,脉弱无力。诊为前列腺增生症,其证候是
A. 肾阳不足
B. 气滞血瘀
C. 湿热下注
D. 肾阴亏虚
E. 脾肾气虚

37. 患者,女,43岁。入院时诊断为肠痈。现腹皮挛急,全腹压痛、反跳痛,腹胀,恶心呕吐,大便不爽,次数增多,小便频数,时时汗出,皮肤甲错,二目下陷,口干而臭,舌红苔黄糙,脉细数。其证候是
A. 积热不去,热胜肉腐
B. 阳明腑实,热盛伤阴
C. 寒湿内蕴,瘀血凝滞
D. 湿热内蕴,气血瘀滞
E. 邪毒内蕴,瘀血凝滞

38. 患者,男,24岁。转移性右下腹痛6小时,临床诊为肠痈。现除轻度腹痛外,尚有轻度发热,恶心纳呆,小便微黄,大便干结,舌苔厚腻,脉弦滑。其治法是
   A. 理气行瘀,疏化导滞
   B. 行气祛瘀,通腑泄热
   C. 理气透脓,通腑泄热
   D. 行气祛瘀,通腑排脓
   E. 理气活血,通腑透脓

39. 患者,女,27岁,已婚。近几个月来带下量多、黏稠、色黄,胸闷心烦,纳少便溏,舌红苔黄腻,脉滑数。其治法是
   A. 清热利湿,佐以解毒杀虫
   B. 健脾益气,升阳除湿
   C. 温肾培元,固涩止带
   D. 滋肾益阴,清热利湿
   E. 清热解毒

40. 患者,女,45岁。下腹积块,触之不坚,固定难移,经行量多,淋漓难净,经间带下增多;胸脘痞闷,腰腹疼痛;舌体胖大,紫暗,有瘀斑、瘀点,苔白厚腻,脉沉涩。治疗应首选
   A. 苍附导痰丸合桂枝茯苓丸
   B. 香棱丸
   C. 大黄牡丹汤
   D. 补肾祛瘀汤
   E. 益肾调经汤

41. 患者,女,18岁。经期常提前一周,量多,色紫红,有块,经前乳房、胸胁、少腹胀痛,烦躁易怒,舌红,苔黄,脉弦数。其证候是
   A. 肝郁血热证
   B. 阳盛血热证
   C. 阴虚血热证
   D. 肾气虚证
   E. 脾气虚证

42. 患者,女,30岁,已婚。经行量多,色淡红,质清稀,伴有神疲肢倦,气短懒言,小腹空坠,面色白,舌淡,苔薄,脉细弱。其证候是
   A. 血虚
   B. 气虚
   C. 血瘀
   D. 血热
   E. 阴虚

43. 患者,女,34岁,已婚。2年来月经量逐渐减少,现闭经半年,带下量少,盗汗失眠,口干欲饮,舌红少苔,脉细数。其证候是
   A. 肝肾不足
   B. 气血虚弱
   C. 肾阳虚弱
   D. 脾虚
   E. 阴虚血燥

44. 患者,女,35岁,已婚。经前大便泄泻,脘腹胀满,神疲肢倦,经行量多,色淡质稀。平时带下量多,色白质黏,无臭气,舌淡胖,苔白腻,脉濡缓。治疗应首选
   A. 小建中汤
   B. 健固汤
   C. 参苓白术散
   D. 真人养脏汤
   E. 补中益气汤

45. 患者,女,51岁。月经不规律,精神萎靡,头晕耳鸣,腰痛如折,腹冷阴坠,形寒肢冷,舌淡苔白滑,脉沉细而迟。其治法是
   A. 滋肾益阴
   B. 滋阴潜阳
   C. 益肾清肝
   D. 温肾扶阳
   E. 温肾养血

46. 患者,女,27岁,已婚。近几个月来带下量多、黏稠、色黄,胸闷心烦,纳少便溏,舌淡红苔黄略腻,脉细滑。其治法是
   A. 清热利湿止带
   B. 健脾利湿止带
   C. 健脾益气止带
   D. 清热解毒止带

E. 补肾健脾止带

47. 患者,女,32岁,已婚。现停经45天,尿妊娠试验阳性。2小时前因与爱人吵架出现左下腹撕裂样剧痛,伴肛门坠胀,面色苍白。查体:血压80/50mmHg,左下腹压痛、反跳痛明显,有移动性浊音,阴道有少量出血。应首先考虑的是
A. 小产
B. 堕胎
C. 胎动不安
D. 异位妊娠
E. 妊娠腹痛

48. 患者,女,24岁,已婚。停经49天时诊为早孕,近3天少量阴道流血,尿妊娠试验(+),既往曾2次流产。其诊断是
A. 妊娠腹痛
B. 胎动不安
C. 胎漏
D. 堕胎
E. 滑胎

49. 患者,女,27岁,已婚。孕7个月,面目四肢浮肿,皮薄光亮,按之凹陷,气短懒言,纳少便溏,舌质胖嫩,边有齿痕,舌苔白腻,脉缓滑。治疗应首选
A. 真武汤
B. 苓桂术甘汤
C. 白术散
D. 天仙藤散
E. 四苓散

50. 患者,女,23岁,已婚。孕期突然小便频数而急,艰涩不利,灼热刺痛,口干不欲饮,舌红苔黄腻,脉滑数。治疗应首选
A. 导赤散
B. 知柏地黄汤
C. 加味五淋散
D. 清热通淋汤
E. 肾气丸

51. 患者,女,27岁,已婚。产后恶露35天不止,色深红、质稠黏、有臭气,口燥咽干,舌红,脉虚细而数。治疗应首选
A. 清热固经汤
B. 保阴煎
C. 清热调血汤
D. 清经散
E. 牡丹散

52. 患者,女,25岁,已婚。近半年来常感小腹部隐痛,拒按,痛连腰骶,劳累时加重,带下量多,色黄、质黏稠,胸闷纳呆,口干便秘,小便黄赤,舌体胖大、色红,苔黄腻,脉滑数。治疗应首选
A. 膈下逐瘀汤
B. 少腹逐瘀汤
C. 银甲丸
D. 理冲汤
E. 止带方

53. 患者,女,32岁,已婚。婚后4年未孕,月经3~5月一行,经量甚少,形体肥胖,头晕心悸,带下量多、质稠,面色白,舌苔白腻,脉滑。治疗应首选
A. 温胆汤
B. 二陈汤
C. 过期饮
D. 调经助孕丸
E. 苍附导痰丸

54. 患者,女,51岁,已婚。阴部干涩,灼热瘙痒,带下量少色黄,五心烦热,烘热汗出,口干不欲饮,舌红少苔,脉细数无力。治法是
A. 清热利湿,杀虫止痒
B. 清肝利湿,杀虫止痒
C. 滋肾降火,调补肝肾
D. 滋肾养阴,除湿止带
E. 养阴清热,燥湿止痒

55. 患儿,男,3岁。壮热不退,气急鼻扇,张口抬肩,摇身撷肚,口唇紫绀,胸闷腹胀,大便秘结。苔黄腻,脉洪数,指纹紫滞。治疗应首选
A. 华盖散

B. 麻杏甘石汤合葶苈大枣泻肺汤
C. 人参五味子汤
D. 黄连解毒汤合麻杏甘石汤
E. 沙参麦冬汤

56. 患儿,男。出生后第二天出现黄疸,面目皮肤发黄,颜色鲜明,烦躁哭啼,小便短黄,舌质红,苔黄腻。其证候是
    A. 湿热熏蒸
    B. 寒湿阻滞
    C. 瘀积发黄
    D. 肾精薄弱
    E. 肝肾亏虚

57. 患儿,男,9岁。咳嗽气促,喉间痰鸣,痰多,面白少华,食少脘痞,大便不实,怠倦乏力,舌淡,苔白,脉缓无力。治疗应首选
    A. 玉屏风散
    B. 六君子汤
    C. 金匮肾气丸
    D. 射干麻黄汤合都气丸
    E. 小青龙汤合三子养亲汤

58. 患儿,2岁。高热、咳喘9天后,潮热盗汗,面色潮红,口唇樱赤,干咳无痰,质红而干,舌苔光剥。其治法是
    A. 养阴清肺
    B. 清肺止咳
    C. 止咳化痰
    D. 养阴益胃
    E. 益气健脾

59. 患儿,2岁。咳嗽2周,日轻夜重,咳后伴有深吸气样鸡鸣声,吐出痰涎或食物后暂时缓解,不久又复发作,昼夜达十余次,舌质红,舌苔黄,脉滑数。治疗应首选
    A. 桑白皮汤合葶苈大枣泻肺汤
    B. 苏子降气汤合黛蛤散
    C. 麻杏石甘汤合苏葶丸
    D. 麻黄汤合葶苈大枣泻肺汤
    E. 泻白散合黛蛤散

60. 患儿,2岁。口腔舌面满布溃疡,烦躁不宁,啼哭叫扰,口臭涎多,大便干结,舌红苔黄。其证候是
    A. 肺热壅盛
    B. 心火上炎
    C. 脾胃积热
    D. 肝胆火旺
    E. 虚火上浮

61. 患儿,2岁。形体极度消瘦,面呈老人貌,皮包骨头,腹凹如舟,精神萎靡,大便溏薄,舌淡苔薄腻,其证候是
    A. 疳肿胀
    B. 疳气
    C. 疳积
    D. 干疳
    E. 心疳

62. 患儿,3岁。自汗明显;伴盗汗,汗出以头部、肩背明显,动则益甚。面色少华,少气乏力,平时容易感冒,舌淡苔少,脉细弱。其证候是
    A. 表虚不固
    B. 营卫不和
    C. 气阴虚弱
    D. 心脾两虚
    E. 肝肾阴虚

63. 患儿,男,2岁。精神疲惫,面色萎黄,低热,手足心热,易汗出,大便干结,肢体拘挛,抽搐时轻时重,舌绛少津,苔少,脉细数。治疗应首选
    A. 六味地黄丸
    B. 左归丸
    C. 大定风珠
    D. 大补阴丸
    E. 镇肝熄风汤

64. 患儿,6岁。初起发热恶寒,咳嗽,咽痛,乳蛾肿大。继则眼睑浮肿,波及全身,皮肤光亮,按之凹陷即起,小便短少,尿色红赤,舌苔薄白。其证候是
    A. 外感风热
    B. 风水相搏

C. 湿热内侵
D. 肺脾气虚
E. 脾肾两虚

65. 患儿,男,6岁。小便频数日久,淋沥不尽,尿液不清,畏寒怕冷,手足不温,大便稀薄,舌淡苔薄腻。治疗应首选
A. 八正散
B. 缩泉丸
C. 菟丝子散
D. 补中益气汤
E. 金匮肾气丸

66. 患儿,男,2岁。语言发育迟滞,精神呆滞,智力低下,头发生长缓慢,发稀萎黄,肌肉松弛,口角流涎,纳食欠佳,大便秘结,舌淡胖,苔少,指纹色淡。治疗应首选
A. 调元散
B. 加味六味地黄丸
C. 通窍活血汤合二陈汤
D. 归脾丸
E. 肾气丸

67. 患儿,男,1岁。发热1天,全身见散在细小淡红色皮疹,喷嚏,流涕,偶有咳嗽,精神不振,胃纳欠佳,耳后骨核肿大,咽红,舌苔薄白。其诊断是
A. 麻疹
B. 奶麻
C. 风痧
D. 丹痧
E. 水痘

68. 患儿,男,2岁。发热,体温38℃,鼻塞流涕,咳嗽,皮疹初现,疹色红润,点粒稀疏,躯干为多,多为丘疹,少数疱疹,舌苔薄白,精神尚可。治法是
A. 疏风宣肺止咳
B. 疏风清热解毒
C. 辛凉解表透疹
D. 辛温宣肺透疹
E. 清热凉营解毒

69. 患儿,男,4岁。发热2天,纳差恶心,呕吐腹泻,口腔内可见数个疱疹,手、足掌心部出现米粒大小的斑丘疹、疱疹,疱液清亮,躯干处未见有皮疹。舌质红,苔薄黄腻,脉浮数。其证候是
A. 邪伤肺卫
B. 邪犯肺脾
C. 邪炽气营
D. 湿热熏蒸
E. 湿盛阴伤

A3型选择题(70~114题)

答题说明

以下提供若干个案例,每个案例下设3道考题。请根据题干所提供的信息,在每一道考题下面的A、B、C、D、E五个备选答案中选择一个最佳答案。

(70~72题共用题干)
患者,男,23岁。患者颈后、发际处出现多个肿块,肿势局限,突起根浅,色红、灼热、疼痛。发热、口渴、溲赤、便秘,苔黄,脉数。

70. 其诊断为
A. 痈
B. 疖
C. 疔
D. 瘿
E. 脂瘤

71. 其辨证是
A. 暑热浸淫证
B. 体虚毒恋,阴虚内热证
C. 体虚毒恋,脾胃虚弱证
D. 热毒蕴结证
E. 火毒入络证

72. 治疗应首选
A. 清暑汤加减
B. 仙方活命饮合增液汤加减
C. 五味消毒饮

D. 五神汤合参苓白术散加减

E. 犀角地黄汤

(73~75题共用题干)

患者,男,26岁。颈部结块迅速增大,坚硬如石,高低不平,推之不移,但全身症状尚不明显,舌暗红,苔薄黄,脉弦。

73. 其辨证是

A. 瘀热伤阴证

B. 痰瘀内结证

C. 气滞痰凝证

D. 风热痰凝证

E. 气阴两虚证

74. 其治法是

A. 解郁化痰,活血消坚

B. 和营养阴

C. 疏风清热化痰

D. 疏肝理气,化痰散结

E. 益气养阴,软坚散结

75. 治疗应首选

A. 生脉散合海藻玉壶汤加减

B. 牛蒡解肌汤

C. 柴胡疏肝汤加减

D. 四君子汤加减

E. 海藻玉壶汤合桃红四物汤加白花蛇舌草、三棱、莪术

(76~78题共用题干)

患者,男,68岁。患者肿势平塌,根脚散漫,皮色灰暗不泽,化脓迟缓,腐肉难脱,脓液稀少,色带灰绿,闷肿胀痛。伴高热,小便频数,口渴喜热饮,精神萎靡,面色少华。舌质淡红,苔微黄,脉数无力。

76. 其辨证是

A. 气虚毒滞证

B. 阴虚火炽证

C. 火毒凝结证

D. 湿热壅滞证

E. 气血两亏证

77. 其治法是

A. 扶正托毒

B. 清热化湿,和营托毒

C. 清热泻火,和营托毒

D. 滋阴生津,清热托毒

E. 补气调血

78. 治疗应首选

A. 仙方活命饮加减

B. 黄连解毒汤合仙方活命饮加减

C. 竹叶黄芪汤加减

D. 八珍汤合仙方活命饮加减

E. 四君子汤加减

(79~81题共用题干)

患者,女,50岁。左乳外上象限包块,质硬,表面欠光滑,表皮呈橘皮样改变,无压痛,伴情志不舒,胸闷胁胀,苔薄,脉弦。

79. 其诊断是

A. 乳痈

B. 乳癖

C. 乳腺增生病

D. 乳岩

E. 乳核

80. 其辨证是

A. 心脾火郁证

B. 脾胃火毒证

C. 肝郁痰凝证

D. 冲任失调证

E. 脾虚胃弱证

81. 治疗应首选

A. 神效瓜蒌散合开郁散

B. 二仙汤合开郁散

C. 八珍汤

D. 人参养荣汤

E. 参苓白术散

(82~84题共用题干)

患者,男,24岁。1周前外出旅游。回来2天,出现双手指缝间针尖样丘疹和水疱,并可见隧道,奇痒难忍,遇热及夜间更甚。

82. 其诊断是

A. 湿疮

B. 虫咬皮炎

C. 疥疮

D. 鹅掌风
E. 接触性皮炎

83. 本病的主要治法是
   A. 杀虫止痒
   B. 清热解毒止痒
   C. 清热利湿止痒
   D. 养血润燥
   E. 清暑利湿

84. 治疗应选用的外用药物是
   A. 金黄膏
   B. 疯油膏
   C. 青黛膏
   D. 硫黄膏
   E. 黄柏霜

(85~87题共用题干)

患者,男,25岁。素体羸瘦,有肺结核病史。1个月前出现右侧阴囊部坠胀,伴阴囊发凉,苔薄,脉滑。触诊:右侧附睾尾部有不规则的局限性结节,质硬,触痛不明显。化验血沉45mm/h。

85. 其诊断是
   A. 子痈
   B. 阴茎痰核
   C. 子痰
   D. 水疝
   E. 脱肛

86. 其治法是
   A. 温经通络,化痰散瘀
   B. 滋肾养阴,化痰除湿
   C. 温肾补阳,化痰散结
   D. 活血化瘀,化痰散结
   E. 清热化湿,化痰散结

87. 治疗应首选
   A. 十全大补汤合小金丹
   B. 阳和汤配服小金丹
   C. 化坚二陈丸
   D. 滋阴除湿汤
   E. 橘核丸

(88~90题共用题干)

患者,女,32岁。经期错后,量少,色淡暗,质清稀,腰酸腿软,头晕耳鸣,带下清稀,面色晦暗,舌淡,苔薄白,脉沉细。

88. 其辨证是
   A. 肾虚证
   B. 血虚证
   C. 血虚寒证
   D. 血实寒证
   E. 气滞证

89. 其治法是
   A. 补肾养血调经
   B. 补血益气调经
   C. 扶阳祛寒调经
   D. 温经散寒调经
   E. 理气行滞调经

90. 治疗应首选
   A. 温经汤
   B. 当归地黄饮
   C. 乌药汤
   D. 大补元煎
   E. 芎归二陈汤

(91~93题共用题干)

患者,女,28岁。两次月经中间,阴道少量出血,色鲜红,质稍稠;头晕腰酸,夜寐不宁,五心烦热,便艰尿黄;舌体偏小质红,脉细数。

91. 其诊断为
   A. 月经过少
   B. 月经过多
   C. 月经后期
   D. 经间期出血
   E. 崩漏

92. 其辨证是
   A. 肾阴虚证
   B. 脾气虚证
   C. 湿热证
   D. 血瘀证
   E. 虚寒证

93. 治疗应首选
   A. 清肝止淋汤去阿胶、红枣,加小蓟、茯苓
   B. 加减一阴煎
   C. 保阴煎

D.归脾汤
E.安冲汤

(94~96题共用题干)

患者,女,46岁,已婚。经来无期,现已持续20天来止,开始量多,现淋漓不尽,色淡、质稀,腰酸腿软,溲频清冷,舌淡苔白,脉沉细。

94.其辨证是
  A.脾虚证
  B.肾气虚证
  C.肾阳虚证
  D.肾阴虚证
  E.血瘀证

95.其治法是
  A.补气摄血,固冲止崩
  B.温肾益气,固冲止血
  C.滋肾益阴,固冲止血
  D.养阴清热,固冲止血
  E.活血化瘀,固冲止血

96.治疗应首选
  A.上下相资汤
  B.加减苁蓉菟丝子丸
  C.左归丸合二至丸
  D.右归丸加党参、黄芪、田七
  E.清热固经汤

(97~99题共用题干)

患者,女,30岁,已婚。患者于半年前不慎经期洗冷水浴后,即出现经行腹痛,以后每值经前或经期发作。现症:行经期间小腹冷痛,拒按,得热痛减,月经量少,经色暗,有血块,伴畏寒肢冷,面色青白,舌暗苔白,脉沉紧。

97.其病证诊断是
  A.寒凝血瘀型痛经
  B.气滞血瘀型痛经
  C.湿热瘀阻型痛经
  D.气血虚弱型痛经
  E.肾气亏损型痛经

98.其治法是
  A.补肾益精,养血止痛
  B.清热除湿,化瘀止痛

C.理气行滞,化瘀止痛
D.温经散寒,化瘀止痛
E.益气养血,调经止痛

99.治疗应首选
  A.膈下逐瘀汤
  B.少腹逐瘀汤
  C.温经汤
  D.益肾调经汤
  E.圣愈汤

(100~102题共用题干)

患者,女,24岁。孕20周,阴道少量下血,色淡红,质稀薄,小腹空坠而痛,腰酸,面色㿠白,心悸气短,神疲肢倦,舌淡,苔薄白,脉细弱略滑。

100.其诊断是
  A.胎漏
  B.胎动不安
  C.妊娠腹痛
  D.堕胎
  E.滑胎

101.其治法是
  A.补气养血,固肾安胎
  B.补肾健脾,益气安胎
  C.活血化瘀,佐以益气
  D.补肾健脾,固冲安胎
  E.补肾填精,固冲安胎

102.治疗应首选
  A.滋肾育胎丸
  B.寿胎丸
  C.胎元饮
  D.保阴煎
  E.桂枝茯苓丸

(103~105题共用题干)

患儿,男,5岁。起病急骤,高热恶寒,无汗,头痛,心烦,目赤咽红,全身肌肉酸痛,腹痛,恶心,呕吐,舌红苔黄,脉数。

103.其辨证是
  A.风寒感冒证
  B.风热感冒证
  C.暑邪感冒证

D. 时邪感冒证
E. 感冒夹痰证

104. 其治法是
    A. 辛温解表,宣肺化痰
    B. 清瘟解表消毒
    C. 清暑解表,化湿和中
    D. 辛凉解表,疏风清热
    E. 辛温解表,疏风散寒

105. 治疗应首选
    A. 荆防败毒散
    B. 新加香薷饮
    C. 银翘散合普济消毒饮
    D. 三拗汤
    E. 银翘散

(106～108题共用题干)
患儿,男,4岁。恶寒发热,呛咳,呼吸气急,痰白质稀,咽部不红,舌淡红苔薄白,脉浮紧。肺部闻及中细湿啰音,X线胸片见炎性阴影。

106. 其诊断是
    A. 感冒
    B. 哮证
    C. 喘证
    D. 肺炎喘嗽
    E. 反复呼吸道感染

107. 其辨证是
    A. 风寒闭肺证
    B. 风热闭肺证
    C. 毒热闭肺证
    D. 痰热闭肺证
    E. 阴虚肺热证

108. 治疗应首选
    A. 麻杏甘石汤
    B. 华盖散
    C. 黄连解毒汤合麻杏甘石汤
    D. 麻杏甘石汤合葶苈大枣泻肺汤
    E. 沙参麦冬汤

(109～111题共用题干)
患儿,男,9岁。反复发作哮喘3年。近2日发热面红,咳喘痰鸣,咳嗽痰壅,声高息涌,胸闷,呼吸困难,鼻塞,流涕黄稠,夜卧不安,大便秘结,2日未行,小便黄赤,舌红,苔薄黄,脉滑数,指纹紫。

109. 其辨证是
    A. 毒热闭肺证
    B. 风热郁肺证
    C. 阴虚肺热证
    D. 痰热阻肺证
    E. 外寒内热证

110. 其治法是
    A. 清肺涤痰,止咳平喘
    B. 解表清里,止咳平喘
    C. 辛凉宣肺,化痰止咳
    D. 养阴清肺,润肺止咳
    E. 清热解毒,泻肺开闭

111. 治疗应首选
    A. 大青龙汤
    B. 沙参麦冬汤
    C. 麻杏甘石汤合苏葶丸
    D. 黄连解毒汤合麻杏甘石汤
    E. 苏子降气汤

(112～114题共用题干)
患儿,男,10岁。平素嗜食肥甘厚味,多动多语,烦躁不宁,冲动任性,难以制约,注意力不集中,懊恼不眠,纳少口苦,便秘尿赤,舌红,苔黄腻,脉滑数。查体:翻手试验、指鼻试验阳性。

112. 其诊断是
    A. 狂证
    B. 痫证
    C. 急惊风
    D. 抽动障碍
    E. 注意力缺陷多动障碍

113. 其辨证是
    A. 心脾两虚证
    B. 气郁化火证
    C. 阴虚风动证
    D. 痰火内扰证
    E. 肝肾阴虚证

114. 治疗应首选
    A. 黄连温胆汤
    B. 甘麦大枣汤

C. 杞菊地黄丸
D. 清肝达郁汤

E. 大定风珠

B1 型选择题(115~150 题)

答题说明

以下提供若干组考题,每组考题共用在考题前列出的 A、B、C、D、E 五个备选答案。请从中选择一个与问题关系最密切的答案。某个备选答案可能被选择一次、多次或不被选择。

A. 五味消毒饮
B. 知柏八味丸
C. 黄连解毒汤
D. 犀角地黄汤
E. 清骨散

115. 疮疡内治,清气分热之常用方剂是
116. 疮疡内治,清血分热之常用方剂是

A. 心
B. 肾
C. 脾
D. 肝
E. 胃

117. 女子的乳房,属
118. 男子的乳房,属

A. 邪气偏盛
B. 阴阳失调
C. 阴毒结聚
D. 正气不足
E. 经络阻塞

119. 形成瘤的主要病机是
120. 形成岩的主要病机是

A. 1 周左右
B. 3 周左右
C. 5 周左右
D. 8 周左右
E. 10 周左右

121. 梅毒的疳疮(硬下疳)在不洁性交后出现的时间是
122. 梅毒的杨梅疮在感染后出现的时间是

A. 透脓散
B. 仙方活命饮
C. 黄连解毒汤
D. 青蒿鳖甲汤合三妙丸
E. 萆薢渗湿汤

123. 治疗肛痈火毒炽盛证,应首选
124. 治疗肛痈阴虚毒恋证,应首选

A. 寒湿阻络
B. 血脉瘀阻
C. 湿热毒盛
D. 热毒伤阴
E. 气阴两虚

125. 脱疽表现为患肢暗红、紫红或青紫,下垂更甚,肌肉萎缩,趺阳脉搏动消失,患肢持久性疼痛,夜间尤甚。其证候是
126. 脱疽表现为患肢暗红而肿,患肢如煮熟之红枣,渐变为紫黑色,呈浸淫蔓延,溃破腐烂,疼痛异常,彻夜不得安眠。其证候是

A. 大补元煎
B. 当归地黄饮
C. 固阴煎
D. 两地汤
E. 温经汤

127. 经期提前,量少,色淡暗,质稀,腰膝酸软,头晕耳鸣,舌淡暗,苔白润,脉沉。治疗应首选
128. 经行或先或后,量少,色淡,质稀,头晕耳鸣,腰酸腿软,小便频数,舌淡,苔薄,脉沉细。治疗应首选

A. 滋血汤
B. 归肾丸
C. 桃红四物汤
D. 乌药汤

E. 苍附导痰丸

129. 治疗月经过少血瘀证,应首选
130. 治疗月经过少痰湿证,应首选

A. 滋阴清热,止血调经
B. 清热凉血,止血调经
C. 温肾固冲,止血调经
D. 滋水益阴,止血调经
E. 益气摄血,养血调经

131. 崩漏虚热证的治法是
132. 崩漏脾虚证的治法是

A. 半夏白术天麻汤
B. 通窍活血汤
C. 川芎茶调散
D. 羚角钩藤汤
E. 镇肝熄风汤

133. 经行头痛肝火证,治疗应首选
134. 经行头痛血瘀证,治疗应首选

A. 补中益气汤
B. 香砂六君子汤
C. 人参养营汤
D. 参苓白术散
E. 健固汤合四神丸

135. 治疗经行泄泻肾虚证,应首选
136. 治疗经行泄泻脾虚证,应首选

A. 养血活血,温经散寒
B. 补血益气,缓急止痛
C. 行气养血,化瘀止痛
D. 活血止痛,理气行滞
E. 活血化瘀,散寒止痛

137. 产后腹痛血虚证的治法是
138. 产后腹痛血瘀证的治法是

A. 逐瘀止血汤
B. 身痛逐瘀汤
C. 生化汤
D. 香棱丸
E. 少腹逐瘀汤

139. 治疗癥瘕气滞血瘀证,应首选

140. 治疗不孕症瘀滞胞宫证,应首选

A. 毓麟珠
B. 养精种玉汤
C. 开郁种玉汤
D. 启宫丸
E. 开郁二陈汤

141. 治疗肾气虚之不孕症,应首选
142. 治疗肾阴虚之不孕症,应首选

A.《颅囟经》
B.《幼科发挥》
C.《幼幼集成》
D.《小儿药证直诀》
E.《温病条辨》

143. "纯阳学说"首见于
144. "稚阴稚阳学说"首见于

A. 人参五味子汤
B. 沙参麦冬汤
C. 参附龙牡救逆汤
D. 四君子汤
E. 玉屏风散

145. 治疗肺炎喘嗽肺脾气虚证,应首选
146. 治疗顿咳恢复期脾胃气虚证,应首选

A. 脾病及心
B. 脾病及肺
C. 脾病及肝
D. 阳虚水泛
E. 肝血不足

147. 口痦的病机是
148. 痦肿胀的病机是

A. 宣毒发表汤
B. 清解透表汤
C. 透疹凉解汤
D. 解肌透痧汤
E. 凉营清气汤

149. 治疗麻疹初热期,应首选
150. 治疗丹痧毒在气营证,应首选

试卷标识码:

中医执业医师资格考试
考前自测卷(二)

(医学综合)

考生姓名：_____

准考证号：_____

考　　点：_____

考　场　号：_____

中医执业医师资格考试考前自测卷(二)第一单元

A1 型选择题(1~93 题)

答题说明
每一道考试题下面有 A、B、C、D、E 五个备选答案。请从中选择一个最佳答案。

1. 据《素问·阴阳应象大论》,对于病邪轻浅者,其治法是
   A. 因而越之
   B. 引而竭之
   C. 减之
   D. 彰之
   E. 扬之

2. 昼夜分阴阳,则上午为
   A. 阴中之阳
   B. 阳中之阳
   C. 阳中之阴
   D. 阴中之阴
   E. 阴中之至阴

3. 火的特性是
   A. 曲直
   B. 稼穑
   C. 从革
   D. 炎上
   E. 润下

4. 五行调节事物整体动态平衡的机制是
   A. 生我
   B. 我生
   C. 克我
   D. 我克
   E. 制化

5. 根据五行相生规律确定的治法是
   A. 抑木扶土
   B. 佐金平木
   C. 培土生金
   D. 壮水之主,以制阳光
   E. 泻南补北

6. 下列除那一项外均为五脏具有的共同特点
   A. 实而不能满
   B. 藏精气而不泻
   C. 可行气于腑
   D. 实体性器官
   E. 病则多虚证

7. 心的主要生理功能是
   A. 主藏血
   B. 主神志
   C. 主运化
   D. 主统血
   E. 主疏泄

8. 《素问·咳论》认为与咳关系最密切的脏腑是
   A. 肺
   B. 胃
   C. 脾
   D. 肾
   E. 大肠

9. 与水液代谢关系最密切的脏腑是
   A. 脾、胃、肝
   B. 肝、胆、肾
   C. 肝、肺、脾
   D. 肺、肾、脾
   E. 心、肾、肺

10. 下列关于五脏所藏的叙述,错误的是
    A. 心藏神
    B. 肝藏魂
    C. 肺藏魄
    D. 脾藏意
    E. 肾藏智

11. 大肠的主要生理功能是
    A. 受盛
    B. 传化糟粕

C. 化物

D. 泌别清浊

E. 通行元气

12. 《素问·痹论》"肺痹"的症状是
   A. 脉不通,烦则心下鼓
   B. 夜卧则惊,多饮数小便
   C. 烦满,喘而呕
   D. 四肢解堕,发咳呕汁
   E. 中气喘争

13. 自汗,多尿,滑精,是气的何种作用失常所致
   A. 推动
   B. 温煦
   C. 防御
   D. 固摄
   E. 气化

14. 中医精气神学说中"神"的含义是指
   A. 人体生命活动的主宰
   B. 人的精神意识
   C. 人体生命的基本物质
   D. 人体生命活动的动力
   E. 构成人体和维持生命活动的基本物质

15. "吐下之余,定无完气"的生理基础是
   A. 气能生津
   B. 气能行津
   C. 气能摄津
   D. 津能载气
   E. 津能生气

16. 足厥阴肝经与足太阴脾经循行交叉,变换前中位置,是在
   A. 外踝上8寸处
   B. 内踝上2寸处
   C. 内踝上3寸处
   D. 内踝上5寸处
   E. 内踝上8寸处

17. 最易导致病位游走不定的外邪是
   A. 暑
   B. 燥
   C. 湿
   D. 风
   E. 寒

18. 七情刺激,易导致心气涣散的是
   A. 喜
   B. 怒
   C. 悲
   D. 恐
   E. 惊

19. 生姜泻心汤适用于下列哪一项
   A. 啬啬恶寒,淅淅恶风,翕翕发热,鼻鸣干呕者
   B. 心下痞硬,干噫食臭,胁下有水气
   C. 喘而汗出者
   D. 伤寒发汗,若吐、若下,解后,心下痞硬,噫气不除者
   E. 时时恶风,大渴,舌上干燥而烦,欲饮水数升者

20. 下列关于与疾病发生有关的外环境,错误的是
   A. 气候因素
   B. 地域因素
   C. 生活环境
   D. 工作场所
   E. 外界精神刺激

21. 下列关于实的病机概念,错误的是
   A. 外感邪盛
   B. 肌肤经络闭塞
   C. 气机升降失调
   D. 脏腑功能亢进
   E. 气血壅滞瘀结

22. 恶心呕吐,呃逆嗳气频作,其病机是
   A. 痰浊上壅
   B. 肺气上逆
   C. 肝气上逆
   D. 胃气上逆

E. 奔豚气逆

23. 当归四逆汤适应证的脉象是
   A. 脉微欲绝
   B. 脉细欲绝
   C. 脉沉伏不出
   D. 脉沉微
   E. 脉微细

24. "通因通用"适用于
   A. 实证
   B. 虚证
   C. 虚实错杂证
   D. 真虚假实证
   E. 真实假虚证

25. 《素问》提出调整阴阳,其中满者,应
   A. 因而越之
   B. 引而竭之
   C. 泻之于内
   D. 按而收之
   E. 散而泻之

26. 少年慎补,老年慎泻,属于
   A. 因人制宜
   B. 因时制宜
   C. 因病制宜
   D. 因地制宜
   E. 因证制宜

27. 假神的病机是
   A. 气血不足,精神亏损
   B. 机体阴阳严重失调
   C. 脏腑虚衰,功能低下
   D. 精气衰竭,虚阳外越
   E. 阴盛于内,格阳于外

28. 下列各项,属瘀血内阻临床表现的是
   A. 面色黧黑
   B. 面黑干焦
   C. 面黑浅淡

D. 眼周发黑
E. 耳轮焦黑

29. 脾肾两亏的目态是
   A. 戴眼反折
   B. 目睛微定
   C. 昏睡露睛
   D. 双睑下垂
   E. 横目斜视

30. 太阳中风证,其发热的特点是
   A. 翕翕发热
   B. 蒸蒸发热
   C. 寒热往来
   D. 烦热
   E. 潮热

31. 咳声如犬吠样,可见于
   A. 百日咳
   B. 白喉
   C. 感冒
   D. 肺痨
   E. 肺痿

32. 独语、错语的共同病因是
   A. 风痰阻络
   B. 热扰心神
   C. 心气大伤
   D. 心气不足
   E. 痰火扰心

33. 呃逆与干呕、嗳气在病机上的共同点是
   A. 胃气上逆
   B. 寒气上逆
   C. 肝胃气逆
   D. 肺胃气逆
   E. 积热上冲

34. 心下有痰饮,胸胁支满,目眩者,治以
   A. 肾气丸
   B. 苓桂术甘汤

C. 越婢汤
D. 小青龙汤
E. 五苓散

35. 自汗、盗汗并见,其病机是
    A. 精血亏虚
    B. 阴阳两虚
    C. 阳气不足
    D. 津液不足
    E. 气滞血瘀

36. 有形实邪闭阻气机所致的疼痛性质是
    A. 胀痛
    B. 灼痛
    C. 冷痛
    D. 绞痛
    E. 隐痛

37. 下列哪项不会出现口渴多饮
    A. 热盛伤津
    B. 汗出过多
    C. 剧烈呕吐
    D. 泻下过度
    E. 湿热内阻

38. 下列除哪项外,均是脉象有胃气的特点
    A. 不浮不沉
    B. 不快不慢
    C. 柔和有力
    D. 从容和缓
    E. 节律一致

39. 下列除哪项外,均是气血不足的常见脉象
    A. 虚
    B. 细
    C. 弱
    D. 微
    E. 结

40. 下列哪项不属于八纲辨证的内容
    A. 病性寒热
    B. 病变吉凶
    C. 邪正盛衰
    D. 病变类别
    E. 病变部位

41. 根据《金匮要略》的原文,支饮的临床主症是
    A. 其人素盛今瘦,水走肠间,沥沥有声
    B. 心下痞坚,胸胁支满,目眩
    C. 咳逆倚息,短气不得卧,其形如肿
    D. 咳唾引痛,痛引缺盆,咳嗽则辄已
    E. 身体疼重,四肢历节痛

42. 辨别寒热真假时要注意,真象常出现于
    A. 面色
    B. 体表
    C. 四肢
    D. 舌、脉
    E. 形态

43. 下列各项,不是血虚证临床表现的是
    A. 经少经闭
    B. 头晕眼花
    C. 心烦失眠
    D. 面色淡白
    E. 肢体麻木

44. 燥邪犯肺证与肺阴虚证的鉴别要点是
    A. 有无发热恶寒
    B. 有无胸痛咳血
    C. 有无口干咽燥
    D. 痰量的多少
    E. 咯痰的难易

45. 对辨证肝阳上亢最有意义的表现是
    A. 疲劳乏力
    B. 眩晕耳鸣
    C. 腰酸膝软
    D. 口苦咽干
    E. 失眠多梦

46. 少阴温病,真阴欲竭,壮火复炽,心中烦,不得卧

者。治以
A. 加减复脉汤
B. 黄连阿胶汤
C. 冬地三黄汤
D. 新加黄龙汤
E. 宣白承气汤

47. 阳明经证与腑证的鉴别要点是
A. 有无发热
B. 有无汗出
C. 有无神志改变
D. 有无燥屎内结
E. 有无舌苔黄燥

48. 中药"毒性"作用是指
A. 药物使人中毒
B. 药物的不良反应
C. 药物的治疗作用
D. 药物的毒性、不良反应及治疗作用
E. 药物的不良影响及损害性

49. 下列除哪项外均为苦味药的作用
A. 清泄火热
B. 泄降气逆
C. 引药下行
D. 通泻大便
E. 燥湿坚阴

50. 下列各组药物中，不属于配伍禁忌的是
A. 川贝母与川乌
B. 藜芦与赤芍
C. 肉桂与赤石脂
D. 水银与砒霜
E. 硫黄与厚朴

51. 羚羊角入汤剂宜
A. 先煎
B. 后下
C. 包煎
D. 另煎
E. 烊化

52. 具有散风寒，通鼻窍功效的药物是
A. 桂枝
B. 生姜
C. 防风
D. 辛夷
E. 紫苏

53. 下列哪项不是宣白承气汤证具有的表现
A. 痰涎壅盛
B. 喘促不宁
C. 下之不通
D. 胸满胁痛
E. 脉右寸实大

54. 具有凉血功效的药物是
A. 石膏
B. 知母
C. 芦根
D. 天花粉
E. 栀子

55. 具有清热燥湿、杀虫、利尿功效的药物是
A. 茯苓
B. 槟榔
C. 猪苓
D. 苦参
E. 皂荚

56. 贯众具有的功效是
A. 止血
B. 止泻
C. 止呕
D. 止咳
E. 止痒

57. 温邪上受，首先侵犯的脏腑是
A. 肺
B. 肝
C. 心
D. 脾
E. 胃

58. 白花蛇的功效是
    A. 祛风,解表,止痛
    B. 祛风,通络,利尿
    C. 祛风,活络,止痉
    D. 祛风湿,强筋骨
    E. 祛风湿,治骨鲠

59. 砂仁具有的功效是
    A. 温肝
    B. 暖肾
    C. 温肺
    D. 温中
    E. 回阳

60. 功能甘淡渗湿,兼能泄热的药物是
    A. 茯苓
    B. 车前子
    C. 木通
    D. 泽泻
    E. 冬瓜皮

61. 具有清热利湿功效的药物是
    A. 丹参
    B. 牛膝
    C. 苏木
    D. 姜黄
    E. 虎杖

62. 具有散寒止痛、疏肝下气、燥湿、助阳止泻功效的药物是
    A. 附子
    B. 肉桂
    C. 干姜
    D. 吴茱萸
    E. 高良姜

63. 具有行气调中止痛功效的药物是
    A. 柿蒂
    B. 木香
    C. 香附
    D. 乌药
    E. 薤白

64. 川楝子、槟榔皆具有的功效是
    A. 杀虫行气
    B. 杀虫利水
    C. 行气利水
    D. 行气疏肝
    E. 行气健脾

65. 既能解毒消痈,又能凉血止血的药物是
    A. 侧柏叶、茜草
    B. 艾叶、炮姜
    C. 三七、蒲黄
    D. 紫草、赤芍
    E. 大蓟、小蓟

66. 治疗血瘀气滞,经行腹痛,兼风湿肩臂疼痛者,应选用
    A. 桃仁
    B. 丹参
    C. 红花
    D. 姜黄
    E. 益母草

67. 治疗痰壅气逆,咳喘痰多,胸闷食少,甚则不能平卧,宜选用的药物是
    A. 紫苏子、白芥子、莱菔子
    B. 紫菀、款冬花、川贝母
    C. 桑叶、贝母、北沙参
    D. 杏仁、麻黄、甘草
    E. 麻黄、石膏、杏仁

68. 治疗湿浊蒙蔽清窍所致的神志昏乱,健忘,耳鸣者,应首选
    A. 磁石
    B. 竹茹
    C. 冰片
    D. 牛黄
    E. 石菖蒲

69. 生用燥湿利水,炒用健脾止泻的药物是

A. 西洋参
B. 白术
C. 黄芪
D. 人参
E. 甘草

70. 具有补肾壮阳、祛风除湿功效的药物是
A. 肉苁蓉
B. 淫羊藿
C. 续断
D. 鹿茸
E. 杜仲

71. 具有清心安神功效的药物是
A. 玉竹
B. 龙眼肉
C. 人参
D. 柏子仁
E. 百合

72. 治疗蛔厥腹痛呕吐，肺虚久咳，宜首选
A. 槟榔
B. 花椒
C. 乌梅
D. 使君子
E. 苦楝皮

73. 散剂的特点中不包括
A. 节省药材
B. 吸收缓慢
C. 不易变质
D. 制作简便
E. 便于携带

74. 下列属分经论治的方剂是
A. 柴胡疏肝散
B. 桂枝汤
C. 九味羌活汤
D. 四物汤
E. 半夏泻心汤

75. 不属于济川煎组成药物的是
A. 芍药
B. 牛膝
C. 泽泻
D. 升麻
E. 枳壳

76. 半夏泻心汤与小柴胡汤两方中均含有
A. 人参、黄芩、半夏、干姜、甘草
B. 人参、生姜、半夏、甘草、大枣
C. 柴胡、黄芩、人参、甘草、生姜
D. 半夏、黄芩、人参、甘草、大枣
E. 半夏、黄连、黄芩、甘草、大枣

77. 组成药物中含有连翘的方剂是
A. 温胆汤
B. 凉膈散
C. 清骨散
D. 温脾汤
E. 清胃散

78. 下列为当归六黄汤主治的是
A. 阴虚火旺盗汗
B. 肾虚腰酸膝软
C. 小便不利
D. 阴虚口干
E. 气虚乏力

79. 大建中汤的组成药物是
A. 生附子、干姜、肉桂、炙甘草
B. 蜀椒、人参、干姜、胶饴
C. 蜀椒、人参、干姜、炙甘草
D. 蜀椒、生附子、肉桂、胶饴
E. 干姜、人参、桂枝、胶饴

80. 具有解表通便功用的方剂是
A. 麻黄杏仁甘草石膏汤
B. 葛根黄芩黄连汤
C. 防风通圣散
D. 大柴胡汤
E. 凉膈散

81. 参苓白术散中具有芳香醒脾之功的药物是
    A. 桔梗
    B. 砂仁
    C. 藿香
    D. 佩兰
    E. 厚朴

82. 右归丸除温补肾阳外,还具有的功用是
    A. 填精补血
    B. 补益脾胃
    C. 理气健脾
    D. 散寒止痛
    E. 纳气平喘

83. 四神丸与真人养脏汤两方中均含有
    A. 肉豆蔻
    B. 肉桂
    C. 补骨脂
    D. 人参
    E. 诃子

84. 固冲汤的组成药物中不含有的是
    A. 白术
    B. 生黄芪
    C. 五味子
    D. 海螵蛸
    E. 山萸肉

85. 至宝丹的功用是
    A. 开窍定惊,清热化痰
    B. 清热解毒,开窍醒神
    C. 清热解毒,开窍安神
    D. 化浊开窍,清热解毒
    E. 清热开窍,息风止痉

86. 苏子降气汤组成中不包含的药物是
    A. 当归
    B. 肉桂
    C. 前胡
    D. 厚朴
    E. 葶苈子

87. 咳血方与小蓟饮子中均含有的药物是
    A. 山栀子
    B. 青黛
    C. 炙甘草
    D. 生地黄
    E. 滑石

88. 百合固金汤的主治证候中常见
    A. 咳痰带血
    B. 干咳无痰
    C. 咳痰黄稠
    D. 咯痰不爽
    E. 咳喘

89. 三仁汤除清利湿热外,还具有的功用是
    A. 理气和中
    B. 行气和胃
    C. 升清降浊
    D. 通阳化气
    E. 宣畅气机

90. 防己黄芪汤中除防己、黄芪外,还有
    A. 白术、桂枝
    B. 白术、防风
    C. 白术、甘草
    D. 茯苓、防风
    E. 茯苓、甘草

91. 下列方剂,用法中有乌梅的是
    A. 平胃散
    B. 止嗽散
    C. 清燥救肺汤
    D. 玉液汤
    E. 二陈汤

92. 眩晕头痛,胸膈痞闷,恶心呕吐,舌苔白腻,脉弦滑者,治宜选用
    A. 温胆汤
    B. 镇肝熄风汤
    C. 羚角钩藤汤
    D. 天麻钩藤饮

E. 半夏白术天麻汤

93. 主治久泻、久痢属寒热错杂,正气虚弱的是
   A. 乌梅丸
   B. 四神丸
   C. 枳实消痞丸
   D. 真人养脏汤
   E. 半夏泻心汤

A2型选择题(94~108题)

答题说明

每一道考题是以一个小案例出现的,其下面都有A、B、C、D、E五个备选答案。请从中选择一个最佳答案。

94. 患者太阳病,发汗后,大汗出,胃中干,烦躁不得眠,欲得饮水。治以
    A. 通脉四逆汤主之
    B. 麻黄附子细辛汤主之
    C. 黄连阿胶汤主之
    D. 五苓散主之
    E. 少少与饮之,令胃气和则愈

95. 患者心中烦,不得卧,口干咽燥,舌红少苔,脉细数。治以
    A. 黄连阿胶汤
    B. 真武汤
    C. 通脉四逆汤
    D. 小柴胡汤
    E. 栀子厚朴汤

96. 患者宿有癥病,经断未及三月,而得漏下不止,脐上跳动。治以
    A. 当归芍药散
    B. 半夏厚朴散
    C. 半夏泻心汤
    D. 桂枝茯苓丸
    E. 桂枝龙骨牡蛎汤

97. 患者头痛恶寒,身重疼痛,舌白不渴,脉弦细而濡,面色淡黄,胸闷不饥,午后身热,治以
    A. 冬地三黄汤
    B. 加减复脉汤
    C. 三仁汤
    D. 青蒿鳖甲汤
    E. 增液承气汤

98. 患者太阴温病,寸脉大,舌绛而干,反不渴。治以
    A. 紫雪丹
    B. 清营汤去黄连
    C. 三仁汤
    D. 牛黄承气汤
    E. 增液承气汤

99. 患者,女,36岁,已婚。面色萎黄,神疲乏力,气短懒言,食少便溏,月经淋漓不断,经血色淡,舌淡无苔,脉沉细无力。其病机是
    A. 脾不统血
    B. 脾肾阳虚
    C. 气血两虚
    D. 脾肺气虚
    E. 肝血不足

100. 患者,男,45岁。平日急躁易怒,今日因事与人争吵时突感头晕,站立不住,面赤如醉,舌体颤动,脉弦。其证候是
     A. 肝火上炎
     B. 肝阳上亢
     C. 热极生风
     D. 肝阳化风
     E. 肝气郁结

101. 患者,女,31岁。3年来怀孕3次,均不足3个月而流产,听力减退,带下清稀,腰部酸痛,舌淡苔白,脉弱。其证候是
     A. 肾气不固
     B. 肾精不足
     C. 肾阳虚
     D. 中气下陷

E. 脾肾阳虚

102. 患者,女,56岁。咳喘10年,伴见胸闷心悸,咯痰清稀,声低乏力,面白神疲,舌质淡白,脉弱。其证候是
A. 心肺气虚
B. 肺气虚
C. 寒邪客肺
D. 脾肺气虚
E. 肾不纳气

103. 患者,男,50岁。自觉两目模糊,视物不清,伴有头痛,眩晕,舌红少苔,脉细弦。治疗应首选
A. 升麻
B. 葛根
C. 薄荷
D. 柴胡
E. 菊花

104. 患者,男,41岁。胁肋胀痛,常因情志变动而痛有增减,胸闷不舒,嗳气吞酸,饮食减少,舌红苔薄黄,脉弦数。治疗应选用
A. 川楝子
B. 橘皮
C. 木香
D. 佛手
E. 枳实

105. 患者,男,34岁。小便短数,灼热刺痛,尿色黄赤,舌苔黄腻,脉数。治疗应选用
A. 大蓟
B. 地榆
C. 槐花
D. 白茅根
E. 侧柏叶

106. 患者,女,33岁。经期小腹胀痛拒按,胸胁乳房胀痛,经行不畅,月经色紫暗、有块,舌质紫暗,脉弦。治疗应选用
A. 肉桂
B. 艾叶
C. 牡丹皮
D. 川芎
E. 青皮

107. 患者,男,37岁。失眠,健忘,心悸,自汗出。治疗应选用
A. 朱砂
B. 酸枣仁
C. 合欢皮
D. 远志
E. 磁石

108. 患者,男,30岁。咳嗽痰白清稀,食少便溏,下肢轻度浮肿,舌淡苔白,脉弱。治疗应选用
A. 党参
B. 甘草
C. 山药
D. 白术
E. 黄柏

B1型选择题(109～150题)

答题说明

以下提供若干组考题,每组考题共用在考题前列出的A、B、C、D、E五个备选答案。请从中选择一个与问题关系最密切的答案。某个备选答案可能被选择一次、多次或不被选择。

A. 母病及子
B. 子病及母
C. 相乘传变
D. 相侮传变
E. 母子同病

109. 脾病及肾,体现的关系是
110. 土壅木郁,体现的关系是

A. 肾
B. 脾

C. 胃

D. 肝

E. 肺

111. "阴阳之根本"是指

112. "贮痰之器"是指

　　A. 心、脾

　　B. 肝、肺

　　C. 脾、肾

　　D. 心、肾

　　E. 肝、肾

113. "乙癸同源"的"乙癸"所指的脏是

114. "水火既济"的"水火"所指的脏是

　　A. 督脉

　　B. 任脉

　　C. 冲脉

　　D. 带脉

　　E. 维脉

115. 与女子妊娠关系密切,主胞胎的是

116. 与妇女月经关系密切的是

　　A. 风

　　B. 寒

　　C. 湿

　　D. 燥

　　E. 火

117. 易致肿疡的邪气是

118. 易阻遏气机的邪气是

　　A. 体质因素

　　B. 精神刺激

　　C. 工作环境

　　D. 气候因素

　　E. 精神状态

119. "恬淡虚无,真气从之,精神内守,病安从来。"指出与防病关系密切的因素是

120. "肉不坚,腠理疏,则善病风。"指出与发病关系密切的因素是

　　A. 心

B. 肝

C. 脾

D. 肺

E. 肾

121. 诸气膹郁,皆属于

122. 诸湿肿满,皆属于

　　A. 显于风关

　　B. 达于气关

　　C. 达于命关

　　D. 透关射甲

　　E. 未超风关

123. 邪入脏腑,病情严重者,指纹的表现是

124. 病情凶险者,指纹的表现是

　　A. 痿软舌

　　B. 强硬舌

　　C. 吐弄舌

　　D. 短缩舌

　　E. 胖嫩舌

125. 热盛伤津动风,多见

126. 心脾有热,多见

　　A. 滑

　　B. 促

　　C. 弦

　　D. 涩

　　E. 数

127. 胸痹心痛患者,脉象多见

128. 心烦不寐患者,脉象多见

　　A. 风淫证

　　B. 暑淫证

　　C. 寒淫证

　　D. 湿淫证

　　E. 火淫证

129. 发热、汗出、口渴、疲乏、舌红、脉虚数,多见于

130. 脘腹冷痛、呕吐腹泻,多见于

　　A. 肺肾气虚

　　B. 肺气虚

C. 脾肺气虚
D. 心肺气虚
E. 肾气不固

131. 久病咳喘,乏力少气,呼多吸少,自汗耳鸣,舌淡脉弱。其证候是
132. 久病咳喘,胸闷心悸,乏力少气,自汗声低,舌淡脉弱。其证候是

A. 肺、胃、肾经
B. 肺、脾、肾经
C. 心、脾、肾经
D. 心、肝、肾经
E. 心、肝、脾经

133. 知母的主要归经是
134. 龟甲的主要归经是

A. 连翘
B. 白头翁
C. 土茯苓
D. 蒲公英
E. 板蓝根

135. 被誉为"治痢要药"的药物是
136. 被誉为"疮家圣药"的药物是

A. 独活
B. 秦艽
C. 防己
D. 狗脊
E. 川乌

137. 既能祛风湿,又能温经止痛的药物是
138. 既能祛风湿,又能退虚热的药物是

A. 寒湿痹痛
B. 胸痹心痛
C. 热毒血痢
D. 寒饮咳喘
E. 寒疝腹痛

139. 吴茱萸的主治病证是
140. 薤白的主治病证是

A. 肾阳衰微,寒水凝结
B. 脾虚失运,水湿内停
C. 肾阳不足,停水泛滥
D. 肺失通调,停水泛滥
E. 水湿留滞,营卫郁滞

141. 正水,其脉沉迟,外证自喘,其病机为
142. 石水,其脉自沉,外证腹满不喘,其病机为

A. 肝郁气滞胁痛
B. 肝郁化火胁痛
C. 肝郁血虚胁痛
D. 肝郁阴虚胁痛
E. 肝胆实火胁痛

143. 金铃子散主治
144. 龙胆泻肝汤主治

A. 内泻热结
B. 活血祛瘀
C. 和解清热
D. 泻火除湿
E. 缓急止痛

145. 大柴胡汤中配伍大黄的主要意义是
146. 大柴胡汤中配伍芍药的主要意义是

A. 茯苓
B. 附子
C. 白术
D. 甘草
E. 人参

147. 生脉散与四君子汤中均含有的药物是
148. 四逆散与四逆汤中均含有的药物是

A. 舟车丸
B. 保和丸
C. 枳实消痞丸
D. 木香槟榔丸
E. 枳实导滞丸

149. 具有消食导滞、清热祛湿功用的方剂是
150. 具有行气导滞、攻积泄热功用的方剂是

A1 型选择题(1～46题)

答题说明

每一道考试题下面有 A、B、C、D、E 五个备选答案。请从中选择一个最佳答案。

1. 下列疾病,表现为弛张热的是
   A. 肺炎球菌肺炎
   B. 疟疾
   C. 布鲁斯菌病
   D. 渗出性胸膜炎
   E. 风湿热

2. 夜间咳嗽较重者,可见于
   A. 慢性支气管炎
   B. 支气管扩张
   C. 大叶性肺炎
   D. 肺结核
   E. 肺癌

3. 下列哪项是支气管哮喘呼吸困难的类型
   A. 呼气性
   B. 吸气性
   C. 混合性
   D. 阵发性
   E. 腹式呼吸消失

4. 下列各项中,属于内源性中毒引起抽搐的是
   A. 一氧化碳
   B. 有机磷农药
   C. 尿毒症
   D. 阿托品
   E. 乙醇

5. 下列除哪项外,均是采录既往史的内容
   A. 过去健康情况
   B. 预防接种情况
   C. 传染病史
   D. 过敏史
   E. 是否到过传染病的流行地区

6. 意识障碍伴瞳孔缩小,可见于
   A. 阿托品中毒
   B. 酒精中毒
   C. 有机磷农药中毒
   D. 癫痫
   E. 肝昏迷

7. 下列疾病,立位X线透视可见膈下游离气体影的是
   A. 急性胃穿孔
   B. 肠梗阻
   C. 肠套叠
   D. 肝破裂
   E. 结肠肿瘤

8. 血小板减少,常见于
   A. 脾切除术后
   B. 急性胃出血后
   C. 急性溶血后
   D. 急性白血病
   E. 再生障碍性贫血

9. 下列除哪项外,均可为正常的叩诊音
   A. 振水音
   B. 清音
   C. 鼓音
   D. 浊音
   E. 实音

10. 肺气肿时,心脏浊音界的改变多为
    A. 心浊音界向左扩大
    B. 心浊音界缩小
    C. 心浊音界向右扩大
    D. 心浊音界向两侧扩大
    E. 心浊音界无变化

11. 容易闻及二尖瓣杂音的体位是
    A. 坐位
    B. 立位

C. 平卧位
D. 右侧卧位
E. 左侧卧位

12. 心包摩擦音和胸膜摩擦音的鉴别要点是
    A. 有无心脏病史
    B. 呼吸是否增快
    C. 改变体位后摩擦音是否消失
    D. 屏住呼吸后摩擦音是否消失
    E. 咳嗽后摩擦音是否消失

13. 下列哪种病变引起的胸痛常沿一侧肋间神经分布
    A. 胸肌劳损
    B. 流行性胸痛
    C. 颈椎病
    D. 带状疱疹
    E. 皮下蜂窝组织炎

14. 自肺开始叩诊肝脏相对浊音界时其叩诊音应是
    A. 由清音转为实音
    B. 由浊音变为实音
    C. 由清音转为鼓音
    D. 由过清音转为实音
    E. 由清音转为浊音

15. 腹部叩诊出现移动性浊音,应首先考虑
    A. 尿潴留
    B. 幽门梗阻
    C. 右心功能不全
    D. 巨大卵巢囊肿
    E. 急性胃炎

16. 下列除哪项外,脊椎叩击痛常为阳性
    A. 脊椎结核
    B. 棘间韧带损伤
    C. 骨折
    D. 骨质增生
    E. 椎间盘脱出

17. 下列哪项不属于神经反射的深反射
    A. 肱二头肌反射
    B. 肱三头肌反射
    C. 膝腱反射
    D. 腹壁反射
    E. 跟腱反射

18. 血白细胞总数增多,可见于
    A. 伤寒杆菌感染
    B. 再生障碍性贫血
    C. 急性失血
    D. 使用氯霉素的影响
    E. 脾功能亢进

19. 天门冬酸氨基转移酶(AST)的正常参考值为
    A. <10U/L
    B. <20U/L
    C. <30U/L
    D. <40U/L
    E. <50U/L

20. 引起病理性血糖升高的原因不包括下列哪种疾病
    A. 甲状腺功能亢进症
    B. 嗜铬细胞瘤
    C. 糖尿病
    D. 肾上腺皮质功能亢进症
    E. 胰岛细胞瘤

21. 肝癌的组织学类型,最多见的是
    A. 肝细胞型
    B. 胆管细胞型
    C. 结节型
    D. 弥漫型
    E. 混合型

22. 甲亢患者,给予他巴唑 20mg,一日 3 次,在家中治疗。半月后应到医院复查
    A. 心率、心律
    B. 心电图
    C. 甲状腺大小
    D. 白细胞计数

E. 突眼程度

23. 成人及8岁以上儿童患布鲁菌病,首选抗菌药物是
   A. 多西环素联合复方新诺明
   B. 利福平联合氟喹诺酮类药物
   C. 利福平联合复方新诺明
   D. 多西环素联合利福平
   E. 利福平联合氨基糖苷类药物

24. 下列各项中属乙类传染病的是
   A. 霍乱
   B. 鼠疫
   C. 传染性非典型肺炎
   D. 风疹
   E. 流行性感冒

25. 黄疸伴胆囊增大不会见于
   A. 胰头癌
   B. 胆总管结石
   C. 急性肝炎
   D. 壶腹癌
   E. 胆囊结石

26. 下列药物,不能用于艾滋病治疗的是
   A. 齐多夫定
   B. 双脱氧胞苷
   C. 双脱氧肌苷
   D. 阿糖腺苷
   E. 拉米夫定

27. 乙型脑炎(简称乙脑)的主要传染源是
   A. 猪
   B. 乙脑病毒携带者
   C. 乙脑患者
   D. 蚊虫
   E. 野鼠

28. 下列各项对诊断伤寒最有意义的是
   A. 稽留热
   B. 血细菌培养阳性
   C. 脾肿大
   D. 肝肿大
   E. 相对缓脉

29. 腹痛、腹泻、黏液脓血便,伴发热恶寒,最可能的诊断是
   A. 细菌性痢疾
   B. 阿米巴痢疾
   C. 急性胃肠炎
   D. 流行性脑脊髓炎
   E. 霍乱

30. 发生霍乱时,对疫区接触者的检疫期是
   A. 3天
   B. 5天
   C. 7天
   D. 9天
   E. 12天

31. 目前我国医学伦理学主要的研究方向是
   A. 研究道德问题
   B. 研究医学实践中的道德问题
   C. 关于道德的学说和体系
   D. 生命伦理学发展的新阶段
   E. 临床医学问题

32. 下列各项,不属于中国古代医德优良传统的是
   A. 不图名利,清廉正直的道德品质
   B. 仁爱救人,赤诚救世的行医宗旨
   C. 尊重同道,谦和不矜的医疗作风
   D. 认真负责,一丝不苟的服务态度
   E. 注重自律,忠于医业的献身精神

33. 医德规范是指导医务人员进行医疗活动的
   A. 思想准则
   B. 行为准则
   C. 技术规程
   D. 技术标准
   E. 思想和行为准则

34. 在使用辅助检查手段时,不适宜的是

A. 认真严格地掌握适应证
B. 可以广泛积极地依赖各种辅助检查
C. 有利于提高医生诊治疾病的能力
D. 必要检查能尽早确定诊断和进行治疗
E. 应从患者的利益出发决定该做的项目

A. 10
B. 15
C. 20
D. 30
E. 45

35. 医德评价的方式是
A. 社会舆论
B. 社会舆论、内心信念、传统习俗
C. 疗效标准、社会标准、科学标准
D. 社会舆论
E. 内心信念

40. 目前,我国卫生法规中所涉及的民事责任的主要承担方式是
A. 恢复原状
B. 赔偿损失
C. 停止侵害
D. 消除危险
E. 支付违约金

36. 将安乐死立法的第一个国家是
A. 美国
B. 中国
C. 澳大利亚
D. 意大利
E. 荷兰

41. 直接作用于中枢神经系统,使之兴奋或抑制,连续使用能产生依赖性的药品是
A. 毒性药品
B. 放射性药品
C. 解毒药品
D. 精神药品
E. 麻醉药品

37. 卫生法的立法宗旨和最终目的是
A. 预防为主
B. 中西医并重
C. 保护公民健康
D. 动员全社会参与
E. 卫生工作法制化

42. 除特殊需要外,第一类精神药品的处方,每次不得超过多少日的常用量
A. 1日
B. 3日
C. 5日
D. 7日
E. 14日

38.《医疗机构管理条例》《医疗机构管理条例实施细则》《麻醉药品管理办法》《医疗事故处理条例》等规范性文件,在我国卫生法律体系中,属于
A. 卫生行政法规
B. 卫生专门法律
C. 卫生法律
D. 基本法律
E. 卫生技术法规

43. 传染性非典型肺炎防治工作的原则是
A. 预防为主、防治结合、分级负责、依靠科学、依法管理
B. 预防为主、及时隔离、依靠科学、防治结合、加强监督
C. 有效预防、宣传教育、加强监测、防治结合、科学管理
D. 预防控制、分级负责、依靠科学、防治结合、及时隔离
E. 预防为主、及时控制、科学治疗、统一监测、防治结合

39. 除有《医师法》规定不予注册的情形外,卫生健康主管部门应当自受理申请之日起多少个工作日内准予注册,将注册信息录入国家信息平台,并发给医师执业证书

44. 某药店经营者为贪图利益而销售超过有效期的药品,结果造成患者服用后死亡的特别严重后果,依据《中华人民共和国刑法》,给经营者的刑罚是
   A. 处3年以下有期徒刑或拘役,并处罚金
   B. 处3年以上7年以下有期徒刑,并处罚金
   C. 处3年以上10年以下有期徒刑,并处罚金
   D. 处10年以上20年以下有期徒刑,并处罚金
   E. 处10年以上有期徒刑或无期徒刑,并处罚金

45. 制定《医院感染管理规范(试行)》的目的是
   A. 有效预防和控制医院感染,保障医疗安全,提高医疗质量
   B. 有效预防和控制传染性非典型肺炎的发生和流行
   C. 预防、控制和消除传染病的发生与流行,保障公众的身体健康和生命安全
   D. 有效预防、及时控制和清除突发公共卫生事件,保障公众身体健康与生命安全
   E. 有效预防和控制疾病,维护正常的社会秩序

46. 不属于发生医疗纠纷后医患双方的解决途径的是
   A. 双方自愿协商
   B. 申请民事调解
   C. 申请行政调解
   D. 向人民法院提起诉讼
   E. 向媒体曝光

A2型选择题(47~94题)

> **答题说明**
> 每一道考题是以一个小案例出现的,其下面都有A、B、C、D、E五个备选答案。请从中选择一个最佳答案。

47. 患者,男,69岁。头痛剧烈,伴有喷射性呕吐,无恶心,呕吐后不感觉轻松。应首先考虑的是
   A. 急性胃炎
   B. 胆囊炎
   C. 脑膜炎
   D. 急性肾炎
   E. 甲状腺危象

48. 患者,女,70岁。冠心病史5年。今日突然心悸气短,不能平卧,咳嗽,咯粉红色泡沫状痰。应首先考虑的是
   A. 肺癌
   B. 肺脓肿
   C. 肺结核
   D. 急性肺水肿
   E. 支气管扩张

49. 患者,男,48岁。咳嗽。查体:气管向左偏移,右侧胸廓较左侧饱满,叩诊出现鼓音。应首先考虑的是
   A. 右侧气胸
   B. 左侧肺不张
   C. 右下肺炎
   D. 肺水肿
   E. 右侧胸腔积液

50. 患者,女,46岁。3年来经常心悸、气短。检查:心尖搏动稍向左下移位,心浊音界稍向左下扩大,心尖部听诊可闻及3/6级以上粗糙的收缩期吹风样杂音及舒张期隆隆样杂音。应首先考虑的是
   A. 单纯二尖瓣狭窄
   B. 单纯二尖瓣关闭不全
   C. 二尖瓣狭窄及二尖瓣关闭不全
   D. 主动脉瓣狭窄
   E. 主动脉瓣关闭不全

51. 患者,女,55岁。反复呕吐大量隔餐食物。查体:中上腹可见蠕动波,上腹部闻及振水音。应首先考虑的是
   A. 肠梗阻
   B. 急性胃炎
   C. 幽门梗阻
   D. 急性胆囊炎
   E. 反流性食管炎

52. 患者,女,29 岁。体温骤升至 39℃,持续 4 天后骤降至正常水平,发热与体温正常各持续 4～5 天交替一次。应首先考虑
   A. 败血症
   B. 疟疾
   C. 周期热
   D. 伤寒
   E. 重症肺结核

53. 患者,男,52 岁。有多年吸烟史,咳嗽声音嘶哑,有金属调,伴胸痛,少量咯血。应首先考虑
   A. 肺结核空洞形成
   B. 支气管扩张
   C. 肺脓肿
   D. 支气管癌
   E. 肺炎球菌性肺炎

54. 患者,男,18 岁。突然出现无痛性腹泻,米泔水样便,量多,大便频繁,继之出现喷射状呕吐,呕吐物为米泔水样。查体:神志淡漠,声音嘶哑,眼窝深凹,口唇干燥。应首先考虑
   A. 霍乱
   B. 急性细菌性痢疾
   C. 急性胃肠炎
   D. 伤寒
   E. 副伤寒

55. 患者,女,52 岁。腹部膨隆呈球形,转动体位时形状改变不明显。应首先考虑
   A. 肝硬化
   B. 右心功能不全
   C. 缩窄性心包炎
   D. 肾病综合征
   E. 肠麻痹

56. 患者,男,65 岁。查体:桶状胸,心尖搏动出现在剑突下,且深吸气时增强,肺动脉瓣第二心音增强。应首先考虑
   A. 冠心病
   B. 高血压性心脏病
   C. 风心病
   D. 肺心病

   E. 心肌炎

57. 患者,男,60 岁。脑溢血后长期卧床,2 天前出现发热,咳嗽,呼吸困难等症状,胸透见两肺下叶有多数散在边缘不清小灶阴影。应首先考虑
   A. 大叶性肺炎
   B. 干酪样肺炎
   C. 间质性肺炎
   D. 转移性肿瘤
   E. 小叶性肺炎

58. 患者,男,60 岁。反复咳嗽、咯痰 10 年,近 3 年每当秋冬发病,天气变暖后逐渐减轻。检查:两肺闻及散在干啰音。X 线显示肺纹理增多。应首先考虑
   A. 肺结核
   B. 肺癌
   C. 支气管扩张
   D. 支气管哮喘
   E. 慢性支气管炎

59. 患者多食,大便日 2～3 次。查体:血压 140/60mmHg(18.62/7.98kPa),双眼突出,心律不齐,脉搏短绌。应首先考虑
   A. 糖尿病合并缺血性心脏病
   B. 风心病伴心房纤颤
   C. 高血压性心脏病伴心房纤颤
   D. 肺心病伴心房纤颤
   E. 甲状腺功能亢进症伴心房纤颤

60. 患者,男,50 岁。有长期肝病史,近年来乏力,腹胀明显,反复齿龈出血,近 1 个月下肢水肿,今呕血后神志不清。应首先考虑
   A. 脑血栓形成
   B. 糖尿病高渗昏迷
   C. 内囊出血
   D. 尿毒症昏迷
   E. 肝性昏迷

61. 患者,女,25 岁。婚后 1 周,高热,尿频、尿急、尿痛,尿中白细胞 40/HP,可见白细胞管型。应首先考虑

A. 急性肾炎
B. 慢性肾炎急性发作
C. 急性肾盂肾炎
D. 慢性肾盂肾炎
E. 膀胱炎

62. 患者,女,28岁。妊娠32周,平时有偏食习惯,近感头晕、乏力。红细胞数 $1.6×10^{12}/L$,血红蛋白62g/L,MCV130fL,中性粒细胞有分叶过多现象,疑为巨幼细胞性贫血。哪项指标最有诊断意义
A. RBC数减少比Hb下降明显
B. MCV、MCH增高
C. 骨髓幼红细胞巨幼样变
D. 胃液分泌量减少
E. 周围血全血细胞减少伴中性粒细胞分叶过多

63. 患者,男,20岁。糖尿病,呕吐,不能进食伴腹泻1天,昏迷,呼吸深大,呼气有烂苹果味。血糖27.7mmol/L,血钠140mmol/L,血pH7.2。应首先考虑
A. 低血糖
B. 高渗性非酮症性糖尿病昏迷
C. 酮症酸中毒
D. 乳酸性酸中毒
E. 水中毒

64. 患者,男,43岁。心悸、消瘦2年,血糖值正常。查体:结节性甲状腺肿伴血管杂音,心脏增大,房颤律,心尖部Ⅱ级收缩期杂音。应首先考虑
A. 甲亢性心脏病
B. 心脏瓣膜病
C. 冠心病
D. 心肌病
E. 先心病

65. 患者,男,60岁。咳嗽、吐痰反复发作5年,近1周症状加重。检查:体温正常,两肺散在干、湿啰音,血白细胞 $11.0×10^9/L$,中性粒细胞0.8。应首先考虑
A. 急性支气管炎
B. 慢性支气管炎急性发作

C. 肺结核
D. 支气管哮喘
E. 肺癌

66. 患者,男,30岁。高热寒战2天,胸痛,伴咳嗽,痰中带血。听诊:右肺中部可闻及湿啰音。应首先考虑的是
A. 急性支气管炎
B. 肺炎
C. 肺结核
D. 肺癌
E. 支气管哮喘

67. 患者,男,50岁。慢性支气管炎病史5年,近2~3个月咳嗽加重,痰中持续带血,伴胸闷、气急、胸痛。X线检查见肺门阴影增大。应首先考虑的是
A. 慢性支气管炎
B. 原发性支气管肺癌
C. 肺炎
D. 肺结核
E. 肺脓肿

68. 患者,女,30岁。心悸、气促2个月,咯粉红色泡沫痰。检查:面颊暗红,口唇紫绀,听诊闻及双肺底湿啰音。心尖区舒张期隆隆样杂音。其诊断是
A. 肺源性心脏病
B. 冠心病
C. 二尖瓣狭窄
D. 高血压性心脏病
E. 心包积液

69. 患者,男,28岁。高血压病史半年。近日头痛加重,恶心,呕吐,心悸,气短。检查:血压190/135mmHg,眼底视网膜出血。心电图示左室肥厚,心肌劳损。其诊断是
A. 高血压脑病
B. 缓进型高血压病
C. 脑血管痉挛
D. 急进型高血压病
E. 急性心力衰竭

70. 患者,男,65岁。突感上腹部剧烈疼痛,取硝酸甘油片含服,未能缓解。查体:脸色青白,血压80/60mmHg,除心率140次/分外,心肺听诊无异常,腹平软,无压痛、反跳痛,肠鸣音存在。应首先考虑的是
A. 胃痉挛
B. 胃穿孔
C. 急性胰腺炎
D. 心绞痛
E. 心肌梗死

71. 患者,男,48岁。上腹部无规律胀痛3年余,常因饮食不当而发作,偶有反酸、嗳气。心血管检查无异常。应首先考虑的是
A. 慢性胆囊炎
B. 心绞痛
C. 胃溃疡
D. 胃癌
E. 慢性胃炎

72. 患者,女,30岁。反复上腹痛6年,饥饿时加重,进食后减轻。近1周来进食后上腹部胀痛加重,但大量呕吐后减轻。查体:轻度脱水,上腹部膨隆,有振水音。应首先考虑的是
A. 多发性溃疡病
B. 复合性溃疡病
C. 胃溃疡恶变
D. 十二指肠溃疡伴幽门梗阻
E. 胃窦部溃疡伴急性穿孔

73. 患者,男,60岁。上腹痛,食欲减退,持续黑便1月余。查体:上腹触及肿块。应首先考虑的是
A. 胃癌
B. 胃溃疡
C. 慢性萎缩性胃炎
D. 胃原发性淋巴瘤
E. 食管癌

74. 患者,男,42岁。4年来经常腹胀,下肢浮肿,前胸有蜘蛛痣,腹水,肝未触及,脾大。应首先考虑的是
A. 普通型病毒性肝炎
B. 门脉性肝硬化
C. 酒精性肝炎
D. 肝细胞肝癌
E. 慢性肝淤血

75. 患者,女,26岁,已婚。突发尿痛、尿频、尿急,腹痛半天。检查:肾区无叩痛,尿中白细胞(++),菌培养为大肠杆菌。诊断是
A. 急性肾盂肾炎
B. 肾结核
C. 急性膀胱炎
D. 肾结石
E. 慢性肾炎

76. 患者,女,20岁。双下肢皮肤反复出现紫斑1年。检查:肝、脾不大,轻度贫血,血小板$60×10^9$/L,骨髓颗粒型巨核细胞比例增加。其诊断是
A. 急性白血病
B. 再生障碍性贫血
C. 脾功能亢进
D. 过敏性紫癜
E. 原发免疫性血小板减少症

77. 患者,男,14岁。患1型糖尿病2年,近日在家中用胰岛素治疗,突然发生昏迷。其昏迷原因最可能是
A. 糖尿病高渗性昏迷
B. 乳酸性酸中毒
C. 呼吸性酸中毒
D. 尿毒症酸中毒
E. 低血糖昏迷

78. 患者,男,26岁。近年来有多次强直、阵挛、昏睡发作,一般数分钟内意识恢复,发作前胸腹有气上冲感。属于癫痫的哪种发作类型
A. 大发作
B. 失神小发作
C. 精神运动性发作
D. 局限性发作
E. 癫痫持续状态

79. 患者,女,30岁。半小时前家人发现其神志不清。既往无特殊病史。检查发现呕吐物有大蒜味,双侧瞳孔明显缩小。应首先考虑的是
   A. 有机磷农药中毒
   B. 阿托品中毒
   C. 糖尿病酮症酸中毒
   D. 尿毒症
   E. 肝昏迷

80. 患儿,5岁。高热3天,伴呕吐。查体:全身皮肤散在出血点,颈项强直,克氏征阳性。应首先考虑的是
   A. 急性白血病
   B. 中毒型菌痢
   C. 结核性脑膜炎
   D. 流行性脑脊髓膜炎
   E. 流行性乙型脑炎

81. 患者,男,28岁,发热、皮肤瘙痒、腹部不适、乏力、食欲不振、尿黄、大便发白。体检:巩膜轻度黄染,肝肋下2cm可及,明显触痛。血清直接胆红素20μmol/L,总胆红素56μmol/L。应首先考虑
   A. 急性黄疸性肝炎
   B. 淤胆性肝炎
   C. 急性重型肝炎
   D. 亚急性重型肝炎
   E. 慢性重型肝炎

82. 患者,女,44岁,1年前患急性乙型肝炎,经治疗后,现轻度乏力、厌食油腻、肝区不适。体检:肝肋下无触及,轻度触痛。ALT43U/L,HBsAg(+),HBeAg(-),抗HBcAg(+),抗HBcAg-IgM(+),抗HBs(-),抗HBe(-),下列治疗原则除哪项外均可用
   A. 禁酒、避免疲劳、适当休息
   B. 可用保肝、降酶、退黄药物
   C. 应用免疫调节药物
   D. 抗病毒治疗
   E. 注射乙肝疫苗

83. 患者,女,28岁。因高热、头痛、腰痛4天,少尿2天而入院。体检:体温38.9℃,血压75/45mmHg,球结膜水肿,颈部散在小出血点。血白细胞19×10^9/L,尿红细胞(++),尿蛋白(+++),镜下见白细胞管型。下列处理方法哪项不正确
   A. 应遵循"三早一就"原则治疗
   B. 应综合治疗
   C. 应输入大量血液
   D. 用利巴韦林抗病毒
   E. 补充体液

84. 患者,男,38岁。近半年来反复口腔白斑,涂片及培养见白色念珠菌。乏力,咳嗽,腹泻。有不洁性交史。查体:全身浅表淋巴结肿大,咽喉充血,双肺呼吸音粗,肝脾肋下未触及。外周白细胞$3.0×10^9$/L,红细胞$4.2×10^9$/L,血小板$112×10^9$/L,CD_4^+ T淋巴细胞计数为$0.4×10^9$/L。应考虑
   A. 艾滋病
   B. 上呼吸道感染
   C. 肺结核
   D. 慢性结肠炎
   E. 伤寒

85. 患者,女,30岁。体检发现HIV阳性,外周CD_4^+ T淋巴细胞计数为$0.8×10^9$/L,白细胞及淋巴细胞总数均正常,患者无任何不适症状。目前应采取的治疗方法为
   A. 立即进行抗病毒治疗
   B. 立即使用免疫抑制剂治疗
   C. 及时隔离患者
   D. 接种HIV疫苗
   E. 尚不需抗病毒治疗,应定期随访

86. 患者,男,41岁。发热2~3天后,间歇数天至2周,发热再起,反复多次,常于夜间或凌晨热退时大汗淋漓。乏力、肌肉和关节剧烈头痛,睾丸肿痛。应首先考虑
   A. 布鲁菌病
   B. 病毒性肝炎
   C. 疟疾
   D. 伤寒
   E. 败血症

87. 患者,男,36岁。由印尼入境后2天,频繁腹泻,无腹痛及里急后重,伴有呕吐。最重要的检查是
A. 血常规
B. 尿常规
C. 电解质
D. 泻吐物悬滴检查
E. 霍乱弧菌胶体金快速检测法

88. 患者,男,7岁。发热,头痛伴呕吐1天。体检:体温40℃,血压50/30mmHg,浅昏迷,皮肤广泛瘀点、瘀斑,融合成片,面白肢冷。血白细胞22×10^9/L,中性粒细胞0.9,淋巴细胞0.1。应首选
A. 磺胺嘧啶
B. 青霉素
C. 氯霉素
D. 头孢曲松
E. 氨苄西林

89. 患者,男,28岁。发热10天,体温逐渐上升,无明显畏寒寒战,右下腹隐痛,腹胀,便秘。体检:体温38.5℃,脉搏63次/分,有下腹压痛,肝肋下1cm,脾肋下2cm。血白细胞3.2×10^9/L,中性粒细胞0.58,淋巴细胞0.42。应首先考虑
A. 慢性乙型肝炎
B. 疟疾
C. 伤寒
D. 急性结肠炎
E. 败血症

90. 患者,男,35岁。发热20天,体温39℃左右,伴腹胀、乏力就诊。体检:肝不大,脾肋下可触及。血白细胞3.6×10^9/L,中性粒细胞60%,杆状细胞1%,淋巴细胞40%。为确诊应做的检查是
A. 血培养
B. PPD实验
C. 粪培养
D. 胸片
E. 肥达反应

91. 患者,男,12岁。发热伴畏寒、恶心、呕吐、腹痛、腹泻2天就诊。每日排脓血便7~8次。体检:体温40℃,血压125/68mmHg,中度脱水貌。肝脾肋下未触及。左下腹压痛、反跳痛。外周血白细胞12.9×10^9/L,中性粒细胞0.80,淋巴细胞0.17。应考虑
A. 霍乱
B. 慢性细菌性痢疾
C. 急性细菌性痢疾普通型
D. 中毒性痢疾
E. 急性肠炎

92. 患者,男,16岁。2天进食不洁水果,现出现发热38.5℃、腹痛、腹泻,里急后重,大便次数约10次/天,氯霉素、卡那霉素未见效,仍有脓血便。下列治疗最佳的是
A. 氟喹诺酮类药物
B. 庆大霉素
C. 四环素
D. 红霉素
E. 加大卡那霉素用量

93. 患者,男,34岁。腹泻1天,呕吐,水样便多次,不伴腹痛、发热,尿量明显减少。病前曾食海鲜。体检:体温36.8℃,血压40/0mmHg,脉细速,神志淡漠,眼眶内陷。应首先考虑
A. 中毒性痢疾
B. 沙门菌食物中毒
C. 急性肠炎
D. 病毒性肠炎
E. 霍乱

94. 患者,男,28岁。已确诊为霍乱半月,经隔离治疗后,现症状已完全消失。下列哪项符合患者出院的条件
A. 自发病之日起已3周
B. 症状消失后2天,隔日大便培养1次,连续3次阴性
C. 症状消失,粪便阴性后,连续2次培养阴性者
D. 症状消失后5天,粪便阴性后,间断2次培养阴性
E. 隔离至体温正常

A3 型选择题(95~112 题)

答题说明

以下提供若干个案例,每个案例下设 3 道考题。请根据题干所提供的信息,在每一道考题下面的 A、B、C、D、E 五个备选答案中选择一个最佳答案。

(95~97 题共用题干)

患者,男,58 岁。有高血压病史 10 年。于用力排便时,突然出现剧烈头痛、呕吐,右侧肢体活动不利、失语,随即出现意识模糊,测血压 210/120mmHg,右侧瘫痪。

95. 应首先考虑
   A. 蛛网膜下腔出血
   B. 脑出血
   C. 脑栓塞
   D. 脑血栓形成
   E. 短暂脑缺血发作

96. 为明确诊断,应首选哪项检查
   A. 脑脊液检查
   B. CT
   C. MRI
   D. 一般检查
   E. 心电图

97. 如果该患者上、下肢瘫痪程度基本均等;眼球上视障碍,可凝视鼻尖,瞳孔缩小,对光反射消失,最可能的出血部位是
   A. 壳核出血
   B. 丘脑出血
   C. 桥脑出血
   D. 小脑出血
   E. 脑叶出血

(98~100 题共用题干)

患者,女,26 岁,已婚,突发尿痛、尿频、尿急、腹痛半天。查体:T 36.8℃,血白细胞计数 6×10^9/L,肾区无叩痛,尿沉渣镜检 10/HP,菌培养为大肠埃希菌。

98. 其诊断是
   A. 急性肾盂肾炎
   B. 肾结核
   C. 膀胱炎
   D. 肾结石
   E. 慢性肾炎

99. 该病最主要的感染途径是
   A. 上行感染
   B. 血行感染
   C. 直接感染
   D. 淋巴道感染
   E. 呼吸道感染

100. 可选择的药物是
   A. 头孢克肟
   B. 氢氧化铝
   C. 别嘌醇
   D. 氢氯噻嗪
   E. 甘露醇

(101~103 题共用题干)

患者,女,34 岁。哮喘史 11 年,近 1 年来反复发作,午夜或清晨时易发作,春季和梅雨季节尤其好发。体检:一般情况可,叙述病史连贯而无气急,两肺散在哮鸣音。

101. 用下列哪种药物治疗最合适
   A. 毛花苷丙(西地兰)
   B. 呋塞米
   C. 山莨菪碱(654-2)
   D. 阿托品
   E. 氨茶碱

102. 发作较重时需加用 β 受体激动剂,首选药物是
   A. 肾上腺素
   B. 去甲肾上腺素
   C. 麻黄碱(麻黄素)
   D. 沙丁胺醇(舒喘灵)或特布他林(间羟舒喘宁)
   E. 异丙肾上腺素

103. 下列哪种药物预防发作最为有效
   A. 马来酸氯苯那敏(扑尔敏)
   B. 酮替酚(塞派酮)
   C. 氯雷他定(克敏能)
   D. 吸入激素
   E. 西替利嗪(仙特明)

(104~106题共用题干)

患者,女,66岁。突然感到心前区闷痛,伴心悸4小时,自服硝酸甘油2片,疼痛未能缓解。做心电图检查,显示Ⅱ、Ⅲ、aVF导联ST段抬高。

104. 该患者的诊断是
  A. 心绞痛
  B. 急性心包炎
  C. 急性心肌梗死
  D. 急性肺动脉栓塞
  E. 肋间神经痛

105. 根据心电图显示,心脏病变部位是
  A. 前壁
  B. 下壁
  C. 正后壁
  D. 前间壁
  E. 广泛前壁

106. 心肌坏死的心电图特征是
  A. ST段弓背样抬高
  B. 病理性Q波
  C. T波高耸
  D. ST段水平样抬高
  E. ST段水平样压低

(107~109题共用题干)

患者,女,30岁。近2个月出现颊部蝶形红斑,中度发热,全身肌痛,四肢关节肿痛,口腔溃疡。尿常规示红细胞(+),尿蛋白(++)。

107. 免疫学检查最可能出现的抗体是
  A. 抗核抗体
  B. 抗Jo-1抗体
  C. 抗Scl-70抗体
  D. 类风湿因子
  E. 抗中性粒细胞胞质抗体

108. 最可能的诊断是
  A. 类风湿关节炎
  B. 败血症
  C. 皮肌炎
  D. 系统性红斑狼疮
  E. 急性肾小球肾炎

109. 为缓解病情,应首选
  A. 抗生素
  B. 糖皮质激素
  C. 非甾体抗炎药
  D. 镇痛药
  E. 抗疟药

(110~112题共用题干)

患者,女,28岁。被人发现昏迷且休克,屋内有火炉。查体:体温36℃,BP 90/60mmHg(12/8kPa),四肢厥冷,腱反射消失。尿糖(+),尿蛋白(+),血液的COHb为60%。心电图:一度房室传导阻滞。

110. 最可能的诊断是
  A. 急性巴比妥类中毒
  B. 急性有机磷农药中毒
  C. 急性一氧化碳中毒
  D. 糖尿病酸中毒
  E. 急性亚硝酸盐中毒

111. 首要的治疗方法是
  A. 20%甘露醇250mL快速静点
  B. 冬眠疗法
  C. 血液透析
  D. 能量合剂
  E. 氧气疗法

112. 下列并发症中,最不常见的是
  A. 肺水肿
  B. 心律失常
  C. 脑水肿
  D. 中毒性肝炎
  E. 肾功能衰竭

B1型选择题(113~150题)

答题说明

以下提供若干组考题,每组考题共用在考题前列出的A、B、C、D、E五个备选答案。请从中选择一个与问题关系最密切的答案。某个备选答案可能被选择一次、多次或不被选择。

A. 肺鳞癌
B. 小细胞肺癌
C. 肺泡细胞癌
D. 肺腺癌
E. 大细胞肺癌

113. 生长缓慢,转移晚,手术切除机会多的是
114. 恶性程度高,对化疗及放疗敏感的是

A. PR 间期进行性延长,直至一个 P 波后脱漏 QRS 波
B. P 波消失,代之以规律的锯齿状扑动波(F 波)
C. PR 间期恒定不变,部分 P 波后无 QRS 波群
D. PR 间期延长,大于 0.12s,每个 P 波后均有 QRS 波
E. PP 与 RR 间隔各有其固定的规律,两者之间毫无关系

115. 二度Ⅰ型房室阻滞的心电图特点是
116. 心房颤动的心电图特点是

A. 意识障碍
B. 精神症状
C. 意识障碍和全身抽搐
D. 抽搐
E. 肌肉颤动

117. 癫痫小发作的特点
118. 癫痫大发作的特点

A. 脉搏短绌
B. 水冲脉
C. 奇脉
D. 颈静脉搏动
E. 交替脉

119. 主动脉瓣关闭不全,多表现为
120. 缩窄性心包炎,多表现为

A. 苦笑面容
B. 伤寒面容
C. 甲亢面容
D. 二尖瓣面容
E. 慢性病面容

121. 消瘦,两眼球突出,兴奋不安,呈惊恐貌,多见于
122. 两颧紫红,口唇发绀,多见于

A. 慢性规律性的上腹痛
B. 无规律性的上腹痛
C. 右上腹绞痛
D. 左上腹剧痛
E. 全腹剧痛

123. 胆道结石,常表现
124. 消化性溃疡,常表现

A. 指关节梭状畸形
B. 杵状指
C. 匙状甲
D. 浮髌现象
E. 肢端肥大

125. 支气管扩张,常表现为
126. 类风湿关节炎,常表现为

A. HBsAg(+)
B. 抗-HBs(+)
C. HBeAg(+)
D. 抗-HBc(+)
E. 抗-HBe(+)

127. 作为机体获得对 HBV 免疫力及乙型肝炎患者痊愈的指标是
128. HBV 感染进入后期与传染减低的指标是

A. 急性肠炎
B. 穿孔
C. 输尿管结石
D. 急性胰腺炎
E. 十二指肠溃疡

129. 腹痛,伴有腹泻,多见于
130. 暴饮暴食后上腹疼痛,向左腰背放射,多见于

A. 呼吸困难
B. 咳嗽
C. 咯血
D. 下垂性凹陷性水肿
E. 紫绀

131. 左心衰竭时最早出现和最重要的症状是
132. 右心衰竭时典型的体征是

A. 红细胞
B. 白细胞
C. 血小板
D. 小圆上皮细胞
E. 扁平上皮细胞

133. 慢性肾炎尿中最多见的细胞是
134. 急性肾盂肾炎尿中最多见的细胞是

A. 全血细胞减少
B. 嗜碱粒细胞增多
C. 骨髓中原始细胞明显增多
D. 酸化溶血试验阳性
E. 网织红细胞增多

135. 慢性粒细胞白血病的特点是
136. 急性白血病的特点是

A. 高热
B. 抽搐
C. "三偏征"
D. 脑膜刺激征明显
E. 脑脊液大多正常

137. 蛛网膜下腔出血的体征是
138. 内囊区出血的表现是

A. 复方磺胺甲基异噁唑
B. 痢特灵
C. 四环素
D. 土霉素
E. 庆大霉素

139. 治疗中毒型菌痢的首选药物是
140. 治疗霍乱的首选药物

A. 医学关系中的主体在道义上应享有的权利和利益
B. 医学关系中的主体在道义上应履行的职责和使命
C. 医学关系的主体对应尽义务的自我认识和自我评价的能力
D. 医学关系中的主体因履行道德职责受到褒奖而产生的自我赞赏
E. 医学关系中的主体在医疗活动中对自己和他人关系的内心体验和感受

141. 作为医学伦理学基本范畴的良心是指
142. 作为医学伦理学基本范畴的情感是指

A. 在必要时可以采取停工、停业、停课等措施
B. 承担本单位及负责地段的传染病预防、控制和疫情管理工作
C. 对甲类传染病疫区实施封锁管理
D. 承担责任范围内的传染病监测管理工作
E. 对违反《中华人民共和国传染病防治法》的行为给予行政处罚

143. 各级各类卫生防疫机构按照专业分工应
144. 各级各类医疗保健机构设立的预防保健组织或人员应

A. 照海
B. 气海
C. 血海
D. 少海
E. 小海

145. 属手少阴心经的腧穴是
146. 属足少阴肾经的腧穴是

A. 灯草灸
B. 隔姜灸
C. 隔蒜灸
D. 隔盐灸
E. 隔泥灸

147. 治疗阳气暴脱,可于神阙穴施
148. 治疗风寒痹痛常用

A. 膀胱俞、中极、行间、内庭
B. 阴谷、肾俞、三焦俞、气海、委阳
C. 脾俞、胃俞、足三里、血海
D. 三阴交、阴陵泉、膀胱俞、中极
E. 关元、中极、足三里、肾俞

149. 治疗癃闭湿热下注证,应首选
150. 治疗癃闭肾气不足证,应首选

A1型选择题(1~23题)

答题说明

每一道考试题下面有A、B、C、D、E五个备选答案。请从中选择一个最佳答案。

1. 时行感冒与风热感冒的区别,关键在于
   A. 恶寒的轻与重
   B. 发热的轻与重
   C. 有无咽喉肿痛
   D. 有无流行性
   E. 是否脉数

2. 下列各项,哪项不属实喘的特点
   A. 深吸为快
   B. 呼出为快
   C. 伴有表证
   D. 痰鸣咳嗽
   E. 脉实有力

3. 治疗不寐痰热内扰证,应首选
   A. 黄连温胆汤
   B. 朱砂安神丸
   C. 安神定志丸
   D. 六味地黄丸
   E. 甘麦大枣汤

4. 中风之中脏腑与中经络的鉴别要点是
   A. 神志不清
   B. 半身不遂
   C. 语言不利
   D. 肢体软瘫
   E. 口舌歪斜

5. 痫病风痰闭阻的治法是
   A. 涤痰息风,开窍定痫
   B. 清肝泻火,化痰开窍
   C. 涤痰开窍,化瘀通络
   D. 息风开窍,化痰定志
   E. 化痰通络,镇心安神

6. 治疗噎膈痰气交阻证,应首选
   A. 通幽汤
   B. 丁香散
   C. 启膈散
   D. 通关散
   E. 四七汤

7. 呃逆的基本治法是
   A. 理气化瘀降逆
   B. 疏肝解郁降逆
   C. 和胃降逆止呃
   D. 健脾温中止呃
   E. 清热和胃止呃

8. 阴黄的最主要病机是
   A. 湿热熏蒸,湿遏热伏
   B. 湿热内蕴,蒙蔽心包
   C. 瘀阻肝脾,水气内盛
   D. 寒湿阻滞,脾阳不足
   E. 肝胆郁热,气机阻滞

9. 治疗盗汗阴虚火旺证,应首选
   A. 玉屏风散
   B. 六味地黄丸
   C. 一贯煎
   D. 当归六黄汤
   E. 生脉散

10. 治疗阴虚发热,应首选
    A. 六味地黄丸
    B. 一贯煎
    C. 清骨散
    D. 二阴煎
    E. 三圣散

11. 厥证的基本病机是
    A. 气虚下陷,清阳不升
    B. 气机逆乱,升降乖戾
    C. 痰随气升,上蒙清窍

D. 失血过多,气随血脱

E. 气血凝滞,脉络瘀阻

12. 足三阴经从开始部位至内踝上8寸段的分布是
    A. 太阴在前,厥阴在中,少阴在后
    B. 厥阴在前,少阴在中,太阴在后
    C. 少阴在前,太阴在中,厥阴在后
    D. 厥阴在前,太阴在中,少阴在后
    E. 太阴在前,少阴在中,厥阴在后

13. 耻骨联合上缘至股骨内上髁上缘的骨度分寸是
    A. 18寸
    B. 19寸
    C. 20寸
    D. 21寸
    E. 22寸

14. 公孙穴位于
    A. 第一跖骨小头后缘,赤白肉际处
    B. 第一跖骨小头前缘,赤白肉际处
    C. 第一跖骨趾关节部,赤白肉际处
    D. 第一跖骨基底部前下缘,赤白肉际处
    E. 第一跖骨基底部后下缘,赤白肉际处

15. 治疗昏迷、癫痫、高热、咽喉肿痛,应首选
    A. 四缝
    B. 十宣
    C. 八邪
    D. 合谷
    E. 曲池

16. 中风左侧肢体瘫痪的患者应取
    A. 左侧顶颞前斜线和顶颞后斜线
    B. 右侧顶颞前斜线和顶颞后斜线
    C. 右侧顶颞后斜线
    D. 左侧顶颞后斜线
    E. 左侧颞后线

17. 在五输穴中,合穴主要治疗
    A. 心下满
    B. 身热

C. 体重节痛

D. 喘咳寒热

E. 逆气而泄

18. 用俞募配穴法治疗胃病,应选下列哪组穴位
    A. 脾俞、胃俞
    B. 胃俞、太白
    C. 胃俞、足三里
    D. 脾俞、中脘
    E. 胃俞、中脘

19. 采用背俞穴治疗骨蒸、潮热,应首选
    A. 肝俞
    B. 肺俞
    C. 脾俞
    D. 三焦俞
    E. 心俞

20. 膀胱经的郄穴是
    A. 中都
    B. 外丘
    C. 梁丘
    D. 地机
    E. 金门

21. 治疗呕吐时可予强刺激的穴位是
    A. 足三里
    B. 内关
    C. 公孙
    D. 中脘
    E. 胃俞

22. 治疗便秘气滞证,除选取主穴外,应加用的腧穴是
    A. 脾俞、胃俞
    B. 气海、神阙
    C. 关元、命门
    D. 合谷、曲池
    E. 中脘、行间

23. 治疗风热咽痛,在取主穴的基础上,应加
    A. 少商、合谷

B. 合谷、尺泽
C. 风池、外关
D. 内庭、鱼际
E. 照海、列缺

A2 型选择题（24～72 题）

答题说明

每一道考题是以一个小案例出现的，其下面都有 A、B、C、D、E 五个备选答案。请从中选择一个最佳答案。

24. 患者，男，32 岁。干咳，连声作呛，咽喉干痛，唇鼻干燥，痰少而黏，口干，伴身热微寒，舌质红干而少津，苔薄黄，脉浮数。其证候是
    A. 风热犯肺
    B. 风燥伤肺
    C. 痰热郁肺
    D. 肝火犯肺
    E. 肺阴亏耗

25. 患者，男，23 岁。恶寒较甚，发热，无汗，酸楚倦怠，咳嗽，咳痰无力，舌淡苔薄白，脉浮无力。治疗应首选
    A. 杏苏散
    B. 参苏饮
    C. 荆防败毒散
    D. 葛根汤
    E. 桂枝汤

26. 患者，男，38 岁。咳吐大量脓血痰，气味腥臭异常，舌红苔黄腻，脉滑数。其病期是
    A. 初期
    B. 成痈期
    C. 溃脓期
    D. 恢复期
    E. 慢性期

27. 患者，女，32 岁。咳嗽 3 个月，咳声无力，气短声低，痰中带血，血色淡红，潮热，热度不高，盗汗，面色白，舌质嫩红，边有齿痕，脉细弱。其诊断是
    A. 虚劳，肺阴虚证
    B. 喘证，肺阴虚证
    C. 喘证，肾阴虚证
    D. 肺痨，气阴耗伤证
    E. 咳嗽，肺阴亏耗证

28. 患者，女，52 岁。心悸易惊，心烦失眠，五心烦热，口干，盗汗，思虑劳心则症状加重，伴有耳鸣，腰酸，头晕目眩，舌红少津，苔薄黄或少苔，脉细数。治疗应首选
    A. 桂枝甘草龙骨牡蛎汤
    B. 苓桂术甘汤
    C. 天王补心丹合朱砂安神丸
    D. 安神定志丸
    E. 桃仁红花煎

29. 患者，男，50 岁。胸痛剧烈，痛无休止，伴身寒肢冷，气短喘促，脉沉微。治疗应选用的方剂是
    A. 乌头赤石脂丸
    B. 四逆加人参汤
    C. 瓜蒌桂枝汤
    D. 枳实薤白桂枝汤合当归四逆汤
    E. 参附汤

30. 患者，女，42 岁。眩晕昏蒙，头重如裹，胸闷恶心，纳呆多寐，舌苔白腻，脉濡滑。其病机是
    A. 风湿
    B. 气虚
    C. 血虚
    D. 痰湿
    E. 肾虚

31. 患者，女，40 岁。精神抑郁，表情淡漠，神志痴呆，语无伦次，不思饮食，舌苔腻，脉弦滑。其治法是
    A. 疏肝理气，活血化瘀
    B. 清肝泻火，解郁和胃
    C. 理气解郁，化痰醒神
    D. 理气活血，宁心定志
    E. 顺气化痰，清肝泄热

32. 患者,女,28岁。平日情绪急躁,心烦失眠,口苦而干,便秘,突发昏仆抽搐,尖叫吐涎,牙关紧闭,舌红苔黄腻,脉弦滑数。治疗应首选
   A. 定痫丸
   B. 六君子汤
   C. 大补元煎
   D. 甘麦大枣汤
   E. 龙胆泻肝汤合涤痰汤

33. 患者胃痛暴作,恶寒喜暖,脘腹得温则痛减,口和不渴,喜热饮,舌苔薄白,脉弦紧。治疗应首选
   A. 藿朴夏苓汤
   B. 理中汤
   C. 小建中汤
   D. 黄芪建中汤
   E. 香苏散合良附丸

34. 患者脘腹痞塞不舒,胸膈满闷,头晕目眩,身重困倦,呕恶纳呆,口淡不渴,舌苔白厚腻,脉沉滑。治疗应首选
   A. 保和丸
   B. 泻心汤
   C. 二陈平胃汤
   D. 越鞠丸
   E. 补中益气汤

35. 患者,女,29岁。外感后,突发呕吐,恶寒头痛,胸脘满闷,舌苔白腻,脉濡缓。治疗应首选
   A. 左金丸
   B. 白虎汤
   C. 小柴胡汤
   D. 藿香正气散
   E. 龙胆泻肝汤

36. 患者,男,42岁。呃逆频作,声音洪亮有力,冲逆而出,口臭烦渴,多喜冷饮,脘腹满闷,大便秘结,舌苔黄燥,脉滑数。治疗应首选
   A. 竹叶石膏汤
   B. 橘皮竹茹汤
   C. 凉膈散
   D. 小承气汤
   E. 泻心汤

37. 患者,男,35岁。泄泻腹痛,泻下急迫,粪色黄褐而臭,肛门灼热,烦热口渴,小便短赤,舌苔黄腻,脉滑数。其治法是
   A. 消食导滞
   B. 泄热导滞
   C. 清热利湿
   D. 通腑泄热
   E. 通腑消食

38. 患者大便秘结,欲便不得,嗳气频作,胸胁痞满,重则腹中胀痛,纳食减少,舌苔薄腻,脉弦。治疗应首选
   A. 四磨汤
   B. 四逆散
   C. 六磨汤
   D. 四七汤
   E. 柴胡疏肝散

39. 患者,男,60岁。久患胁痛,悠悠不休,遇劳加重,头晕目眩,口干咽燥,舌红少苔,脉弦细。治疗应首选
   A. 柴胡疏肝散
   B. 逍遥散
   C. 杞菊地黄丸
   D. 一贯煎
   E. 二阴煎

40. 患者,男,40岁。黄疸日久,黄色晦暗如烟熏,纳少脘闷,大便溏,神疲畏寒,口淡不渴,舌淡苔腻,脉沉迟。治疗应首选
   A. 茵陈蒿汤
   B. 茵陈五苓散
   C. 甘露消毒丹
   D. 黄连温胆汤
   E. 茵陈术附汤

41. 患者,女,50岁。腹内积块明显,硬痛不移,面暗消瘦,纳食减少,时有寒热,舌紫暗苔薄,脉细涩。其证候是

A. 肝气郁滞
B. 食滞痰阻
C. 气滞血阻
D. 瘀血内结
E. 正虚瘀结

42. 患者,男,32岁。倦怠乏力,短气懒言,食少消瘦,面色萎黄,遇劳则复发疟疾,寒热时作,舌质淡,脉细无力。治疗应首选
A. 鳖甲煎丸
B. 何人饮
C. 不换金正气散
D. 白虎加桂枝汤
E. 柴胡截疟饮

43. 患者,女,42岁。全身水肿,下肢明显,按之没指,小便短少,身体困重,胸闷,纳呆,泛恶,舌苔白腻,脉沉缓。治疗应首选
A. 五皮饮合胃苓汤
B. 麻黄连翘赤小豆汤
C. 越婢加术汤
D. 实脾饮
E. 疏凿饮子

44. 患者,女,45岁。因淋雨后突发小便频急短数,刺痛灼热,尿色黄赤,口苦,舌苔黄腻,脉濡数。治疗应首选
A. 八正散
B. 小蓟饮子
C. 导赤散
D. 石韦散
E. 茜根散

45. 患者,女,40岁。便血紫暗,甚则黑色,腹部隐痛,喜热饮,面色不华,神倦懒言,便溏,舌质淡,脉细。治疗应首选
A. 当归补血汤
B. 归脾汤
C. 黄土汤
D. 无比山药丸
E. 黄芪建中汤

46. 患者,男,51岁。素患糖尿病10年,未予系统治疗。近2年来病情加重,小便频数量多,混浊如脂膏,面色黧黑,腰膝酸软,形寒畏冷,阳痿不举,舌淡苔白,脉沉细无力。治疗应首选
A. 金匮肾气丸
B. 知柏地黄丸
C. 六味地黄丸
D. 消渴方
E. 玉女煎

47. 患者,女,30岁。汗出恶风,遇劳则发,易于感冒,体倦乏力,面色少华,舌苔薄白,脉细弱。治疗应首选
A. 桂枝汤
B. 四妙丸
C. 玉屏风散
D. 当归六黄汤
E. 龙胆泻肝汤

48. 患者,女,65岁。反复呕吐、纳差2个月,恶心呕吐,食欲不振,食入难化,脘部痞闷,大便不畅,舌淡胖,苔薄,脉细。其证机概要是
A. 肝气不疏,横逆犯胃,胃失和降
B. 脾胃气虚,纳运无力,胃虚气逆
C. 脾胃虚寒,失于温煦,运化失职
D. 胃阴不足,胃失濡润,和降失司
E. 痰饮内停,中阳不振,胃气上逆

49. 患者,男,46岁。初起恶寒发热,咽痛,呕吐,腹泻,经治后,表虽解,腹泻已止,但呕吐反复发作,似饥而不欲食,口燥咽干,舌红少津,脉细数。其辨证是
A. 脾胃气虚证
B. 肝气犯胃证
C. 痰饮中阻证
D. 外邪犯胃证
E. 胃阴不足证

50. 患者,男,43岁。呕吐吞酸,嗳气频繁,胸胁满痛,舌边红,苔薄腻,脉弦。其治法是
A. 消食化滞,和胃降逆

B. 温中化饮,和胃降逆
C. 疏肝理气,和胃降逆
D. 健脾益气,和胃降逆
E. 清肝泻热,降逆止呕

51. 患者,男,39岁。脘腹痞闷而胀,进食尤甚,拒按,嗳腐吞酸,恶食呕吐。大便不调,欠气频作,味臭如败卵,舌苔厚腻,脉滑。治疗应首选
    A. 越鞠丸合枳术丸
    B. 补中益气汤加减
    C. 益胃汤
    D. 保和丸加减
    E. 良附丸加味

52. 患者,女,54岁。吞咽困难2月余。现食不得下而复吐出,水饮难下,伴胸膈疼痛,大便坚如羊粪,形体消瘦,肌肤枯燥,舌质红少津,脉细涩。其治法是
    A. 滋养津液,泻热散结
    B. 温补脾肾
    C. 开郁化痰,润燥降气
    D. 滋阴养血,破血行瘀
    E. 温中健脾,和胃降逆

53. 患者,男,32岁。因工作压力,思虑过多,经常寐而易醒,伴心悸健忘,面色无华,易汗出,纳差倦怠,舌淡,脉细弱。针灸治疗除百会、安眠、神门、三阴交、照海、申脉外,应加取
    A. 太溪、肾俞
    B. 心俞、胆俞
    C. 心俞、脾俞
    D. 行间、侠溪
    E. 内关、足三里

54. 患者,女,53岁。右上齿痛半年,隐隐作痛,牙痛隐作,时作时止,牙龈微红肿,齿浮动,舌红,少苔,脉细数。针灸治疗在合谷、颊车、下关的基础上,应加取
    A. 外关、风池
    B. 内庭、二间
    C. 太溪、行间

D. 风池、侠溪
E. 风池、太冲

55. 患者,男,54岁。排尿困难,尿量极少而短赤灼热,舌质红,苔黄腻,脉滑数。除主穴外,应加取
    A. 尺泽
    B. 委阳
    C. 太冲
    D. 次髎、血海
    E. 气海、足三里

56. 患者,女,40岁。呕吐清水,胃部不适,食久乃吐,喜热畏寒,身倦,便溏,小便可,舌苔白,脉迟。治疗除取主穴外,应加取
    A. 上脘、胃俞
    B. 合谷、金津、玉液
    C. 梁门、天枢
    D. 期门、太冲
    E. 丰隆、公孙

57. 患者,男,60岁。咳嗽1个月,痰多色白,胸脘痞闷,舌苔白腻,脉濡滑。治疗除取肺俞、太渊、三阴交外,应加取
    A. 风门、太渊
    B. 丰隆、阴陵泉
    C. 大椎、曲池
    D. 行间、鱼际
    E. 膏肓

58. 患者心悸,气短,劳则尤甚,神疲体倦,自汗。治疗应首选
    A. 补肺汤
    B. 七福饮
    C. 加味四君子汤
    D. 大补元煎
    E. 金匮肾气丸

59. 患者久病体虚,四肢痿弱,肌肉瘦削,手足麻木不仁,四肢青筋显露,伴有肌肉活动时隐痛不适。舌痿不能伸,舌质暗淡有瘀点,脉细涩。治疗应首选

A. 参苓白术散
B. 圣愈汤合补阳还五汤
C. 虎潜丸
D. 加味二妙散
E. 清燥救肺汤

60. 患者,男,22岁。头痛,以后头部为主,阵阵发作,痛如锥刺,时有胀痛,每当受风或劳累时疼痛加重,舌苔薄,脉弦。治疗应首选
A. 后顶、天柱、昆仑、阿是穴
B. 百会、通天、行间、阿是穴
C. 上星、头维、合谷、阿是穴
D. 通天、头维、太冲、阿是穴
E. 头临泣、目窗、前顶、阿是穴

61. 患者,女,45岁。失眠2个月,近日来入睡困难,有时睡后易醒,醒后不能再睡,甚至彻夜不眠,舌苔薄,脉沉细。治疗应首选
A. 神门、内关
B. 神门、胆俞
C. 神门、三阴交
D. 心俞、脾俞
E. 心俞、足三里

62. 患者,女,41岁。精神抑郁善忧,情绪不宁,伴胸胁胀满,脘闷嗳气,不思饮食,大便不调,脉弦。治疗除取主穴外,还应选用的穴位是
A. 曲泉、膻中、期门
B. 行间、侠溪、外关
C. 通里、心俞、三阴交、太溪
D. 太溪、三阴交、肝俞、肾俞
E. 心俞、脾俞、足三里、三阴交

63. 患者,男,60岁。咳嗽1个月,劳累后加重,咳吐黏稠痰,胸脘痞闷,胃纳减少,舌苔白腻,脉濡滑。治疗除取肺俞、太渊穴外,还应取
A. 风门、大椎、合谷
B. 章门、太白、丰隆
C. 脾俞、胃俞、列缺
D. 尺泽、列缺、外关
E. 脾俞、太冲、阴陵泉

64. 患者,男,42岁。胃脘胀痛,攻痛连胁,嗳气频作,并呕逆酸苦,二便如常,舌苔薄白,脉沉弦。治疗应首选
A. 足阳明、足厥阴经穴
B. 足阳明经穴
C. 手、足少阳经穴
D. 任脉、足太阴经穴
E. 足太阳、督脉经穴

65. 患者,男,20岁。昨日起大便泄泻,发病势急,一日5次,小便减少。治疗应首选
A. 上巨虚、太溪、肾俞、命门
B. 足三里、公孙、脾俞、太白
C. 关元、天枢、足三里、冲阳
D. 天枢、上巨虚、阴陵泉、水分
E. 内庭、上巨虚、神阙、中脘

66. 患者,男,66岁。小便滴沥不爽,排出无力,甚则点滴不通,精神疲惫,兼见面色白,腰膝酸软,畏寒乏力,舌质淡,脉沉细而弱。治疗除取主穴外,还应选用的是
A. 太溪、复溜
B. 曲骨、委阳
C. 太冲、大敦
D. 中极、膀胱俞
E. 血海、三阴交

67. 患者,女,25岁。痛经2年,经行不畅,小腹胀痛拒按,经色紫红,夹有瘀块,血块下后痛可缓解,舌有瘀斑,脉沉涩。治疗应以哪组经脉腧穴为主
A. 任脉、足少阴经
B. 任脉、足阳明经
C. 督脉、足厥阴经
D. 任脉、足太阴经
E. 督脉、足阳明经

68. 患者,男,24岁。颈项强痛,活动受限,头向患侧倾斜,项背牵拉痛,颈项部压痛明显,兼见恶风畏寒。治疗除取主穴外,还应选用的穴位是
A. 内关、外关
B. 肩井、后溪

C. 风池、合谷
D. 血海、阴陵泉
E. 肾俞、关元

C. 尺泽、合谷、大椎
D. 风池、合谷、膈俞
E. 曲池、合谷、支沟

69. 患者,女,28 岁。产后 20 天,右侧乳房红肿,疼痛,排乳不畅,时有畏寒发热,恶心烦渴,舌苔薄黄,脉弦。治疗除取足三里、内关、肩井穴外,还应取
A. 合谷、太冲
B. 丰隆、太冲
C. 内庭、行间
D. 梁丘、期门
E. 曲池、大椎

71. 患者,男,43 岁。两耳轰鸣,按之不减,听力减退,兼见烦躁易怒,咽干,便秘,脉弦。治疗应首选
A. 手、足太阴经穴
B. 手、足少阴经穴
C. 手、足少阳经穴
D. 手阳明经穴
E. 足太阳经穴

70. 患者,男,50 岁。右颊面部束带状刺痛 5 天,局部皮肤潮红,皮疹呈簇状水疱,排列如带状,溲黄便干,舌红苔薄黄,脉弦。治疗除取血海、三阴交、太冲外,还应加
A. 曲池、合谷、大椎
B. 外关、合谷、侠溪

72. 患者,男,36 岁。上齿剧痛 3 天,伴口臭、口渴、便秘,舌苔黄,脉洪。治疗应首选
A. 风池
B. 外关
C. 足三里
D. 内庭
E. 地仓

A3 型选择题(73~114 题)

答题说明

以下提供若干个案例,每个案例下设 3 道考题。请根据题干所提供的信息,在每一道考题下面的 A、B、C、D、E 五个备选答案中选择一个最佳答案。

(73~75 题共用题干)
患者,男,66 岁。有哮喘发作病史。平素食少脘痞,大便不实,每于饮食不当时引发哮病,倦怠无力,气短声低,痰多质稀,自汗怕风,舌质淡,苔白,脉细弱。

73. 其辨证是
A. 肺脾气虚证
B. 肺肾两虚证
C. 脾肾两虚证
D. 风痰哮证
E. 寒包热哮证

74. 其治法是
A. 补肺纳肾,降气化痰
B. 解表散寒,清化痰热
C. 补脾益气,补土生津

D. 益气养阴
E. 补肺益肾

75. 治疗应首选
A. 生脉地黄汤
B. 平喘固本汤
C. 六君子汤
D. 射干麻黄汤
E. 定喘汤

(76~78 题共用题干)
患者,男,54 岁。2 小时前因家事不和突然出现心前区疼痛,为隐痛,呈阵发性,现已发作 3 次,每次持续数分钟。伴脘腹胀闷,嗳气则舒,时时叹息,脉细弦。

76. 其诊断是

A. 胸痹
B. 真心痛
C. 心悸
D. 郁证
E. 癫证

77. 其治法是
   A. 豁痰化瘀,调畅气血
   B. 活血化瘀,息风通络
   C. 疏肝理气,活血通络
   D. 活血化瘀,通脉止痛
   E. 通阳泄浊,豁痰宣痹

78. 治疗应首选
   A. 血府逐瘀汤
   B. 柴胡疏肝散
   C. 瓜蒌薤白半夏汤合涤痰汤
   D. 枳实薤白桂枝汤合当归四逆汤
   E. 生脉散合人参养荣汤

(79~81题共用题干)
患者,女,42岁。平素倦怠少食,胃脘冷痛,近半年吐血缠绵不止,时轻时重,血色暗淡,伴见神疲乏力,心悸气短,面色苍白,舌质淡,脉细弱。

79. 其辨证是
   A. 肝火犯胃证
   B. 胃热壅盛证
   C. 气虚血溢证
   D. 阴虚肺热证
   E. 肾气不固证

80. 其治法是
   A. 泻肝清胃,凉血止血
   B. 健脾益气摄血
   C. 清胃泻火,化瘀止血
   D. 补益肾气,固摄止血
   E. 滋阴润肺,宁络止血

81. 治疗应首选
   A. 归脾汤
   B. 泻心汤合十灰散
   C. 龙胆泻肝汤
   D. 黄土汤
   E. 泻白散合黛蛤散

(82~84题共用题干)
患者,男,38岁。患"精神病"半年,性情急躁,骂詈号叫,时作时止,精神疲惫,睡眠不佳,形体消瘦,面红口干,大便秘结,舌红无苔,脉细数。

82. 其辨证是
   A. 心脾两虚证
   B. 痰热瘀结证
   C. 肝肾阴虚证
   D. 心肾不交证
   E. 火盛伤阴证

83. 其治法是
   A. 健脾益气,养心安神
   B. 理气解郁,化痰醒神
   C. 清心泻火,涤痰醒神
   D. 豁痰化瘀,调畅气血
   E. 育阴潜阳,交通心肾

84. 治疗应首选
   A. 癫狂梦醒汤
   B. 生铁落饮
   C. 养心汤合越鞠丸
   D. 逍遥散合顺气导痰汤
   E. 二阴煎合琥珀养心丹

(85~87题共用题干)
患者,女,35岁。遍体浮肿,皮肤绷急光亮,胸脘痞闷,烦热口渴,口苦口黏,小便短赤,大便干结,舌红,苔黄腻,脉滑数。

85. 其辨证是
   A. 湿毒浸淫证
   B. 风水相搏证
   C. 水湿浸渍证
   D. 湿热壅盛证
   E. 脾阳虚衰证

86. 其治法是
   A. 疏风清热,宣肺利水
   B. 运脾化湿,通阳利水
   C. 分利湿热
   D. 宣肺解毒,利湿消肿
   E. 健脾温阳利水

87. 治疗应首选
   A. 越婢加术汤

B. 疏凿饮子
C. 实脾饮
D. 五皮饮
E. 麻黄连翘赤小豆汤

(88~90题共用题干)

患者,男,50岁。腰痛半年余,腰部隐隐作痛,酸软无力,心烦少寐,口燥咽干,面色潮红,手足心热,舌红少苔,脉弦细数。

88. 其辨证是
   A. 肾阳虚证
   B. 肾气虚证
   C. 肾阴虚证
   D. 气阴两虚证
   E. 肝肾阴虚证

89. 其治法是
   A. 滋补肾阴,濡养筋脉
   B. 补肾壮阳,温煦筋脉
   C. 滋补肝肾,温通经脉
   D. 益气补肾,疏通气血
   E. 益气滋阴,柔筋止痛

90. 治疗应首选
   A. 右归丸
   B. 左归丸
   C. 甘姜苓术汤
   D. 身痛逐瘀汤
   E. 四妙丸

(91~93题共用题干)

患者,男,23岁。身热,微恶风寒,少汗,头昏,心烦,口干咽燥,干咳少痰,舌红少苔,脉细数。

91. 其辨证是
   A. 气虚感冒
   B. 阴虚感冒
   C. 风寒束表证
   D. 风热犯表证
   E. 暑湿伤表证

92. 其治法是
   A. 辛凉解表
   B. 辛温解表
   C. 清暑祛湿解表

D. 益气解表
E. 滋阴解表

93. 治疗应首选
   A. 加减葳蕤汤
   B. 新加香薷饮
   C. 银翘散
   D. 荆防达表汤
   E. 参苏饮

(94~96题共用题干)

患者,女,34岁。咳嗽反复发作,咳声重浊,痰多,因痰而嗽,痰出咳平,痰黏腻,色白,食后则咳甚痰多,进甘甜油腻食物加重,胸闷痞闷,呕恶食少,体倦,大便时溏,舌苔白腻,脉象濡滑。

94. 其辨证是
   A. 痰湿蕴肺证
   B. 痰热郁肺证
   C. 肝火犯肺证
   D. 肺阴亏耗证
   E. 风燥伤肺证

95. 其治法是
   A. 清热肃肺,豁痰止咳
   B. 清肺泻肝,顺气降火
   C. 滋阴润肺,化痰止咳
   D. 燥湿化痰,理气止咳
   E. 疏风清肺,润燥止咳

96. 治疗应首选
   A. 射干麻黄汤加减
   B. 沙参麦冬汤加减
   C. 黛蛤散加黄芩泻白散加减
   D. 清金化痰汤加减
   E. 二陈平胃散合三子养亲汤加减

(97~99题共用题干)

患者,男,64岁。喉中哮鸣有声,胸膈烦闷,呼吸急促,喘咳气逆,咳痰不爽,痰黏色黄,烦躁,发热,恶寒,无汗,身痛,口干欲饮,大便偏干,舌苔白腻,舌尖边红,脉弦紧。

97. 其辨证是
   A. 冷哮证
   B. 热哮证

C. 寒包热哮证
D. 风痰哮证
E. 虚哮证

98. 其治法是
   A. 清热宣肺,化痰定喘
   B. 宣肺散寒,化痰平喘
   C. 祛风涤痰,降气平喘
   D. 解表散寒,清化痰热
   E. 补脾纳肾,降气平喘

99. 治疗应首选
   A. 定喘汤加减
   B. 射干麻黄汤加减
   C. 小青龙加石膏汤加减
   D. 三子养亲汤加减
   E. 平喘固本汤加减

(100~102题共用题干)
患者,女,49岁。精神抑郁,急躁易怒,口干而苦,舌红,苔黄,脉弦数。

100. 其辨证是
   A. 肝气郁结
   B. 气郁化火
   C. 痰气郁结
   D. 心神惑乱
   E. 心脾两虚

101. 应选择的主穴为
   A. 百会、印堂、水沟、内关、神门、太冲
   B. 水沟、百会、后溪、内关、涌泉
   C. 百会、印堂、四神聪、内关、太溪、悬钟
   D. 大肠俞、阿是穴、委中
   E. 百会、太阳、风池、阿是穴、合谷

102. 应选择的配穴为
   A. 膻中、期门
   B. 行间、侠溪
   C. 丰隆、阴陵泉、天突
   D. 通里、心俞、三阴交
   E. 心俞、脾俞、足三里、三阴交

(103~105题共用题干)
患者,男,73岁。神情淡漠,寡言少语,反应迟钝,记忆减退,步态不稳,面色淡白,气短乏力,舌淡,苔白,脉细弱无力。

103. 其辨证是
   A. 肝肾阴亏
   B. 气血不足
   C. 痰浊蒙窍
   D. 瘀血阻络
   E. 心脾两虚

104. 应选择的主穴为
   A. 百会、太阳、风池、阿是穴、合谷
   B. 百会、印堂、水沟、内关、神门、太冲
   C. 百会、印堂、四神聪、内关、太溪、悬钟
   D. 大肠俞、阿是穴、委中
   E. 水沟、百会、后溪、内关、涌泉

105. 应选择的配穴是
   A. 肝俞、肾俞
   B. 足三里、气海、血海
   C. 丰隆、中脘
   D. 膈俞、太冲
   E. 通里、心俞、三阴交

(106~108题共用题干)
患者,男,28岁。首次接受针刺。在针刺的过程中,患者突然头昏,眼花,面色苍白,恶心欲吐,汗出。脉细弱。

106. 患者出现上述症状的最可能原因是
   A. 精神紧张
   B. 疲劳、饥饿
   C. 体位不当
   D. 医生针刺手法过重
   E. 吐、汗、下、出血过度

107. 以下处理方法中,错误的是
   A. 立即停止针刺,将针全部起出
   B. 使患者平卧,立即降温或冰敷大血管周围
   C. 给饮糖开水
   D. 重者针刺人中、素髎、内关、足三里,灸百会、关元、气海等穴
   E. 必要时可考虑其他治疗或急救措施

108. 预防上述症状的措施,不包括
   A. 针前做好解释工作
   B. 选择舒适持久体位,最好采取卧位
   C. 选穴宜少

D. 手法宜轻

E. 医者快速针刺治疗,无需顾及患者感受

(109~111题共用题干)

患者,女,20岁。恣食生冷,月经延后10余天,已连续3个周期,量少,色暗有块,小腹冷痛拒按,得热痛减,畏寒肢冷,面色青白,舌质暗,苔白,脉沉紧。

109. 其诊断是

A. 月经先期虚热证

B. 月经先期气虚证

C. 月经后期寒凝证

D. 月经后期血虚证

E. 月经先后无定期肾虚证

110. 针灸治疗应选取的主穴是

A. 关元、三阴交、血海

B. 气海、三阴交、归来

C. 关元、三阴交、肝俞

D. 中极、次髎、地机、三阴交

E. 关元、足三里、三阴交

111. 治疗除主穴外,应加取的腧穴是

A. 足三里、血海

B. 期门、太冲

C. 足三里、脾俞

D. 关元、命门

E. 肾俞、太溪

(112~114题共用题干)

患者,男,30岁。昨日受凉后出现恶寒发热,今日腹痛,泻下赤白脓血便,肛门灼热,里急后重,小便短赤,苔黄腻,脉滑数。

112. 本病的治法是

A. 理肠通便。取大肠的背俞穴、募穴及下合穴为主

B. 除湿导滞,通调腑气。取足阳明、足太阴经穴为主

C. 通调肠腑,化湿导滞。取大肠俞的募穴、下合穴为主

D. 和胃止痛。取胃的募穴、下合穴为主

E. 健脾温肾,固本止泻。取任脉、足阳明、足太阴经穴为主

113. 针灸治疗应选取的主穴是

A. 天枢、上巨虚、合谷、三阴交

B. 天枢、大肠俞、上巨虚、支沟

C. 天枢、上巨虚、阴陵泉、水分

D. 神阙、天枢、足三里、公孙

E. 中脘、足三里、内关

114. 治疗应选的配穴是

A. 中脘、气海

B. 大椎、十宣

C. 内关、中脘

D. 脾俞、足三里

E. 曲池、内庭

B1型选择题(115~150题)

答题说明

以下提供若干组考题,每组考题共用在考题前列出的A、B、C、D、E五个备选答案。请从中选择一个与问题关系最密切的答案。某个备选答案可能被选择一次、多次或不被选择。

A. 痰中带血、质浊、有腥臭味

B. 痰多、色黄、质稠

C. 痰白、质稀

D. 脓血相兼浊痰、有腥臭味

E. 痰少、质黏、夹有血丝

115. 咳嗽肺阴亏耗证,其痰的特点是

116. 咳嗽痰热郁肺证,其痰的特点是

A. 月华丸

B. 百合固金汤

C. 越婢加半夏汤

D. 三子养亲汤

E. 保真汤

117. 患者咳逆喘息气粗,痰黄或白,黏稠难咯,胸满烦躁,目胀睛突,发热汗出,溲黄便干,口渴欲饮,舌质暗红,苔黄腻,脉滑数。治疗应首选

118. 患者干咳,咳声短促,略少量黏痰,痰中带血丝或血点,血色鲜红,胸部隐隐作痛,午后手足心

热,皮肤干灼,口干咽燥,舌边尖红苔薄,脉细或细数。治疗应首选

A. 胸部刺痛,入夜尤甚
B. 胸闷隐痛,时作时止
C. 胸闷如窒,气短喘促
D. 胸闷气短,畏寒肢冷
E. 胸痛彻背,感寒痛甚

119. 胸痹气阴两虚证,其临床特点是
120. 胸痹阴寒凝滞证,其临床特点是

A. 圣愈汤
B. 荆防败毒散
C. 川芎茶调散
D. 芎芷石膏汤
E. 羌活胜湿汤

121. 患者头痛起病较急,其痛如破,痛连项背,恶风畏寒,口不渴,苔薄白,脉多浮紧。治疗应首选
122. 患者恶寒重,发热轻,无汗,头痛,肢节酸疼,鼻塞声重,时流清涕,喉痒,咳嗽,痰稀薄色白,舌苔薄白,脉浮。治疗应首选

A. 七福饮
B. 还少丹
C. 转呆丹
D. 知柏地黄丸
E. 河车大造丸

123. 治疗痴呆髓海不足证,应首选
124. 治疗痴呆脾肾两虚证,应首选

A. 胃失和降,逆气动膈
B. 胃气壅滞,气逆于中
C. 肝气犯胃,肝胃不和
D. 脾胃虚寒,胃中无火
E. 痰瘀互结,食道狭窄

125. 噎膈的病机是
126. 呃逆的病机是

A. 连理汤
B. 半夏泻心汤
C. 乌梅丸

D. 左金丸
E. 温脾汤

127. 治疗休息痢,应首选
128. 治疗休息痢日久,脾阳极虚,肠中寒积不化,遇寒即发者,应首选

A. 清热利湿,佐以泻下
B. 利湿化浊,佐以清热
C. 清热解毒,凉营开窍
D. 健脾和胃,温化寒湿
E. 解表清热利湿

129. 急黄神昏舌绛者,其治法是
130. 阳黄初起见表证者,其治法是

A. 柴胡截疟饮
B. 白虎加桂枝汤
C. 柴胡桂枝干姜汤
D. 加味不换金正气散
E. 何人饮

131. 治疗正疟,应首选
132. 治疗劳疟,应首选

A. 发热,小便赤热,尿时灼痛
B. 排出砂石,排尿中断,腰酸绞痛
C. 小腹胀满,尿涩疼痛,余沥不尽
D. 小便混浊,白如泔浆,尿道不痛
E. 小便混浊,状如脂膏,尿热涩痛

133. 膏淋的临床特点是
134. 尿浊的临床特点是

A. 玉女煎
B. 龙胆泻肝汤
C. 泻白散合黛蛤散
D. 泻心汤合十灰散
E. 加味清胃散合泻心汤

135. 治疗吐血肝火犯胃证,应首选
136. 治疗鼻衄胃热炽盛证,应首选

A. 消渴方
B. 玉女煎
C. 人参健脾丸

D. 丹参饮
E. 六味地黄丸
137. 消渴中消,可用
138. 消渴下消,可用

A. 附子理中丸
B. 济生肾气丸
C. 都气丸
D. 左归丸
E. 右归丸

139. 治疗虚劳脾阳虚证,应首选
140. 治疗虚劳肾阴虚证,应首选

A. 羌活胜湿汤
B. 葛根汤
C. 瓜蒌桂枝汤
D. 羚角钩藤汤
E. 大定风珠

141. 治疗痉证邪壅经络证,应首选
142. 治疗痉证肝经热盛证,应首选

A. 尺泽
B. 太渊
C. 少商
D. 孔最
E. 列缺

143. 治疗咯血、鼻衄首选的是
144. 治疗齿痛、项强首选的是

A. 督脉
B. 任脉
C. 冲脉
D. 带脉
E. 阴维脉

145. 被称为"十二经脉之海"的是
146. 与女子妊娠密切相关的经脉是

A. 后溪
B. 公孙
C. 太渊
D. 列缺
E. 内关

147. 在八脉交会穴中,通任脉的是
148. 在八脉交会穴中,通督脉的是

A. 足大趾末节内侧,趾甲根角侧后方0.1寸
B. 足大趾末节外侧,趾甲根角侧后方0.1寸
C. 第2趾末节外侧,趾甲根角侧后方0.1寸
D. 第4趾末节外侧,趾甲根角侧后方0.1寸
E. 小趾末节外侧,趾甲根角侧后方0.1寸

149. 厉兑穴位于
150. 足窍阴穴位于

A1型选择题(1~20题)

答题说明
每一道考试题下面有A、B、C、D、E五个备选答案。请从中选择一个最佳答案。

1. 肿势或软如绵,或硬如馒,形态各异,不红不热。其肿的性质是
   A. 热肿
   B. 寒肿
   C. 风肿
   D. 痰肿
   E. 湿肿

2. 下列哪项不是丹毒的临床特点
   A. 病起缓慢,恶寒发热
   B. 局部皮肤焮热肿胀,迅速扩大
   C. 局部皮肤忽然变赤
   D. 好发于小腿部
   E. 容易复发

3. 乳岩的致病因素,属
   A. 外感六淫邪毒
   B. 外来伤害
   C. 情志内伤
   D. 饮食不节
   E. 感受特殊之毒

4. 治疗气瘿应首选
   A. 海藻玉壶汤
   B. 四海舒郁丸
   C. 开郁散
   D. 逍遥散
   E. 桃红四物汤

5. 下列外治法,可用于治疗白秃疮、肥疮的是
   A. 拔发法
   B. 挑治法
   C. 挂线法
   D. 结扎法
   E. 熏法

6. 尿道口有白色分泌物溢出,可诊断为
   A. 急性淋病
   B. 尿路感染
   C. 阴道感染
   D. 梅毒
   E. 尖锐湿疣

7. 陈旧性肛裂,伴有结缔组织外痔、乳头肥大等,手术方法宜选
   A. 切开法
   B. 纵切横缝法
   C. 微创疗法
   D. 侧切法
   E. 扩肛法

8. 顾步汤适用的脱疽证候是
   A. 寒湿阻络
   B. 血脉瘀阻
   C. 湿热毒盛
   D. 热毒伤阴
   E. 气阴两虚

9. 下列除哪项外,均是玉门的别称
   A. 胞门
   B. 阴门
   C. 产门
   D. 子门
   E. 龙门

10. 下列哪项不是月经先期气虚证的临床特点
    A. 月经量多
    B. 月经色淡
    C. 月经质稀
    D. 舌淡,脉弱
    E. 月经提前7天

11. 下列哪项不属于闭经的病机
    A. 气滞血瘀

B. 痰湿阻滞

C. 阴虚血燥

D. 气血虚弱

E. 湿毒壅盛

12. 肝火引起经行头痛的特点是
   A. 头晕,头部绵绵作痛
   B. 颠顶掣痛,头晕目眩
   C. 头痛剧烈,痛如锥刺
   D. 头部胀痛重着
   E. 头痛如裹,头晕目眩

13. 产后郁冒,属产后哪项之一
   A. "三冲"
   B. "三急"
   C. "三病"
   D. "三禁"
   E. "三审"

14. 下列各项,不属放置宫内节育器禁忌证的是
   A. 滴虫性阴道炎
   B. 月经过多
   C. 重度痛经
   D. 宫颈口松
   E. 足月产后3个月

15. 按照小儿体重计算公式,4岁小儿体重是
   A. 5.8kg
   B. 7kg
   C. 12kg
   D. 16kg
   E. 20kg

16. "纯阳"学说是指小儿
   A. 发育迅速
   B. 脏腑娇嫩
   C. 有阳无阴
   D. 阳亢阴亏
   E. 形气未充

17. 可治疗风热感冒与时邪感冒的方剂是
   A. 银翘散
   B. 桑菊饮
   C. 新加香薷饮
   D. 普济消毒饮
   E. 杏苏散

18. 下列症状哪项属于汗证营卫失调的典型表现
   A. 自汗动则尤甚
   B. 盗汗兼手足心热
   C. 汗出色黄而热
   D. 汗出淋漓

19. 小儿癫痫痰痫证的治法是
   A. 祛风涤痰
   B. 息风开窍
   C. 健脾化痰
   D. 通窍定痫
   E. 豁痰开窍

20. 水痘邪伤肺卫证应选用的方剂为
   A. 银翘散
   B. 清胃解毒汤
   C. 黄连解毒汤
   D. 犀角地黄汤
   E. 凉营清气汤

A2型选择题(21~73题)

答题说明

每一道考题是以一个小案例出现的,其下面都有A、B、C、D、E五个备选答案。请从中选择一个最佳答案。

21. 患者,女,38岁。一个月前右颧旁突然红、肿、热、痛,检查肿胀部突起根浅,肿势局限,范围在3cm左右,易脓、易溃、易敛。其诊断是
   A. 痈
   B. 疔
   C. 疖

D. 瘿

E. 脂瘤

22. 患者,女,26岁。左侧乳房出现圆形肿块,直径在1.5cm,边界清楚,质地坚硬,表面光滑,按之有硬橡皮球之弹性,活动度大,触诊有滑脱感。外治应采取的方法是
A. 以生白附子或鲜蟾蜍皮外敷
B. 用大黄粉以醋调敷
C. 可外涂麻油或蛋黄油
D. 桂麝散外敷
E. 阳和解凝膏掺黑退消外贴

23. 患者,女,50岁。面部出现小结节,红肿热痛,逐渐肿大并隆起,出现脓栓。其诊断是
A. 疖
B. 痈
C. 疽
D. 丹毒
E. 痰核

24. 患者,女,50岁。5天前左足3、4趾缝足癣水疱溃破,次日局部红肿疼痛,并见红线1条向上走窜至小腿中段,边界清晰,伴有发热,左腹股部淋巴结肿痛。其诊断是
A. 流火
B. 流注
C. 青蛇毒
D. 蛇串疮
E. 红丝疔

25. 患者,男,40岁。有消渴病史。项后发际处多个红色结块,灼热疼痛,溃脓后愈合,但不久又发,经年难愈。其诊断是
A. 痈
B. 疔疮
C. 暑疖
D. 疖病
E. 有头疽

26. 患者,男,56岁。右小腿部红肿疼痛2天,大片皮色鲜红,压之退色,扪之灼热,边界清楚,触痛明显,伴发热恶寒。治疗应首选
A. 普济消毒饮加减
B. 黄连解毒汤加减
C. 萆薢渗湿汤加减
D. 五味消毒饮加减
E. 凉血地黄汤加减

27. 患者,女,27岁,乳房部肿块,皮色不变,质硬而边界不清,情志抑郁,胸闷胁胀,经前乳房作胀,苔薄,脉弦。其辨证是
A. 肝郁痰凝证
B. 冲任失调证
C. 正虚毒盛证
D. 气虚两亏证
E. 脾虚胃弱证

28. 患者,女,20岁。结喉两侧弥漫性肿大,边界不清,皮色如常,无疼痛,诊为气瘿。治疗应首选
A. 海藻玉壶汤
B. 四海舒郁丸
C. 柴胡清肝汤
D. 逍遥散
E. 十全流气饮

29. 患者,女,52岁。肉瘿病史3年。近来颈前肿块突然增大,质地坚硬如石,推之不动。应首先考虑的是
A. 失荣
B. 瘰疬
C. 瘿痈
D. 气瘿
E. 石瘿

30. 患者,男,46岁。背部皮下肿块,无疼痛,生长缓慢,呈扁平分叶状,质软活动,界线清楚,皮色如常,与皮肤无粘连。其诊断是
A. 脂瘤
B. 骨瘤
C. 肉瘤
D. 气瘤

E. 血瘤

31. 患儿,男,9岁。头皮部初起丘疹色红,灰白色鳞屑成斑,毛发干枯,容易折断,易于拔落而不疼痛,已有年余,自觉瘙痒。其诊断是
A. 肥疮
B. 牛皮癣
C. 白秃疮
D. 白疕
E. 圆癣

32. 患者,女,26岁。3天前突然发生面、颈部红肿与水疱,自觉痒痛,伴恶寒、发热、头痛,舌苔薄黄,脉滑数。怀疑接触过敏引起,治疗应首选
A. 桑菊饮
B. 银翘散
C. 普济消毒饮
D. 龙胆泻肝汤
E. 黄连解毒汤

33. 患者,女,45岁。全身起皮疹3天,躯干潮红,四肢泛发丘疱疹,灼热,瘙痒剧烈,抓破渗水;伴心烦口渴,身热不扬,大便干,小便短赤;舌红,苔黄,脉滑数。其诊断是
A. 黄水疮
B. 瘾疹
C. 湿疮
D. 热疮
E. 蛇串疮

34. 患者,男,33岁。患白疕,发病较久,皮疹多呈斑片状,颜色淡红,鳞屑减少,干燥皲裂,自觉瘙痒,伴口干,舌质淡红,苔少,脉沉细。其治法是
A. 清热泻火,凉血解毒
B. 清利湿热,解毒通络
C. 活血化瘀,解毒通络
D. 养血滋阴,润肤息风
E. 清热凉血,解毒消斑

35. 沈某,男,28岁。外生殖器及肛门出现单个质坚韧丘疹,四周焮肿,腹股沟处有杏核样大、色白坚硬之肿块,伴口苦纳呆,尿短赤,大便秘结,舌苔黄腻,脉弦数。西医诊断为梅毒。其证候是
A. 肝经湿热
B. 痰瘀互结
C. 脾虚湿蕴
D. 气血两虚
E. 气阴两虚

36. 患者,女,21岁。手背部有5～6枚表面光滑的扁平丘疹,如针头到米粒大,呈淡褐色,偶有瘙痒感。其诊断是
A. 传染性软疣
B. 寻常疣
C. 掌跖疣
D. 丝状疣
E. 扁平疣

37. 患者,男,32岁。内痔病史3年。大便带血,血色鲜红,肛门瘙痒,舌质红,苔薄白,脉浮数。治疗应首选
A. 凉血地黄汤加减
B. 脏连丸加减
C. 止痛如神汤加减
D. 补中益气汤加减
E. 凉血地黄汤合活血散瘀汤加减

38. 肛瘘患者,脓出稀薄不臭,淋漓不尽,伴低热盗汗,面色萎黄,神疲纳呆。检查:局部疮口潜行,周围有空腔。治疗应首选
A. 二妙丸
B. 萆薢渗湿汤
C. 黄连解毒汤
D. 青蒿鳖甲汤
E. 补中益气汤

39. 患者,男,70岁。进行性排尿困难2年。症见精神不振,面色白,畏寒喜暖,腰膝冷,夜尿3～4次,舌苔薄白,脉沉细。其证候是
A. 湿热下注,膀胱涩滞
B. 中气下陷,膀胱失约
C. 肾阴不足,水液不利

D. 肾阳不足,气化无权
E. 下焦蓄血,瘀阻膀胱

40. 患者,男,40岁。小便频急,茎中热痛,刺痒不适,尿色黄浊,尿末或大便有白浊滴出,会阴、腰骶、睾丸有明显的胀痛不适,舌红苔黄根腻,脉弦滑。诊为慢性前列腺炎,其证候是
A. 肾阳不足
B. 肝肾不足
C. 阴虚火动
D. 湿热壅阻
E. 气滞血瘀

41. 患者左小腿不慎被开水烫伤,局部皮肤色红肿胀作热,疼痛剧烈,间有大小不等水疱,基底部潮湿。其烫伤深度为
A. Ⅰ度
B. 浅Ⅱ度
C. 深Ⅱ度
D. 浅Ⅲ度
E. 深Ⅲ度

42. 患者,男,43岁。左大腿内侧发现肿物10年,不疼痛,活动正常。检查:局部皮下可及1个15cm×10cm×5cm大小的肿物,质地软,表面光滑,无压痛及缩小,推之可移。应首选的治疗措施是
A. 内治法
B. 外治法
C. 手术法
D. 针刺法
E. 神灯照

43. 患者,女,48岁。平时白带量多,终日不断,质稀清冷,腰膝酸冷,小腹发凉,小便清长,夜尿频多,舌淡苔薄白,脉沉迟。治疗应首选
A. 完带汤
B. 知柏地黄汤
C. 内补丸
D. 止带方
E. 五味消毒饮加土茯苓、败酱草、薏苡仁

44. 患者,女,32岁,已婚。带下量多,色淡黄,质黏稠,无臭气,面色萎黄,四肢不温,舌淡,苔白腻,脉缓弱。其治法是
A. 清热解毒
B. 清热利湿,佐以解毒杀虫
C. 温肾培元,固涩止带
D. 滋阴益肾,清热利湿
E. 健脾益气,升阳除湿

45. 患者,女,32岁,未婚。初次月经13岁,经期错后,量少,色淡质稀,小腹隐痛,喜热喜按,腰酸无力,小便清长,舌淡,苔白,脉迟无力。其治法是
A. 扶阳祛寒调经
B. 补血益气调经
C. 补血养营调经
D. 温经散寒调经
E. 理气行滞调经

46. 患者,女,34岁,已婚。经行先后不定,经量多、色红、质稠,少腹胀痛,乳房胀痛,舌暗红苔薄黄,脉弦。治疗应首选
A. 逍遥散
B. 小柴胡汤
C. 加味逍遥散
D. 血府逐瘀汤
E. 当归芍药散

47. 患者,女,29岁,已婚。近1年月经后期量少,现已停经4个月,伴五心烦热,潮热颧红,舌红少苔,脉细数。尿妊娠试验阴性。其治法是
A. 养阴清热调经
B. 理气活血通经
C. 豁痰活血通经
D. 益气养血调经
E. 补肾养肝调经

48. 患者,女,18岁,未婚。月经初潮1年,每于经行小腹绵绵作痛,经净渐除,经量少、质稀,腰酸腿软,舌苔薄白,脉细弱。其治法是
A. 益气止痛
B. 补血止痛

C. 滋阴止痛
D. 益肾止痛
E. 疏肝止痛

49. 患者,女,32岁,已婚。经行肢体肿胀,按之随手而起,经色暗红有块,伴脘闷胁胀,善叹息,舌紫暗,苔薄白,脉弦涩。治疗应首选
    A. 苓桂术甘汤
    B. 参苓白术散
    C. 八物汤
    D. 肾气丸
    E. 丹栀逍遥丸

50. 患者,女,46岁,已婚。近两周带下量多,色赤白相兼,质稠,有气味,阴部瘙痒,腰膝酸软,头晕耳鸣,舌红,苔黄腻,脉细数。其治法是
    A. 清热疏肝,利湿止带
    B. 滋肾养阴,清热利湿
    C. 清热解毒止带
    D. 健脾祛湿止带
    E. 清热凉血止带

51. 患者,女,27岁,已婚。停经46天,妊娠试验阳性;恶心呕吐,食入即吐,神疲思睡,舌淡苔白,脉滑缓。诊为妊娠恶阻,其证候是
    A. 脾虚痰滞
    B. 脾胃虚弱
    C. 气阴两虚
    D. 肝胃不和
    E. 痰湿中阻

52. 患者,女,32岁,已婚。孕后腰酸腹痛,胎动下坠,伴阴道少量出血,头晕耳鸣,小便频数,舌淡苔白,脉沉细滑。治疗应首选
    A. 加味圣愈汤
    B. 胎元饮
    C. 举元煎
    D. 补肾安胎饮
    E. 寿胎丸

53. 患者,女,28岁,已婚。妊娠5个月,肢体肿胀,下肢尤甚,按之如泥,腰酸乏力,下肢逆冷,舌淡,苔白润,脉沉迟。治疗应首选
    A. 真武汤
    B. 天仙藤散
    C. 五皮散
    D. 防己黄芪汤
    E. 左归饮

54. 患者,女,24岁,已婚。产后10天,高热3天,下腹疼痛拒按,恶露量少,色紫暗,有臭味,烦热渴饮,尿黄便结,舌红苔黄厚,脉滑数。其证候是
    A. 外感风热
    B. 阴虚内热
    C. 血热
    D. 血瘀
    E. 感染邪毒

55. 患者,女,27岁,已婚。产后恶露1个月未止,量多、色淡、无臭气,小腹空坠,神倦懒言,舌淡,脉缓弱。治疗应首选
    A. 举元煎
    B. 固本止崩汤
    C. 生化汤
    D. 八珍汤
    E. 补中益气汤

56. 患者,女,33岁,已婚。产后乳汁涩少,浓稠,乳房胀硬疼痛,情志抑郁,胸胁胀闷,食欲不振,舌质正常,苔薄黄,脉弦细或弦数。其证候是
    A. 肝气郁滞
    B. 气血虚弱
    C. 肝郁化火
    D. 痰浊阻滞
    E. 气阴两虚

57. 患者,女,38岁。结婚3年,夫妇同居未孕,月经先后不定期,经行乳房胀痛,善太息,舌淡红苔薄白,脉弦细。其证候是
    A. 肝肾阴虚
    B. 肝郁脾虚
    C. 肝阳上亢

D. 肝气郁结

E. 气滞血瘀

58. 患儿,男,2岁。抽搐无力,时作时止,精神萎靡,嗜睡露睛,面色萎黄,不欲饮食,大便稀溏,色带青绿,时有肠鸣,舌淡苔白,脉沉弱。其证候是

A. 风热惊风证

B. 惊恐惊风证

C. 脾肾阳虚证

D. 脾虚肝亢证

E. 阴虚风动证

59. 患儿,男,12月出生。出生后体质虚弱,全身冰冷,僵卧少动,气息微弱,哭声低微无力,关节活动不利,全身硬肿,皮肤暗红,尿量少,舌质淡,苔薄白,指纹淡红。其证候是

A. 寒凝血滞

B. 阳气虚弱

C. 肝肾亏虚

D. 脾胃虚弱

E. 气虚血瘀

60. 患儿,男,15天。出生后黄疸日久不退,面目皮肤发黄,颜色晦滞,腹部胀满,右胁下痞块,小便短黄,大便不调或灰白,舌紫暗,有瘀斑,苔黄。治疗应首选

A. 血府逐瘀汤

B. 茵陈理中汤

C. 茵陈蒿汤

D. 茵陈五苓散

E. 茵陈术附汤

61. 患儿,男,1岁。流涕、咳嗽3天后,高热不退,咳嗽喘促,鼻扇,喉中痰声辘辘,口唇紫绀。其证候是

A. 风寒闭肺

B. 风热闭肺

C. 痰热闭肺

D. 痰热咳嗽

E. 心阳虚衰

62. 患儿,女,1岁。口腔满布白屑,面赤唇红,烦躁不宁,吮乳哭啼,大便干结,小便短黄,舌红,苔薄黄,指纹紫滞。治疗应首选

A. 知柏地黄丸

B. 清热泻脾散

C. 黄连解毒汤

D. 五味消毒饮

E. 大黄黄连泻心汤

63. 患儿,男,1岁。昨起舌上溃破,色红疼痛,进食哭闹,心烦不安,口干欲饮,小便短赤。治疗应首选

A. 凉膈散

B. 泻心导赤汤

C. 清胃散

D. 泻心汤

E. 六味地黄丸

64. 患儿,女,10个月。近半个月不思乳食,脘腹胀满,疼痛拒按,呕吐酸馊,烦躁哭吵,大便较干,臭秽,舌淡苔白腻。其诊断是

A. 厌食

B. 腹痛

C. 疳证

D. 积滞

E. 呕吐

65. 患儿,男,11个月。早产,生后一直人工喂养,经常泄泻。近4个月来食欲不振,面色白,唇舌爪甲苍白,毛发稀黄,精神萎靡,手足欠温,舌淡苔白,指纹淡。检查:血红蛋白60g/L。治疗应首选

A. 金匮肾气丸

B. 六味地黄丸

C. 右归丸

D. 理中丸

E. 小建中汤

66. 患儿,男,6岁。2个月来胃纳不振,精神疲倦,伴有低热,遍身汗出,微恶风寒。治疗应首选

A. 玉屏风散

B. 牡蛎散

C. 生脉散

D. 黄芪桂枝五物汤

E. 当归六黄汤

67. 患儿,女,7岁。癫痫发作时突然仆倒,神志不清,颈项强直,四肢抽搐,两目上视,牙关紧闭,口吐白沫,口唇及面部色青,舌苔白,脉弦滑。治疗应首选
   A. 镇惊丸
   B. 涤痰汤
   C. 定痫丸
   D. 通窍活血汤
   E. 六君子汤

68. 患儿,男,3岁。全身明显浮肿,按之凹陷难起,腰腹下肢尤甚。畏寒肢冷,神疲倦卧,小便短少,纳少便溏,舌胖质淡苔白,脉沉细。其治法是
   A. 疏风利水
   B. 清热利湿
   C. 健脾渗湿
   D. 温肾健脾
   E. 滋阴补肾

69. 患儿,女,2岁。麻疹高热4天,皮肤疹点密集成片,色紫红,遍及周身,神昏,抽搐3次。治疗应首选
   A. 清金化痰汤
   B. 清解透表汤
   C. 羚角钩藤汤
   D. 天麻钩藤饮
   E. 银翘散

70. 患儿,男,4岁。晨起喷嚏,流涕,继而发热,体温38.1℃,精神倦怠,晚间头面、躯干见稀疏细小皮疹,疹色淡红。治疗应首选

A. 银翘散
B. 葱豉汤
C. 桑菊饮
D. 杏苏散
E. 清营汤

71. 患儿,女,6岁。发热2天,出现淡红色小丘疹,根盘红晕,丘疹上部可见疱疹,形态椭圆,胞浆清亮,皮疹以躯干为多,苔薄白,脉浮数。其治法是
   A. 疏风清热,利湿解毒
   B. 清气凉营,解毒化湿
   C. 发散风寒,清热利湿
   D. 芳香化湿,兼以健脾
   E. 清解郁热,活血化瘀

72. 患儿,男,8岁。发热2天,左侧腮部肿胀、疼痛,边缘不清,触之痛甚,咀嚼不便。伴头痛、咽痛,纳少,舌红苔薄黄,脉浮数。其治法是
   A. 清热解毒,软坚散结
   B. 疏风清热,散结消肿
   C. 疏肝理气,软坚散结
   D. 清肝泻火,活血镇痛
   E. 滋阴降火,活血消肿

73. 患儿,女,2岁。时值夏季,发热持续1月余,朝盛暮衰,口渴多饮,尿多清长,无汗,面色苍白,下肢欠温,大便溏薄,舌淡苔薄。治疗应首选
   A. 白虎汤
   B. 新加香薷饮
   C. 温下清上汤
   D. 竹叶石膏汤
   E. 王氏清暑益气汤

A3型选择题(74~118题)

答题说明

以下提供若干个案例,每个案例下设3道考题。请根据题干所提供的信息,在每一道考题下面的A、B、C、D、E五个备选答案中选择一个最佳答案。

(74~76题共用题干)
患者,男,36岁。因流注来诊。恶寒发热,头胀,胸闷,呕恶,周身骨节酸痛,胸部布白痦。

74. 其辨证是
   A. 余毒攻窜证
   B. 暑湿交阻证

C. 瘀血凝滞证
D. 风热毒蕴证
E. 肝脾湿火证

75. 其治法是
   A. 清热解毒,凉血通络
   B. 解毒清暑化湿
   C. 和营活血,祛瘀通络
   D. 疏风清热解毒
   E. 清肝泻火利湿

76. 治疗应首选
   A. 黄连解毒汤合犀角地黄汤加减
   B. 清暑汤加减
   C. 活血散瘀汤加减
   D. 普济消毒饮加减
   E. 柴胡清肝汤加减

(77～79题共用题干)
患儿,男,23天。臀部突然发红成片、色如涂丹。局部红肿灼热,呈游走性,壮热。

77. 其诊断是
   A. 丹毒
   B. 发
   C. 有头疽
   D. 疔
   E. 痈

78. 其辨证是
   A. 风热毒蕴证
   B. 肝脾湿火证
   C. 湿热毒蕴证
   D. 胎火毒蕴证
   E. 正虚毒恋证

79. 治疗应首选
   A. 普济消毒饮加减
   B. 五神汤合萆薢渗湿汤加减
   C. 柴胡清肝汤加减
   D. 犀角地黄汤合黄连解毒汤加减
   E. 龙胆泻肝汤

(80～82题共用题干)
患者,女,29岁。产后患乳痈,溃脓后乳房肿痛虽轻,但疮口脓水不断,脓汁清稀,愈合缓慢。全身乏力,面色少华,低热不退,饮食减少。舌淡,苔薄,脉弱无力。

80. 其辨证是
   A. 气滞热壅证
   B. 热毒炽盛证
   C. 正虚毒恋证
   D. 肝郁痰凝证
   E. 冲任失调证

81. 其治法是
   A. 疏肝清胃,通乳消肿
   B. 清热解毒,托毒透脓
   C. 益气和营托毒
   D. 疏肝解郁,化痰散结
   E. 调摄冲任

82. 治疗应首选
   A. 逍遥蒌贝散加减
   B. 二仙汤合四物汤加减
   C. 瓜蒌牛蒡汤加减
   D. 透脓散加味
   E. 托里消毒散加减

(83～85题共用题干)
患者,男,65岁。小腿青筋怒张,局部发痒,红肿,疼痛,继则破溃,滋水淋漓,疮面腐暗;伴口渴,便秘,小便黄赤;苔黄腻,脉滑数。

83. 其辨证是
   A. 臁疮,湿热下注证
   B. 臁疮,气虚血瘀证
   C. 筋瘤,劳倦伤气证
   D. 筋瘤,寒湿凝筋证
   E. 筋瘤,外伤瘀滞证

84. 其治法是
   A. 补中益气,活血舒筋
   B. 暖肝散寒,益气通脉
   C. 活血化瘀,和营消肿
   D. 清热利湿,和营解毒
   E. 益气活血,祛瘀生新

85. 治疗应首选
   A. 补中益气汤加减
   B. 二妙丸合五神汤加减
   C. 补阳还五汤合四妙汤加减

D. 暖肝煎合当归四逆汤加减
E. 活血散瘀汤加减

(86~88题共用题干)

患者,女,40岁。颈部、胫前有皮疹、瘙痒1年。近2周来工作忙,加班熬夜,皮疹加重,伴心烦急躁易怒,口苦咽干,失眠多梦,便干。查体:颈部、胫前有苔藓化斑片,抓痕、血痂,舌红,脉弦数。

86. 其诊断是
   A. 瘾疹
   B. 湿疮
   C. 接触性皮炎
   D. 牛皮癣
   E. 白疕

87. 其治法是
   A. 疏肝理气,清肝泻火
   B. 祛风利湿,清热止痒
   C. 养血润燥,息风止痒
   D. 清热凉血,解毒消斑
   E. 养血滋阴,润肤息风

88. 治疗应首选
   A. 消风散
   B. 萆薢渗湿汤
   C. 犀角地黄汤
   D. 当归饮子
   E. 龙胆泻肝汤

(89~91题共用题干)

患者,男,42岁。症见左下肢皮色紫暗,抬高时见苍白,足背毳毛脱落,皮肤肌肉萎缩,趾甲变厚,趺阳脉搏动消失,患肢持续疼痛,夜间为重,舌暗红,脉沉细而涩。

89. 其诊断是
   A. 脱疽寒湿阻络证
   B. 脱疽血脉瘀阻证
   C. 痹证痰瘀痹阻证
   D. 脱疽热毒伤阴证
   E. 痹证风热湿痹

90. 其治法是
   A. 温阳散寒,活血通络
   B. 清热解毒,养阴活血

C. 活血化瘀,通络止痛
D. 化痰行瘀,蠲痹通络
E. 清热通络,祛风除湿

91. 治疗应首选
   A. 阳和汤
   B. 顾步汤
   C. 白虎加桂枝汤
   D. 双合汤
   E. 桃红四物汤

(92~94题共用题干)

患者,女,18岁。月经初潮1年,每于经行小腹绵绵作痛,经净渐除,经量少、质稀,腰酸腿软,面色晦暗,舌淡苔薄白,脉沉细。

92. 其辨证是
   A. 气滞血瘀证
   B. 寒凝血瘀证
   C. 湿热瘀阻证
   D. 气血虚弱证
   E. 肾气亏损证

93. 其治法是
   A. 理气行滞,化瘀止痛
   B. 温经散寒,祛瘀止痛
   C. 清热除湿,化瘀止痛
   D. 补气养血,调经止痛
   E. 补肾益精,养血止痛

94. 治疗应首选
   A. 膈下逐瘀汤
   B. 少腹逐瘀汤
   C. 调肝汤
   D. 清热调血汤加车前子、薏苡仁、败酱草
   E. 圣愈汤

(95~97题共用题干)

患者,女,30岁。1年前因产后大失血,月经逐渐后延,量少、色淡、质稀,现停经6月余,头晕目眩,心悸气短,毛发脱落,皮肤干燥,舌淡苔薄,脉细弱。

95. 其诊断是
   A. 月经后期
   B. 崩漏
   C. 闭经

D. 经期延长
E. 经间期出血

96. 其辨证是
   A. 气血虚弱证
   B. 肾气亏损证
   C. 阴虚血燥证
   D. 气滞血瘀证
   E. 寒凝血瘀证

97. 治疗应首选
   A. 人参养荣汤
   B. 温经汤
   C. 加减一阴煎加丹参、黄精、女贞子、制香附
   D. 血府逐瘀汤
   E. 加减苁蓉菟丝子丸加淫羊藿、紫河车

(98~100题共用题干)

患者,女,36岁。经行期间两乳房作痛,乳房按之柔软无块,月经量少,色淡,两目干涩,咽干口燥,五心烦热,舌淡,脉细数。

98. 其辨证是
   A. 肝气郁结证
   B. 肝肾亏虚证
   C. 胃虚痰滞证
   D. 脾肾阳虚证
   E. 气滞血瘀证

99. 其治法是
   A. 健脾祛痰,活血止痛
   B. 滋肾养肝,和胃通络
   C. 疏肝理气,和胃通络
   D. 温肾化气,健脾利水
   E. 理气行滞,养血调经

100. 治疗应首选
   A. 逍遥散加麦芽、青皮、鸡内金
   B. 一贯煎
   C. 四物汤合二陈汤去甘草
   D. 肾气丸合苓桂术甘汤
   E. 八物汤加泽泻、益母草

(101~103题共用题干)

患者,女,25岁。分娩后,小腹隐隐作痛,数天不止,喜按喜揉,恶露量少,色淡红,质稀无块,面色苍白,头晕眼花,心悸怔忡,大便干结,舌质淡,苔薄白,脉细弱。

101. 其诊断是
   A. 产后发热
   B. 产后小便不通
   C. 产后血晕
   D. 产后身痛
   E. 产后腹痛

102. 其辨证是
   A. 气血两虚证
   B. 瘀滞子宫证
   C. 感染邪毒证
   D. 外感风寒证
   E. 肝气郁结证

103. 治疗应首选
   A. 生化汤
   B. 散结定痛汤
   C. 独活寄生汤
   D. 肠宁汤
   E. 身痛逐瘀汤

(104~106题共用题干)

患者,女,40岁,已婚。近半年来,下腹部有结块,触之不坚,固定难移,经行量多,带下量多,胸脘痞闷,腰痛,舌体胖大,紫暗,苔白厚腻,脉沉涩。

104. 其诊断是
   A. 盆腔炎
   B. 阴疮
   C. 癥瘕
   D. 不孕症
   E. 异位妊娠

105. 其治法是
   A. 化痰除湿,活血消癥
   B. 清热利湿,化瘀消癥
   C. 活血化瘀,行气利水
   D. 活血化瘀,理气止痛
   E. 补肾活血,消癥散结

106. 治疗应首选
   A. 香棱丸
   B. 大黄䗪虫丸
   C. 补肾祛瘀方

D. 大黄牡丹汤
E. 苍附导痰丸

(107~109题共用题干)

患儿,女,8岁。久泻不止,食入即泻,便质清稀,完谷不化,精神萎靡,形寒肢冷,面色㿠白,睡时露睛,舌淡,脉细弱。

107. 其辨证是
   A. 伤食泻
   B. 湿热泻证
   C. 脾虚泻证
   D. 脾肾阳虚泻证
   E. 风寒泻证

108. 其治法是
   A. 运脾和胃,化湿和中
   B. 清肠解热,化湿止泻
   C. 健脾运气,助运止泻
   D. 温补脾肾,固涩止泻
   E. 疏风散寒,化湿和中

109. 治疗应首选
   A. 保和丸
   B. 藿香正气散
   C. 葛根黄芩黄连汤
   D. 参苓白术散
   E. 附子理中丸合四神丸

(110~112题共用题干)

患儿,男,6岁。咳嗽痰多色黄,黏稠难咳,气息粗促,喉中痰鸣,发热口渴,烦躁不宁,小便短赤,大便干结,舌红苔黄,脉滑数。

110. 其辨证是
   A. 风寒咳嗽证
   B. 风热咳嗽证
   C. 风燥咳嗽证
   D. 痰热咳嗽证
   E. 痰湿咳嗽证

111. 其治法是
   A. 清热化痰,宣肺止咳
   B. 疏风散寒,宣肺止咳
   C. 疏风清肺,润燥止咳
   D. 疏风解热,宣肺止咳
   E. 化痰燥湿,宣肺止咳

112. 治疗应首选
   A. 二陈汤加减
   B. 清金化痰汤
   C. 桑菊饮
   D. 金沸草散
   E. 清燥救肺汤

(113~115题共用题干)

患儿,女,2岁。春季发病,发热2天,体温38~38.5℃,有汗,口渴喜饮,咳嗽,流黄涕,打喷嚏,恶心,呕吐2次,吐物酸腐,不思饮食,时有腹痛,大便酸臭,夹有不消化食物,溲黄。查体:咽红,扁桃体肿大,心肺(-),腹胀拒按,稀便。舌质红,苔黄腻,指纹紫滞至风关。

113. 其诊断是
   A. 咳嗽之痰热咳嗽证
   B. 感冒之感冒夹滞证
   C. 肺炎喘嗽之痰热闭肺证
   D. 泄泻之伤食泻证
   E. 积滞之乳食内积证

114. 其治法是
   A. 消食化积
   B. 和胃导滞
   C. 消食导滞
   D. 辛凉解表,兼以消导
   E. 宣肺止咳

115. 治疗应首选
   A. 桑菊饮
   B. 枳实导滞丸
   C. 香砂平胃散
   D. 健脾丸
   E. 银翘散合保和丸

(116~118题共用题干)

患儿,男,12岁。紫癜反复出现2年余。现症见皮肤散在瘀点、瘀斑,色淡紫,时有鼻衄、齿衄,伴面色苍黄,神疲纳呆,头晕心悸,舌淡苔薄,脉细无力。

116. 其辨证是
   A. 气不摄血证
   B. 血热妄行证

C. 阴虚火旺证
D. 风热伤络证
E. 气营两燔证
117. 其治法是
　A. 滋阴降火,凉血止血
　B. 健脾养心,益气摄血
　C. 清热解毒,凉血止血
　D. 疏风散邪,清热凉血

E. 清气凉营,解毒化瘀
118. 治疗应首选
　A. 连翘败毒散
　B. 知柏地黄汤
　C. 大补阴丸
　D. 犀角地黄汤
　E. 归脾汤

B1型选择题(119～150题)

答题说明

以下提供若干组考题,每组考题共用在考题前列出的A、B、C、D、E五个备选答案。请从中选择一个与问题关系最密切的答案。某个备选答案可能被选择一次、多次或不被选择。

　A. 气血充足
　B. 气火有余
　C. 气血虚弱
　D. 蓄毒日久损伤筋骨
　E. 血络受损
119. 脓色绿黑稀薄者,其病机为
120. 脓液黄浊质稠,色泽不净者,其病机为

　A. 螺疔
　B. 蛇头疔
　C. 蛇眼疔
　D. 蛀节疔
　E. 舌肚疔
121. 生于手指骨节间的疔疮称为
122. 生于指腹部的疔疮称为

　A. 透脓散
　B. 瓜蒌牛蒡汤
　C. 龙胆泻肝汤
　D. 四妙汤加味
　E. 托里消毒散
123. 乳痈溃后热退身凉,肿痛渐消,应首选
124. 乳痈成脓期,应首选

　A. 推疣法
　B. 浸渍法
　C. 针挑法

D. 挖除法
E. 结扎法
125. 寻常疣的外治,应选用
126. 传染性软疣的外治,应选用

　A. 截石位3、7、11点
　B. 截石位3、9点
　C. 截石位6、12点
　D. 截石位1、8点
　E. 截石位4、10点
127. 血栓外痔好发于
128. 混合痔好发于

　A. 金锁固精丸
　B. 济生肾气丸
　C. 真武汤
　D. 附桂八味丸
　E. 调元肾气丸
129. 精浊肾阳虚损证,应首选
130. 精癃肾阳不足证,应首选

　A. 气血虚弱
　B. 肾虚肝郁
　C. 脾肾亏损
　D. 肝郁血热
　E. 肝郁脾虚
131. 育龄期崩漏,多属

132. 围绝经期崩漏,多属

　　A. 两地汤
　　B. 逐瘀止血汤
　　C. 清肝止淋汤
　　D. 清热固经汤
　　E. 燥湿化痰汤

133. 治疗经间期出血肾阴虚证,应首选
134. 治疗经间期出血湿热证,应首选

　　A. 丹栀逍遥散
　　B. 乌药汤
　　C. 通窍活血汤
　　D. 天仙藤散
　　E. 龙胆泻肝汤

135. 治疗经行头痛血瘀证,应首选
136. 治疗子肿气滞证,应首选

　　A. 脾胃虚弱
　　B. 脾虚痰湿
　　C. 肝胃不和
　　D. 肝经湿热
　　E. 肝郁脾虚

137. 恶阻,口淡,呕吐清涎者,多为
138. 恶阻,口苦,呕吐酸水或苦水者,多为

　　A. 血瘀
　　B. 风寒
　　C. 肾虚
　　D. 血虚
　　E. 气虚

139. 产后肢体关节疼痛,屈伸不利,痛无定处。其证候是
140. 产后遍身关节酸楚,肢体麻木,头晕心悸。其证候是

　　A. 开郁二陈汤
　　B. 苍附导痰丸
　　C. 香棱丸
　　D. 桂枝茯苓丸
　　E. 血府逐瘀汤

141. 治疗癥瘕气滞证,应首选
142. 治疗癥瘕痰湿证,应首选

　　A. 少腹逐瘀汤
　　B. 养精种玉汤
　　C. 温胞饮
　　D. 开郁种玉汤
　　E. 毓麟珠

143. 婚久不孕,月经不调,头晕耳鸣,腰酸腿软,精神疲倦,小便清长,舌淡,苔薄,脉沉细。治疗应首选
144. 婚久不孕,月经后期,量少色淡,甚则闭经,平时白带量多,腰痛如折,腹冷肢寒,面色晦暗,舌淡,苔白滑,脉沉细。治疗应首选

　　A. 胎产史
　　B. 喂养史
　　C. 生长发育史
　　D. 预防接种史
　　E. 家族史

145. 当小儿出现脾胃病时,应特别注意询问
146. 需要与传染病鉴别时,应特别注意询问

　　A. 自汗为主,头部、肩背部明显
　　B. 自汗为主,汗出遍身而不温
　　C. 盗汗为主,手足心热
　　D. 自汗或盗汗,头部、四肢为多
　　E. 盗汗为主,遍身汗出

147. 汗证肺卫不固的主症是
148. 汗证营卫失调的主症是

　　A. 滋阴降火,凉血止血
　　B. 疏风散邪,清热凉血
　　C. 理气化瘀,活血止血
　　D. 健脾养心,益气摄血
　　E. 清热解毒,凉血止血

149. 紫癜风热伤络证的治法是
150. 紫癜阴虚火旺证的治法是

试卷标识码:

中医执业医师资格考试
考前自测卷(三)

(医学综合)

考生姓名:_____

准考证号:_____

考　　点:_____

考 场 号:_____

A1型选择题(1~97题)

答题说明

每一道考试题下面有A、B、C、D、E五个备选答案。请从中选择一个最佳答案。

1. 同病异治的实质是
   A. 证同治异
   B. 证异治异
   C. 病同治异
   D. 证异治同
   E. 病同治同

2. 《素问·生气通天论》"阴者,藏精而起亟也;阳者,卫外而为固也",主要说明
   A. 阴阳的对立
   B. 阴阳的偏盛
   C. 阴精和阳气各自的生理功能
   D. 阴精和阳气的病理关系
   E. 阴精和阳气的生理关系

3. 按五行属性分类,五化中属土者是
   A. 生
   B. 长
   C. 化
   D. 收
   E. 藏

4. 下列各项中,属于母病及子的是
   A. 肺病及肾
   B. 肝病及肾
   C. 肺病及心
   D. 心病及肝
   E. 脾病及肾

5. 主要体现以五行学说确立抑强扶弱兼用的治法是
   A. 抑木扶土法
   B. 佐金平木法
   C. 培土制水法
   D. 泻南补北法
   E. 阴中求阳法

6. 下列哪项在心主血脉中起关键作用
   A. 心血充盈
   B. 心气充沛
   C. 心神安宁
   D. 心搏如常
   E. 脉道通利

7. 说肺为娇脏的主要依据是
   A. 肺主一身之气
   B. 肺外合皮毛
   C. 肺朝百脉
   D. 肺为水之上源
   E. 肺气通于天,不耐寒热

8. 被称为先天之本的脏是
   A. 肾
   B. 脾
   C. 心
   D. 肝
   E. 肺

9. 据《素问·汤液醪醴论》,水肿的治则是
   A. 温衣
   B. 微动四极
   C. 缪刺其处
   D. 开鬼门,洁净府
   E. 平治于权衡

10. 下列关于五脏外合五体的叙述,错误的是
    A. 心合脉
    B. 肝合爪
    C. 脾合肉
    D. 肺合皮
    E. 肾合骨

11. 中精之府是
    A. 胃

B. 胆
C. 三焦
D. 膀胱
E. 大肠

12. 《素问·经脉别论》所述"毛脉合精"是指
    A. 细小络脉相合
    B. 毛脉均受谷气
    C. 毛脉相会合
    D. 气血相合
    E. 经脉、经别相合

13. 下列被称为"元神之府"的是
    A. 脑
    B. 髓
    C. 骨
    D. 脉
    E. 胆

14. 具有推动呼吸和血行功能的气是
    A. 心气
    B. 肺气
    C. 营气
    D. 卫气
    E. 宗气

15. 治疗血行瘀滞,多配用补气、行气药,是由于
    A. 气能生血
    B. 气能行血
    C. 气能摄血
    D. 血能生气
    E. 血能载气

16. 在十二经脉走向中,足之三阴是
    A. 从脏走手
    B. 从头走足
    C. 从足走胸
    D. 从足走腹
    E. 从手走头

17. 手阳明大肠经在何处交于何经
    A. 在鼻翼旁交于足阳明胃经
    B. 在拇指端交于手太阴肺经
    C. 在小指端交于手太阳小肠经
    D. 在无名指端交于手少阳三焦经
    E. 在足大趾端交于足太阴脾经

18. 寒邪袭人,导致肢体屈伸不利,是由于
    A. 其性收引,以致经络、筋脉收缩而挛急
    B. 其为阴邪,伤及阳气,肢体失于温煦
    C. 其性凝滞,肢体气血流行不利
    D. 其与肾相应,肾精受损,不能滋养肢体
    E. 其邪袭表,卫阳被遏,肢体肌肤失于温养

19. 旋覆代赭汤适用于下列哪一项病证
    A. 伤寒脉结代,心动悸
    B. 心下痞硬,干噫食臭,胁下有水气
    C. 小结胸病,正在心下,按之则痛,脉浮滑者
    D. 伤寒发汗,若吐,若下,解后,心下痞硬,噫气不除者
    E. 伤寒二三日,心中悸而烦者

20. 依据《素问·宣明五气》理论,久卧易伤及的是
    A. 气
    B. 血
    C. 肉
    D. 精
    E. 筋

21. 疾病的发生归结到一点,就是人体
    A. 感受了外邪
    B. 阴阳失调
    C. 先天禀赋不足
    D. 正气虚衰
    E. 生理功能衰减

22. 导致虚热证的病理变化是
    A. 阳偏衰
    B. 阴偏衰
    C. 阳偏胜
    D. 阴偏胜
    E. 阳盛格阴

23. 据《伤寒论》原文"自利不渴者"属于
   A. 少阴病
   B. 厥阴病
   C. 太阴病
   D. 少阳病
   E. 太阳病

24. 以下哪项不是火热内生的常见原因
   A. 邪郁化火
   B. 气有余便是火
   C. 五志过极化火
   D. 外感暑热阳邪
   E. 阴虚火旺

25. 用补益药物治疗具有闭塞不通症状的虚证,其治则是
   A. 实者泻之
   B. 虚者补之
   C. 通因通用
   D. 塞因塞用
   E. 攻补兼施

26. 根据"诸寒之而热者取之阴"的法则,治宜
   A. 热者寒之
   B. 寒者热之
   C. 壮水制火
   D. 益火消阴
   E. 损其有余

27. 因中气下陷所致的久痢、脱肛及子宫下垂,都可采用升提中气法治疗,此属于
   A. 因人制宜
   B. 同病异治
   C. 异病同治
   D. 审因论治
   E. 虚则补之

28. 主水饮,肾虚水泛,气血受困的面色特点是
   A. 面色白
   B. 面色黧黑
   C. 眼眶黑黧
   D. 面色紫黑
   E. 黄如烟熏

29. 下列各项,不属面色青主病的是
   A. 寒证
   B. 惊风
   C. 湿证
   D. 气滞
   E. 血瘀

30. 伤寒二三日,心中悸而烦者。治以
   A. 四逆散
   B. 白通汤
   C. 真武汤
   D. 通脉四逆汤
   E. 小建中汤

31. 舌绛少苔有裂纹,多见于
   A. 热邪内盛
   B. 气血两虚
   C. 阴虚火旺
   D. 瘀血内阻
   E. 脾虚湿侵

32. 外感风寒或风热之邪,或痰湿壅肺,肺失宣肃,导致的音哑或失音,称为
   A. 子喑
   B. 金破不鸣
   C. 金实不鸣
   D. 少气
   E. 短气

33. 语言謇涩,病因多属
   A. 热扰心神
   B. 痰火扰心
   C. 风痰阻络
   D. 心气不足
   E. 心阴大伤

34. 少阴病,始得之,反发热,脉沉者。治以
   A. 麻黄细辛附子汤

B. 黄连阿胶汤
C. 通脉四逆汤
D. 四逆散
E. 当归四逆汤

35. 外感热病中,正邪相争,提示病变发展转折点的是
A. 战汗
B. 自汗
C. 盗汗
D. 冷汗
E. 热汗

36. 少阴经头痛的特征是
A. 前额连眉棱骨痛
B. 两侧太阳穴处痛
C. 后头部连项痛
D. 头痛连齿
E. 头痛晕沉

37. 痰湿内阻所致头晕的特征,是伴有
A. 胀痛
B. 刺痛
C. 眼花
D. 耳鸣
E. 昏沉

38. 下列各项,可见口干但欲漱水不欲咽症状的是
A. 湿热
B. 阴虚
C. 痰饮
D. 瘀血
E. 温病营分证

39. 根据《金匮要略》的原文,栝蒌薤白白酒汤证的典型脉象是
A. 脉沉细数
B. 寸口脉沉而迟,关上小紧数
C. 寸口关上微,尺中小紧
D. 脉浮而数
E. 脉细欲绝

40. 下列除哪项外,均有脉率快的特点
A. 数
B. 促
C. 滑
D. 疾
E. 动

41. 下列哪种脉象主虚证
A. 滑
B. 结
C. 促
D. 动
E. 疾

42. 腹胀满,无压痛,叩之作空声,可见于
A. 水鼓
B. 气胀
C. 痰饮
D. 积聚
E. 内痈

43. 临床病证的虚实,主要取决于
A. 正气的强弱
B. 正邪的消长
C. 阴阳的盛衰
D. 气血的盛衰
E. 气机的失调

44. 下列除哪项外,均为里实热证的表现
A. 身发高热
B. 两颧娇红
C. 口渴饮冷
D. 热汗不止
E. 脉象洪数

45. 湿温初起面色多见
A. 萎黄
B. 淡黄
C. 橘黄
D. 深黄
E. 苍黄

46. 下列哪项不是阴水证的临床表现
   A. 水肿先从下肢肿起
   B. 下半身肿痛
   C. 腰酸肢冷
   D. 水肿皮薄光亮
   E. 起病缓,病程长

47. 大肠液亏证的主症是
   A. 口干咽燥
   B. 口臭头晕
   C. 便干难以排出
   D. 舌红苔白干
   E. 脉象细涩

48. 呕吐吞酸,胸胁胀满,嗳气频作,脘闷食少。其证候是
   A. 食滞胃脘
   B. 胃阴虚
   C. 肝脾不调
   D. 肝胃不和
   E. 胃阳虚

49. 下列除哪项外,均为肾虚的症状
   A. 腰膝酸软
   B. 耳鸣耳聋
   C. 牙齿动摇
   D. 尿频急痛
   E. 阳痿遗泄

50. 下列各项,不属气分证临床表现的是
   A. 心烦懊侬
   B. 便秘尿赤
   C. 胁痛口苦
   D. 谵语狂乱
   E. 身热夜甚

51. 下列哪项属于药性升浮药物的功效
   A. 止咳平喘
   B. 渗湿利尿
   C. 息风潜阳
   D. 祛风散寒
   E. 清热泻下

52. 《温热论》中的"浊邪害清"之浊邪是指
   A. 痰饮
   B. 湿热
   C. 湿浊
   D. 瘀血
   E. 肿瘤

53. 龟甲入汤剂应当
   A. 包煎
   B. 先煎
   C. 后下
   D. 另煎
   E. 烊化

54. 解表药的味多是
   A. 辛味
   B. 酸味
   C. 甘味
   D. 苦味
   E. 咸味

55. 治疗外感发热,邪郁肌腠,项背强痛者,应首选
   A. 荆芥
   B. 白芷
   C. 薄荷
   D. 葛根
   E. 柴胡

56. 太阴温病热在营中,治以
   A. 清营汤去黄连
   B. 牛黄丸
   C. 紫雪丹
   D. 三仁汤
   E. 冬地三黄汤

57. 治疗大头瘟毒,头面红肿,咽喉不利,宜首选
   A. 穿心莲
   B. 板蓝根
   C. 金银花

D. 山豆根
E. 蒲公英

58. 具有凉血解毒功效的药物是
   A. 大黄
   B. 芒硝
   C. 芦荟
   D. 火麻仁
   E. 桃仁

59. 具有消肿散结功效的药物是
   A. 芫花
   B. 巴豆
   C. 甘遂
   D. 牵牛子
   E. 芦荟

60. 秦艽的归经是
   A. 脾经
   B. 肝、胆经
   C. 胃、肝、胆经
   D. 肾经
   E. 三焦经

61. 治疗风湿痹证,腰膝酸痛,下肢痿软无力,遇劳更甚者,应首选
   A. 防己
   B. 秦艽
   C. 五加皮
   D. 豨莶草
   E. 白花蛇

62. 利水渗湿作用较强,治疗水湿停滞所致小便不利,水肿,泄泻,带下,宜首选
   A. 石韦
   B. 滑石
   C. 草薢
   D. 木通
   E. 猪苓

63. 丁香主治的病证是

A. 蛔虫腹痛
B. 脚气肿痛
C. 阳虚外感
D. 胃寒呃逆
E. 寒湿痹痛

64. 既能疏肝破气,又能散结消滞的药物是
   A. 橘皮
   B. 青皮
   C. 枳实
   D. 木香
   E. 香附

65. 治疗外感表证兼有食积者,宜选用的药物是
   A. 神曲
   B. 麦芽
   C. 青皮
   D. 莪术
   E. 山楂

66. 善治血热便血、痔血及肝热目赤头痛的药物是
   A. 虎杖
   B. 槐花
   C. 小蓟
   D. 地榆
   E. 大蓟

67. 下列不属于牛膝功效的是
   A. 活血祛瘀
   B. 强健筋骨
   C. 引火归原
   D. 利尿通淋
   E. 补益肝肾

68. 下列有消癥功效的中药是
   A. 水蛭
   B. 莪术
   C. 丹参
   D. 红花
   E. 白花蛇舌草

69. 半夏的归经是
   A. 心、脾、肾经
   B. 肝、脾、肾经
   C. 肺、胃、肾经
   D. 心、肝、胃经
   E. 肺、脾、胃经

70. 百部的主要功效是
   A. 化痰
   B. 止咳
   C. 平喘
   D. 清肺
   E. 泻肺

71. 具有开窍宁神,化湿和胃功效的药物是
   A. 石菖蒲
   B. 苏合香
   C. 麝香
   D. 冰片
   E. 牛黄

72. 山药具有的功效是
   A. 补肾固精
   B. 养血安神
   C. 补气升阳
   D. 益卫固表
   E. 补脾祛湿

73. 具有补肾益精,养血益气功效的药物是
   A. 沉香
   B. 磁石
   C. 蛤蚧
   D. 益智
   E. 紫河车

74. 肉豆蔻与白豆蔻均具有的功效是
   A. 涩肠止泻,下气平喘
   B. 温中散寒,行气消胀
   C. 温中行气,燥湿止带
   D. 收敛固涩,制酸止痛
   E. 涩肠止泻,敛肺止咳

75. 下列剂型中没有固定剂型的是
   A. 酒剂
   B. 锭剂
   C. 茶剂
   D. 丹剂
   E. 散剂

76. 止嗽散的组成药物中含有
   A. 青皮
   B. 木香
   C. 香附
   D. 厚朴
   E. 陈皮

77. 小柴胡汤的组成药物中不含有的是
   A. 柴胡
   B. 黄芩
   C. 干姜
   D. 人参
   E. 大枣

78. 体现寒热并用、辛开苦降、消补兼施配伍特点的方剂是
   A. 半夏泻心汤
   B. 生姜泻心汤
   C. 甘草泻心汤
   D. 健脾丸
   E. 枳实消痞丸

79. 下列方剂清上泄下的是
   A. 凉膈散
   B. 小半夏汤
   C. 四物汤
   D. 瓜蒌薤白半夏汤
   E. 平胃散

80. 理中丸除温中祛寒外,还具有的功用是
   A. 和中缓急
   B. 和胃止呕
   C. 降逆止痛
   D. 养血通脉

E. 补气健脾

81. 下列方剂组成药物中,不含有附子的是
    A. 实脾散
    B. 真武汤
    C. 乌梅丸
    D. 温脾汤
    E. 阳和汤

82. 下列除哪项外,均是防风通圣散主治病证的临床表现
    A. 憎寒壮热
    B. 头目眩晕
    C. 目赤睛痛
    D. 大便秘结
    E. 郁郁微烦

83. 玉屏风散的功用有
    A. 固表
    B. 涩肠
    C. 止遗
    D. 固冲
    E. 补肾

84. 炙甘草汤中配伍桂枝、生姜的主要用意是
    A. 温阳化气
    B. 温经散寒
    C. 温经通脉
    D. 通阳复脉
    E. 通阳化气

85. 组成药物中含有熟地、肉桂的方剂是
    A. 一贯煎
    B. 暖肝煎
    C. 肾气丸
    D. 炙甘草汤
    E. 地黄饮子

86. 真人养脏汤主治之久泻久痢的主要病机是
    A. 肾阳衰微
    B. 脾胃虚寒

C. 肠胃寒积
D. 脾肾虚寒
E. 肝肾虚寒

87. 朱砂安神丸组成中含有的药物是
    A. 栀子
    B. 黄连
    C. 石膏
    D. 竹叶
    E. 知母

88. 苏合香丸的功用是
    A. 清热化痰,开窍定惊
    B. 清热开窍,镇惊安神
    C. 清热开窍,化浊解毒
    D. 芳香开窍,行气止痛
    E. 化痰开窍,辟秽解毒

89. 定喘汤的组成药物中含有
    A. 半夏、当归
    B. 麻黄、杏仁
    C. 桑白皮、地骨皮
    D. 黄芩、陈皮
    E. 苏子、橘红

90. 温经汤(《金匮要略》)主治证候的病因病机是
    A. 五劳虚极
    B. 产后血虚受寒
    C. 冲任虚损
    D. 下焦蓄血
    E. 冲任虚寒,瘀血阻滞

91. 槐花散的功用有
    A. 祛湿排脓
    B. 清热解毒
    C. 行气解郁
    D. 疏风下气
    E. 解表散邪

92. 主治肝肾阴亏,肝阳上亢,气血逆乱所致类中风证的方剂是

A. 羚角钩藤汤
B. 地黄饮子
C. 大定风珠
D. 天麻钩藤饮
E. 镇肝熄风汤

93. 增液汤的组成药物中含有
A. 党参
B. 白参
C. 玄参
D. 沙参
E. 丹参

94. 下列哪项不是八正散主治证候的症状
A. 小腹急满
B. 小便涩痛
C. 恶心呕吐
D. 舌苔黄腻
E. 脉数有力

95. 白术与苍术并用的方剂是
A. 健脾丸
B. 完带汤
C. 参苓白术散
D. 藿香正气散
E. 九味羌活汤

96. 清气化痰丸的主治证候中,不包括的是
A. 胸膈痞满
B. 舌苔白腻
C. 脉象滑数
D. 咳嗽痰黄
E. 小便短赤

97. 健脾丸的组成药物中含有
A. 薏苡仁
B. 莱菔子
C. 鸡内金
D. 黄芪
E. 黄连

A2 型选择题(98～108 题)

答题说明

每一道考题是以一个小案例出现的,其下面都有 A、B、C、D、E 五个备选答案。请从中选择一个最佳答案。

98. 患者三阳合病,腹满身重,难以转侧,口不仁面垢,谵语遗尿,自汗出。治以
A. 白虎汤
B. 白虎加人参汤
C. 大承气汤
D. 茵陈蒿汤
E. 小承气汤

99. 患者恶风,一身悉肿,脉浮不渴,续自汗出,无大热。治以
A. 生姜泻心汤
B. 小陷胸汤
C. 五苓散
D. 越婢汤
E. 小青龙汤

100. 患者喘息咳唾,胸背痛,短气,寸口脉沉而迟,关上小紧数。治以
A. 厚朴七物汤
B. 栝楼薤白白酒汤
C. 甘姜苓术汤
D. 苓桂术甘汤
E. 肾气丸

101. 患者阳明温病,津液不足,无水舟停,间服增液,再不下,治疗宜选
A. 增液承气汤
B. 牛黄承气汤
C. 新加黄龙汤
D. 宣白承气汤
E. 导赤承气汤

102. 患者面目俱赤,语声重浊,呼吸俱粗,大便闭,小便涩,舌苔老黄,但恶热,不恶寒,日晡益甚,脉浮洪躁甚。治以
   A. 新加黄龙汤
   B. 宣白承气汤
   C. 导赤承气汤
   D. 白虎汤
   E. 大承气汤

103. 患者外感风寒,恶寒发热,头身疼痛,无汗,喘咳。治疗宜选用
   A. 麻黄
   B. 桂枝
   C. 细辛
   D. 杏仁
   E. 白前

104. 患者,男,50岁。素体肥胖,胸闷憋气,时感胸痛,甚则胸痛彻背,舌质紫暗,苔薄腻,脉弦滑。治疗应首选
   A. 青皮
   B. 乌药
   C. 薤白
   D. 木香
   E. 香附

105. 患者,女,28岁。经来淋漓不尽,经色鲜红,诊为崩漏,近日颜面长有痤疮,色红肿痛,舌红苔略黄,脉细数。治疗应首选
   A. 白茅根、芦根
   B. 大蓟、小蓟
   C. 地榆、白及
   D. 艾叶、地榆
   E. 三七、茜草

106. 患者外感风邪,头痛较甚,伴恶寒发热,目眩鼻塞,舌苔薄白,脉浮。治疗宜选用
   A. 川芎
   B. 丹参
   C. 郁金
   D. 牛膝
   E. 益母草

107. 患者,女,36岁。面色萎黄,头晕眼花,心悸失眠,舌淡少苔,脉细弱。治疗应首选
   A. 酸枣仁
   B. 合欢皮
   C. 磁石
   D. 远志
   E. 朱砂

108. 患儿,男,2岁。面色萎黄,发育不良,形体明显瘦小,行迟,骨软无力,囟门不合。治疗应首选
   A. 白芍
   B. 玉竹
   C. 杜仲
   D. 当归
   E. 鹿茸

B1 型选择题(109~150题)

答题说明

以下提供若干组考题,每组考题共用在考题前列出的A、B、C、D、E五个备选答案。请从中选择一个与问题关系最密切的答案。某个备选答案可能被选择一次、多次或不被选择。

   A. 泻南补北
   B. 扶土抑木
   C. 滋水涵木
   D. 培土生金
   E. 佐金平木

109. 心肾不交的治法是

110. 肝阳上亢的治法是

   A. 心、肺
   B. 心、肝
   C. 肺、脾
   D. 肺、肝

E. 肺、肾

111. 与气的生成关系最密切的是
112. 与呼吸运动关系最密切的是

A. 气能生血
B. 气能摄血
C. 气能行血
D. 血能载气
E. 血能生气

113. 治疗血虚,常配伍补气药,其根据是
114. 气随血脱的生理基础是

A. 阴跷脉、阳跷脉
B. 阴维脉、阳维脉
C. 督脉、任脉
D. 冲脉、任脉
E. 阴跷脉、阴维脉

115. 患者,女。因流产而失血过多,导致月经不调,久不怀孕。其病在
116. 患者久病,眼睑开合失司,下肢运动不利。其病在

A. 怒则气上
B. 悲则气消
C. 喜则气缓
D. 思则气结
E. 恐则气下

117. 患者因受精神刺激突发二便失禁,遗精。其病机是
118. 患者因受精神刺激而气逆喘息,面红目赤,呕血,昏厥卒倒。其病机是

A. 上
B. 缓
C. 消
D. 下
E. 结

119. 据《素问·举痛论》,喜则气
120. 据《素问·举痛论》,思则气

A. 热因热用
B. 寒因寒用
C. 通因通用
D. 塞因塞用
E. 寒者热之

121. 适用于脾虚腹胀的治则治法是
122. 适用于真热假寒的治则治法是

A. 病邪入里
B. 寒邪化热
C. 邪退正复
D. 热退津复
E. 湿热留恋

123. 舌苔由黄燥转为白润,提示
124. 舌苔由薄白转为白厚,提示

A. 结脉
B. 促脉
C. 代脉
D. 微脉
E. 弱脉

125. 脉来缓而时止,止无定数者,称为
126. 脉沉细而软者,称为

A. 表寒证
B. 真寒假热证
C. 虚寒证
D. 实寒证
E. 亡阳证

127. 脘腹冷痛拒按,大便秘结,多见于
128. 脘腹冷痛喜按,大便溏软,多见于

A. 黄而黏稠,坚而成块
B. 白而清稀
C. 清稀而多泡沫
D. 白滑而量多,易咯
E. 少而黏,难咯

129. 寒痰的特征是
130. 湿痰的特征是

A. 咳嗽,咯痰稀白
B. 咳嗽,痰多泡沫

C. 咳喘,咯痰黄稠
D. 咳嗽,痰少难咯
E. 咳喘,痰多易咯

131. 热邪壅肺证,可见
132. 燥邪犯肺证,可见

A. 肝阳化风证
B. 阴虚动风证
C. 血虚生风证
D. 热极生风证
E. 肝阳上亢证

133. 可见步履不稳,眩晕欲仆症状的是
134. 可见眩晕肢体震颤,面白无华症状的是

A. 化湿和胃
B. 凉血消肿
C. 活血止痛
D. 清热解毒
E. 清退虚热

135. 豨莶草具有的功效是
136. 络石藤具有的功效是

A. 泽泻
B. 滑石
C. 茵陈
D. 草薢
E. 地肤子

137. 具有利湿去浊,祛风除痹功效的药物是
138. 具有利湿退黄,解毒疗疮功效的药物是

A. 痰饮
B. 悬饮
C. 肺饮
D. 微饮
E. 留饮

139.《金匮要略》所述,饮停部位在肠间的是
140.《金匮要略》所述,饮停部位在胁下的是

A. 山茱萸
B. 五倍子
C. 莲子
D. 诃子
E. 金樱子

141. 具有补脾止泻,养心安神功效的药物是
142. 具有益肾固精,养心安神功效的药物是

A. 玉女煎
B. 导赤散
C. 六一散
D. 黄连解毒汤
E. 竹叶石膏汤

143. 心胸烦热,口渴面赤,口舌生疮者,应选用
144. 小便短赤,溲时热涩刺痛者,应选用

A. 祛暑解表,化湿和中
B. 祛暑解表,清热化湿
C. 清暑解热,化气利湿
D. 清暑化湿,理气和中
E. 祛暑化湿,健脾和中

145. 香薷散的功用是
146. 新加香薷饮的功用是

A. 四物汤
B. 归脾汤
C. 当归补血汤
D. 四君子汤
E. 八珍汤

147. 妊娠2个月,食少便软,面色萎白,语声低微,四肢乏力,舌质淡,脉细缓。应首选
148. 面色萎黄,头晕倦怠,气短少言,心悸不安,食欲减退,舌淡苔白,脉细弱。应首选

A. 消风散
B. 二陈汤
C. 川芎茶调散
D. 天麻钩藤饮
E. 半夏白术天麻汤

149. 外感风邪头痛、头风,治宜选用
150. 风痰上扰头痛、眩晕,治宜选用

A1 型选择题(1～47题)

答题说明

每一道考试题下面有 A、B、C、D、E 五个备选答案。请从中选择一个最佳答案。

1. 下列各项,可见间歇热的是
   A. 急性肾盂肾炎
   B. 肺炎
   C. 风湿热
   D. 渗出性胸膜炎
   E. 霍奇金病

2. 嘶哑样咳嗽,可见于
   A. 气管异物
   B. 声带疾患
   C. 百日咳
   D. 胸膜炎
   E. 支气管扩张

3. 代谢性酸中毒可出现的呼吸改变是
   A. 潮式呼吸
   B. 叹息样呼吸
   C. 库斯莫尔呼吸
   D. 比奥呼吸
   E. 抽泣样呼吸

4. 下列可引起中枢性呕吐的是
   A. 幽门梗阻
   B. 洋地黄中毒
   C. 急性腹膜炎
   D. 急性心肌梗死
   E. 迷路炎

5. 下列除哪项外,均符合问诊的要求
   A. 态度和蔼,言语亲切
   B. 要将病人陈述的内容去粗取精、去伪存真
   C. 交谈时避免使用特定意义的医学术语
   D. 医生要多提出诱导性的问题
   E. 对危重病人只扼要询问,待病情缓和后再补充

6. 正常成人腋测法体温应是
   A. 36～37℃
   B. 36.2～37℃
   C. 36.2～37.2℃
   D. 36.4～37.4℃
   E. 36.5～37.5℃

7. 方颅可见于
   A. 呆小症
   B. 先天性梅毒
   C. 脑膜炎
   D. 脑积水
   E. 小儿营养不良

8. 肺部叩诊出现实音应考虑的疾病是
   A. 肺炎
   B. 胸膜炎
   C. 肺空洞
   D. 肺气肿
   E. 大量胸腔积液

9. 具有胸膜摩擦音体征的疾病是
   A. 结核性干性胸膜炎
   B. 结核性渗出性胸膜炎
   C. 肺结核并发气胸
   D. 结核性脓胸
   E. 肺结核

10. 高血压性心脏病左心室增大,其心脏浊音界呈
    A. 靴形
    B. 梨形
    C. 烧瓶形
    D. 普大型
    E. 心腰部凸出

11. 心脏杂音较局限不传导的器质性病变是
    A. 二尖瓣关闭不全
    B. 二尖瓣狭窄
    C. 主动脉瓣狭窄

D. 肺动脉瓣狭窄

E. 主动脉瓣关闭不全

12. 下列各项,可出现金属样肠蠕动音的是

A. 麻痹性肠梗阻

B. 机械性肠梗阻

C. 低血钾

D. 急性肠炎

E. 败血症

13. 下列哪项不是腹水的表现

A. 蛙状腹

B. 移动性浊音

C. 波动感

D. 振水音

E. 直立时下腹饱满

14. 下列可引起中性粒细胞生理性增多的是

A. 睡眠

B. 妊娠末期

C. 休息

D. 缺氧

E. 情绪激动

15. 血清总胆红素、结合胆红素、非结合胆红素均中度增加,可见于

A. 蚕豆病

B. 胆石症

C. 珠蛋白生成障碍性贫血

D. 急性黄疸性肝炎

E. 胰头癌

16. 下列关于内生肌酐清除率的叙述,正确的是

A. 肾功能严重损害时,开始升高

B. 高于80mL预后不良

C. 肾功能损害愈重,其清除率愈低

D. 肾功能损害愈重,其清除率愈高

E. 其测定与肾功能损害程度无关

17. 下列除哪项外,均可引起血清钾增高

A. 急、慢性肾衰竭

B. 静脉滴注大量钾盐

C. 严重溶血

D. 代谢性酸中毒

E. 代谢性碱中毒

18. 下列不属于代谢性酸中毒原因的是

A. 糖尿病酮症

B. 肾功能衰竭

C. 腹泻

D. 摄入大量阿司匹林

E. 肺通气功能障碍

19. 大量腹腔积液的呼吸形式是

A. 腹式呼吸

B. 长吸式呼吸

C. 呼吸浅快

D. 呼吸深快

E. 呼吸深慢

20. 心肌梗死特征性心电图出现在Ⅰ、aVL、V_5(V_6)导联,可以确定梗死的部位是

A. 前间壁

B. 前壁

C. 侧壁

D. 下壁(膈面)

E. 正后壁

21. 左心衰竭时,最早出现和最重要的症状是

A. 咳嗽

B. 咯痰

C. 咯血

D. 乏力

E. 呼吸困难

22. 下列各项,不属传染病基本特征的是

A. 有病原体

B. 有感染后免疫性

C. 有流行病学特征

D. 有发热

E. 有传染性

23. 下列不属急性重型肝炎典型表现的是
    A. 黄疸迅速加深
    B. 出血倾向明显
    C. 肝肿大
    D. 出现烦躁、谵妄等神经系统症状
    E. 急性肾功能不全

24. 下列不支持艾滋病诊断的是
    A. 口咽念珠菌感染
    B. 持续发热
    C. 头痛,进行性痴呆
    D. 皮肤黏膜出血
    E. 慢性腹泻

25. 流行性出血热患者全身各组织器官都可有充血、出血、变性、坏死,表现最为明显的器官是
    A. 心
    B. 肺
    C. 肾
    D. 脑垂体
    E. 胃肠

26. 下列各项,不支持流行性脑脊髓膜炎诊断的脑脊液检查是
    A. 外观混浊呈脓性
    B. 蛋白质含量高
    C. 细胞数 $<0.5×10^6$/L,以单个核细胞为主
    D. 糖含量明显减少
    E. 氯化物含量减少

27. 治疗伤寒应首选的药物是
    A. 头孢唑啉
    B. 氯霉素
    C. 链霉素
    D. 环丙沙星
    E. 庆大霉素

28. 下列中毒性细菌性痢疾的治疗措施,错误的是
    A. 抗菌治疗
    B. 扩充血容量
    C. 纠正代谢性酸中毒
    D. 血管活性药物的应用
    E. 纠正代谢性碱中毒

29. 不属于 O_{139} 群霍乱流行特征的是
    A. 病例具有家庭聚集性
    B. 发病以成人为主,男多于女
    C. 主要经水和食物传播
    D. O_{139} 群是首次发现的新流行株,人群普遍易感
    E. 现有的霍乱菌苗对 O_{139} 群霍乱无保护作用

30. 重型霍乱治疗的关键是
    A. 大量口服补液
    B. 有效抗菌治疗
    C. 短期应用糖皮质激素
    D. 禁食
    E. 快速静脉补液

31. 最早形成医学伦理学学科体系的国家是
    A. 英国
    B. 美国
    C. 中国
    D. 法国
    E. 荷兰

32. 1976 年美国学者提出的医患关系基本模式是
    A. 主动-被动型,互相-合作型,平等参与型
    B. 主动-合作型,相互-指导型,共同参与型
    C. 主动-配合型,指导-合作型,共同参与型
    D. 主动-被动型,指导-合作型,共同参与型
    E. 主动-被动型,共同参与型,父权主义型

33. 下列各项,不符合道德要求的是
    A. 尽量为患者选择安全有效的药物
    B. 要严格遵守各种抗生素的用药规则,尽可能开患者要求的好药,贵重药物
    C. 在医疗过程中要为患者保守秘密
    D. 对婴幼患儿、老年病人的用药应该谨慎,防止肾功能损害
    E. 钻研药理知识,防止粗疏和盲目用药

34. 下列不属于医生权利的是

A. 从事医学研究、学术交流的权利

B. 获得符合国家规定标准的执业基本条件和职业防护装备

C. 获取劳动报酬,享受国家规定的福利待遇,按照规定参加社会保险并享受相应待遇

D. 宣传卫生保健知识,对患者进行健康教育权利

E. 参加专业培训,接受继续教育权利

35. 下列不属于医患关系发展趋势的是
   A. 医患双方"和谐化"趋势
   B. 医患关系结构的"人机化"趋势
   C. 医患交往的"经济化"趋势
   D. 医患关系要求"多元化"趋势
   E. 医患关系调节方式"法制化"趋势

36. 下列不属于临床诊疗的道德原则的是
   A. 最优化原则
   B. 知情同意原则
   C. 互惠互利原则
   D. 保密原则
   E. 生命价值原则

37. 医学人体实验应遵守的道德原则不包括
   A. 知情同意原则
   B. 维护病人利益原则
   C. 为医学目的原则
   D. 社会利益原则
   E. 科学对照原则

38. 我国卫生法律是由哪一级机构制定和颁布的
   A. 卫生部
   B. 国务院
   C. 最高人民法院
   D. 全国人大及其常委会
   E. 地方人民政府

39. 根据《中华人民共和国医师法》的规定,全国医师资格考试办法的制定部门是
   A. 国务院
   B. 国务院劳动部门

C. 国务院人事部门
D. 国务院卫生健康主管部门
E. 国务院教育行政主管部门

40. 某医科大学医学专业本科生2020年7月毕业后到三级医院从事临床工作,同年12月擅自另行开设诊所独立行医。依据《中华人民共和国医师法》,其行为属于
   A. 未取得医师资格非法行医
   B. 执业医师行医
   C. 执业助理医师行医
   D. 个体行医
   E. 未办理手续非法行医

41. 下列各项,属于行政处罚的是
   A. 罚款
   B. 降级
   C. 赔偿损失
   D. 撤职
   E. 赔礼道歉

42. 医疗机构药剂人员调配处方的错误行为是
   A. 处方必须经过核对,对处方所列药品不得擅自更改
   B. 处方所列药品缺货时用同类药品代用
   C. 对有配伍禁忌的处方,应当拒绝调配
   D. 对有超剂量的处方,应当拒绝调配
   E. 必要时,经处方医师更正或重新签字,方可调配

43. 《医疗废物管理条例》中所称医疗废物,是指医疗卫生机构在医疗、预防、保健及其他相关活动中产生的
   A. 麻醉、精神性药品的废弃物
   B. 放射性、医疗用毒性药品的废弃物
   C. 具有直接或间接感染性、毒性以及其他危害性的废物
   D. 医院制剂配制中产生的中药材废渣
   E. 普通医疗生活用品废弃物

44. 我国的《传染病防治法》规定的甲类传染病是

A. 鼠疫、艾滋病
B. 鼠疫、霍乱
C. 鼠疫、霍乱、艾滋病
D. 鼠疫、霍乱、伤寒和副伤寒
E. 鼠疫、霍乱、艾滋病、伤寒和副伤寒

45. 为保证儿童及时接受预防接种,医疗机构与儿童的监护人员应当
A. 订立合同
B. 共同协商
C. 先由医疗机构提出
D. 先由监护人提出
E. 相互配合

46. 传染病暴发流行时,经省级政府决定对疫区实行封锁措施,此类传染病的类别和处理措施,属于
A. 甲类——紧急措施
B. 乙类——紧急措施
C. 甲类——特殊措施
D. 乙类——特殊措施
E. 乙类——一般措施

47. 李某,自费学医后自行开业,因违反诊疗护理常规,致使病人死亡,追究其刑事责任的机关是
A. 卫生行政部门
B. 工商行政部门
C. 医疗事故鉴定委员会
D. 管辖地人民政府
E. 管辖地人民法院

A2 型选择题(48~94 题)

答题说明
每一道考题是以一个小案例出现的,其下面都有 A、B、C、D、E 五个备选答案。请从中选择一个最佳答案。

48. 患者,女,20 岁。突然发作上腹痛,按压后疼痛程度减轻。应首先考虑的是
A. 胃溃疡
B. 胃痉挛
C. 胃炎
D. 急性胃扩张
E. 胃穿孔

49. 患者食欲减退,乏力。查体:全身及巩膜黄染,胆囊明显肿大,无压痛。应首先考虑的是
A. 胰腺癌
B. 胰腺炎
C. 胆道蛔虫症
D. 胆囊炎
E. 胆结石

50. 患儿发热,随后出现呕吐和意识障碍。应首先考虑的是
A. 病毒性脑炎
B. 尿毒症
C. 癫痫
D. 有机磷农药中毒
E. 先天性心脏病

51. 患者咳嗽。查体:右侧呼吸动度减弱,右下肺叩诊出现浊音,听诊可闻及支气管呼吸音。应首先考虑的是
A. 右下肺不张
B. 右下肺实变
C. 右侧胸腔积液
D. 右侧气胸
E. 肺气肿

52. 患者,女,40 岁。仰卧时腹部呈蛙状,侧卧时下侧腹部明显膨出。应首先考虑的是
A. 胃肠胀气
B. 腹腔积液
C. 巨大卵巢囊肿
D. 肥胖
E. 子宫肌瘤

53. 患者,男,74 岁。咳嗽,胸痛近 2 个月,昨日痰中

带血,X线胸片显示:左肺门肿块影约3cm大小,边缘有分叶征,伴左上叶肺不张。应首先考虑

A. 肺结核
B. 肺炎
C. 肺癌
D. 结节病
E. 肺脓肿

54. 患儿胸骨下部显著前突,左、右胸廓塌陷,肋骨与肋软骨交界处变厚增大,上下相连呈串珠状。应首先考虑

A. 肺结核
B. 佝偻病
C. 肺气肿
D. 支气管哮喘
E. 肺纤维化

55. 患者,女,18岁。2周前患扁桃体炎,近日心悸,气短、发热、出汗,踝、膝关节游走性疼痛。查体:心率110次/分,第1心音减弱,上肢内侧皮肤有环形红斑。应首先考虑

A. 病毒性心肌炎
B. 类风湿关节炎
C. 风湿热
D. 亚急性感染性心内膜炎
E. 系统性红斑狼疮

56. 患者,男,26岁。近1个月来,以夜间咳嗽为主,痰中带血丝,伴低热、盗汗。应首先考虑

A. 肺结核
B. 支气管扩张
C. 肺癌
D. 风湿性心脏病(二尖瓣狭窄)
E. 急性肺水肿

57. 患者,男,36岁。X线显示胸腔顶部和外侧高度透亮,其中无肺纹理,透亮带内侧可见被压缩的肺边缘。应首先考虑

A. 胸腔积液
B. 气胸

C. 肺结核
D. 支气管肺炎
E. 肺脓肿

58. 患者,男,26岁。屠宰工人,咳嗽,咯血伴发热,皮肤黏膜出血,结膜充血,黄疸。应首先考虑

A. 流行性出血热
B. 白血病
C. 肺梗死
D. 血友病
E. 钩端螺旋体病

59. 患者,女,26岁。2天来脐周腹痛,呈阵发性疼痛,且伴黑便,1周前曾进食虾蟹,此后全身散在有荨麻疹。查体:脐周皮肤及下肢可见紫癜,肝脾未及,肠鸣音亢进,大便隐血(+)。临床诊断最可能是

A. 急性糜烂性胃炎
B. 十二指肠溃疡合并出血
C. 胃溃疡合并出血
D. 肠结核
E. 过敏性紫癜

60. 患者,男,35岁。素有溃疡病史,腹痛,腹胀,反复呕吐隔餐或隔日食物,呕吐后舒适。应首先考虑

A. 肠梗阻
B. 腹膜炎
C. 幽门梗阻
D. 肝硬化
E. 肝炎

61. 患者,女,54岁,类风湿关节炎病史5年,可生活自理,不能参加工作,活动受限,其关节功能障碍的分级是

A. Ⅰ级
B. Ⅱ级
C. Ⅲ级
D. Ⅳ级
E. Ⅴ级

62. 患者,女,38岁。洗衣时突发右侧肢体活动不

灵。查体：意识清，失语，二尖瓣区可闻及双期杂音，房颤，右侧偏瘫，上肢重于下肢，右偏身痛觉减退。应首先考虑
A. 动脉缺血性脑梗死
B. 脑栓塞
C. 脑出血
D. 蛛网膜下腔出血
E. 可逆性缺血性神经功能缺失

63. 患者，男，36岁。癫痫病史3年，发作时有突然意识丧失，对称性、节律性四肢抽动，瞳孔扩大等表现，随之逐渐恢复，前后持续约5~10分钟，此癫痫发作最可能的类型是
A. 部分运动性发作
B. 复杂部分性发作
C. 失神发作
D. 全面性强直-阵挛发作
E. 癫痫持续状态

64. 患者，女，47岁。既往健康，晨练时突然出现剧烈头痛伴喷射性呕吐，拟诊为蛛网膜下腔出血，为尽快确诊，应首选的检查是
A. 肝功能检查
B. 脑脊液检查
C. 脑血管造影
D. 眼底检查
E. 血常规

65. 患儿，男，12岁。2年前诊断为1型糖尿病。今日在家中用胰岛素治疗后，突然发生昏迷。应首选的抢救措施是
A. 小剂量胰岛素静滴
B. 静脉补充氯化钾
C. 快速补充生理盐水
D. 静脉补充高渗葡萄糖
E. 静脉补充碳酸氢钠

66. 患者，女，60岁。食欲和记忆力减退。检查：眼睑苍白，血红细胞、白细胞和血小板均减少。应首先考虑的是
A. 再生障碍性贫血
B. 缺铁性贫血
C. 溶血性贫血
D. 失血性贫血
E. 巨幼红细胞性贫血

67. 患者，男，60岁。慢性支气管炎病史20年，肺心病病史5年。近1周感冒后咳嗽，吐黄痰，心悸气短加重。下列哪项治疗原则是最重要的
A. 止咳
B. 祛痰
C. 抗感染
D. 强心
E. 利尿

68. 患者，40岁。高热寒战3天，伴咳嗽，胸痛，痰中带血。为确诊，应首选的检查方法是
A. 肺部听诊
B. 血常规检查
C. X线检查
D. 痰结核菌检查
E. 血培养

69. 患者，男，50岁。咳嗽2个月，痰中带血，不发热，抗感染治疗效果不明显。3次X线检查均显示右肺中叶炎症。为确诊，下列哪项检查最重要
A. 血常规
B. 血培养
C. 结核菌素试验
D. 痰结核菌检查
E. 纤维支气管镜检查

70. 患者，女，40岁。3年前发现患有风湿性心脏病，近半年来，体力活动明显受限，轻度活动即出现心悸，气短。其心功能为
A. Ⅰ级
B. Ⅱ级
C. Ⅲ级
D. Ⅳ级
E. 0级

71. 患者，女，32岁。心悸、气短1年，劳累后加重。检查：脉搏80次/分，节律不规整，心率约110

次/分,心律完全不规则,心音强弱绝对不一致。此患者心律失常的类型是

A. 窦性心律不齐
B. 窦性心动过速
C. 过早搏动
D. 心房纤维颤动
E. 室上性心动过速

72. 患者,男,24岁。心悸、气促10年,常咳血。查体:梨形心,心尖区舒张期隆隆样杂音,P2亢进,S1亢进,有开瓣音。治疗首选

A. 瓣膜置换术
B. 阿托品
C. 洋地黄
D. 垂体后叶素
E. 二尖瓣单纯分离术

73. 患者,男,60岁。高血压病史15年,突发剧烈头痛、眩晕、恶心、呕吐、失语。查体:无肢体活动障碍,血压200/120mmHg,神经反射正常。应首先考虑的是

A. 急进型高血压
B. 缓进型高血压
C. 高血压脑病
D. 高血压性脑出血
E. 高血压性心脏病

74. 患者,男,28岁。上腹部灼痛1年,饥饿时加重,进食后可缓解,伴泛酸。查体:上腹部稍偏右有压痛。应首先考虑的是

A. 慢性胃炎
B. 慢性胆囊炎
C. 十二指肠溃疡
D. 胰腺炎
E. 胃癌

75. 患者,男,48岁。近1个月来,因上腹部不适,食欲减退,体重减轻而疑诊为胃癌。为确诊,首选的检查方法是

A. 癌胚抗原测定
B. 大便隐血试验
C. 胃液分析
D. X线钡餐检查
E. 胃镜检查

76. 患者,女,26岁。低热、腹胀4个月,伴体重减轻,停经。体检:全腹膨隆,未扪及包块,有移动性浊音。腹腔积液检查:比重1.018,蛋白质37g/L,白细胞0.58×10^9/L。应考虑

A. 肝炎后肝硬化
B. 肝硬化并自发性腹膜炎
C. 原发性肝癌并腹膜转移
D. 结核性腹膜炎
E. 卵巢肿瘤

77. 患者,男,40岁。乙肝病史10年,近2个月右上腹胀痛加重。检查:面部有蜘蛛痣,右上腹压痛,肝肋缘下3cm,质硬,ALT 40U/L,HBsAg(+),AFP500μg/L。应首先考虑的是

A. 慢性乙肝活动期
B. 乙肝合并肝硬化
C. 乙肝合并胆囊炎
D. 原发性肝癌
E. 继发性肝癌

78. 患者,女,46岁。既往有泌尿系统感染病史,中段尿培养阳性。1周来尿频、尿急,腰酸。尿常规:蛋白280mg/L,红细胞0~1/HP,白细胞(+),尿亚硝酸盐还原实验阳性,提示尿中有

A. 结核杆菌
B. 粪链球菌
C. 白色念珠菌
D. 大肠杆菌
E. 淋球菌

79. 患者,男,40岁。反复感染,出血2个月。检查:全血细胞减少,肝、脾、淋巴结肿大,骨髓象及淋巴结活检均发现异常组织细胞及多核巨细胞。其诊断是

A. 急性淋巴细胞白血病
B. 慢性再生障碍性贫血
C. 特发性血小板减少性紫癜
D. 恶性组织细胞病
E. 慢性粒细胞白血病

80. 患者,女,37岁。月经量多,皮肤散在出血点。血象:血红蛋白120g/L,白细胞$8×10^9$/L,中性粒细胞70%,淋巴细胞30%,血小板$50×10^9$/L。骨髓片巨核细胞增多。应首先考虑的是
   A. 原发性血小板减少性紫癜
   B. 急性淋巴细胞性白血病
   C. 缺铁性贫血
   D. 过敏性紫癜
   E. 再生障碍性贫血

81. 患儿,男,12岁。2年前诊断为1型糖尿病。今日在家中用胰岛素治疗后,突然发生昏迷。应首选的抢救措施是
   A. 小剂量胰岛素静滴
   B. 静脉补充氯化钾
   C. 快速补充生理盐水
   D. 静脉补充高渗葡萄糖
   E. 静脉补充碳酸氢钠

82. 患者,男,68岁。高血压病史20年,近日突然意识丧失,深度昏迷,出现三偏征,伴有高热与呕血。应首先考虑的是
   A. 内囊-底节出血(外侧型)
   B. 内囊-底节出血(内侧型)
   C. 桥脑出血
   D. 小脑出血
   E. 蛛网膜下腔出血

83. 患者,男,30岁。十二指肠溃疡史5年。今日突然呕血伴休克。应首先采取的抢救措施是
   A. 补充血容量
   B. 口服去甲肾上腺素
   C. 静脉滴注止血敏
   D. 静滴甲氰咪胍
   E. 冰水洗胃

84. 患者,男,30岁。高热1周。检查:体温40℃,脉搏90次/分,血白细胞$4.0×10^9$/L,嗜酸性粒细胞消失。应首先考虑的是
   A. 伤寒
   B. 中毒性痢疾
   C. 中毒性肺炎

   D. 流行性脑脊髓膜炎
   E. 急性病毒性肝炎

85. 患者,男,9岁。持续高热39℃3天,嗜睡。血白细胞$15×10^9$/L,中性粒细胞80%,脑脊液压力增高,外观微浊,白细胞计数达$55×10^9$/L。应首先考虑
   A. 流行性乙型脑炎
   B. 流行性脑脊髓膜炎
   C. 流行性出血热
   D. 化脓性脑膜炎
   E. 结核性脑膜炎

86. 患者,男,32岁。因晨起食入不洁食物,中午发热39℃,腹泻黏液便伴有脓血,日数十次以上,左下腹压痛,里急后重。粪便检查见:白细胞17/HP。应首先考虑
   A. 急性阿米巴痢疾
   B. 急性肠炎
   C. 急性细菌性痢疾
   D. 霍乱
   E. 溃疡性结肠炎

87. 患者,男,31岁。近1周来食欲不振、厌食油腻,伴乏力、尿黄来医院就诊。病前2周曾注射过丙种球蛋白1支。检查:巩膜轻度黄染,肝肋下1cm,有轻度触痛。ALT 970U/L,AST 540U/L,TBil 20μmol/L,抗HAV-IgM阳性,HBsAg阳性,抗HBe阳性,抗HBc阳性。其配偶为HBV携带者。应考虑
   A. 急性乙型肝炎,甲型肝炎病毒携带者
   B. 急性甲型肝炎,急性乙型肝炎
   C. 急性甲型肝炎,慢性乙型肝炎
   D. 被动获得甲型肝炎抗体,急性甲型肝炎,乙型肝炎病毒携带者
   E. 被动获得甲型肝炎抗体,急性乙型肝炎

88. 患者,男,31岁。发热伴头痛、全身疼痛3天,无尿1天就诊。体检:体温39℃,脉搏120次/分,呼吸35次/分,血压86/50mmHg。两肋部皮肤散在出血点,肺部听诊少许啰音。外周血白细胞$20×10^9$/L,淋巴细胞0.15,尿蛋白(++)。下列

有助于诊断疾病的检查是
A. 血清肥达反应
B. 血清钩端螺旋体的 IgM 抗体
C. 血液细菌培养
D. 血清登革病毒的 IgM 抗体
E. 血清流行性出血热病 IgM 抗体

89. 患者,男,27 岁。1 个月来发热、咳嗽就诊。已用青霉素、环丙沙星等治疗3周,症状未缓解并出现带状疱疹。既往有血友病病史。体检颈部及腋下淋巴结肿大,光滑无压痛,肺部闻及湿性啰音。胸片示间质性肺炎。外周血白细胞 $3.7 \times 10^9/L$,CD_4^+/CD_8^+ 比值大于1。应考虑
A. 流行性斑疹伤寒
B. 淋巴结核
C. 肺结核
D. 带状疱疹病毒感染
E. AIDS

90. 患者,女,37 岁。近1月来感乏力,低热,咽痛,全身不适,食欲差,体重下降。抗生素治疗无效。有5年静脉吸毒史。体检全身浅表淋巴结肿大,无压痛,肝肋下无触及,轻度压痛。应首先做的检查是
A. 肝功能五项
B. 胸部 X 线
C. 结核菌素实验
D. 抗 HIV 检测
E. 肥达反应

91. 患者,女,34 岁。某医院医生。发热1天,伴有畏寒、乏力、头痛、肌肉酸痛,曾接触过 SARS 患者。查体:体温38℃,外周血白细胞 $3 \times 10^9/L$,淋巴细胞计数减少。胸片示肺部无异常。应考虑

A. 确诊传染性非典型肺炎病例
B. 传染性非典型肺炎疑似病例
C. 支原体肺炎
D. 流行性感冒
E. 肺结核

92. 患者,男,10 岁。发热、头痛1周,诊断为流行性脑脊髓膜炎,现出现昏迷、呕吐、潮式呼吸、双侧瞳孔不等大。目前应选用的治疗方案为
A. 使用呼吸机
B. 注射大剂量青霉素
C. 20% 甘露醇静脉推注
D. 肌肉注射苯巴比妥钠
E. 静脉注射山莨菪碱

93. 患者,男,42 岁。发热10余天,伴食欲不振、腹胀、腹泻无脓血。入院给予抗生素治疗后体温逐渐下降,1周后突感右下腹痛、冷汗、脉快、体温下降。体检右下腹明显压痛、反跳痛,腹肌紧张。X 线示腹部游离气征。以下治疗方案最佳的是
A. 抗感染保守治疗
B. 足量有效抗生素控制感染,不必要手术
C. 立即手术治疗
D. 立即手术治疗合并足量有效抗生素
E. 肾上腺皮质激素

94. 患者,男,40 岁。低热、腹泻就诊,排果酱样便 2~3 次/天。体检:体温 37.8℃,血压 125/75mmHg,消瘦,腹软。右下腹压痛、反跳痛。为明确诊断应做的检查是
A. 血培养
B. 粪便镜检阿米巴滋养体与包囊
C. 血清学检查
D. 脊髓穿刺培养
E. 痰培养

A3 型选择题(95~112 题)

答题说明

以下提供若干个案例,每个案例下设3道考题。请根据题干所提供的信息,在每一道考题下面的 A、B、C、D、E 五个备选答案中选择一个最佳答案。

(95~97题共用题干)

患者,女,25岁。自幼有癫痫大发作史,曾多次作检查,未见阳性发现,持续服用苯妥英钠近1周,因患胃肠炎而停服药物,于5小时前出现全身强直-阵挛性发作,发作频繁,发作间期意识不清。

95. 应首先考虑
   A. 癫痫大发作
   B. 癫痫强直性发作
   C. 癫痫持续状态
   D. 癫痫部分复杂性发作
   E. 低血糖反应

96. 该患者治疗应首选
   A. 甘露醇
   B. 苯妥英钠
   C. 地西泮
   D. 地塞米松
   E. 葡萄糖

97. 该患者发病原因最可能为
   A. 停服苯妥英钠
   B. 胃肠炎症
   C. 不能进食
   D. 精神刺激
   E. 过劳

(98~100题共用题干)

患者腹泻3~5次/日,便稀,时带黏液及血,2年来时重时轻,左下腹有压痛。曾用利福平治疗无效。今日结肠镜检查示:黏膜充血水肿、颗粒状,质脆易出血,伴糜烂和溃疡。

98. 应首先考虑
   A. 肠易激综合征
   B. 溃疡性结肠炎
   C. 大肠癌
   D. 细菌性痢疾
   E. 肠结核

99. 该病的直接原因是
   A. 肠道黏膜免疫反应
   B. 遗传因素
   C. 痢疾杆菌
   D. 溶组织阿米巴
   E. 精神因素

100. 可选择的药物是
   A. 克拉霉素
   B. 阿莫西林
   C. 柳氮磺吡啶
   D. 西咪替丁
   E. 奥美拉唑

(101~103题共用题干)

患者,男,28岁。突然发作上腹部剧痛,腹痛持续,但无放射痛,伴有恶心、呕吐。体格检查:全腹压痛,反跳痛,以上腹部及右上腹为著,叩诊肝浊音界不清,肠鸣音减弱。

101. 为明确诊断,应先作哪项检查
   A. 白细胞计数和分类
   B. 血清淀粉酶或尿淀粉酶测定
   C. 腹部X线检查
   D. 诊断性腹腔穿刺
   E. 腹部B型超声波检查

102. 已证实膈下游离气体存在,其最可能的原因是
   A. 胆囊穿孔
   B. 胃、十二指肠穿孔
   C. 肝破裂
   D. 膀胱破裂
   E. 乙状结肠穿孔

103. 疼痛进一步加重,肠鸣音消失,腹部移动性浊音阳性,血白细胞数$21×10^9/L$,此时应采取的措施是
   A. 镇静镇痛
   B. 胃肠减压,应用抗生素
   C. 补充水、电解质和营养
   D. 穿刺引流
   E. 急诊手术

(104~106题共用题干)

患者,女,42岁。发现血尿、蛋白尿6年。查体:BP150/90mmHg,24小时尿蛋白定量1.0~1.7g,血肌酐100μmol/L。

104. 首先考虑的临床诊断是
   A. 原发性高血压肾损害
   B. 慢性肾小球肾炎
   C. 急性肾小球肾炎

D. 慢性肾盂肾炎

E. 肾病综合征

105. 理想的血压控制目标是

A. <160/95mmHg

B. <140/90mmHg

C. <140/85mmHg

D. 无需控制

E. <125/75mmHg

106. 治疗的主要目标是

A. 防止或延缓肾脏病进展

B. 降血压

C. 消除尿蛋白

D. 消除血尿

E. 消除水肿

(107～109题共用题干)

患者,男,45岁。体检发现空腹血糖8mmol/L,餐后2h血糖13mmol/L,血清甘油三酯3.5mmol/L,低密度脂蛋白3.6mmol/L。无明显不适,半年体重下降10kg。查体:BP160/100mmHg,BMI 28,心肺腹查体无阳性发现。

107. 最可能的诊断是

A. 肥胖症

B. 高钾血症

C. 高脂血症

D. 高血压

E. 糖尿病

108. 降血糖药物首选

A. 阿卡波糖

B. 瑞格列奈

C. 罗格列酮

D. 二甲双胍

E. 格列苯脲

109. 降血压药物首选

A. α受体阻滞剂

B. 血管紧张素转换酶抑制剂

C. 钙通道阻滞剂

D. 利尿剂

E. β受体阻滞剂

(110～112题共用题干)

患者,男,44岁。心悸、怕热、手颤、乏力1年,大便不成形,日3～4次,体重下降10kg。查体:脉搏90次/分,血压128/90mmHg,皮肤潮湿,双手细颤,双眼突出,甲状腺Ⅱ度弥漫性肿大,可闻及血管杂音,心率104次/分,律不齐,心音强弱不等,腹平软,肝脾肋下未及,双下肢无水肿。

110. 为明确诊断,首选的检查是

A. 甲状腺摄^{131}I率

B. 血TSH、T_3、T_4

C. T_3抑制试验

D. TRH兴奋试验

E. 红细胞沉降率

111. 本例的心律不齐最可能是

A. 窦性心律不齐

B. 阵发性期前收缩

C. 心房颤动

D. 心房扑动

E. 室颤

112. 治疗应首选

A. 丙硫氧嘧啶

B. 立即行甲状腺次全切除术

C. 核素^{131}I

D. 普萘洛尔

E. 甲状腺全切除术

B1型选择题(113～150题)

答题说明

以下提供若干组考题,每组考题共用在考题前列出的A、B、C、D、E五个备选答案。请从中选择一个与问题关系最密切的答案。某个备选答案可能被选择一次、多次或不被选择。

A. 肺炎链球菌

B. 金黄色葡萄球菌

C. 肺炎支原体

D. 腺病毒

E. 军团菌

113. 引起大叶性肺炎的最常见病原是
114. 引起社区获得性肺炎的最常见病原的是

A. 心室前负荷加重
B. 心室后负荷加重
C. 心室前、后负荷加重
D. 心肌收缩力减弱
E. 心室舒张期顺应性降低

115. 急性心肌梗死
116. 肥厚性心肌病

A. 消化道出血
B. 感染
C. 原发性肝癌
D. 肝性脑病
E. 肝肾综合征

117. 肝硬化最常见的并发症是
118. 肝硬化最严重的并发症是

A. 普鲁苯辛
B. 西咪替丁
C. 奥美拉唑
D. 多潘立酮
E. 前列腺素 E_2

119. 作用于壁细胞 H_2 受体,抑制胃酸和蛋白酶分泌的是
120. 促进黏液分泌,胃黏膜细胞更新

A. 肺实变
B. 肺气肿
C. 肺不张
D. 气胸
E. 胸膜增厚

121. 病侧呼吸动度减弱伴叩诊为浊音、呼吸音消失者,见于
122. 病侧呼吸动度减弱伴叩诊为鼓音、呼吸音消失者,见于

A. Murphy(墨菲征)阳性
B. 麦氏点压痛

C. Courvoisier(库瓦济埃征)阳性
D. Courvoisier(库瓦济埃征)阴性
E. 板状腹

123. 胰头癌引起梗阻性黄疸,可见
124. 急性胆囊炎,可见

A. 慢性规律性的上腹痛
B. 无规律性的上腹痛
C. 右上腹绞痛
D. 左上腹剧痛
E. 皮肤黏膜出血

125. 胆道感染,常伴有
126. 胰腺癌,常伴有

A. 癔病
B. 破伤风
C. 脑血管疾病
D. 中毒性痢疾
E. 脑膜炎

127. 抽搐伴高血压,肢体瘫痪,见于
128. 抽搐伴苦笑面容,见于

A. 红细胞管型
B. 白细胞管型
C. 上皮细胞管型
D. 透明管型
E. 蜡样管型

129. 正常人尿中可以偶见的管型是
130. 主要见于肾盂肾炎的管型是

A. 肺大疱
B. 肺脓肿
C. 浸润型肺结核空洞形成
D. 慢性纤维空洞型肺结核
E. 周围型肺癌空洞形成

131. X线下见右上肺有多发的厚壁空洞,周围有较广泛的纤维条索影。应首先考虑的是
132. X线下见右下肺出现大片的浓密阴影,其内见一个含有液平面的圆形空洞,洞内壁光整,洞壁较厚。应首先考虑的是

A. 呼吸道感染
B. 心力衰竭
C. 心律不齐
D. 亚急性感染性心内膜炎
E. 栓塞

133. 风心病最常见的并发症是
134. 风心病二尖瓣狭窄伴房颤最易出现

A. 轻度水肿
B. 大量蛋白尿
C. 中度以上高血压
D. 肾衰竭
E. 贫血

135. 慢性肾小球肾炎高血压型的主要特点是
136. 慢性肾小球肾炎肾病型的主要特点是

A. 进行性贫血
B. 皮肤、鼻腔等处发生坏死性溃疡
C. 皮肤、黏膜出血
D. 频繁性呕吐
E. 胸骨压痛

137. 血小板减少性紫癜可出现的临床表现是
138. 粒细胞缺乏症可出现的临床表现是

A. 瞳孔扩大
B. 瞳孔缩小
C. 瞳孔呈白色
D. 两瞳孔大小不等
E. 瞳孔形状不规则

139. 有机磷农药中毒的瞳孔变化是
140. 阿托品中毒的瞳孔变化是

A. 黏液脓血便
B. 米泔水样便
C. 醉酒貌
D. 皮肤、巩膜黄染
E. 皮肤黏膜出血点

141. 霍乱的典型表现是

142. 流行性脑脊髓膜炎的典型表现是

A. 发热期
B. 低血压休克期
C. 少尿期
D. 多尿期
E. 恢复期

143. 流行性出血热全身中毒症状属于
144. 流行性出血热醉酒面容属于

A. 医患关系是一种民事法律关系
B. 医患关系是具有道德意义较强的社会关系
C. 医患关系是一种商家与消费者的关系
D. 医患关系是包括非技术性和技术性方面的关系
E. 医患关系是患者与治疗者在诊疗和保健中所建立的联系

145. 反映医患关系本质的是
146. 概括医患关系内容的是

A. 积极配合诊疗
B. 支持医学科学发展
C. 保护隐私权
D. 遵守医院规章制度
E. 保护和恢复健康

147. 属于患者享受的权利是
148. 属于医生履行的义务是

(149~150题共用题干)

A. 24小时
B. 48小时
C. 3日
D. 5日
E. 7日

149. 患者死亡,医患双方对死因有异议的,应当进行尸检的时间是
150. 患者死亡,医患双方对死因有异议的,具备尸体冻存条件的,尸检时间可以延长至

A1型选择题(1～19题)

答题说明
每一道考试题下面有A、B、C、D、E五个备选答案。请从中选择一个最佳答案。

1. 下列哪项不是外感咳嗽的主要特征
   A. 起病较急
   B. 病程较短
   C. 实证多见
   D. 常伴卫表证
   E. 易反复发作

2. 肺痈溃脓期的治法是
   A. 清肺化瘀消痈
   B. 养阴补肺消痈
   C. 清肺解表
   D. 排脓解毒
   E. 清热解毒

3. 不寐实证,其病位多在
   A. 心、脾、肾
   B. 心、肝、小肠
   C. 心、肺、大肠
   D. 心、脾、肝
   E. 肝、胃、心

4. 呕吐的病位在
   A. 肠、肝、脾
   B. 胃、肝、脾
   C. 脾、胃、肺
   D. 肺、胃、肾
   E. 肝、胃、肠

5. 治疗寒湿痢,应首选
   A. 不换金正气散
   B. 桃花汤
   C. 连理汤
   D. 黄土汤
   E. 真人养脏汤

6. 治疗鼓胀水湿困脾证,应首选
   A. 柴胡疏肝散合胃苓汤
   B. 实脾饮
   C. 中满分消丸
   D. 调营饮
   E. 附子理中汤

7. 治疗肝肾亏损,髓枯筋痿之痿证,应首选
   A. 六味地黄丸
   B. 虎潜丸
   C. 大补阴丸
   D. 补肝汤
   E. 右归丸

8. 治疗肾虚腰痛而无明显阴阳偏盛者,可选用的方剂是
   A. 杜仲丸
   B. 青娥丸
   C. 补髓丹
   D. 虎潜丸
   E. 补血荣筋丸

9. 手太阳小肠经与足太阳膀胱经交接于
   A. 目外眦
   B. 目内眦
   C. 目中
   D. 目内眦下
   E. 目外眦上

10. 胫骨内侧髁下方阴陵泉至内踝尖的骨度分寸是
    A. 13寸
    B. 14寸
    C. 16寸
    D. 18寸
    E. 19寸

11. 按十二经脉的流注次序,肝经向下流注的经脉是
    A. 膀胱经
    B. 胆经

C. 三焦经
D. 心经
E. 肺经

12. 同时取头面胸腹部腧穴,最适宜的体位是
A. 仰卧位
B. 俯卧位
C. 侧卧位
D. 俯伏坐位
E. 侧伏坐位

13. 治疗丹毒首选的拔罐法是
A. 留罐法
B. 走罐法
C. 留针拔罐法
D. 刺血拔罐法
E. 闪罐法

14. 胆经的募穴是
A. 中府
B. 日月
C. 章门
D. 关元
E. 膻中

15. 治疗感冒的主穴是
A. 风门、大椎、太阳、列缺、合谷
B. 风池、大椎、太阳、列缺、合谷
C. 足三里、大椎、太阳、列缺、合谷
D. 曲池、大椎、太阳、列缺、合谷
E. 委中、大椎、太阳、列缺、合谷

16. 治疗便秘虚证,在取主穴的基础上,应加
A. 合谷、曲池
B. 太冲、中脘
C. 神阙、关元
D. 足三里、脾俞、气海
E. 照海、气海

17. 治疗脾虚崩漏,在取主穴的基础上,应加
A. 中极、血海
B. 血海、膈俞
C. 膻中、太冲
D. 百会、脾俞
E. 血海、太溪

18. 治疗遗尿伴夜梦多,除主穴外,应加
A. 肾俞、内关
B. 肾俞、肺俞
C. 肺俞、足三里
D. 百会、神门
E. 脾俞、内关

19. 治疗肾虚型牙痛,除取主穴外,还应加
A. 外关、风池
B. 太溪、行间
C. 太溪、外关
D. 太冲、曲池
E. 太冲、阳溪

A2 型选择题(20~68 题)

答题说明

每一道考题是以一个小案例出现的,其下面都有 A、B、C、D、E 五个备选答案。请从中选择一个最佳答案。

---

20. 患者,男,28 岁。呼吸急促,喉中哮鸣有声,胸膈满闷,咳嗽痰少,形寒畏冷,舌苔白滑,脉弦紧。其治法是
A. 温肺化痰,纳气平喘
B. 温肺散寒,化痰平喘
C. 温肺散寒,止咳化痰
D. 温肺化痰,散寒解表
E. 散寒温脾,化痰平喘

21. 患者,男,70 岁。喘促气短,声低气怯,咳声低弱,咳痰稀白,自汗畏风,舌淡红苔薄白,脉弱无力。治疗应首选

A. 三子养亲汤合二陈汤
B. 生脉散合补肺汤
C. 七味都气丸合生脉散
D. 参蛤散合金匮肾气丸
E. 苏子降气汤合二陈汤

22. 患者,男,32岁。干咳少痰,痰中带血,潮热盗汗,胸闷隐痛,身体逐渐消瘦,口燥咽干,舌红少苔,脉细数。其诊断是
A. 肺痨
B. 肺痿
C. 咳血
D. 虚劳
E. 肺胀

23. 患者,男,35岁。心悸不宁,头晕目眩,手足心热,耳鸣腰痛,舌红少苔,脉细数。其证候是
A. 心血不足
B. 心虚胆怯
C. 心阴亏虚
D. 阴虚火旺
E. 心火内盛

24. 患者,女,49岁。心烦不寐,心悸不安,头晕,耳鸣健忘,腰酸梦遗,五心烦热,口干津少,舌红,脉细数。其治法是
A. 清心宁神,养阴除烦
B. 养阴生津,除烦宁神
C. 清火除烦,宁心安神
D. 滋阴降火,交通心肾
E. 滋阴宁心,镇惊安神

25. 患者,男,63岁。头痛而晕,心悸不宁,神疲乏力,面色无华,舌淡苔薄白,脉细弱。治疗应首选
A. 半夏白术天麻汤
B. 加味四物汤
C. 大定风珠
D. 大补元煎
E. 六君子汤

26. 患者,男,65岁。眩晕,精神萎靡,健忘多梦,腰膝酸软,四肢不温,形寒怯冷,舌质淡,脉沉细无力。治疗应首选
A. 左归丸
B. 右归丸
C. 大定风珠
D. 大补元煎
E. 附子理中丸

27. 患者,男,68岁。突然跌倒,神志不清,口吐涎沫,两目上视,四肢抽搐,口中如作猪羊叫声,移时苏醒,舌苔白腻,脉弦滑。治疗应首选
A. 定痫丸
B. 导痰汤
C. 二阴煎
D. 涤痰汤
E. 控涎丹

28. 患者,男,40岁。胃脘灼热疼痛,痛势急迫,烦怒,口苦,泛吐酸水,舌红苔薄黄,脉弦数。治疗应首选
A. 清中汤
B. 黛蛤散
C. 小柴胡汤
D. 柴胡疏肝散
E. 龙胆泻肝汤

29. 患者,男,63岁。脘腹痞闷,嘈杂不舒,恶心呕吐,口干不欲饮,口苦,纳少,舌红苔黄腻,脉滑数。治疗应首选
A. 连朴饮
B. 保和丸
C. 二陈平胃汤
D. 柴胡疏肝散
E. 益胃汤

30. 患者,男,39岁。吞咽梗阻,胸膈痞闷,情志舒畅时可稍减轻,口干咽燥,舌偏红苔薄腻,脉弦滑。治疗应首选
A. 通幽汤
B. 涤痰汤
C. 温胆汤

D. 玉枢丹

E. 启膈散

31. 患者,男,37岁。大便时溏时泻,水谷不化,稍进油腻之物,则便次增多,食少,脘腹胀闷,面黄,肢倦乏力,舌淡苔白,脉细弱。治法是

A. 健脾益气

B. 益胃升阳

C. 健脾益胃

D. 健脾温中

E. 温补脾胃

32. 患者,男,38岁。胸胁胀痛,走窜不定,情绪不佳则加重,胸闷气短,嗳气频作,舌苔薄,脉弦。其证候是

A. 肝胃不和

B. 肝络瘀阻

C. 肝郁气滞

D. 肝郁化热

E. 肝脾不调

33. 患者,女,45岁。突发身目发黄,黄色鲜明,右胁胀闷疼痛,牵引肩背,寒热往来,口苦咽干,尿黄便秘,舌红苔黄,脉弦滑数。其证候是

A. 热重于湿

B. 湿重于热

C. 疫毒炽盛

D. 胆腑郁热

E. 脾虚湿滞

34. 患者,女,53岁。腹中可及积块,软而不坚,固着不移,胀痛并见,舌苔薄,脉弦。其证候是

A. 肝气郁滞

B. 瘀血内结

C. 气滞血阻

D. 气滞痰阻

E. 气虚血瘀

35. 患者,女,43岁。因皮肤疮痍破溃而引发水肿,肿势自颜面渐及全身,小便不利,恶风发热,咽红,舌红苔薄黄,脉滑数。治疗应首选

A. 越婢加术汤合桑白皮汤

B. 麻黄连翘赤小豆汤合五味消毒饮

C. 麻黄连翘赤小豆汤合五皮散

D. 麻黄连翘赤小豆汤合猪苓汤

E. 实脾饮合五味消毒饮

36. 患者,男,65岁。小便频数短涩,灼热刺痛,尿中夹沙石,排尿时突然中断,尿道窘迫疼痛,尿中带血。治疗应首选

A. 八正散

B. 石韦散

C. 小蓟饮子

D. 沉香散

E. 无比山药丸

37. 患者,女,45岁。性情急躁易怒,胸胁胀满,口苦而干,头痛,目赤,耳鸣,大便秘结,舌红苔黄,脉弦数。治疗应首选

A. 柴胡疏肝散

B. 丹栀逍遥散

C. 半夏厚朴汤

D. 甘麦大枣汤

E. 天王补心丹

38. 患者,男,29岁。小便黄赤灼热,尿血鲜红,心烦口渴,面赤口疮,夜寐不安,舌红,脉数。治法是

A. 清肝凉血,化瘀止血

B. 清利湿热,凉血止血

C. 清热泻火,凉血止血

D. 清心泻火,宁络止血

E. 清热生津,宁络止血

39. 患者,女,60岁。消渴病史8年。形体消瘦,尿频量多,混浊如脂膏,口干唇燥,舌红,脉细数。治疗应首选

A. 玉女煎

B. 消渴方

C. 六味地黄丸

D. 金匮肾气丸

E. 生脉饮

40. 患者,男,63岁。2个月前患悬饮,经治疗病情好转。现仍胸胁灼痛,呼吸不畅,闷咳,天阴时明显,舌暗苔薄,脉弦。治疗应首选
    A. 柴胡疏肝散
    B. 柴枳半夏汤
    C. 小柴胡汤
    D. 香附旋覆花汤
    E. 瓜蒌薤白白酒汤

41. 患者,男,61岁。肢体关节疼痛较剧,痛有定处,得热痛减,遇寒痛增,疼痛局部皮色不红,触之不热,舌苔薄白,脉弦紧。治疗应首选
    A. 独活寄生汤
    B. 蠲痹汤
    C. 薏苡仁汤
    D. 乌头汤
    E. 白虎加桂枝汤

42. 患者,男,32岁。素日嗜酒,外出着凉后,始见时时振寒,发热,继而壮热汗出,烦躁不宁,咳嗽气急,咳吐腥臭浊痰,胸满作痛,口干苦,便秘,舌红苔黄腻,脉滑数。治疗应首选
    A. 清金化痰汤
    B. 千金苇茎汤
    C. 桑白皮汤
    D. 加味泻白散
    E. 济生桔梗汤

43. 患者,女,80岁。胸闷气短,心悸,活动后加剧,神疲乏力,自汗,面色㿠白,口唇发绀,胸部闷痛,肢肿时作,喘息不得卧,舌淡胖,脉沉细。其证机概要是
    A. 气阴两虚,津液不足,心失所养
    B. 心肾阳虚,无力化气行水
    C. 肺肾两虚,气不摄纳,气虚血瘀
    D. 心气不足,血滞于脉
    E. 心阴枯竭,心阳虚脱,心气涣散

44. 患者,女,40岁。平素善惊易恐,因受惊而心悸1个月余,坐卧不安,少寐多梦,舌苔薄白,脉虚弦。治疗应首选
    A. 归脾汤
    B. 炙甘草汤
    C. 朱砂安神丸
    D. 天王补心丹
    E. 安神定志丸

45. 患者,男,58岁。有冠心病史5年。近几日来心痛憋闷,心悸盗汗,虚烦不寐,腰酸膝软,舌红少津,苔薄,脉细数。其治法是
    A. 活血化瘀,通脉止痛
    B. 滋阴清火,养心和络
    C. 益气养阴,活血通脉
    D. 通阳泄浊,豁痰宣痹
    E. 辛温散寒,宣通心阳

46. 患者,男,66岁。反复吞咽梗阻感3个月。现症:吞咽困难,胸膈痞满,情志舒畅时稍可减轻,情志抑郁时则加重,嗳气呃逆,呕吐痰涎,口干咽燥,大便艰涩,舌质红,苔薄腻,脉弦滑。其诊断是
    A. 呕吐肝气犯胃证
    B. 呕吐胃阴不足证
    C. 噎膈痰气交阻证
    D. 噎膈津亏热结证
    E. 噎膈瘀血内结证

47. 患者,男,45岁。自觉心慌,时息时作,健忘失眠。治疗应首选
    A. 三阴交
    B. 神门
    C. 足三里
    D. 太溪
    E. 合谷

48. 患者,男,48岁。腰痛,起病缓慢,隐隐作痛,绵绵不已,腰腿酸软乏力,腰冷,脉细。治疗除取主穴外,应加取
    A. 命门、腰阳关
    B. 肾俞、太溪
    C. 膈俞、次髎
    D. 后溪
    E. 申脉

49. 患者,男,22岁。发热恶寒,寒重热轻,头痛身痛,鼻塞流涕,咳嗽,咳痰清稀,舌苔薄白,脉浮紧。治疗应首选
   A. 手太阴、手阳明、足太阳经穴
   B. 手少阴、手太阳、手太阴经穴
   C. 手太阴、足太阳、手少阳经穴
   D. 手太阴、手少阳、足少阳经穴
   E. 手阳明、足阳明、手太阴经穴

50. 患者,男,60岁。咳嗽1个月,劳累后加重,咳吐黏痰,胸脘痞闷,胃纳减少,舌苔腻,脉濡滑。治疗除取肺俞、太渊外,应加取
   A. 行间、鱼际
   B. 丰隆、阴陵泉
   C. 膏肓
   D. 孔最
   E. 阳陵泉

51. 患者,男,50岁。腰部疼痛10余年,有劳伤史,久坐加重,病处固定不移。治疗除取主穴外,应加取
   A. 后溪
   B. 膈俞、次髎
   C. 申脉
   D. 腰夹脊
   E. 命门、腰阳关

52. 患者,男,22岁。头痛,以前头部为主,疼痛阵作,痛如锥刺,每当受风或劳累时疼痛加重,舌苔薄,脉弦。治疗应首选
   A. 后顶、天柱、昆仑、阿是穴
   B. 百会、通天、行间、阿是穴
   C. 上星、头维、合谷、阿是穴
   D. 通天、头维、太冲、阿是穴
   E. 头临泣、目窗、前顶、阿是穴

53. 患者,女,72岁。1小时前,突然昏仆,不省人事,半身不遂,目合口张,遗尿,汗出,四肢厥冷,脉细弱。治疗应首选
   A. 背俞穴,灸法
   B. 任脉经穴,灸法
   C. 督脉经穴,灸法
   D. 足阳明经穴,灸法
   E. 足厥阴经穴,毫针泻法

54. 患者,男,30岁。口角歪向右侧,左眼不能闭合2天,左侧额纹消失,治疗应选取何经穴为主
   A. 手、足少阳经
   B. 手、足太阴经
   C. 手、足太阳经
   D. 手、足厥阴经
   E. 手、足阳明经

55. 患者,男,45岁。自觉心慌心烦,时息时作,健忘失眠。治疗应首选
   A. 三阴交
   B. 神门
   C. 足三里
   D. 太溪
   E. 合谷

56. 患者,男,35岁。患痫病10余年,平素痰多,发病前常有眩晕,胸闷,舌红,苔白腻,脉滑。针灸治疗除主穴外,应加用
   A. 行间、神门、内庭
   B. 合谷、阴陵泉、风池
   C. 心俞、脾俞、足三里
   D. 肝俞、肾俞、三阴交
   E. 丰隆、膈俞、内关

57. 患者,女,35岁。胃脘部隐痛,痛处喜按,空腹痛甚,纳后痛减,伴胃脘灼热,似饥而不欲食,咽干口燥,大便干结,舌红少津,脉弦细。治疗应首选
   A. 内关、天枢、中脘、膈俞
   B. 内关、足三里、中脘、胃俞
   C. 内关、天枢、中脘、太冲
   D. 内关、足三里、中脘、下脘、梁门
   E. 足三里、中脘、内关、三阴交、内庭

58. 患者,男,30岁。两天前因食不洁水果,出现腹痛腹泻,下痢赤白,里急后重,肛门灼热,心烦口渴,小便短赤,舌苔黄腻,脉滑数。治疗除取主穴

外,还应加
A. 中脘、气海
B. 中脘、内关
C. 行间、足三里
D. 曲池、内庭
E. 脾俞、肾俞

59. 患者,男,38 岁。素患腰痛,近日因劳累后症状加重,腰部触之僵硬,俯仰困难,其痛固定不移,舌紫暗,脉弦涩。治疗除取主穴外,还应加
A. 膈俞、次髎
B. 命门、阳陵泉
C. 腰阳关、养老
D. 命门、志室
E. 次髎、阳陵泉

60. 患者,女,26 岁。非周期性子宫出血,量多、色紫红、质稠,夹有血块,腹痛拒按,舌红苔黄,脉弦数。治疗应首选
A. 气海
B. 中极
C. 三阴交
D. 隐白
E. 太冲

61. 患儿,男,3 岁。面色萎黄,形体消瘦,时有口干腹胀,不思饮食,烦躁啼哭,毛发稀疏,大便如米泔,舌苔黄腻,脉细。治疗应首选
A. 下脘、足三里、四缝、商丘
B. 上脘、三阴交、太冲、解溪
C. 下脘、中脘、上脘、内庭
D. 下脘、上脘、四缝、足三里
E. 中脘、合谷、曲池、四缝

62. 患儿,男,7 岁。睡中遗尿,白天小便频而量少,劳累后遗尿加重,面白气短,食欲不振,大便易溏,舌淡苔白,脉细无力。治疗除取主穴外,还宜选用的是
A. 神门、阴陵泉、胃俞
B. 气海、肺俞、足三里
C. 次髎、水道、三阴交
D. 百会、神门、内关
E. 关元俞、肾俞、关元

63. 患者,女,45 岁。2 天前感觉胁肋部皮肤灼热疼痛,皮色发红,继则出现簇集性粟粒状大小丘状疱疹,呈带状排列,兼见口苦,心烦,易怒,脉弦数。治疗除取主穴外,还应选用的穴位是
A. 大椎、曲池、合谷
B. 行间、大敦、阳陵泉
C. 血海、隐白、内庭
D. 足三里、阴陵泉、阳陵泉
E. 内庭、曲池、太白

64. 患者,男,50 岁。肩关节疼痛,痛有定处,抬举困难,夜间痛甚,劳累加剧。治疗应首选
A. 手太阳经穴
B. 近取穴为主
C. 分部近取穴与远取穴相结合
D. 循经取穴
E. 手少阳经穴

65. 患者,女,31 岁。右侧牙痛 3 天,龈肿,痛剧,伴口臭,口渴,大便 3 日未行,舌苔黄,脉洪。治疗除取颊车、下关穴外,还应加
A. 外关、风池
B. 太溪、行间
C. 中渚、养老
D. 合谷、内庭
E. 太冲、曲池

66. 患者,女,53 岁。咳嗽月余,加重 1 周,咳引胸胁疼痛,痰少而稠,面赤咽干,舌苔黄少津,脉弦数。治疗应首选
A. 足阳明、手阳明经穴
B. 手太阴、手阳明经穴
C. 手阳明、足厥阴经穴
D. 足厥阴、手太阴经穴
E. 手太阴、足太阴经穴

67. 患者,女,23 岁。痛经 9 年,经行不畅,小腹胀痛,拒按,经色紫红,夹有血块,血块下后痛即缓

解,脉沉涩。治疗应首选
A. 足三里、太冲、三阴交
B. 中极、次髎、地机
C. 合谷、三阴交
D. 曲池、内庭
E. 合谷、归来

68. 患者,女,64岁。耳中如蝉鸣4年,时作时止,劳累则加剧,按之鸣声减弱。治疗应首选
A. 太阳、听会、角孙
B. 丘墟、足窍阴、外关
C. 太阳、听会、合谷
D. 听会、侠溪、中渚
E. 太溪、照海、听宫

A3 型选择题(69~110 题)

答题说明

以下提供若干个案例,每个案例下设3道考题。请根据题干所提供的信息,在每一道考题下面的A、B、C、D、E五个备选答案中选择一个最佳答案。

(69~71题共用题干)

患者,男,48岁。恶寒重,发热轻,无汗,头痛,鼻塞声重,时流清涕,咳嗽吐白痰,口不渴,舌苔薄白,脉浮紧。

69. 其辨证是
A. 暑温伤表证
B. 表寒里热证
C. 风寒束表证
D. 风寒夹湿证
E. 气虚感冒

70. 其治法是
A. 辛凉解表
B. 辛温解表
C. 益气解表
D. 滋阴解表
E. 清暑祛湿解表

71. 治疗应首选
A. 参苏饮
B. 加减葳蕤汤
C. 新加香薷饮
D. 银翘散
E. 荆防达表汤

(72~74题共用题干)

患者,男,54岁。腹大坚满,脘腹胀急,烦热口苦,渴不欲饮,面、目、皮肤发黄,小便赤涩,大便秘结,舌边尖红,苔黄腻,脉弦数。

72. 其诊断是

A. 鼓胀
B. 黄疸
C. 噎膈
D. 腹痛
E. 痞满

73. 其治法是
A. 疏肝理气,运脾利湿
B. 活血化瘀,行气利水
C. 滋肾柔肝,养阴利水
D. 温中健脾,行气利水
E. 清热利湿,攻下逐水

74. 治疗应首选
A. 调营饮
B. 六味地黄丸合一贯煎
C. 柴胡疏散合胃苓汤
D. 实脾饮
E. 中满分消丸合茵陈蒿汤

(75~77题共用题干)

患者,男,28岁。平素嗜食辛辣,一个月前因饮酒过度引起上腹部疼痛,多方治疗效果不佳。现病人胃脘隐隐灼痛,饥不欲食,口燥咽干,口渴欲饮,大便偏干,舌红无苔而干,脉细。

75. 其诊断是
A. 腹痛
B. 胁痛
C. 痞满
D. 胃痛

E. 真心痛

76. 其治法是
   A. 清化湿热,理气和胃
   B. 疏肝解郁,理气止痛
   C. 消食导滞,和胃止痛
   D. 养阴益胃,和中止痛
   E. 清热化痰,和中止痛

77. 治疗应首选
   A. 清中汤
   B. 黄芪建中汤
   C. 良附丸
   D. 保和丸
   E. 一贯煎合芍药甘草汤

(78~80题共用题干)

患者,女,53岁。发热而欲近衣,形寒怯冷,四肢不温,少气懒言,面色㿠白,舌质淡胖,边有齿痕,苔白润,脉沉细无力。

78. 其证候是
   A. 气虚发热证
   B. 血虚发热证
   C. 阴虚发热证
   D. 阳虚发热证
   E. 血瘀发热证

79. 其治法是
   A. 滋阴清热
   B. 益气养血
   C. 温补阳气,引火归原
   D. 益气健脾,甘温除热
   E. 活血化瘀

80. 治疗应首选
   A. 补中益气汤
   B. 金匮肾气丸
   C. 清骨散
   D. 归脾汤
   E. 血府逐瘀汤

(81~83题共用题干)

患者,男,65岁。卒然晕倒,醒后舌强语謇,口角歪斜,左侧肢体半身不遂,肢体麻木,舌暗紫,苔滑腻,脉弦滑。

81. 其诊断是
   A. 中风
   B. 痉证
   C. 厥证
   D. 痫病
   E. 面瘫

82. 其辨证是
   A. 风阳上扰证
   B. 风痰入络证
   C. 风痰瘀阻证
   D. 阴虚风动证
   E. 气虚络瘀证

83. 治疗应首选
   A. 天麻钩藤饮
   B. 半夏白术天麻汤合桃仁红花煎
   C. 补阳还五汤
   D. 真方白丸子
   E. 镇肝熄风汤

(84~86题共用题干)

患者,男,60岁。小便混浊如米泔水1周,偶有血块,尿道热涩疼痛,排尿困难有阻塞感,口干,舌红,苔黄腻,脉濡数。

84. 其诊断是
   A. 膏淋
   B. 气淋
   C. 石淋
   D. 热淋
   E. 血淋

85. 其治法是
   A. 清热利湿,排石通淋
   B. 清热利湿,分清泄浊
   C. 补脾益肾
   D. 清热利湿通淋
   E. 理气疏导,通淋利尿

86. 治疗应首选
   A. 无比山药丸
   B. 石韦散
   C. 八正散
   D. 程氏萆薢分清饮
   E. 沉香散

(87~89题共用题干)

患者,男,65岁。喘逆剧甚,张口抬肩,鼻扇气促,端坐不能平卧,稍动则咳喘欲绝,心慌动悸,烦躁不安,面青唇紫,汗出如珠,肢冷,脉浮大无根。

87. 其辨证是
A. 肾虚不纳
B. 正虚喘脱
C. 肺气虚耗
D. 痰浊阻肺
E. 肺气郁痹

88. 其治法是
A. 祛痰降逆,宣肺平喘
B. 开郁降气平喘
C. 补肺益气养阴
D. 补肾纳气
E. 扶阳固脱,镇摄肾气

89. 治疗应首选
A. 金匮肾气丸合参蛤散加减
B. 参附汤送服黑锡丹
C. 生脉散合补肺汤加减
D. 五磨饮子加减
E. 二陈汤合三子养亲汤加减

(90~92题共用题干)

患者,男,52岁。呛咳气急,痰少质黏,时时咯血,血色鲜红,混有泡沫痰涎,午后潮热,骨蒸颧红,五心烦热,盗汗量多,口渴心烦,失眠,舌干而红,苔薄黄而剥,脉细数。

90. 其诊断为
A. 咳嗽
B. 喘证
C. 哮病
D. 肺胀
E. 肺痨

91. 其辨证是
A. 肺阴亏损
B. 虚火灼肺
C. 气阴耗伤
D. 阴阳两虚
E. 肝肾阴虚

92. 治疗应首选

A. 补天大造丸加减
B. 保真汤加减
C. 参苓白术散加减
D. 百合固金汤合秦艽鳖甲散加减
E. 月华丸加减

(93~95题共用题干)

患者,男,54岁。胸部膨满,憋闷如塞,短气喘息,稍劳即著,咳嗽痰多,色白黏腻,畏风易汗,脘痞纳少,倦怠乏力,舌暗,苔浊腻,脉滑。

93. 其诊断为
A. 咳嗽
B. 喘证
C. 哮病
D. 肺痿
E. 肺胀

94. 其辨证是
A. 痰浊壅肺
B. 痰热郁肺
C. 阳虚水泛
D. 肺肾气虚
E. 心虚胆怯

95. 治疗应首选
A. 越婢加半夏汤加减
B. 桑白皮汤加减
C. 苏子降气汤合三子养亲汤加减
D. 真武汤合五苓散加减
E. 平喘固本汤合补肺汤加减

(96~98题共用题干)

患者,男,69岁。喘促气短,动则加剧,喉中痰鸣,痰稀,神疲,汗出,舌淡,苔白,脉细弱。

96. 其辨证是
A. 肺气虚
B. 肾气虚
C. 心气虚
D. 痰热阻肺
E. 风寒外袭

97. 应选择的主穴为
A. 百会、太阳、风池、阿是穴、合谷
B. 列缺、尺泽、肺俞、中府、定喘

C. 肺俞、膏肓、肾俞、太渊、太溪、足三里、定喘
D. 大肠俞、阿是穴、委中
E. 水沟、百会、后溪、内关、涌泉

98. 应选择的配穴是
A. 风门、合谷
B. 丰隆、曲池
C. 天突
D. 气海
E. 关元

(99~101题共用题干)

患者,男,45岁。泄泻半年有余。泄泻肠鸣,腹痛攻窜,矢气频作,胸胁胀闷,嗳气食少,每因情志因素而发作或加重,舌淡,脉弦。

99. 其辨证是
A. 寒湿内盛
B. 肠腑湿热
C. 脾气虚弱
D. 肾阳虚衰
E. 肝气乘脾

100. 应选择的主穴为
A. 天枢、上巨虚、阴陵泉、水分
B. 神阙、天枢、足三里、公孙
C. 天枢、上巨虚、合谷、三阴交
D. 天枢、大肠俞、上巨虚、支沟
E. 中脘、足三里、内关

101. 应选择的配穴是
A. 内庭、曲池
B. 曲池、三阴交、内庭
C. 脾俞、太白
D. 肾俞、关元
E. 肝俞、太冲

(102~104题共用题干)

患者,男,29岁。2天前感冒之后出现左侧乳突区及面部轻度疼痛,昨日起左侧眼睑闭合不全,额纹消失,眼裂扩大,鼻唇沟平坦,口角歪向右侧,舌红,苔薄黄,脉浮数。

102. 其辨证是
A. 气阴两虚证
B. 风寒侵袭证

C. 风热侵袭证
D. 气血不足证
E. 肝阳上亢证

103. 针刺治疗应选取的主穴是
A. 攒竹、阳白、四白、颧髎、颊车、地仓、合谷、太冲
B. 太阳、阳白、地仓、颊车、颧髎、上关、攒竹、丝竹空
C. 印堂、太阳、头维、百会、合谷、地仓、迎香
D. 水沟、百会、后溪、内关、印堂、间使、太冲
E. 百会、印堂、四神聪、内关、太溪、悬钟、合谷

104. 治疗除主穴外,乳突部疼痛应选取的配穴是
A. 风池
B. 翳风
C. 水沟
D. 承浆
E. 廉泉

(105~107题共用题干)

患者,女,47岁。近1年来月经周期紊乱,时而提前,时而错后,有时半月一潮或3个月一至,经来量多,时感头晕耳鸣,失眠多梦,腰酸腿软,口干咽燥,颈面烘热汗出,舌红少苔,脉细数。

105. 其诊断是
A. 月经过多
B. 月经先后无定期
C. 闭经
D. 绝经前后诸证
E. 月经过少

106. 针灸治疗应选取的主穴是
A. 中极、次髎、地机、三阴交
B. 气海、三阴交、肾俞、足三里
C. 肝俞、肾俞、太溪、气海、三阴交
D. 带脉、中极、白环俞、三阴交
E. 关元、三阴交、肝俞

107. 针灸治疗应选的配穴是
A. 心俞、命门
B. 中脘、丰隆
C. 风池、太冲
D. 关元、命门
E. 照海、阴谷

(108～110题共用题干)

患者,男,39岁。1天前外出,当晚发觉耳中有胀感,耳鸣如潮,鸣声隆隆不断,按之不减,伴恶寒发热,舌红,苔薄,脉浮数。

108. 其辨证是
 A. 肝胆火盛证
 B. 痰火郁结证
 C. 外感风邪证
 D. 肾经亏损证
 E. 脾胃虚弱证

109. 治疗应选取的经穴是
 A. 局部穴及手足少阳经穴为主
 B. 局部穴及足少阴经穴为主
 C. 手、足阳明经穴为主
 D. 近部取穴及手阳明、足厥阴经穴为主
 E. 手太阴、手阳明经穴为主

110. 针灸治疗应选取的配穴是
 A. 外关、风池
 B. 气海、足三里
 C. 丰隆、阴陵泉
 D. 行间、丘墟
 E. 外关、合谷

B1型选择题(111～150题)

答题说明

以下提供若干组考题,每组考题共用在考题前列出的A、B、C、D、E五个备选答案。请从中选择一个与问题关系最密切的答案。某个备选答案可能被选择一次、多次或不被选择。

 A. 桑白皮汤
 B. 麻杏石甘汤
 C. 苏子降气汤
 D. 定喘汤
 E. 泻白散

111. 治疗热哮发作期,应首选
112. 治疗喘证痰热郁肺证,应首选

 A. 肝
 B. 心
 C. 脾
 D. 肺
 E. 肾

113. 实喘病位主要在
114. 肺痨病位主要在

 A. 头后部
 B. 前额部
 C. 眉棱骨
 D. 颠顶部
 E. 头之两侧

115. 太阳头痛的部位在
116. 厥阴头痛的部位在

 A. 补阳还五汤
 B. 血府逐瘀汤
 C. 镇肝熄风汤
 D. 左归丸合地黄饮子
 E. 牵正散

117. 中风气虚络瘀证,应首选
118. 中风肝肾亏虚证,应首选

 A. 健脾化湿
 B. 温中健脾
 C. 温中补肾
 D. 散寒止痛
 E. 散寒除湿

119. 胃痛暴作,畏寒喜暖,得温痛减,口和不渴,喜热饮,舌苔薄白,脉弦紧。其治法是
120. 胃痛隐隐,喜温喜按,空腹痛甚,得食痛减,泛吐清水,神疲乏力,大便溏薄,舌淡苔白,脉迟缓。其治法是

 A. 不换金正气散
 B. 芍药汤
 C. 驻车丸
 D. 桃花汤
 E. 连理汤

121. 治疗痢疾之休息痢,应首选
122. 治疗痢疾之湿热痢,应首选

   A. 麻子仁丸
   B. 增液汤
   C. 济川煎
   D. 黄芪汤
   E. 温脾汤

123. 大便干结,腹胀腹痛,面红身热,口干口臭,心烦不安,小便短赤,舌红苔黄燥,脉滑数。应首选
124. 大便干,排出困难,小便清长,面色白,四肢不温,腹中冷痛,得热痛减,腰膝冷痛,舌淡苔白,脉沉迟。应首选

   A. 茵陈五苓散合甘露消毒丹
   B. 茵陈蒿汤
   C. 茵陈术附汤
   D. 犀角散
   E. 大柴胡汤

125. 身目俱黄,黄色不甚鲜明,胸脘痞满,头重身困,食欲减退,恶心呕吐,腹胀,大便溏,舌苔厚腻微黄,脉濡数。应首选
126. 身目俱黄,黄色鲜明,发热口渴,脘腹胀闷,口干而苦,恶心呕吐,小便短少黄赤,大便秘结,舌苔黄腻,脉象弦数。应首选

   A. 风水泛滥
   B. 湿毒浸淫
   C. 水湿浸渍
   D. 湿热壅盛
   E. 脾阳虚衰

127. 水肿日久,腰以下肿甚,按之凹陷不起,畏寒肢冷,尿少,舌淡苔白滑,脉沉弱。其证候是
128. 眼睑浮肿,继则四肢及全身皆肿,来势迅速,伴有恶寒发热,小便不利,舌苔薄白,脉浮紧。其证候是

   A. 桑杏汤
   B. 柴枳半夏汤
   C. 桑菊饮
   D. 黄土汤
   E. 归脾汤

129. 鼻燥衄血,口干咽燥,身热,咳嗽痰少,舌质红,苔薄,脉数。应首选
130. 喉痒咳嗽,痰中带血,口干鼻燥,身热,舌质红,少津,苔薄黄,脉数。应首选

   A. 六味地黄丸
   B. 玉女煎
   C. 左归丸
   D. 沙参麦冬汤
   E. 麦门冬汤

131. 治疗消渴中消证,应首选
132. 治疗虚劳肺阴虚证,应首选

   A. 气厥实证
   B. 气厥虚证
   C. 血厥实证
   D. 血厥虚证
   E. 痰厥

133. 突然昏倒,不知人事,呼吸气粗,口噤握拳,舌苔薄白,脉伏。其证候是
134. 突然眩晕昏仆,面色苍白,呼吸微弱,汗出肢冷,舌淡,脉沉细微。其证候是

   A. 痿证
   B. 痉证
   C. 痹证
   D. 厥证
   E. 痫病

135. 以项背强急,四肢抽搐,甚至角弓反张为主要表现的是
136. 以肢体筋脉弛缓,软弱无力,日久因不能随意运动而致肌肉萎缩为主要表现的是

   A. 足阳明胃经
   B. 足少阳胆经
   C. 足太阳膀胱经
   D. 手少阳三焦经
   E. 手太阳小肠经

137. 至目外眦,转入耳中的经脉是
138. 起于目外眦,下行耳后的经脉是

A. 旁开前正中线0.5寸
B. 旁开前正中线1.5寸
C. 旁开前正中线2寸
D. 旁开前正中线4寸
E. 旁开前正中线6寸

139. 足太阴脾经在胸部的循行为
140. 足少阴肾经在胸部的循行为

A. 十二经脉
B. 十五络脉
C. 十二经别
D. 十二经筋
E. 十二皮部

141. 经络系统中,具有维持人体正常运动功能的是
142. 经络系统中,从十二正经中离入出合的是

A. 地机
B. 养老
C. 外丘
D. 郄门
E. 梁丘

143. 手太阳小肠经的郄穴是
144. 足阳明胃经的郄穴是

A. 井穴
B. 荥穴
C. 合穴
D. 经穴
E. 输穴

145. 曲池在五输穴中,属
146. 太溪在五输穴中,属

A. 肾俞
B. 膀胱俞
C. 大肠俞
D. 胃俞
E. 承扶

147. 以上穴位主治腰痛的是
148. 以上穴位主治便秘的是

A. 太溪、命门
B. 气海、足三里
C. 委阳、尺泽、太冲、次髎、血海
D. 关元、脾俞、肾俞、三焦俞、秩边
E. 中极、膀胱俞、秩边、阴陵泉、三阴交

149. 治疗癃闭虚证的主穴是
150. 治疗癃闭实证的主穴是

A1型选择题(1~20题)

答题说明

每一道考试题下面有 A、B、C、D、E 五个备选答案。请从中选择一个最佳答案。

1. 外科辨肿,肿势平坦,根盘散漫,其成因是
   A. 火
   B. 风
   C. 气
   D. 郁结
   E. 虚

2. 有头疽切开引流常作
   A. 对口引流
   B. 一字形切口
   C. 十字形切口
   D. 梭形切口
   E. S形切口

3. 正确的乳房检查方法是
   A. 以手掌放于乳房上轻轻按摩
   B. 四指并拢,用指腹平放于乳房上轻柔按摩
   C. 以食指先触到肿物,并仔细区别与周围组织的关系
   D. 以食指首先触摸是否有肿物存在,并注意是否活动
   E. 以手托起乳房,用另一手仔细触摸

4. 乳岩的特点是
   A. 乳块肿痛,皮色微红,按后痛甚
   B. 乳块皮肉相连,溃破脓水稀薄
   C. 乳块呈卵圆形,表面光滑,推之活动
   D. 乳块质地较软,月经后缩小
   E. 肿块高低不平,质硬,推之不动

5. 下列各项,不属瘰疬特征的是
   A. 颈中两侧结块
   B. 皮色不变
   C. 微有灼热
   D. 疼痛牵引至耳后枕部
   E. 容易化脓

6. 下列哪项不是疥疮的临床特点

   A. 好发于皮肤皱褶部位
   B. 皮损初起为针头大小的丘疹或水疱
   C. 幼儿可见于面部及头部
   D. 全身遍布抓痕、结痂、黑色斑点和脓疱
   E. 轻度瘙痒

7. 下列各项,不属于子痰溃后症状的是
   A. 脓液清稀如痰涎
   B. 脓液中夹有败絮状物
   C. 疮口凹陷
   D. 容易形成瘘管
   E. 疮口容易愈合

8. 精癃早期最常见的症状是
   A. 尿闭
   B. 尿失禁
   C. 膀胱胀痛
   D. 小便障碍
   E. 夜尿次数增多

9. 下列各项,易导致妇产科疾病发生的是
   A. 风、寒、湿
   B. 风、湿、热
   C. 寒、热、湿
   D. 寒、暑、热
   E. 寒、湿、燥

10. 下列方剂可以用于治疗经行浮肿的是
    A. 柴胡疏肝散
    B. 逍遥丸
    C. 健脾丸
    D. 乌药散
    E. 八物汤

11. 产后三急是指
    A. 呕吐、泄泻、盗汗
    B. 高热、昏迷、自汗
    C. 心悸、气短、抽搐

D. 尿闭、便难、冷汗

E. 下血、腹痛、心悸

12. 产后发热感染邪毒证,应首选
   A. 四物汤加苍附导痰丸
   B. 五味消毒饮
   C. 固阴煎
   D. 银翘散
   E. 丹栀逍遥丸

13. 女子不孕,身体肥胖,胸闷,应首选
   A. 苍附导痰丸
   B. 毓麟珠
   C. 养精种玉汤
   D. 开郁种玉汤
   E. 温胞饮

14. 下列各项,不属人工流产并发症的是
   A. 人流综合征
   B. 子宫穿孔
   C. 人流后宫缩不良
   D. 人流不全
   E. 人流术后感染

15. 随着小儿年龄的增加
   A. 脉搏增快,血压增高
   B. 脉搏增快,血压减低
   C. 脉搏减慢,血压增高
   D. 脉搏减慢,血压减低
   E. 脉搏、血压均无明显变化

16. 小儿"地图舌"是由于
   A. 肺气虚弱
   B. 脾阳亏虚

C. 脾失健运
D. 宿食内停
E. 胃之气阴不足

17. 下列除哪项外,均可使用培元补肾法
   A. 解颅
   B. 五迟
   C. 五软
   D. 哮喘
   E. 肺炎喘嗽

18. 治疗小儿口疮脾胃积热证,应首
   A. 清胃散
   B. 清热泻脾散
   C. 六味地黄丸
   D. 泻心导赤汤
   E. 凉膈散

19. 诊断3个月~6岁小儿营养性缺铁性贫血的标准,其血红蛋白值应低于的数值是
   A. 80g/L
   B. 90g/L
   C. 100g/L
   D. 110g/L
   E. 120g/L

20. 以下关于手足口病的叙述,正确的是
   A. 皮疹呈向心性分布
   B. 疹退后在皮疹部位有色素沉着
   C. 疱疹质地坚硬,疱浆清亮
   D. 疹退后局部留有瘢痕
   E. 皮疹以口腔、四肢为主,口腔疱疹破溃后形成溃疡

A2型选择题(21~73题)

答题说明

每一道考题是以一个小案例出现的,其下面都有A、B、C、D、E五个备选答案。请从中选择一个最佳答案。

---

21. 患者,男,27岁。左眉上出现一坚硬肿块,约1cm×1cm,中有一粟粒样脓头,坚硬根深,如钉丁之状,疼痛剧烈,左上眼睑肿胀明显,不能睁眼,伴发热头痛。其诊断是

A. 痈
B. 发
C. 疖
D. 疔疮
E. 有头疽

22. 患者,男,48岁。因鼻部破损引起头额红肿,两目肿胀不能开视,伴形寒发热,舌红苔黄腻,脉滑数。治疗应首选
   A. 化斑解毒汤
   B. 普济消毒饮
   C. 龙胆泻肝汤
   D. 五神汤
   E. 仙方活命饮

23. 患者,女,25岁。左侧手臂内侧有红丝一条,向上走窜,停于肘部,可选用砭镰法治疗。其诊断是
   A. 蛇头疔
   B. 蛇眼疔
   C. 红丝疔
   D. 蛇肚疔
   E. 托盘疔

24. 患儿,男,5岁。右颌下肿痛3天,灼热,皮色微红,伴恶寒发热,纳呆,舌红苔薄黄,脉滑数。其诊断是
   A. 瘰核
   B. 颈痈
   C. 烂疔
   D. 流注
   E. 红丝疔

25. 患者,男,50岁。1周前项后发际处突发一肿块,红肿热痛,渐渐加剧,其后出现多个粟米样脓头,部分溃破溢脓。其治法是
   A. 凉血祛风,行瘀通络
   B. 凉血清热,解毒利湿
   C. 和营托毒,清热利湿
   D. 清热解毒,活血通络
   E. 养阴清热,托毒透邪

26. 患者,女,28岁,已婚。颈前肿物10余年,渐渐增大,边缘不清,皮色如常,无疼痛,可触及肿物表面结节,随吞咽上下移动。其诊断是
   A. 肉瘿
   B. 石瘿
   C. 瘿痈
   D. 气瘿
   E. 血瘿

27. 患者,男,45岁。左上臂内侧有一肿块,呈半球形,暗红色,质地柔软,状如海绵,压之可缩小。应首先考虑的是
   A. 气瘤
   B. 筋瘤
   C. 脂瘤
   D. 血瘤
   E. 肉瘤

28. 患者,男,40岁。左肩部可见一肿块,呈扁平团块状,边界清楚,触之柔软,推之可动。无明显疼痛。应首先考虑的是
   A. 血瘤
   B. 失荣
   C. 肾岩
   D. 肉瘿
   E. 肉瘤

29. 患者,女,58岁。左侧腰周出现绿豆大水疱,簇集成群,累累如串珠,排列成带状,疼痛较重,舌苔薄黄,脉弦数。其诊断是
   A. 接触性皮炎
   B. 药物性皮炎
   C. 蛇串疮
   D. 热疮
   E. 湿疮

30. 患者,女,44岁。右足第3及第4趾缝间潮湿,糜烂,覆以白皮,渗液较多,伴有剧烈瘙痒。诊断为糜烂型脚湿气,外治应首选
   A. 一号癣药水
   B. 复方土槿皮酊
   C. 青黛膏

D. 雄黄膏

E. 红油膏

31. 患者,女,21岁。因喉炎服用磺胺药物,继见皮肤红斑及血疱,口腔、阴部黏膜糜烂,伴有口干、便秘、溲赤,舌红苔薄,脉细数。诊断为固定红斑型药疹,内治应首选

A. 消风散合黄连解毒汤

B. 萆薢渗湿汤

C. 犀角地黄汤合黄连解毒汤

D. 清营汤

E. 普济消毒饮

32. 患者,男,28岁。3天来尿道口红肿、尿急、尿频、尿痛,淋沥不止,尿液混浊如脂,尿道口溢脓,舌红苔黄腻,脉滑数。西医诊断为急性淋病。治疗应首选

A. 知柏地黄丸

B. 龙胆泻肝汤

C. 清营汤

D. 萆薢渗湿汤

E. 四妙勇安汤

33. 患者,男,25岁。患梅毒疳疮。外治应选用

A. 青黛散

B. 青吹口散

C. 鹅黄散

D. 生肌散

E. 桃花散

34. 患者,男,30岁。便后肛门部疼痛、出血反复发作10年。检查:肛门外观截石位6点有结缔组织外痔,并有梭形裂口通向肛内,边缘不齐,创面较深,术中见肛管狭窄明显。应首选的治疗措施是

A. 注射疗法

B. 扩肛疗法

C. 切除疗法

D. 纵切横缝

E. 肛裂切开

35. 患儿,男,7岁。两足趾、足背皮肤有10余枚隆起赘生物,小如粟米,大如黄豆,状如花蕊,表面蓬松枯槁,搔破后易出血。其诊断是

A. 传染性软疣

B. 寻常疣

C. 掌跖疣

D. 丝状疣

E. 扁平疣

36. 患者,男,56岁。大便发现黏液脓血并有重坠感半年余。应首选的检查是

A. 直肠指检

B. 直肠镜检

C. 钡剂灌肠

D. 乙状结肠镜检

E. 大便常规化验

37. 患者,男,39岁。尿道中有白色分泌物滴出3年,伴腰膝酸软、头晕眼花、失眠多梦、遗精,舌红少苔,脉细数。治疗应首选

A. 右归丸

B. 左归丸

C. 大分消饮

D. 龙胆泻肝丸

E. 知柏地黄丸

38. 患儿,男,12岁。因烧伤面积较大,症见壮热烦渴、躁动不安、口干唇焦、呼吸气粗、鼻翼扇动、大便秘结、小便短赤,舌红苔黄糙,脉弦数。其证候是

A. 火热伤津

B. 阴伤阳脱

C. 火毒内陷

D. 气血两虚

E. 脾胃虚弱

39. 患者,男,36岁。手术后1周突然出现右下肢疼痛肿胀,皮肤色泽发绀,皮温增高,浅静脉怒张,大腿内侧有明显压痛,并伴有低热。应首先考虑的是

A. 脱疽

B. 青蛇毒

C. 血栓性深静脉炎

D. 动脉硬化性闭塞症
E. 糖尿病坏疽

40. 患者,男,73岁。左下肢内臁疮,5cm×5cm,局部红肿,渗液量较少。外治应首选
    A. 红油膏、九一丹
    B. 白玉膏、生肌散
    C. 金黄膏、九一丹
    D. 金黄膏掺桃花散
    E. 青黛膏、九一丹

41. 患者,女,9岁。右乳房内发现肿块6个月,直径2cm左右,质地坚实,边界清楚,表面光滑,按之有硬橡皮球之弹性,触诊有滑脱感。其诊断是
    A. 粉刺性乳痈
    B. 乳癖
    C. 乳岩
    D. 乳核
    E. 乳痈

42. 患者,78岁,头面部可见淡红色斑片,干燥、脱屑、瘙痒、受风加重,伴口干口渴,大便干燥,舌质偏红,舌苔薄白,脉细数。其治法是
    A. 健脾除湿,清热止痒
    B. 凉血息风,养阴护发
    C. 通窍活血,祛瘀生发
    D. 祛风清热,养血润燥
    E. 益气补血

43. 患者,女,22岁,未婚。月经2~3月一行,量少色淡,质清稀,时有小腹冷痛,喜热喜按。伴有面色少华,小便清长,便溏,腰酸乏力,四肢欠温,舌淡,苔薄白,脉沉迟无力。治疗应首选
    A. 八珍益母丸
    B. 十全大补丸
    C. 艾附暖宫丸
    D. 大补元煎
    E. 肾气丸

44. 患者,女,27岁,已婚。经来量多半年,周期23天,经期7天,妇科检查示子宫前位,如鸡蛋大小,质中,双侧附件(-)。应首先考虑的是

A. 血崩
B. 经乱
C. 月经先期
D. 癥瘕出血
E. 月经过多

45. 患者,女,36岁,已婚。两次月经中间,阴道少量出血,色鲜红;头晕腰酸,夜寐不宁,五心烦热。舌质红,苔薄,脉细数。治法是
    A. 益气补肾,固冲止血
    B. 滋肾养阴,固冲止血
    C. 养阴清热,固冲止血
    D. 补肾养肝,固冲止血
    E. 益气养阴,凉血清热

46. 患者,女,45岁。月经不规律8个月,现阴道出血40天,量时多时少,近3天量极多、色淡、质稀,伴气短神疲,面浮肢肿,舌淡苔薄白,脉缓弱。治疗应首选
    A. 举元煎
    B. 补中益气汤
    C. 固本止崩汤
    D. 清热固经汤
    E. 保阴煎

47. 患者,女,38岁,已婚。近几年形体渐胖,胸闷呕恶,倦怠乏力,月经停闭半年,平时带下量多色白,舌淡胖苔白腻,脉沉滑。尿妊娠试验阴性。治疗应首选
    A. 血府逐瘀汤
    B. 苍附导痰丸
    C. 参苓白术散
    D. 开郁二陈汤
    E. 香砂六君子汤

48. 患者,女,45岁,已婚。每逢月经将潮便泄泻,脘腹胀满,神疲肢软,面浮肢肿,月经量多,色淡质薄,舌淡红,苔白,脉濡缓。治疗应首选
    A. 健固汤
    B. 四神丸
    C. 六君子汤
    D. 痛泻要方

E. 参苓白术散

49. 患者,女,46岁。月经紊乱近1年,先后不定期,量少、色红,伴烘热汗出,烦躁易怒,头晕耳鸣,舌红少苔,脉细数。治疗应首选
   A. 左归丸
   B. 六味地黄丸
   C. 左归饮合二至丸
   D. 知柏地黄丸
   E. 归肾丸

50. 患者,女,29岁,未婚。妊娠小腹胀痛,烦躁易怒,伴胸胁胀满,舌红,苔薄,脉弦滑。治疗应首选
   A. 胶艾汤
   B. 当归芍药散
   C. 小柴胡汤
   D. 逍遥丸
   E. 桂枝茯苓丸合寿胎丸

51. 患者,女,29岁。已婚2年一直未孕,既往月经周期26~28天,行经期4~6天。现停经45天,突然左下腹撕裂样剧痛,并伴头晕恶心、面色苍白。不应采取的措施是
   A. 妊娠试验
   B. 腹部叩诊
   C. 后穹隆穿刺
   D. 立即转院
   E. 妇科检查

52. 患者,女,30岁,已婚。孕后因持重而继发腰酸腹痛,胎动下坠,精神倦怠,脉滑无力。治疗应首选
   A. 举元煎
   B. 胎元饮
   C. 固下益气汤
   D. 加味圣愈汤
   E. 加味阿胶汤

53. 患者,女,29岁,已婚。产后24小时,恶寒发热,鼻流清涕,头痛,肢体酸痛,无汗;舌苔薄白,脉浮紧。治疗应首选

A. 桃红消瘀汤
B. 生化汤加味
C. 补中益气汤
D. 五味消毒饮
E. 荆防四物汤

54. 患者,女,35岁,已婚。产后半月余,全身关节疼痛,肢体酸楚麻木,头晕心悸,舌淡红,少苔,脉细无力。治疗应首选
   A. 黄芪桂枝五物汤
   B. 养荣壮肾汤
   C. 独活寄生汤
   D. 八珍汤
   E. 黄芪汤

55. 患者,女,29岁,已婚。妊娠3个月,小便频数而急,尿黄赤,艰涩不利,形体消瘦,手足心热,舌红苔薄黄,脉细滑数。治疗应首选
   A. 知柏地黄汤
   B. 加味五淋散
   C. 五苓散
   D. 子淋汤
   E. 导赤散

56. 患者,女,25岁,已婚。有盆腔炎病史,下腹部疼痛结块,缠绵日久,痛连腰骶,经行加重,经血量多有块,带下量多,精神不振,纳少乏力,舌质紫暗有瘀点,苔白,脉弦涩无力。治疗应首选
   A. 理冲汤
   B. 膈下逐瘀汤
   C. 少腹逐瘀汤
   D. 血府逐瘀汤
   E. 银甲丸

57. 患者,女,30岁,已婚。4年未孕,每逢经行小腹冷痛喜按,经量少,色暗淡,腰酸腿软,小便清长,舌苔润,脉沉。治疗应首选
   A. 温经汤(《金匮要略》)
   B. 开郁种玉汤
   C. 右归丸
   D. 膈下逐瘀汤
   E. 少腹逐瘀汤

58. 患者,女,26岁,已婚。停经2个月,尿妊娠试验阳性。恶心呕吐10天,加重3天,食入即吐,口淡无味,时时呕吐清涎,倦怠嗜卧,舌淡苔白润,脉缓滑无力。辨证是
A. 脾胃虚弱
B. 痰湿中阻
C. 肝胃不和
D. 肝脾不和
E. 气阴两伤

59. 患者,女,28岁,已婚。产时失血较多,产后小腹隐隐作痛,喜按,恶露量少,色淡,头晕耳鸣,大便干燥,舌淡苔薄,脉虚细。治疗应首选
A. 肠宁汤
B. 生化汤
C. 黄芪桂枝五物汤加当归、秦艽、丹参、鸡血藤
D. 独活寄生汤
E. 养荣壮肾汤加秦艽、熟地黄

60. 患儿,男,6岁。泄泻1天,泻下稀薄如水注,粪色深黄臭秽,夹有少量黏液。腹部时感疼痛,食欲减退,恶心欲吐,口渴引饮,舌红苔黄腻。其证候是
A. 脾肾阳虚泻
B. 伤食泻
C. 风寒泻
D. 湿热泻
E. 脾虚泻

61. 患儿,女,22天。面目皮肤发黄20天,色泽鲜明如橘皮,精神疲倦,不欲吮乳,尿黄便秘,舌红苔黄。其证候是
A. 肝失疏泄
B. 瘀积发黄
C. 寒湿阻滞
D. 湿热熏蒸
E. 胆道不利

62. 患儿,男,3岁。2天来发热恶风,咳嗽频频,气急鼻扇,涕泪俱无,喉中痰鸣,舌红苔黄,脉浮数而滑。其证候是
A. 痰热咳嗽
B. 风热咳嗽
C. 痰热闭肺
D. 风热闭肺
E. 热性哮喘

63. 患儿,男,6岁。发热3天,口腔内黏膜、齿龈溃烂,周围焮红,疼痛拒食,舌质红、苔薄黄。其诊断是
A. 感冒
B. 口糜
C. 口疮
D. 燕口疮
E. 鹅口疮

64. 患儿,男,2岁。泄泻2天,大便日行10余次,质稀如水,色黄混浊。精神不振,口渴心烦,眼眶凹陷,皮肤干燥,小便短赤,舌红少津,苔少。其治法是
A. 消食化积
B. 疏风散寒
C. 酸甘敛阴
D. 渗湿止泻
E. 清热利湿

65. 患儿,男,3岁。面色萎黄,困倦乏力,不思乳食,食则饱胀,呕吐酸馊,大便溏薄酸臭。其治法是
A. 消乳消食,和中导滞
B. 健脾和胃,消食导滞
C. 和脾助运,降逆止呕
D. 补土抑木,消食导滞
E. 健脾助运,消补兼施

66. 患儿,女,2岁。面色苍白,唇淡甲白,发黄稀疏,神疲乏力,形体消瘦3个月,诊断为"营养性缺铁性贫血"。西药选用铁剂治疗后,正确的停药时间为血红蛋白
A. 开始升高时
B. 达正常时
C. 达正常后2个月左右
D. 达正常后4个月左右
E. 达正常后6个月左右

67. 患儿,女,9岁。水肿从眼睑开始,迅速波及全身,皮肤光亮,按之凹陷即起,尿少色赤,伴咽红肿痛,肢体酸痛,苔薄白,脉浮。其治法是
   A. 疏风宣肺,利水消肿
   B. 清热利湿,凉血止血
   C. 清热解毒,淡渗利湿
   D. 温运中阳,行气利水
   E. 滋阴补肾,淡渗利水

68. 患儿,3岁。发育迟缓,坐、立、行走、牙齿的发育都迟于同龄小儿。颈项痿软,天柱骨倒,不能行走,舌淡苔薄。其证候是
   A. 脾肾气虚
   B. 气血虚弱
   C. 肝肾不足
   D. 心血不足
   E. 肾阳亏虚

69. 患儿,2岁。持续壮热5天,起伏如潮,肤有微汗,烦躁不安,目赤眵多,皮疹布发,疹点由细小稀少而逐渐稠密,疹色先红后暗,皮疹凸起,触之碍手,压之退色,大便干结,小便短少,舌质红赤,舌苔黄腻,脉数有力。治疗应首选
   A. 宣毒发表汤
   B. 清解透表汤
   C. 沙参麦冬汤
   D. 麻杏石甘汤
   E. 羚角钩藤汤

70. 患儿,男,4岁。发热骤起,头痛畏寒,无汗,咽喉肿痛,皮肤潮红,痧疹隐隐,舌质红,苔薄白,脉浮数有力。治疗应首选
   A. 解肌透痧汤
   B. 凉营清气汤
   C. 沙参麦冬汤
   D. 银翘散
   E. 犀角地黄汤

71. 患儿,5岁。发热2天,咳嗽,鼻塞,流涕,皮肤出疹,见有丘疹、水疱,疱浆清亮,分布稀疏,以躯干为多,舌苔薄白,脉浮数。治疗应首选
   A. 柴葛解肌汤
   B. 透疹凉解汤
   C. 清胃解毒汤
   D. 银翘散
   E. 桑菊饮

72. 患儿,男,10岁。患痄腮,腮部肿胀渐消退,右侧睾丸肿胀疼痛,舌红苔黄,脉数。治疗应首选
   A. 银翘散
   B. 小柴胡汤
   C. 知柏地黄丸
   D. 龙胆泻肝汤
   E. 普济消毒饮

73. 患儿,男,4岁。入夏后体温渐高,发热持续,气温越高,体温越高,皮肤灼热,汗少,口渴欲饮,小便频数,烦躁,口唇干燥,舌质稍红,苔薄黄,脉数。治疗应首选
   A. 王氏清暑益气汤
   B. 温下清上汤
   C. 白虎汤
   D. 竹叶石膏汤
   E. 香薷饮

A3型选择题(74~118题)

答题说明

以下提供若干个案例,每个案例下设3道考题。请根据题干所提供的信息,在每一道考题下面的A、B、C、D、E五个备选答案中选择一个最佳答案。

(74~76题共用题干)
患者,女,47岁。乳房肿块月经前加重,经后缓减。伴有腰酸乏力,神疲倦怠,月经失调,量少色淡。舌淡,苔白,脉沉细。

74. 其辨证是
   A. 气滞热壅证

B. 热毒炽盛证
C. 正虚毒恋证
D. 肝郁痰凝证
E. 冲任失调证

75. 其治法是
    A. 疏肝清胃,通乳消肿
    B. 清热解毒,托毒透脓
    C. 益气和营托毒
    D. 疏肝解郁,化痰散结
    E. 调摄冲任

76. 治疗应首选
    A. 逍遥蒌贝散加减
    B. 二仙汤合四物汤加减
    C. 瓜蒌牛蒡汤加减
    D. 透脓散加味
    E. 托里消毒散加减

(77~79题共用题干)
患者,女,36岁。乳房肿块较大,坚硬木实,重坠不适,伴胸闷牵痛,烦闷急躁,月经不调、痛经,舌质暗红,苔薄腻,脉弦滑。

77. 其辨证是
    A. 肝气郁结证
    B. 血瘀痰凝证
    C. 脾胃虚弱证
    D. 冲任失调证
    E. 正虚毒盛证

78. 其治法是
    A. 调补气血,清热解毒
    B. 调摄冲任,理气散结
    C. 疏肝解郁,化痰散结
    D. 补益气血,宁心安神
    E. 疏肝活血,化痰散结

79. 治疗应首选
    A. 神效瓜蒌散合开郁散加减
    B. 二仙汤合开郁散加减
    C. 八珍汤加减
    D. 逍遥散合桃红四物汤加山慈菇、海藻
    E. 逍遥散加减

(80~82题共用题干)
患者,女,41岁。乳房内无痛性肿块,结块坚硬,边界不清,质地坚硬,表面不光滑,不易推动,与皮肤粘连。月经紊乱,舌淡,苔薄,脉弦细。

80. 其辨证是
    A. 肝郁痰凝证
    B. 正虚毒盛证
    C. 脾胃虚弱证
    D. 冲任失调证
    E. 气血两亏证

81. 其治法是
    A. 调补气血,清热解毒
    B. 调摄冲任,理气散结
    C. 疏肝解郁,化痰散结
    D. 补益气血,宁心安神
    E. 健脾和胃

82. 治疗应首选
    A. 神效瓜蒌散合开郁散加减
    B. 二仙汤合开郁散加减
    C. 八珍汤合开郁散加减
    D. 理中汤加减
    E. 参苓白术散加减

(83~85题共用题干)
患者,男,20岁。左肩背部发现一肿块半年,近期增大,约2cm×3cm,不痛不痒,略微高起,边界清楚,与皮肤无粘连,中央有一个黑头,挤压后有臭味脂浆溢出。伴胸膈痞闷,急躁易怒,舌淡,苔腻,脉滑。

83. 其诊断是
    A. 疖
    B. 有头疽
    C. 痈
    D. 脂瘤
    E. 肉瘤

84. 内治应首选
    A. 芩连二母丸合凉血地黄丸
    B. 龙胆泻肝汤合仙方活命饮
    C. 二陈汤合四七汤
    D. 顺气归脾丸
    E. 丹栀逍遥散

85. 外治应首选
    A. 金黄膏外敷
    B. 冲和膏外敷
    C. 阳和解凝膏外敷

D. 手术切除
E. 切开扩创术

(86~88题共用题干)
患者,男,46岁。颈部有一坚硬肿块聚结成团,与周围组织粘连而固定,有轻度胀痛,颈项牵扯感,活动转侧不利,患部皮色暗红微热,伴胸闷胁痛,心烦口苦。舌质红,苔微黄腻,脉弦滑。

86. 其诊断是
    A. 失荣
    B. 颈痈
    C. 蛇串疮
    D. 肉瘤
    E. 肉瘿

87. 治疗应首选
    A. 化坚二陈丸
    B. 海藻玉壶汤
    C. 龙胆泻肝汤
    D. 阳和汤
    E. 化痰开郁方

88. 外治应首选
    A. 阳和解凝膏
    B. 太乙膏
    C. 冲和膏
    D. 白降丹
    E. 阴毒内消散

(89~91题共用题干)
患者,女,20岁。有大便困难病史10年。自诉近2周来,排便时肛门呈刀割样疼痛,约持续半天。大便两三日一行,质干硬,伴有肛门滴血,腹胀,溲黄,舌红,脉弦数。

89. 其诊断是
    A. 内痔
    B. 直肠肛管周围脓肿
    C. 直肠息肉
    D. 肛裂
    E. 肛漏

90. 其治法是
    A. 清热解毒透脓
    B. 养阴清热,祛湿解毒
    C. 理气活血,润肠通便
    D. 养阴清热润肠
    E. 清热润肠通便

91. 治疗应首选
    A. 凉血地黄汤合脾约麻仁丸
    B. 润肠汤
    C. 六磨汤
    D. 青蒿鳖甲汤
    E. 透脓散

(92~94题共用题干)
患者,女,28岁。因产后过早性生活等因素导致带下增多,色黄绿如脓,臭秽难闻;小腹疼痛,腰骶酸痛;舌红,苔黄腻,脉滑数。

92. 其诊断是
    A. 带下过多热毒蕴结证
    B. 带下过多湿热下注证
    C. 带下过多阴虚夹湿证
    D. 带下过多肾阳虚证
    E. 带下过多脾虚证

93. 其治法是
    A. 清热解毒
    B. 清热利湿,解毒杀虫
    C. 滋肾益阴,清热利湿
    D. 温肾培元,固涩止带
    E. 健脾益气,升阳除湿

94. 治疗应首选
    A. 五味消毒饮
    B. 龙胆泻肝汤
    C. 易黄汤
    D. 知柏地黄汤
    E. 内补丸

(95~97题共用题干)
患者,女,24岁,已婚。自产一女婴后,低热不退,腹痛绵绵,喜按,恶露量少,色淡质稀,自汗,头晕心悸,舌质淡,苔薄白,脉细数。

95. 其诊断为
    A. 产后郁冒
    B. 产后血晕
    C. 产后身痛
    D. 产后发热
    E. 产后腹痛

96. 其治法为
    A. 清热解毒,凉血化瘀
    B. 活血化瘀,和营退热
    C. 养血祛风,疏散表邪
    D. 补血益气,和营退热
    E. 养阴清热止血

97. 治疗应首选
    A. 保阴煎
    B. 荆防四物汤
    C. 补中益气汤
    D. 桃红消瘀汤
    E. 五味消毒饮

(98~100题共用题干)

患者,女,29岁。每至经行期间,发热,恶寒,无汗,鼻塞流涕,咽喉痒痛,咳嗽痰稀,头痛身痛,舌淡红,苔薄白,脉浮紧。经血净后,诸证渐愈。

98. 其辨证是
    A. 风寒证
    B. 风热证
    C. 邪入少阳证
    D. 血虚证
    E. 血瘀证

99. 其治法是
    A. 解表散寒,和血调经
    B. 疏风清热,和血调经
    C. 和解表里
    D. 养血益气,柔筋止痛
    E. 活血通络,益气散寒止痛

100. 治疗应首选
    A. 趁痛散
    B. 荆防四物汤
    C. 当归补血汤加白芍、鸡血藤、丹参、玉竹
    D. 小柴胡汤
    E. 桑菊饮加当归、川芎

(101~103题共用题干)

患者,女,29岁。每至经行期间,腰膝、肢体、关节疼痛,得热痛减,遇寒疼甚,月经推迟,经量少,色暗,有血块,舌紫暗,有瘀斑,苔薄白,脉沉紧。

101. 其辨证是
    A. 风寒证
    B. 风热证
    C. 邪入少阳证
    D. 血虚证
    E. 血瘀证

102. 其治法是
    A. 解表散寒,和血调经
    B. 疏风清热,和血调经
    C. 和解表里
    D. 养血益气,柔筋止痛
    E. 活血通络,益气散寒止痛

103. 治疗应首选
    A. 趁痛散
    B. 荆防四物汤
    C. 当归补血汤加白芍、鸡血藤、丹参、玉竹
    D. 小柴胡汤
    E. 桑菊饮加当归、川芎

(104~106题共用题干)

患者,女,32岁。经行面浮肢肿,按之没指,晨起头面肿甚,月经推迟,经行量多,色淡,质薄;腹胀纳减,腰膝酸软,大便溏薄;舌淡,苔白腻,脉沉缓。

104. 其辨证是
    A. 气滞血瘀证
    B. 脾肾阳虚证
    C. 肝经郁火证
    D. 肺肾阴虚证
    E. 阴虚火旺证

105. 其治法是
    A. 温肾化气,健脾利水
    B. 理气行滞,养血调经
    C. 清肝调经
    D. 滋阴养肺
    E. 滋阴降火

106. 治疗应首选
    A. 知柏地黄汤
    B. 凉膈散
    C. 清肝引经汤
    D. 肾气丸合苓桂术甘汤
    E. 八物汤加泽泻、益母草

(107~109题共用题干)

患儿,男,7岁。盛夏时节,突然起病,状如多汗,头

痛项强,恶心呕吐,烦躁,嗜睡,抽搐,口渴便秘,舌红苔黄,脉弦数。

107. 其辨证是
    A. 风热动风证
    B. 气营两燔证
    C. 邪陷心肝证
    D. 湿热疫毒证
    E. 惊恐惊风证

108. 其治法是
    A. 疏风清热,息风定惊
    B. 清热凉营,息风开窍
    C. 平肝息风,清新开窍
    D. 清热化湿,解毒息风
    E. 镇惊安神,平肝息风

109. 治疗应首选
    A. 银翘散
    B. 清瘟败毒饮
    C. 羚角钩藤汤
    D. 黄连解毒汤合白头翁汤
    E. 琥珀抱龙丸

(110～112题共用题干)
患儿,男,3岁。全身虚弱羸瘦,面黄发枯,精神萎靡,饮食异常,足踝水肿,面色无华,四肢欠温,小便不利,大便溏薄,舌淡嫩,苔薄白,脉沉迟无力。

110. 其诊断是
    A. 疳气证
    B. 疳积证
    C. 干疳证
    D. 疳肿胀证
    E. 眼疳证

111. 其治法是
    A. 调脾健运
    B. 补益气血
    C. 消积理脾
    D. 健脾温阳,利水消肿
    E. 养血柔肝,滋阴明目

112. 治疗应首选
    A. 资生健脾丸
    B. 八珍汤
    C. 肥儿丸
    D. 防己黄芪汤合五苓散
    E. 石斛夜光丸

(113～115题共用题干)
患儿,男,9岁。心悸、气短10天。3周前有发热、咽痛病史。现症见寒热起伏,全身肌肉酸痛,恶心呕吐,腹痛泄泻,心悸胸闷,肢体乏力,舌红,苔黄腻,脉结代。体格检查:心界向左下扩大,心音低钝。心电图示:窦性心动过速、频发室性期前收缩。心肌肌钙蛋白(cTnT)阳性。

113. 其辨证是
    A. 风热犯心证
    B. 心阳虚弱证
    C. 痰瘀阻络证
    D. 湿热侵心证
    E. 气阴亏虚证

114. 其治法是
    A. 清热化湿,宁心复脉
    B. 益气养阴,宁心复脉
    C. 清热解毒,宁心复脉
    D. 豁痰化瘀,宁心通络
    E. 温振心阳,宁心复脉

115. 治疗应首选
    A. 炙甘草汤合生脉散
    B. 瓜蒌薤白半夏汤合失笑散
    C. 桂枝甘草龙骨牡蛎汤
    D. 葛根黄芩黄连汤
    E. 银翘散

(116～118题共用题干)
患儿,男,6岁。睡后经常遗尿,醒后方觉。平素经常感冒,面色少华,少气懒言,食欲不振,大便溏薄,舌质淡红,苔薄白,脉沉无力。

116. 其辨证是
    A. 肾气不足证
    B. 脾肾气虚证
    C. 肝经湿热证
    D. 肺脾气虚证
    E. 心肾失交证

117. 其治法是
    A. 补肺益脾,固涩膀胱
    B. 清热利湿,泻肝止遗
    C. 温补肾阳,固涩膀胱

D. 清心滋肾,安神固脬
E. 温补脾肾,升提固摄
118. 治疗应首选
   A. 补中益气汤合缩泉丸

B. 交泰丸合导赤散
C. 龙胆泻肝汤
D. 缩泉丸
E. 菟丝子散

B1型选择题(119～150题)

答题说明

以下提供若干组考题,每组考题共用在考题前列出的A、B、C、D、E五个备选答案。请从中选择一个与问题关系最密切的答案。某个备选答案可能被选择一次、多次或不被选择。

A. 热
B. 寒
C. 风
D. 气
E. 虚

119. 疼痛而皮色不红、不热,得暖则痛缓。其痛的原因是
120. 攻痛无常,时感抽掣,喜缓怒甚。其痛的原因是

A. 痈
B. 瘰疬
C. 流痰
D. 有头疽
E. 红丝疔

121. 易发生内陷的疾病是
122. 可发生走黄的疾病是

A. 气瘤
B. 骨瘤
C. 肉瘤
D. 筋瘤
E. 血瘤

123. 自血脉肿起,赤缕红丝,颜色红紫,属于
124. 发于皮里膜外,柔软如绵,其形如馒,属于

A. 龙胆泻肝汤
B. 知柏地黄丸
C. 萆薢渗湿汤
D. 萆薢化毒汤
E. 清营汤

125. 治疗淋病湿热毒蕴证的主方是
126. 治疗淋病阴虚毒恋证的主方是

A. Ⅰ期痔疮
B. Ⅱ期痔疮
C. Ⅲ期痔疮
D. 肛瘘
E. 便血

127. 痔核较大,便时痔核脱出肛外,便后自行回纳。属于
128. 便时痔核脱出肛外不能自行回纳,须用手推回,或平卧、热敷后才能回纳。属于

A. 八正散
B. 济生肾气丸
C. 龙胆泻肝汤
D. 前列腺汤
E. 知柏地黄汤

129. 多见于中年人,排尿淋沥,腰膝酸痛,阳痿早泄,形寒肢冷,舌质淡胖,苔白,脉沉细。宜选用
130. 尿频,尿急,尿痛,尿道灼热感,排尿终末有白浊,会阴、少腹坠胀疼痛。苔黄腻,脉滑数。宜选用

A. 知柏地黄汤
B. 清肝止淋汤
C. 血府逐瘀汤
D. 解毒活血汤
E. 逐瘀止血汤

131. 经间期出血量少,色紫黑,有小血块,少腹胀痛。治疗应首选
132. 经间期出血量少,色红质黏腻,胸闷烦躁。治疗应首选

A. 理气化瘀止痛
B. 温经暖宫止痛
C. 益气养血止痛
D. 清热除湿,化瘀止痛
E. 益肾养肝止痛

133. 痛经气滞血瘀证的治法是
134. 痛经气血虚弱证的治法是

A. 少腹逐瘀汤
B. 生化汤
C. 清热调血汤
D. 大黄牡丹皮汤
E. 大柴胡汤

135. 产后高热,小腹剧痛,恶露有臭气,大便秘结。治疗应首选
136. 产后寒热时作,恶露甚少,色紫暗,腹痛拒按,口干不欲饮。治疗应首选

A. 六味地黄丸
B. 杞菊地黄丸
C. 知柏地黄汤
D. 左归丸
E. 左归饮

137. 患者,女,47岁,已婚。近半年月经先后不定,量时多时少,烘热汗出,心烦易怒,失眠多梦。治疗应首选
138. 患者,女,49岁,已婚。月经2～3月一行,阴部干涩,灼热瘙痒,带下量少,色黄,头晕耳鸣,五心烦热。治疗应首选

A. 破瘀散结
B. 理气行滞
C. 先攻后补
D. 攻补兼施
E. 先补后攻

139. 体质较强的癥瘕患者,其治法是
140. 久病体弱的癥瘕患者,其治法是

A. 逍遥丸
B. 血府逐瘀汤
C. 天仙藤散
D. 八物汤
E. 柴胡疏肝散

141. 治疗经行浮肿气滞血瘀证,应首选
142. 治疗子肿气滞证,应首选

A. 银翘散
B. 桑菊饮
C. 新加香薷饮
D. 荆防败毒散
E. 杏苏散

143. 患儿,女,8岁。发热恶风,无汗,头痛,鼻塞,流浊涕,喷嚏,咳嗽,口渴咽痛,舌红,苔薄黄,脉浮数。治疗应首选
144. 患儿,女,8岁。咳嗽较重,痰多而黄,咽红肿痛,舌淡红,苔薄白,脉浮数。治疗应首选

A. 参苓白术散
B. 附子理中汤
C. 藿香正气散
D. 保和丸
E. 四神丸

145. 患儿,男,12岁。大便清稀,夹有泡沫,臭气不甚,肠鸣腹痛,伴有恶寒发热,鼻流清涕,舌质淡,苔薄白,脉浮紧。治疗应首选
146. 患儿,男,12岁。大便稀溏,臭气不甚,食后作泻,面色萎黄,形体消瘦,神疲倦怠,舌质淡,苔白,脉缓。治疗应首选

A. 大定风珠
B. 十全大补汤
C. 缓肝理脾汤
D. 固真汤
E. 逐寒荡惊汤

147. 治疗慢惊风脾虚肝亢证,应首选
148. 治疗慢惊风阴虚风动证,应首选

A. 银翘散
B. 清瘟败毒饮
C. 白虎汤
D. 新加香薷饮
E. 凉膈散

149. 治疗皮肤黏膜淋巴结综合征卫气同病,应首选
150. 治疗皮肤黏膜淋巴结综合征气营两燔,应首选

中医执业医师资格考试考前自测卷答案与解析

考前自测卷(一)答案与解析

第一单元

1. B	2. C	3. C	4. D	5. E	6. E	7. B	8. A	9. A	10. B
11. B	12. D	13. C	14. D	15. C	16. A	17. C	18. C	19. C	20. B
21. B	22. B	23. E	24. A	25. C	26. E	27. B	28. D	29. A	30. A
31. B	32. E	33. A	34. C	35. C	36. E	37. D	38. D	39. C	40. C
41. C	42. E	43. E	44. C	45. D	46. E	47. B	48. D	49. B	50. A
51. A	52. E	53. E	54. E	55. A	56. A	57. D	58. E	59. E	60. A
61. E	62. D	63. B	64. C	65. B	66. E	67. D	68. A	69. C	70. C
71. E	72. C	73. D	74. B	75. B	76. C	77. A	78. B	79. C	80. C
81. C	82. B	83. C	84. C	85. D	86. D	87. A	88. B	89. B	90. C
91. A	92. C	93. D	94. E	95. E	96. E	97. D	98. D	99. A	100. C
101. A	102. A	103. B	104. D	105. B	106. B	107. A	108. E	109. A	110. B
111. E	112. A	113. D	114. E	115. E	116. B	117. C	118. B	119. B	120. A
121. C	122. D	123. A	124. C	125. C	126. C	127. A	128. C	129. B	130. C
131. C	132. C	133. A	134. C	135. B	136. B	137. A	138. D	139. A	140. E
141. C	142. C	143. A	144. C	145. C	146. D	147. B	148. C	149. D	150. E

第二单元

1. E	2. D	3. A	4. B	5. B	6. D	7. C	8. B	9. B	10. E
11. E	12. E	13. A	14. C	15. D	16. C	17. C	18. E	19. A	20. B
21. D	22. C	23. D	24. B	25. A	26. E	27. A	28. C	29. D	30. B
31. B	32. B	33. D	34. A	35. C	36. C	37. E	38. A	39. E	40. E
41. A	42. A	43. A	44. C	45. D	46. B	47. D	48. A	49. C	50. B
51. D	52. C	53. B	54. D	55. C	56. A	57. D	58. E	59. C	60. B
61. D	62. D	63. C	64. C	65. C	66. C	67. D	68. C	69. B	70. B
71. D	72. D	73. C	74. C	75. E	76. C	77. C	78. D	79. C	80. A
81. E	82. D	83. C	84. B	85. C	86. D	87. D	88. C	89. A	90. C
91. B	92. D	93. A	94. B	95. C	96. D	97. D	98. B	99. E	100. A
101. D	102. D	103. B	104. A	105. C	106. D	107. E	108. C	109. B	110. B
111. E	112. B	113. C	114. C	115. A	116. D	117. A	118. C	119. C	120. D
121. C	122. D	123. A	124. A	125. B	126. A	127. C	128. E	129. C	130. B
131. D	132. E	133. E	134. A	135. D	136. B	137. B	138. E	139. B	140. A
141. E	142. A	143. B	144. A	145. C	146. D	147. B	148. A	149. A	150. E

第三单元

1. C	2. C	3. D	4. D	5. B	6. E	7. E	8. B	9. A	10. E
11. B	12. E	13. B	14. A	15. D	16. C	17. B	18. A	19. B	20. E
21. D	22. A	23. E	24. A	25. B	26. B	27. B	28. D	29. B	30. D
31. D	32. A	33. D	34. C	35. B	36. E	37. B	38. E	39. A	40. C
41. C	42. E	43. E	44. A	45. E	46. A	47. B	48. E	49. C	50. B
51. A	52. A	53. D	54. A	55. D	56. A	57. A	58. D	59. B	60. C
61. C	62. A	63. C	64. D	65. D	66. A	67. E	68. C	69. A	70. B
71. D	72. D	73. E	74. D	75. A	76. A	77. A	78. C	79. D	80. C
81. A	82. B	83. D	84. C	85. D	86. C	87. B	88. A	89. A	90. E
91. B	92. A	93. A	94. A	95. B	96. C	97. C	98. A	99. C	100. C
101. C	102. B	103. A	104. D	105. A	106. A	107. C	108. E	109. D	110. B
111. B	112. A	113. B	114. A	115. B	116. C	117. E	118. B	119. C	120. B
121. A	122. C	123. B	124. D	125. A	126. B	127. C	128. B	129. A	130. D
131. A	132. C	133. C	134. B	135. D	136. A	137. D	138. D	139. D	140. C
141. A	142. D	143. D	144. C	145. A	146. C	147. B	148. C	149. B	150. D

第四单元

1. A	2. D	3. C	4. E	5. B	6. C	7. A	8. B	9. A	10. E
11. C	12. B	13. C	14. A	15. C	16. B	17. D	18. D	19. B	20. C
21. A	22. C	23. E	24. B	25. A	26. B	27. D	28. B	29. C	30. B
31. D	32. B	33. C	34. D	35. E	36. E	37. B	38. B	39. A	40. A
41. A	42. B	43. E	44. C	45. D	46. A	47. D	48. C	49. C	50. C
51. B	52. C	53. E	54. C	55. D	56. A	57. B	58. A	59. A	60. C
61. D	62. A	63. C	64. B	65. B	66. A	67. C	68. B	69. B	70. B
71. D	72. C	73. B	74. A	75. E	76. A	77. A	78. D	79. D	80. C
81. A	82. C	83. A	84. D	85. C	86. A	87. B	88. A	89. A	90. B
91. D	92. A	93. B	94. C	95. D	96. D	97. A	98. D	99. B	100. B
101. A	102. C	103. D	104. B	105. C	106. D	107. A	108. B	109. D	110. A
111. C	112. E	113. D	114. A	115. C	116. D	117. E	118. B	119. A	120. D
121. B	122. D	123. A	124. D	125. B	126. C	127. C	128. C	129. C	130. E
131. A	132. E	133. D	134. B	135. E	136. D	137. B	138. E	139. D	140. E
141. A	142. B	143. A	144. E	145. A	146. A	147. A	148. D	149. A	150. E

考前自测卷(一)

第一单元

1. 答案:B 解析:形不足者,温之以气;精不足者,补之以味。其高者,因而越之;其下者,引而竭之;中满者,写之于内;其有邪者,渍形以为汗。

2. 答案:C 解析:《素问·阴阳应象大论》:"水火者,阴阳之征兆也。"说明水火是阴阳对立最明显的征兆。

3. 答案:C 解析:上古之人,其知道者,法于阴阳,和于术数,食饮有节,起居有常,不妄作劳,故能形与神俱,而尽终其天年,度百岁乃去。

4. 答案:D 解析:"克我"和"我克",在《内经》中称作"所不胜"和"所胜";"克我"者是"所不胜","我克"者是"所胜",火的"所胜",即火"所克"者;水克火,火克金,金克木,木克土,土克水。

5. 答案:E 解析:五行相乘,是指五行中某一行对其所胜一行的过度克制,其次序是木乘土,土乘水,水乘火,火乘金,金乘木。根据五脏的五行所属,肝属木,心属火,脾属土,肺属金,肾属水,可知选项中脾病及肾为相乘传变。

6. 答案:E 解析:精脱者,耳聋;气脱者,目不明;津脱者,腠理开,汗大泄;液脱者,骨属屈伸不利,色夭,脑髓消,胫酸,耳数鸣;血脱者,色白,夭然不泽,其脉空虚,此其候也。

7. 答案:B 解析:心主神志,人的精神意识思维活动可以分属于五脏,但主要是归属于心。故《灵枢·邪客》曰:"心者,五脏六腑之大主也,精神之所舍也。"心为五脏六腑之大主的理论依据在于心主神明。

8. 答案:A 解析:太阳病,发汗后,大汗出,胃中干,烦躁不得眠,欲得饮水者,少少与饮之,令胃气和则愈。若脉浮,小便不利,微热消渴者,五苓散主之。

9. 答案:A 解析:心与肺的关系主要表现为血液运行与呼吸吐纳之间的协调关系。

10. 答案:B 解析:心主血脉,心气推动和调控血液在脉管中正常运行,流注全身;肝藏血,具有储藏血液、调节血量及防止出血的功能;脾统血,可统摄血液在脉内运行,不使其逸出脉外。

11. 答案:B 解析:伤寒脉结代,心动悸,炙甘草汤主之。呕而肠鸣,心下痞者,半夏泻心汤主之。甘草泻心汤证主症为痞利俱甚,干呕心烦不安症状明显。伤寒五六日,中风,往来寒热,胸胁苦满,嘿嘿不欲饮食,心烦喜呕,或胸中烦而不呕,或渴,或腹中痛,或胁下痞硬,或心下悸,小便不利,或不渴,身有微热,或咳者,小柴胡汤主之。伤寒二三日,心中悸而烦者,小建中汤主之。

12. 答案:D 解析:胃主受纳、腐熟水谷,主通降,以降为和。胃中有充足的津液,可以使受纳腐熟功能正常,并可保持通降,使腐熟之水谷下传小肠。胃为阳土,喜润恶燥,若胃中津液受损,则会使胃纳失权,产生饥不欲食等症状。

13. 答案:C 解析:脾胃位于人体中焦,上有心肺,下临肝肾,是气机升降的中间场所。上升之气经脾胃输于上,下降之气经脾胃行于下,使整个机体的气机得以循环。同时,脾主升清,以升为顺;胃主通降,以降为和。脾胃这一升一降的生理作用,使全身气机循环更加调畅。

14. 答案:D 解析:人体之精由禀受于父母的先天之精与后天获得的水谷之精相融合而生成,是以先天之精为本,并得到后天之精的不断充养而成。分藏于脏腑,主要藏于肾中,依赖于肾气的封藏作用。A、B、C、E均不能全面概括精的含义。

15. 答案:C 解析:广义心气泛指心的功能活动,狭义心气指心脏推动血液循环的功能。心气推动和调控血液在脉管中正常运行,流注全身;心血充盈和脉道通利也是血液正常运行的条件,此三者中心气充沛最为重要,因为心发挥其生理功能依赖于心气。

16. 答案:A 解析:气的推动作用,指气中属阳部分(阳气)的激发、兴奋、促进等作用。①激发和促进人体的生长发育及生殖功能。②激发和促进各脏腑经络的生理功能。③激发和促进精血津液的生成及运行输布。④激发和兴奋精神活动。

17. 答案:C 解析:手三阴经在手指各与其相为表里的手三阳经交会;手三阳经在头面各与其同名的足三阳经交会;足三阳经在足趾各与其相为表里的足三阴经交会;足三阴经在胸部各与手三阴经交会。

18. 答案:C 解析:太阳病,头痛发热,身疼腰痛,骨节疼痛,恶风,无汗而喘者,麻黄汤主之。大青龙汤证属表寒里热,症见脉浮紧,发热恶寒,身疼痛,不汗出而烦躁;小青龙汤证属表寒里饮,症见干呕,发热而咳,或渴,或利,或噎,或小便不利,少腹满,或喘。麻杏甘石汤证是汗出而喘,咳吐黄稠痰,伴高热,口渴,苔黄,脉数等肺热症状,为热邪壅肺,肺热气逆致喘,治以清宣肺热平喘。

19. 答案:C 解析:暑邪:其性炎热、升散,最易伤津耗气,暑多夹湿。燥邪:干涩,易伤津液,易伤肺。火邪:燔灼,炎上,耗气伤津,生风动血。

20. 答案:B 解析:太阳病,关节疼痛而烦,脉沉而细,此名湿痹。湿痹之候,小便不利,大便反快,但当利其小便。

21. 答案:B 解析:《素问·五脏生成》说:"多食咸,则脉凝泣而变色,多食苦,则皮槁而毛拔;多食辛,则脉急而爪枯;多食酸,则肉胝䐢而唇揭;多食甘,则骨痛而发落,此五味之所伤也。"

22. 答案:B 解析:瘀血患者临床可见:①疼痛,一般表现为刺痛,痛处固定不移,拒按,多夜间益甚;②肿块,固定不移,在体表局部青紫肿胀,在体内多为癥块,质硬,位置固定不移;③出血,血色紫暗或夹有血块;④紫绀,面色紫暗,口唇、爪甲青紫;⑤舌质紫暗,或有瘀点、瘀斑,或舌下静脉曲张;⑥脉涩或结代;⑦善忘;⑧渴不欲饮;⑨肌肤甲错等症状。气机失调会引起胀痛。

23. 答案:E 解析:诸肢节疼痛,身体魁羸,脚肿如脱,头眩短气,温温欲吐,桂枝芍药知母汤主之。血痹阴阳俱微,寸口关上微,尺中小紧,外证身体不仁,如风痹状,黄芪桂枝五物汤主之。夫失精家,少腹弦急,阴头寒,目眩发落,脉极虚芤迟,为清谷、亡血、失精。脉得诸芤动微紧,男子失精,女子梦交,桂枝加龙骨牡蛎汤主之。大逆上气,咽喉不利,止逆下气者,麦门冬汤主之。肺胀,咳而上气,烦躁而喘,脉浮者,心下有水,小青龙加石膏汤主之。

24. 答案:A 解析:气生化不足,或耗损过多,则为气虚,而有题中表现。气脱出现功能突然衰竭的病理状态,多见于急危重症;C出现血液不足,脏腑经脉失养的病理状态;D出现干燥失润的病理状态;E出现"上气不足""中气下陷"的病理状态。

25. 答案:C 解析:寒从中生,是指机体阳气虚衰,温煦气化功能减退,寒从内生,或阴寒之邪弥漫的病理状态。其形成多因阳气虚损,机体脏腑组织失于温煦,阴寒内盛所致。其产生多与脾肾阳气不足有关,尤以肾阳虚衰为关键。《素问·至真要大论》说:"诸寒收引,皆属于肾。"

26. 答案:E 解析:塞因塞用指用补益药治疗闭塞不通症状的病证,适于虚而闭塞的真虚假实证。A、B、C、D都属于真虚假实,故用塞因塞用的方法。E属于实证,不适合此方法。

27. 答案:B 解析:A适用于正虚邪实的虚实错杂证而正气衰竭不耐攻的情况。扶正与祛邪并重适用于正虚邪实,但二者均不甚重的病证。C的表达是以扶正为主,兼顾祛邪,一主一次,并未并用。D说的是总的治疗原则。E适用于邪盛为主,正气尚能耐受攻伐者。

28. 答案:D 解析:"用寒远寒"是指寒冬季节慎用寒凉药物,是根据季节气候的特点来考虑用药的原则,为因时制宜。

29. 答案:A 解析:再论气病有不传血分,而邪留三焦,亦如伤寒中少阳病也。彼则和解表里之半,此则分消上下之势,随证变法,如近时杏、朴、苓等类,或如温胆汤之走泄。

30. 答案:A 解析:面黄鲜明,属阳黄,是湿热为患的表现。

31. 答案:B 解析:风温、温热、温疫、温毒、冬温,邪在阳明久羁,或已下,或未下,身热面赤,口干舌燥,甚则齿黑唇裂,脉沉实者,仍可下之;脉虚大,手足心热甚于手足背者,加减复脉汤主之。少阴温病,真阴欲竭,壮火复炽,心中烦,不得卧者,黄连阿胶汤主之。夜热早凉,热退无汗,热自阴来者,青蒿鳖甲汤主之。阳明温病,无汗,实证未剧,不可下。小便不利者,甘苦合化,冬地三黄汤主之。阳明温病,应下失下,正虚不能运药,不运药者死,新加黄龙汤主之。

32. 答案:E 解析:舌颤以舌体不自主的颤动为特点。气血虚弱、阴液亏损,舌失濡养而无力平稳伸展舌体;或热极动风、肝阳化风等均可产生舌颤。心脾有热多发生吐舌。

33. 答案:A 解析:太阴风温、温热、温疫、冬温,初起恶风寒者,桂枝汤主之;但热不恶寒而渴者,辛凉平剂银翘散主之。太阴温病,寸脉大,舌绛而干,法当渴,今反不渴者,热在营中也,清营汤去黄连主之。麻杏甘石汤证是汗出而喘,咳吐黄稠痰,伴高热,口渴,苔黄,脉数等肺热症状,为热邪壅肺,肺热气逆致喘,治以清宣肺热平喘。阳明温病,无汗,实证未剧,不可下。小便不利者,甘苦合化,冬地三黄汤主之。

34. 答案:C 解析:顿咳以咳声短促,呈阵发性、痉挛性、连声不断,并反复发作称为顿咳,多因风邪与痰热搏结所致,因其病程较长,缠绵难愈,又成百日咳。常见于小儿。

35. 答案:C 解析:口气酸臭为食积胃肠;臭秽为胃热;腐臭为内有溃腐肿疡;腥臭为有内出血。

36. 答案:E 解析:汗出热退,脉静身凉,提示邪去正安,疾病好转;若汗出身热不退,烦躁不安,脉来急疾,提示邪盛正衰,病情恶化。

37. 答案:D 解析:胸背彻痛多因实邪阻滞心脉所致;胸痛喘促多因热邪壅肺,肺络不利所致;胸痛咳血多因痰热阻肺,热壅血瘀所致;胸部刺痛多因瘀血所致,胸胁脘腹疼痛而走窜不定,称之窜痛,多因气滞所致,情志郁结常可导致气滞。

38. 答案:D 解析:寸口三部候脏腑:左寸脉为心和膻中,左关脉为肝胆和膈,左尺脉为膀胱、小肠;右寸脉为肺和胸中,右关脉为脾胃,右尺脉为肾和大肠。

39. 答案:C 解析:脉象特征:弦脉为端直以长;紧脉为绷急弹指,状如牵绳转索;革脉为浮而搏指,中空外坚,如按鼓皮;牢脉为沉取实大弦长,坚牢不移;这四种脉象均有脉气紧张之感觉。长脉为首尾端直,超过本位,仅指脉体形长,而无紧张之感。

40. 答案:C 解析:腹内结块,提示积聚。积证按之有形不移,痛有定处。聚证按之无形,痛无定处。鼓胀以腹大如鼓为特点。痞满以胃脘部痞满为主。

41. 答案:C 解析:虚寒多因内伤久病,阳气耗伤或阴寒偏盛所致,即阳虚证。阳虚阴寒导致形体失于温煦可见形寒喜暖;寒不消水则津液未伤可见口淡不渴、小便清长、大便溏薄。脉沉紧者常为实寒证的脉象。

42. 答案:E 解析:火淫证阳热之气过盛,火热燔灼急迫,气血沸涌,脉象应为数或洪。

43. 答案:E 解析:水肿可分为阳水与阴水。阳水发病较急,每成于数日之间,肿多由面目开始,自上而下,继及全身,肿处皮肤绷急光亮,按之凹陷即起,兼有寒热等表证,属表、属实,一般病程较短。阴水发病缓慢,肿多由足踝开始,自下而上,继及全身,肿处皮肤松弛,按之凹陷不易恢复,甚则按之如泥,属里、属虚或虚实夹杂,病程较长。E肢冷,腰酸痛是肾阳虚的表现,属里虚证,为阴水的表现。

44. 答案:C 解析:阳明腑实证是邪热内盛,与肠中糟粕相搏,燥屎内结,以潮热汗出、腹满痛、便秘,脉沉实等为主要表现的证候。证候分析:阳明经气旺于日晡,故日晡潮热;邪热与糟粕结于肠中,腑气不通,故腹胀满,拒按,大便秘结;邪热亢盛,有形之邪阻滞,脉道壅滞,故脉沉而有力。身热不扬是阴虚发热的表现。

45. 答案:D 解析:苦味能燥、能泄。咸味能软、能下。辛味能散、能行。酸味能收敛固涩。甘味能补、能和,有补虚、和中、调和药性、缓急止痛的作用。

46. 答案:E 解析:相须指两种功效相同的药物配合应用,可以增强原有药物的功效。相使指以一种药物为主,另一种药物为辅,两药合用,辅药可以提高主药的功效。相畏指一种药物的毒副作用能被另一种药物所抑制。相反指两种药物同时使用能产生剧烈的毒副作用。相杀指一种药物能够消除另一种药物的副作用。相恶指一种药物能破坏另一种药物的功效,人参配莱菔子,莱菔子能削弱人参的补气作用。

47. 答案:B 解析:因钩藤久煎其有效成分易被破坏,应后下,即在其他药物煮沸5~10分钟后放入。

48. 答案:D 解析:细辛为解表药之发散风寒药,其功效为解表散寒,温肺化饮,祛风止痛,宣通鼻窍。

49. 答案:B 解析:阴盛格阳简称格阳。指体内阴寒过盛,阳气被拒于外,出现内真寒而外假热的证候。临床常见某些寒证因阴寒过盛于内,反而外见浮热、口渴、手足躁动不安、脉洪大等假热症状。但病人身虽热,却反而喜盖衣被;口虽渴而饮水不多,喜热饮或漱水而不欲饮,手足躁动,但神志清楚;脉虽洪大,但按之无力。

50. 答案:A 解析:射干利咽祛痰,用于治疗咽喉肿痛,肺热痰壅咳喘。鱼腥草善清中焦湿热,主治湿热中阻之泻痢。马勃可利咽止血,治疗咳嗽失音、吐血衄血。板蓝根用于治疗温病发热,身发斑疹、丹毒痄腮。山豆根善治热毒壅结之咽喉肿痛,胃火牙痛。

51. 答案:A 解析:生地黄有清热凉血、养阴生津之功,为清热凉血的要药。牡丹皮清热凉血、活血化瘀。赤芍清热凉血、化瘀止痛。紫草清热凉血,活血解毒,透疹,为预防麻疹的专药。金银花清热解毒,疏散风热。

52. 答案:E 解析:番泻叶泻下通便。甘遂泻水逐饮、消肿散结。芒硝泻下攻积、润燥软坚、清热消肿。芦荟泻下通便、清肝、杀虫。桃仁活血祛瘀、止咳平喘、润肠通便。大黄泻下攻积、清热泻火、凉血解毒、逐瘀通经。

53. 答案:E 解析:独活为祛风湿药,辛散苦燥温通,性善下行,主散在里之风湿而痹止痛,性辛散又可解表。

54. 答案:E 解析:桑寄生祛风湿,补肝肾,强筋骨,安胎;五加皮祛风湿,补肝肾,强筋骨,利水。桑寄生、五加皮除均可祛风湿外,还能补肝肾、强筋骨。

55. 答案:A 解析:厚朴的功效是燥湿消痰,下气除满,排除B。藿香的功效是化湿,止呕,解暑,排除C。佩兰的功效是化湿,解暑,排除D。砂仁的功效是化湿行气,温中止泻,安胎,排除E。苍术的功效是燥湿健脾,祛风散寒。

56. 答案:A 解析:泽泻为利水渗湿药,其功效为利水消肿,渗湿泄热。

57. 答案:D 解析:金钱草利湿退黄,利尿通淋,解毒消肿。用于热淋、石淋、尿涩作痛,黄疸尿赤,痈肿疔疮,毒蛇咬伤,肝胆结石,尿路结石。

58. 答案:E 解析:木香辛、苦、温;香附辛、微苦、微甘、平;沉香辛、苦、微温;薤白辛、苦、温;枳实苦、辛、酸、微寒。

59. 答案:E 解析:花椒温中止痛,杀虫止痒。榧子杀虫消积、润肠通便、润肺止咳。槟榔兼能行气利水、消积、截疟。贯众又可清热解毒、凉血止血。雷丸杀虫消积。

60. 答案:A 解析:小蓟的功效是凉血止血,散瘀解毒消痈。

61. 答案:E 解析:川芎活血行气,祛风止痛,排除A。丹参活血调经,祛瘀止痛,凉血消痈,除烦安神,排除B。延胡索活血,行气,止痛,排除C。姜黄活血行气,通经止痛,排除D。郁金活血止痛,行气解郁,清心凉血,利胆退黄。

62. 答案:D 解析:三七化瘀止血,活血定痛,排除A。茜草凉血化瘀,止血通经,排除B。红花活血通经,祛瘀止痛,排除C。桃仁活血祛瘀,润肠通便,止咳平喘,排除E。血竭活血定痛,化瘀止血,敛疮生肌。

63. 答案:B 解析:清热、消食药常为外感里热者配用,排除A。痰饮形成的病机为气化失司,水液停滞,故治痰之要在于调气,所以应配伍行气、降气药,排除C。神昏燥热者配以泻下药,排除D。肺肾虚劳者配以补益肺肾之品,排除E。眩晕、癫痫、惊厥需用平肝息风、安神药,中风痰迷者当以此配伍化痰药。

64. 答案:B 解析:石菖蒲、牛黄、苏合香皆有开窍醒神之功,但是各有寒热偏性,不可同用于寒闭、热闭。羚羊角平肝息风,清肝明目,清热解毒,无开窍之功。麝香走窜之性甚烈,有极强的开窍通闭醒神作用,为醒神回苏之要药,无论寒闭、热闭,用之皆效。

65. 答案:B 解析:太子参用于脾肺气阴两虚证,为补气药中的清补之品,排除A;益智用于脾胃虚寒,腹痛吐泻等,排除C;菟丝子用于脾肾阳虚,便溏泄泻等,排除D;山药用于脾气虚弱或气阴两虚等,排除E。西洋参用于气阴两伤,但因其性偏凉,兼能清火养阴生津,故胃有寒湿者忌用。

66. 答案:E 解析:肉苁蓉补肾助阳,润肠通便;沙苑子补肾固精,养肝明目;补骨脂补肾助阳、固精缩尿、温脾止泻、纳气平喘;山茱萸补益肝肾,收敛固脱;益智温脾开胃,摄唾,暖肾固精缩尿。

67. 答案:B 解析:麻黄根固表止汗,排除A。麻黄发汗散寒,宣肺平喘,利水消肿,排除C。五味子收敛固涩,益气生津,补肾宁心,排除D。山茱萸补益肝肾,收敛固涩,排除E。浮小麦固表止汗,益气,除热。

68. 答案:A 解析:黑逍遥散为逍遥散加地黄,属药味加减的变化。排除B、D。二者皆为散剂,排除C、E。

69. 答案:C 解析:九味羌活汤的药物组成:羌活、防风、苍术、白芷、细辛、川芎、生地黄、黄芩、甘草。生地黄为九味羌活汤的组成药物。

70. 答案:C 解析:太阳病,发汗未愈,风寒入里化热,身热不解,汗出而喘,舌苔薄白,脉滑数者,麻黄杏仁甘草石膏汤主之。麻黄杏仁甘草石膏汤主治风热、风寒郁而化热。

71. 答案:E 解析:麻子仁丸的药物组成:麻子仁、芍药、枳实、厚朴、大黄、杏仁。甘草不属麻子仁丸的组成药物。

72. 答案:C 解析:痛泻要方补脾泻肝,其中配伍少量防风,具升散之性,与白术、白芍相伍,辛能散肝郁,香能舒脾气,具有燥湿以助止泻之功,为脾经引经之药,兼具佐使之用。

73. 答案:D 解析:清营汤清营透热,养阴活血,主治邪热入营。

74. 答案:B 解析:普济消毒饮清热解毒,疏散风热。升麻、柴胡疏散风热,取"火郁发之"义。

75. 答案:B 解析:青蒿鳖甲汤养阴清热,主治温病后期,邪伏阴分,夜热早凉,热退无汗。

76. 答案:C 解析:小建中汤中芍药益气养阴,缓急止痛。

77. 答案:A 解析:葛根黄芩黄连汤解表清里,主治外感表证未解,热邪入里。麻黄杏仁甘草石膏汤功属解表。凉膈散功属清热。小柴胡汤和解少阳。竹叶石膏汤功属清热。

78. 答案:B 解析:补中益气汤的药物组成:黄芪、炙甘草、人参、当归、橘皮、升麻、柴胡、白术。参苓白术散的药物组成:人参、茯苓、白术、山药、甘草、扁豆、莲子肉、薏苡仁、砂仁、桔梗。

79. 答案:C 解析:四物汤补血调血。主治冲任虚损,治疗月水不调,脐腹疼痛,崩中漏下等。

80. 答案:C 解析:肾气丸中配伍少量桂枝附子温补肾中之阳,微微生长少火以生肾气。无温肾暖脾、散寒、行水、纳气之功,排除A、B、D、E。

81. 答案:C 解析:四神丸的药物组成:肉豆蔻、补骨脂、五味子、吴茱萸。肉豆蔻温脾肾而涩肠止泻。肉豆蔻为四神丸的组成药物。

82. 答案:B 解析:固冲汤固冲摄血,补气健脾。无补肾、生血、温经之功效,排除A、C、D、E。

83. 答案:C 解析:旋覆代赭汤的功用是降逆化痰,益气和胃。半夏厚朴汤的功用是行气散结,降逆化痰。半夏泻心汤的功用是寒热平调,消痞散结。苏子降气汤的功用是降气平喘,祛痰止咳。天台乌药散的功用是行气疏肝,散寒止痛。五方中旋覆代赭、半夏厚朴、苏子降气皆有降气祛痰的功效,但半夏厚朴还可散结,苏子降气重在平喘,只有旋覆代赭还能益气和胃。故本题选C。

84. 答案:C 解析:越鞠丸的药物组成:香附、川芎、山栀子、苍术、神曲。其中香附行气解郁以治气郁;川芎活血祛瘀以治血郁;栀子清热泻火以治火郁;苍术燥湿运脾以治湿郁;神曲消食导滞以食郁。从越鞠丸的药物组成也可排除A、B、D、E选项。且此方中香附功效以行气为主。

85. 答案:D 解析:旋覆代赭汤降逆化痰,益气和胃。止咳非旋覆代赭汤的功用。

86. 答案:D 解析:血府逐瘀汤活血祛瘀,行气止痛。无散结、温经、补气、疏肝之功,排除A、B、C、E。

87. 答案:A 解析:咳血方清火化痰,敛肺止咳,主治肝火犯肺,灼伤肺络。

88. 答案:B 解析:大定风珠的药物组成:生白芍、阿胶、生龟板、干地黄、麻仁、五味子、生牡蛎、麦冬、炙甘草、鸡子黄、鳖甲。川芎茶调散的药物组成:薄荷叶、川芎、荆芥、细辛、防风、白芷、羌活、甘草。地黄饮子的药物组成:熟干地黄、巴戟天、山茱萸、石斛、肉苁蓉、附子、五味子、官桂、白茯苓、麦冬、菖蒲、远志。羚角钩藤汤的药物组成:羚角片、霜桑叶、京川贝、鲜生地、双钩藤、滁菊花、茯神木、生白芍、生甘草、淡竹茹。消风散的组成药物:当归、生地黄、防风、蝉蜕、知母、苦参、胡麻、荆芥、苍术、牛蒡子、石膏、甘草、木通。石膏、知母为消风散的组成药物。

89. 答案:B 解析:平胃散的药物组成:苍术、厚朴、陈皮、甘草。藿香正气散的药物组成:大腹皮、白芷、紫苏、茯苓、半夏曲、陈皮、厚朴、桔梗、白术、藿香、甘草。两方均有陈皮、厚朴。

90. 答案:C 解析:真武汤的药物组成:茯苓、芍药、白术、生姜、附子。实脾散的药物组成:厚朴、白术、木瓜、木香、草果仁、大腹子、附子、白茯苓、干姜、甘草。两方均有白术、茯苓、附子。

91. 答案:A 解析:九味羌活汤的药物组成:羌活、防风、苍术、白芷、细辛、川芎、生地黄、黄芩、甘草。生地黄为九味羌活汤的组成药物。羌活胜湿汤的药物组成:羌活、独活、藁本、防风、甘草、蔓荆子、川芎。两方均有防风、川芎。

92. 答案:C 解析:小陷胸汤清热化痰,宽胸散结。主治痰热互结,咳痰黄稠。

93. 答案:D 解析:本题所有选项均可用于治疗泻痢。保和丸主治食积。乌梅丸主治蛔厥证。香连丸主治湿热痢疾。枳实导滞丸主治湿热食积。健脾丸主治脾虚停食证。

94. 答案:E 解析:手足厥寒,脉细欲绝者,当归四逆汤主之。少阴病,四逆,其人或咳,或悸,或小便不利,或腹中痛,或泄利下重者,四逆散主之。少阴病,下利清谷,里寒外热,手足厥逆,脉微欲绝,身反不恶寒,其人面色赤,或腹痛,或干呕,或咽痛,或利止脉不出者,通脉四逆汤主之。少阴病,二三日不已,至四五日,腹痛,小便不利,四肢沉重疼痛,自下利者,此为有水气。其人或咳,或小便利,或下利,或呕者,真武汤主之。

95. 答案:E 解析:伤寒若吐若下后,七八日不解,热结在里,表里俱热,时时恶风,大渴,舌上干燥而烦,欲饮水数升者,白虎加人参汤主之。伤寒发汗,若吐若下,解后心下痞硬,噫气不除者,旋覆代赭汤主之。伤寒汗出解之后,胃中不和,心下痞硬,干噫食臭,胁下有水气,腹中雷鸣,下利者,生姜泻心汤主之。小结胸病,正在心下,按之则痛,脉浮滑者,小陷胸汤主之。伤寒二三日,心中悸而烦者,小建中汤主之。

96. 答案:E 解析:病腹满,发热十日,脉浮而数,饮食如故,厚朴七物汤主之。胸痹之病,喘息咳唾,胸背痛,短气,寸口脉沉而迟,关上小紧数,瓜蒌薤白白酒汤主之。肺胀,咳而上气,烦躁而喘,脉浮者,心下有水,小青龙加石膏汤主之。面目俱赤,语声重浊,呼吸气粗,大便闭,小便涩,舌苔老黄,甚则黑有芒刺,但恶热,不恶寒,日晡益甚者,传至中焦,阳明温病也。脉浮洪躁甚者,白虎汤主之;脉沉数有力,甚则脉体反小而实者,大承气汤主之。

97. 答案:D 解析:夜热早凉,热退无汗,热自阴来者,青蒿鳖甲汤主之。风温、温热、温疫、温毒、冬温,邪在阳明久羁,或已下,或未下,身热面赤,口干舌燥,甚则齿黑唇裂,脉沉实者,仍可下之;脉虚大,手足心热甚于手足背者,加减复脉汤主之。阳明温病,无汗,实证未剧,不可下。小便不利者,甘苦合化,冬地三黄汤主之。少阴温病,真阴欲竭,壮火复炽,心中烦,不得卧者,黄连阿胶汤主之。津液不足,无水舟停者,间服增液,再不下者,增液承气汤主之。

98. 答案:D 解析:头痛恶寒,身重疼痛,舌白不渴,脉弦细而濡,面色淡黄,胸闷不饥,午后身热,状若阴虚,病难速已,名曰湿温。

99. 答案:A 解析:实中夹虚,是指病理变化以邪实为主,又兼有正气虚损不足的病理状态。外感实热患者,由于邪热炽盛,煎灼津液,形成实热伤津,气阴两虚证。故除实热炽盛见症外兼见喘喝,气不能接续,甚则心悸气短等症。

100. 答案:C 解析:寒淫证指寒邪侵袭机体,阳气被遏,以恶寒甚、无汗、头身或胸腹疼痛、苔白、脉弦紧为主要表现的实寒证候。

101. 答案:A 解析:气虚证是指元气不足,气的推动、固摄、防御、气化等功能减退,或脏器组织的功能减退。由于元气不足,脏腑功能衰退,故出现气短、声低、懒言、神疲、乏力;气虚而不能推动营血上荣,则头晕目眩,舌淡;卫气虚弱,不能固护肤表,故为自汗;气虚鼓动血行之力不足,故脉象虚弱。

102. 答案:A 解析:腹痛腹泻2天,日泻10余次水便,导致津液大量流失,津液亏少,不能充养、濡润脏器、组织、官窍,则见口渴心烦、皮肤干瘪、眼窝凹陷等一派干燥少津的症状;阴虚火旺,则苔薄黄;舌淡白,脉细无力均为津亏之征。

103. 答案:B 解析:患者小儿,题干中表述的症状是小儿脾胃功能虚弱的典型表现。由于脾胃功能弱,故消瘦,面色不华,食欲差,腹泻等。因为症状中并没有饮食滞和湿邪潴留的表现,故舌苔的变化应该不大,不会出现白厚苔或是黄白腻苔。花剥苔出现在湿热伤及阴液后。

104. 答案:D 解析:黄色鲜明提示为阳黄,胁下痞块提示病在肝胆(肝经循行于胁下),伴腹胀厌食,便溏尿黄,苔黄腻提示有湿热。综上可知其证候为肝胆湿热。A 以脾胃运化功能障碍及湿热内蕴表现为辨证要点。B 以下痢或泄泻及湿热征象为辨证要点。C 以肝经循行部位表现的实火炽盛症状为辨证要点。E 以胸胁胀满、腹痛肠鸣、纳呆便溏为辨证依据。

105. 答案:B 解析:大青叶治疗高热斑疹,温病发热咽痛,疮痈丹毒等。淡竹叶用于治疗热病烦渴、心火亢盛、口舌生疮及尿赤涩痛。栀子为治疗热病烦闷之要药。知母治疗温病气分壮热之证。蒲公英清热解毒、利尿通淋,主治热毒疮疡痈肿,尤善治乳痈。题干表明患者为乳痈,小便色黄为热淋表现。

106. 答案:B 解析:黄连为治疗湿热泻痢要药,又可治疗心热烦躁失眠及胃热呕吐等。藿香化湿止呕、解暑发表,主治暑月外感风寒、内伤生冷,湿温初起,湿热中阻之呕吐。生姜用于治疗外感风寒轻证,又为"呕家圣药",长于治疗胃寒呕吐。竹茹最宜治疗痰热咳喘、顽痰胶结者。紫苏治疗外感风寒兼脾胃气滞者。题干表明发病为暑天,且食冷饮,恶寒发热为外感症状,头痛脘痞、食少泄泻为脾虚失运、湿浊困阻,故治疗应祛湿解暑发表。

107. 答案:A 解析:桃仁用治瘀血阻滞诸证,肺痈、肠痈,肠燥便秘,咳嗽气喘,排除 B。红花用治血滞经闭、痛经、癥瘕积聚,胸痹心痛,排除 C。郁金用治气滞血瘀痛证,热病神昏,吐血、倒经,肝胆湿热黄疸,排除 D。鸡血藤用治月经不调、痛经、闭经,风湿痹证,手足麻木,排除 E。牛膝用治瘀血阻滞经闭、痛经,腰膝酸痛,下肢痿软,淋证,水肿,小便不利。

108. 答案:E 解析:竹茹用治肺热咳嗽,痰热心烦不眠,胃热呕吐,妊娠恶阻,排除 A。茯苓用治水肿,痰饮,脾虚泄泻,心悸、失眠,排除 B。琥珀用治心神不宁,心悸失眠,痛经经闭,淋证,癃闭,排除 C。党参用治肺脾气虚,气血两虚,气津两伤,排除 D。远志用治失眠多梦,癫痫惊狂,咳嗽痰多,痈疽疮毒。

109~110. 答案:A、B 解析:心主血脉;肺通调水道;脾主运化;肝主疏泄;肾主水,藏精。

111~112. 答案:E、A 解析:肾为"先天之本",脾为"后天之本"。肺主气,指肺为五脏中与气关系最密切的内脏,亦指肺对全身气机的调节作用。肺主呼吸,是指肺是气体交换的场所,通过肺的呼吸作用,不断吸进清气,排出浊气,吐故纳新,实现机体与外界环境的气体交换。脾为气血化生之源,指脾将饮食水谷精微传输布散,把水谷精气上输于肺,再由肺通过经脉布散全身,以营养五脏六腑和全身,维持正常的生命活动。肾主纳气,指肾有帮助肺保持吸气的深度,防止呼吸浅表的作用。

113~114. 答案:D、E 解析:十二经脉在四肢的分布规律是:手足三阳经分布于四肢外侧,阳明在前,少阳在中,太阳在后。手三阴经分布于四肢内侧,上肢内侧,太阴在前,厥阴在中,少阴在后;足三阴经,下肢内侧内踝上 8 寸以下,厥阴在前,太阴在中,少阴在后,内踝上 8 寸以上,太阴在前,厥阴在中,少阴在后。

115~116. 答案:E、B 解析:所以任物者谓之心,心有所忆谓之意,意之所存谓之志,因志而存变谓之思,因思而远慕谓之虑,因虑而处物谓之智。

117~118. 答案:C、B 解析:怒则气上,喜则气缓,悲则气消,恐则气下,寒则气收,惊则气乱,劳则气耗,思则气结。

119~120. 答案:B、A 解析:内寒,指因阳气虚弱,脏腑功能衰退而引起的水液运化障碍、浊阴潴留的病证。脾主运化水湿,肾主水液调节,肾阳为人身阳气之本,故本证多与脾肾阳虚有关。热极生风,多见于热性病的极期,由于火热亢盛化风,邪热煎灼津液,伤及营血,燔灼肝经,筋脉失其柔顺之性。

121~122. 答案:C、D 解析:绛舌多由红舌进一步发展而成。其形成的原因是热入营血,气血沸涌,耗伤营阴,血液浓缩而瘀滞,虚火上炎,舌体脉络充盈,舌呈绛色。紫舌多由淡白舌或红绛舌发展而成,故其主病即是在淡白舌或红绛舌的基础上出现气血运行不畅的病理改变。全舌青紫者,其病多是全身性血行瘀滞;舌有紫色斑点者,可能是瘀血阻滞于某局部,或是局部脉络损伤所致。

123~124. 答案:A、D 解析:濡脉特点是浮细无力而软(轻取即得);弱脉特点是沉细无力而软

(重按始得);故二者区别在于浮与沉。结脉特点是迟而时一止,止无定数(一息不足四至);促脉特点是数而时一止,止无定数(一息五至以上);故二者区别在于脉率的快与慢。

125~126. 答案:C、D 解析:当病情发展到寒极或热极的时候,有时会出现一些与其寒热本质相反的"假象"症状或体征,即所谓真热假寒、真寒假热。辨别寒热证候的真假,应以表现于内部、中心的症状为准、为真,肢末、外部的症状可能为假象,故胸腹的冷热是辨别寒热真假的关键。虚证与实证,都有真假疑似的情况。所谓"至虚有盛候""大实有羸状",就是指证候的虚实真假。虚实真假的辨别,关键在于脉象的有力无力、有神无神,其中尤以沉取之象为真谛;其次是舌质的嫩胖与苍老,言语呼吸的高亢粗壮与低怯微弱;病人体质状况、病之新久、治疗经过等,也是辨析的依据。

127~128. 答案:A、C 解析:肝病日久,导致肝的功能失常,肝气郁滞,进而出现血瘀症状。胁胀疼痛,是血瘀之象。且舌质出现瘀点瘀斑,更加印证了气滞血瘀的病理改变。产后大出血,导致血液丢失过多,使气随血脱,不能顾护人体,出现冷汗淋漓和晕厥的表现。

129~130. 答案:B、C 解析:胸胁胀满疼痛、呼吸、咳唾,转侧时加重,气短息促,为饮留胸胁。咳喘胸满,不能平卧,呼吸困难,痰如白沫量多,久咳则面目浮肿,为饮留胸膈。脘腹胀满而疼,肠间辘辘有声,为饮留胃肠。四肢沉重或关节疼痛,甚则肢体微肿,为饮溢肌肤。

131~132. 答案:C、C 解析:芦根主治热病烦渴,胃热呕逆,肺热咳嗽,肺痈吐脓,热淋涩痛。石膏用治温热病气分热证、肺热喘咳证、胃火牙痛、溃疡不敛;知母用治热病烦渴,肺热燥咳,骨蒸潮热,内热消渴;栀子用治热病心烦,血淋涩痛;天花粉用治热病烦渴,肺热燥咳,内热消渴,疮疡肿毒;夏枯草用治目赤肿痛、头痛眩晕、瘰疬、乳痈肿痛。

133~134. 答案:A、C 解析:威灵仙祛风湿,通络止痛,消骨鲠;木瓜舒筋活络,和胃化湿;狗脊祛风湿,补肝肾,强腰膝;防己利水消肿,祛风止痛;独活祛风湿,止痛,解表。

135~136. 答案:B、B 解析:白及收敛止血,消肿生肌。仙鹤草收敛止血、止痢、截疟、补虚、解毒

杀虫,治疗身体各部位出血均可,又能收涩止泻,杀虫。棕榈炭收敛止血,止泻止带。血余炭功能收敛止血,化瘀利尿。炮姜可温经止血,温中止痛。

137~138. 答案:A、D 解析:合欢皮解郁安神,活血消肿;酸枣仁养心益肝,安神,敛汗;远志宁心安神,祛痰开窍,消散痈肿;琥珀镇惊安神,活血散瘀,利尿通淋;磁石镇惊安神,平肝潜阳,聪耳明目,纳气定喘。

139~140. 答案:A、E 解析:此二味皆为补阳药,味甘,性温。而鹿茸味咸,功偏益精血,强筋骨;淫羊藿味辛,功偏祛风除湿。

141~142. 答案:C、C 解析:小青龙汤的药物组成:麻黄、芍药、细辛、干姜、甘草、桂枝、半夏、五味子。九味羌活汤的药物组成:羌活、防风、苍术、白芷、细辛、川芎、生地、黄芩、甘草。两方均有细辛。

143~144. 答案:A、C 解析:清骨散清虚热,退骨蒸;知柏地黄丸滋阴降火;清营汤清血分之热;黄连解毒汤泻火解毒;五味消毒饮清热解毒,消散疔疮。有清骨蒸潮热作用的方剂是清骨散,有清血分之热作用的方剂是清营汤。

145~146. 答案:C、D 解析:大建中汤温中补虚,缓急止痛。吴茱萸汤温中补虚,降逆止呕。

147~148. 答案:B、E 解析:邪在于络,肌肤不仁;邪在于经,即重不胜;邪入于腑,即不识人;邪入于脏,舌即难言,口吐涎。

149~150. 答案:D、E 解析:麦门冬汤的药物组成:麦冬、半夏、人参、甘草、粳米、大枣。养阴清肺汤的药物组成:生地、麦冬、甘草、玄参、贝母、丹皮、薄荷、白芍。麦门冬汤含有半夏、麦冬、人参,养阴清肺汤含有生地、麦冬、玄参。杏苏散的药物组成:苏叶、半夏、茯苓、前胡、苦桔梗、枳壳、甘草、生姜、大枣、杏仁、橘皮。清燥救肺汤的药物组成:桑叶、石膏、甘草、人参、胡麻仁、真阿胶、麦门冬、杏仁、枇杷叶。桑杏汤的药物组成:桑叶、杏仁、沙参、象贝、香豉、栀皮、梨皮。

第二单元

1. 答案:E 解析:肺结核、肺炎、急性肾盂肾炎和伤寒均为细菌或病毒等引起,发热为感染性发热。血清病为抗原-抗体反应,属于非感染发热。

2. 答案：D　解析：血尿伴肾绞痛是肾或输尿管结石的特征。血尿伴有水肿、高血压、蛋白尿，见于肾小球肾炎，排除 A；膀胱结核常出现血尿伴尿频、尿急和排尿困难，排除 B；血尿伴肾肿块，见于肾肿瘤，排除 C；过敏性紫癜常出现血尿、皮肤紫癜和关节肿痛，排除 E。

3. 答案：A　解析：吸气性呼吸困难：主要特点为吸气显著费力，严重者吸气时可见"三凹征"，表现为胸骨上窝、锁骨上窝和肋间隙明显凹陷，此时亦可伴有干咳及高调吸气性喉鸣。常见于喉部、气管、大支气管的狭窄与阻塞。呼气性呼吸困难：主要特点为呼气费力、呼气缓慢、呼气时间明显延长，常伴有呼气期哮鸣音。主要是由于肺泡弹性减弱和（或）小支气管的痉挛或炎症所致。常见于慢性支气管炎（喘息型）、慢性阻塞性肺气肿、支气管哮喘、弥漫性泛细支气管炎等。气管肿瘤可造成气管或大支气管的狭窄与阻塞。

4. 答案：B　解析：凡呕吐伴有听力障碍、眩晕等耳科症状者，需考虑前庭障碍性呕吐与头部位置关系密切。常见疾病有迷路炎，是化脓性中耳炎的常见并发症；梅尼埃综合征，为突发性的旋转性眩晕伴恶心呕吐；晕动病，一般在乘飞机、乘船和乘车时发生。

5. 答案：B　解析：意识障碍是指人对周围环境及自身状态的识别和觉察能力出现障碍。多由于高级神经中枢功能活动（意识、感觉和运动）受损所引起，可表现为嗜睡、意识模糊和昏睡，严重的意识障碍为昏迷。谵妄是一种以兴奋性增高为主的高级神经中枢急性活动失调状态，临床表现为意识模糊、定向力丧失、感觉错乱（幻觉、错觉）、躁动不安、言语杂乱。由于病因不同，有些患者可以康复，有些患者可发展为昏迷状态。

6. 答案：D　解析：主诉是迫使病人就医的最主要的症状。主诉字数一般不超过 20 字，且有显著的意向性，确切的主诉常可作为诊断的向导。记录主诉要简明，应尽可能用病人自己描述的症状，而不是医生对患者的诊断用语。

7. 答案：C　解析：心室收缩时血液从高压的右心室通过关闭不全的三尖瓣口向右心房反流，使静脉充盈明显；心室舒张时右心房的血液流回右心室，颈静脉内血压力明显减低，明显萎缩，形成搏动。心室收缩时颈静脉有搏动，提示有三尖瓣关闭不全。

8. 答案：B　解析：A 为正常人肺部叩诊音；C 见于肺炎；D 见于气胸；E 见于胸腔积液。

9. 答案：B　解析：瓣膜型的肺动脉瓣膜狭窄的收缩期杂音位于胸骨左缘第 2 肋间，瓣膜型的主动脉瓣膜狭窄的收缩期杂音位于胸骨右缘第 2 肋间。

10. 答案：E　解析：周围血管征可见于主动脉瓣重度关闭不全、甲状腺功能亢进症、严重贫血、发热等。

11. 答案：E　解析：姿势性脊柱侧凸往往由某种不正确姿势引起，常在学龄期儿童中发现。这类脊柱侧凸畸形并不严重，当患者平卧或用双手拉住单杠悬吊时，畸形可自动消失。

12. 答案：E　解析：中枢性瘫痪是由于大脑皮层运动区锥体细胞及其发生的下行纤维（锥体束）受损所产生。由于上运动神经元受损，失去了对下运动神经元的抑制调控作用，使脊髓的反射功能"释放"，产生随意运动减弱或消失。临床上主要表现为肌张力增高，腱反射亢进，出现病理反射，但无肌肉萎缩，呈痉挛性瘫痪。

13. 答案：A　解析：血沉加快临床常见于：①生理性加快：12 岁以下的儿童、60 岁以上的高龄者、妇女月经期、妊娠 3 个月以上者，其增快可能与生理性贫血或纤维蛋白原含量增加有关。②病理性加快：各种炎症性疾病、组织损伤及坏死、恶性肿瘤。B、C、D、E 可见血沉增快。

14. 答案：C　解析：凝血时间缩短见于高凝状态，但敏感度差，如 DIC 早期。凝血时间延长见于：①因子Ⅷ、Ⅸ、Ⅺ明显减少，即依次分别为血友病 A、B 和因子Ⅺ缺乏症；②凝血酶原、因子Ⅴ、因子Ⅹ等重度减少，如严重的肝损伤等；③纤维蛋白原严重减少，如纤维蛋白减少症、DIC 等；④应用肝素、口服抗凝药时；⑤纤溶亢进使纤维蛋白原降解增加时；⑥循环抗凝物质增加，如肝素和类物质增多等；⑦DIC，尤其在失代偿期或显性 DIC 时。

15. 答案：D　解析：代谢性碱中毒为体内 HCO_3^- 升高（>26mmol/L）和 pH 值增高（>7.45），常见于 H^+ 丢失过多，HCO_3^- 摄入过多，利尿排氯过多。排除 A、B、C、E。

16. 答案：C　解析：急性胰腺炎发病后 2～12

小时,血液中淀粉酶开始升高,12~72小时达高峰,可达参考范围上限的4~6倍或更高,一般2~5天可下降至参考范围。若持续升高,则提示病变有反复或出现并发症。尿液淀粉酶在发病后12~72小时开始升高,下降比血清缓慢。病情严重者如暴发性胰腺炎因腺泡组织受到严重破坏,淀粉酶生成大为减少,则测定淀粉酶不升高或升高不明显。

17. 答案:C 解析:尿沉渣镜检白细胞或脓细胞>5/HP,称镜下脓尿。多为泌尿系统感染,见于肾盂肾炎、膀胱炎、尿道炎及肾结核等。

18. 答案:E 解析:漏出液多为淡黄色;多清晰透明;比重多在1.018以下;纤维蛋白原含量少,一般不易凝固;蛋白总量常小于25g/L;白细胞数常小于$100×10^9$/L。应经无菌操作离心沉淀,取沉淀物涂片作革兰染色或抗酸染色镜检,查找病原菌,必要时可进行细菌培养。A、B、C、D都是渗出液的特点。

19. 答案:A 解析:P波为心房除极波,反映左、右心房除极过程中的电位和时间变化;PR反映激动在房室交界及以后的传导过程;QRS为左、右心室除极的总称;ST反映心室早期缓慢复极的电位时间变化;T波为左、右心室除极与复极的全过程。

20. 答案:B 解析:胸肺部X线检查主要为检查胸肺部解剖结构如心脏、肺、纵隔、肋骨、胸椎等有无器质性病变,故可用于诊断呼吸系统疾病、癌、防痨、防职业病(如尘肺、矽肺)等,检测呼吸功能属功能性检查,不是胸肺部X线检查适用范围。

21. 答案:D 解析:心绞痛以发作性胸痛为主要临床表现,疼痛部位主要在胸骨体上段或中段之后,可波及心前区,有手掌大小范围。

22. 答案:C 解析:病原体通过各种途径进入人体,就意味着感染过程的开始,而临床上是否出现相应的症状、体征,则取决于病原体的致病力和机体的免疫功能。

23. 答案:D 解析:甲类传染病:鼠疫、霍乱;乙类传染病:传染性非典型性肺炎、艾滋病、病毒性肝炎、脊髓灰质炎、狂犬病等;丙类传染病:流行性感冒、流行性腮腺炎、风疹、麻风病、伤寒和副伤寒等。SARS、狂犬病、炭疽、流行性出血热和人感染高致病性禽流感均属于乙类传染病。

24. 答案:B 解析:淤胆型肝炎主要表现为较长时期的肝内梗阻性黄疸,临床自觉症状轻微,常表现有皮肤瘙痒、粪便颜色变浅,肝功能检查血清胆红素明显升高,以直接胆红素为主。A、C、D、E等均符合淤胆型肝炎的临床表现。

25. 答案:A 解析:HIV抗体阳性为艾滋病诊断的最重要指标,也是最基本的检测。

26. 答案:E 解析:流行性出血热的传播途径包括呼吸道传播、消化道传播、接触传播、母婴传播和虫媒传播5种方式,排除B,E正确。流行性出血热具有明显的季节性和人群分布的流行特征,其中黑线姬鼠传播者11月至次年1月为高峰、家鼠传播者3~5月为高峰、林区姬鼠传播者夏季为高峰,人群分布则以男性青壮年农民和工人发病多,排除A、C。典型病例病程有五期,非典型和轻型病例可以出现越期现象,而重型的病例可出项重叠现象,排除D。

27. 答案:A 解析:流行性脑脊髓膜炎简称流脑。是由脑膜炎双球菌引起的化脓性脑膜炎。流行性脑脊髓膜炎潜伏期1~7日,一般2~3日。

28. 答案:C 解析:伤寒患者在高热期可有皮疹,典型的表现是于病程第7~13天,在胸、腹、背部及四肢皮肤分批出现淡红色斑丘疹(玫瑰疹),直径2~4mm,压之退色,2~4天内消退。

29. 答案:D 解析:目前认为志贺菌致病必须具备3个条件:一是具有介导细菌吸附的光滑性脂多糖O抗原;二是具有侵袭上皮细胞并在其中繁殖的能力;三是侵袭、繁殖后可产生毒素。

30. 答案:B 解析:对霍乱接触者需留观5天,待连续3次大便阴性方可解除隔离。

31. 答案:B 解析:医学伦理学是运用一般伦理学的原则和道德原则来研究、解决和调整医疗实践与医学科学发展中人们的道德关系和行为准则的科学。具有三个显著的特征:实践性、继承性和时代性。而灵活性、集体性、组织性和随机性均不是医学伦理学的特征。

32. 答案:B 解析:明代医家、中医外科大家陈实功所著《外科正宗》,其中包括"医家五戒"和"医家十要"。

33. 答案:D 解析:不伤害原则是指在医疗活动中,应该避免对病人的任何身心伤害。从严格意义上讲,无伤害是相对而言,医疗过程也是一把双刃剑,从某种意义上讲,几乎所有的诊疗措施或治疗手段都有两面性,都难以避免对病人的身心造成不同程度的损伤。这里所说的无伤害是医务人员面对病人的治疗要时刻谨记的是考虑以最小的损伤为代价去获取最好的治疗效果。

34. 答案:A 解析:患者的知情同意权是国际上公认的患者的基本权利之一,是患者与医生在临床医疗过程中权利和义务的体现。婴幼儿缺乏自主意识,可由监护人决定其诊治方案。患者本人同意的情况下,即使无家属承诺,也可以进行手术。在特殊急诊抢救病人时,为了最大限度地争取时间,可以特殊对待。患者同意手术,在全面考虑手术适应证和患者实际状况的情况下,可以手术。

35. 答案:E 解析:人体实验是以健康人或病人作为受试对象,用人为的实验手段有控制地对受试者进行观察和研究,以判断假说真理性的行为过程,上述各种实验,仅天然实验可不用付出道德代价。

36. 答案:C 解析:脑死亡是包括脑干在内的全脑技能丧失的不可逆转的状态。先决条件包括:昏迷原因明确,排除各种原因的可逆性昏迷。诊断标准:深昏迷,脑干反射全部消失,无自主呼吸。以上必须全部具备。确认试验:脑电图平直,经颅脑多普勒超声呈脑死亡图形,体感诱发电位 P14 以上波形消失。此三项中必须有一项阳性。故 A、B、D、E 正确,而 C 属暂时性中枢抑制,是可逆的状况,不能以此诊断为脑死亡。

37. 答案:E 解析:卫生法的基本原则是卫生保护原则、预防为主原则、公平原则、保护社会健康原则、患者自主原则。

38. 答案:A 解析:卫生行政法规是国务院发布的关于卫生行政管理方面的规范性文件,如《医疗机构管理条例》《中医药条例》《麻醉药品管理办法》《医疗事故处理条例》等。

39. 答案:E 解析:国家实行医师资格考试制度,目的是检验、评价申请医师资格者是否具备从事医学实践所必需的基本专业知识与能力。

40. 答案:E 解析:法律责任分为民事责任(违约、侵权、特殊侵权、公平)、刑事责任、行政责任。

41. 答案:A 解析:《药品管理法》第三十九条规定,国家对麻醉药品、精神药品、毒性药品、放射性药品,实行特殊的管理。管理办法由国务院制定。

42. 答案:A 解析:对麻醉药品的规定①对普通患者:每张处方最大量注射剂不得超过 2 日常用量,片剂、酊剂、糖浆剂等不得超过 3 日常用量。②对领有麻醉药品专用卡患者:每张处方最大量注射剂不得超过 3 日用量,片剂、酊剂、糖浆剂等不得超过 7 日用量,控释缓释剂不得超过 15 日用量。

43. 答案:A 解析:《药品管理法》第七十五条规定:生产、销售劣药的,没收违法生产、销售的药品和违法所得,并处违法生产、销售药品货值金额一倍以上三倍以下的罚款;情节严重的,责令停产、停业整顿或者撤销药品批准证明文件、吊销《药品生产许可证》《药品经营许可证》或者《医疗机构制剂许可证》;构成犯罪的,依法追究刑事责任。

44. 答案:C 解析:传染病分为甲类、乙类和丙类。甲类传染病是指鼠疫、霍乱。乙类传染病是指传染性非典型肺炎、艾滋病、病毒性肝炎、脊髓灰质炎、人感染高致病性禽流感、麻疹、流行性出血热、狂犬病、流行性乙型脑炎、登革热、炭疽、细菌性和阿米巴性痢疾、肺结核、伤寒和副伤寒、流行性脑脊髓膜炎、百日咳、白喉、新生儿破伤风、猩红热、布鲁氏菌病、淋病、梅毒、钩端螺旋体病、血吸虫病、疟疾、人感染 H7N9 禽流感、新型冠状病毒肺炎。丙类传染病是指流行性感冒(甲型 H1N1 流感)、流行性腮腺炎、风疹、急性出血性结膜炎、麻风病、流行性和地方性斑疹伤寒、黑热病、包虫病、丝虫病,除霍乱、细菌性和阿米巴性痢疾、伤寒和副伤寒以外的感染性腹泻病、手足口病。

45. 答案:D 解析:《传染病防治法》第二十一条:医疗机构必须严格执行国务院卫生行政部门规定的管理制度、操作规范,防止传染病的医源性感染和医院感染。

46. 答案:B 解析:医疗事故是指医疗机构及其医务人员在医疗活动中,违反医疗卫生管理法律、行政法规、部门规章和诊疗护理规范、常规,过失造成患者人身损害的事故。确定是否为医疗事故目前需要医疗事故鉴定委员会鉴定才能认定。B 是由于患者病情的变化而发生的意外,不属于此范畴。

47. 答案:D 解析:A 体温逐渐上升达 39℃或以上,数天后又逐渐下降至正常水平,持续数天后又逐渐升高,如此反复多次。B 体温常在 39℃ 以上,波动幅度大,24 小时内波动范围超过 2℃,但都在正常水平以上。C 体温骤升达高峰后持续数小时,又迅速降至正常水平,无热期(间歇期)可持续 1 天至数天,如此高热期与无热期反复交替出现。D 是指体温恒定地维持在 39~40℃ 以上的高水平,达数天或数周,24 小时内体温波动范围不超过 1℃。E 发热的体温曲线无一定规律。

48. 答案:A 解析:消化性溃疡疼痛特点为上腹部长期反复周期性发作,溃疡疼痛与饮食之间的关系具有明显的相关性和节律性。B 有上腹部持续性疼痛,进食后会加重。C、D、E 造成的腹痛与进食无明显相关性。

49. 答案:C 解析:房颤的听诊特点:心律完全不规则,S1 强弱不等且无规律,心率快慢不等,心率快于脉率,称为脉搏短绌。

50. 答案:B 解析:A 见于不洁饮食或热冷变化时的上腹部不适,有时有压痛,无反跳痛;B 有暴饮暴食诱因,上腹部或偏左侧疼痛,上腹部压痛、反跳痛,血清淀粉酶升高;C 无上腹部反跳痛;以右侧肾区叩击痛为主;E 上腹部持续疼痛,与进食关系不大。

51. 答案:D 解析:幽门梗阻患者多有溃疡病史,吐出物通常为数小时以前所进的饮食或宿食,不含胆汁,有腐败酸味,呕吐逐渐频繁,腹部饱满并诉有移动性包块,能看见胃型和自左向右移动之胃蠕动波。叩诊上腹鼓音,振水音明显。A、B 不常有呕吐,也不见胃型,多有 HBsAg(+),肝功能受损;C 多为不洁饮食引发的上腹部不适或出现呕吐;E 进油腻食物后或夜间发作。

52. 答案:C。 解析:餐后骤起而集体发病见于急性食物中毒。呕吐伴剧烈头痛见于颅内高压、偏头痛、青光眼。呕吐伴黄疸见于急性肝炎、胆道梗阻、急性溶血。呕吐伴贫血、水肿、蛋白尿见于肾功能不全。

53. 答案:B 解析:黄疸伴有右上腹绞痛多见于胆石症,伴有上腹部钻顶样疼痛见于胆道蛔虫症,伴有乏力、食欲不振、厌油腻、肝区疼痛见于传染性肝炎;黄疸伴有进行性消瘦应考虑肝癌、胰头癌、胆总管癌、壶腹部癌等;黄疸伴有腹痛、发热应考虑急性胆囊炎、胆管炎等。

54. 答案:D 解析:黄色痰见于呼吸道化脓性感染,黄绿色痰见于铜绿假单胞菌感染、干酪性肺炎;粉红色泡沫样痰见于急性肺水肿;铁锈色痰见于肺炎链球菌肺炎,棕褐色痰见于阿米巴肺脓肿。

55. 答案:C 解析:意识障碍伴呼吸缓慢,见于吗啡或巴比妥类中毒、颅内高压;意识障碍伴呼吸深大,见于尿毒症、糖尿病酮症酸中毒。意识障碍伴瞳孔散大,见于酒精中毒、癫痫、低血糖昏迷等;意识障碍伴瞳孔缩小,见于海洛因、吗啡、巴比妥类、有机磷等中毒。意识障碍伴高血压,常见于脑出血、高血压脑病、肾炎。意识障碍伴脑膜刺激征,见于各种脑膜炎及蛛网膜下腔出血。

56. 答案:A 解析:右侧胸腔积液可出现气管向左偏移,右侧胸廓饱满,叩诊出现实音。气胸、肺肿瘤叩诊音为鼓音,肺气肿叩诊音为过清音。右侧肺不张时气管应移向右侧。

57. 答案:D 解析:脊柱活动受限多见于软组织损伤、骨质增生、骨质破坏、脊椎骨折或脱位、腰椎间盘突出;脊柱叩击痛多见于脊椎结核、脊椎骨折、脊椎肿瘤、椎间盘突出等。故该患者应首先考虑腰椎间盘突出。

58. 答案:E 解析:劳累及情绪激动后,多次出现短时间胸骨后疼痛,可初步诊断为冠心病。总胆固醇增高是冠心病的危险因素之一,总胆固醇增高者动脉硬化、冠心病的发生率较高。甘油三酯是动脉粥样硬化的独立危险因素和形成脂肪肝的主要原因,甘油三酯增高可见于冠心病、动脉硬化症等。

59. 答案:C 解析:皮肤黄染伴右上腹绞痛是胆道梗阻的表现,且尿胆红素(+),故可诊断为梗阻性黄疸。且患儿 10 岁,故应首先考虑胆道蛔虫症。

60. 答案:B 解析:血压升高,呼吸、心率增快,睡眠习惯改变,昼睡夜醒,为二氧化碳潴留表现,应合理应用呼吸兴奋剂。

61. 答案:D 解析:支气管哮喘典型表现主要为发作性伴哮鸣音的呼气性呼吸困难,其发作常与吸入外源性变应原有关。

62. 答案:D 解析:风湿性心脏病患者,突发呼吸困难,咳粉红色泡沫痰,考虑为急性左心衰竭。心率 140 次/分,心律绝对不齐,可能合并有心房颤动。毛花苷 C 适用于急性心力衰竭或慢性心衰加重时,特别适用于心衰伴快速心房颤动者。

63. 答案:C 解析:十二指肠溃疡合并穿孔、活动性出血时禁止进行X线钡餐检查。

64. 答案:B 解析:分析患者的临床表现、体征,考虑肝硬化出血可能大,且已有侧支循环建立、腹水等肝硬化失代偿表现,凝血功能障碍。止血应首选对全身凝血功能有改善的治疗,即静滴止血环酸。

65. 答案:B 解析:肺心病的诊断包括:①病史,有慢性支气管炎、肺系疾病、胸廓病变、肺血管病等原发疾病史;②临床表现,有原发病的症状(两肺散在干、湿啰音),体检有肺动脉瓣区第二心音亢进(为右心室肥大的表现)。

66. 答案:D 解析:支气管哮喘的肺部听诊为特异性的两肺满布哮鸣音。患者无发热、寒战等感染表现,排除A、B。E多有咳嗽咳痰,痰中带血。C多有心功能不全的表现。

67. 答案:B 解析:原发性肺癌常以阵发性刺激性干咳为首发症状,其预后取决于能否做到"三早",即早发现,早诊断,早治疗。影像学、细胞学和病理学检查是诊断肺癌的重要方法。其中X线胸片为常规检查方法。

68. 答案:B 解析:心尖区可闻及舒张期杂音为二尖瓣狭窄的特征。颈静脉怒张、肝肋下2cm为体循环淤血、右心衰竭的表现。同时还有因体循环淤血导致的胃肠道功能紊乱。A无心脏杂音表现;C为肺循环淤血,表现应为端坐呼吸、咳嗽咳痰、粉红色泡沫痰、胸闷心慌、呼吸困难等。

69. 答案:B 解析:正常状态下,心室舒张期二尖瓣开放,血液自左心房流入左心室,若二尖瓣狭窄,则心尖部可闻及舒张期隆隆样杂音,为二尖瓣狭窄的特征性描述。风心病可有瓣膜赘生物而引起二尖瓣狭窄。

70. 答案:B 解析:高血压危象发生时,出现头痛、烦躁、眩晕、恶心、呕吐、心悸、气急及视力模糊等严重症状,以及伴有痉挛动脉(椎-基底动脉、颈内动脉、视网膜动脉、冠状动脉)累及相应的靶器官缺血症状。根据患者的表现可诊断为高血压危象。

71. 答案:D 解析:心电图对应心梗部位如下:V_1、V_2、V_3——前间壁;V_3、V_4、V_5——前壁;V_5、V_6——前侧壁;Ⅰ、aVL——高侧壁;V_1~V_6——广泛前壁;Ⅱ、Ⅲ、aVF——下壁;V_7、V_8、V_9——后壁。

72. 答案:D 解析:胃溃疡最常见的症状为上腹痛,而患者在饭后腹痛,提示为胃溃疡。近期疼痛突然加剧,食欲减退,体重减轻均提示癌变,检查中又见贫血貌和肿大的淋巴结。A、B、C、E一般不引起淋巴结肿大。C的主要症状为因梗阻导致的呕吐。

73. 答案:C 解析:患者大便色黑、大便隐血试验(+++),为量较多的上消化道出血,同时伴有不规则上腹痛,左锁骨上窝触及肿大的淋巴结,胃癌常见的淋巴结转移就是左锁骨上淋巴结。

74. 答案:C 解析:A、D都伴有肾功能受损的指标升高如BUN、Cr;B会出现体循环淤血,表现为下肢浮肿、胸闷心慌等;E多有皮肤黄染、食欲差、乏力等表现。蜘蛛痣是肝硬化的特殊体征,且患者左肋缘下触及脾脏,腹部叩诊出现移动性浊音,大便反复带有鲜血,说明已出现门脉高压,是肝硬化失代偿的表现。

75. 答案:E 解析:原发性肝癌的症状:肝痛、乏力、纳差、消瘦是最具特征性的临床症状。体征:进行性肝肿大为最常见的特征性体征之一。肝质地坚硬,表面及边缘不规则,常呈结节状,少数肿瘤深埋于肝实质内者则肝表面光滑,伴或不伴明显压痛。肝右叶膈面癌肿可使右侧膈肌明显抬高。脾肿大,腹水,黄疸,肝区血管杂音,肝区摩擦音。A查体:质韧,表面光滑,压痛不明显;B有发热、寒战等感染表现;C多有门脉高压的表现;D多有原发肿瘤的表现。

76. 答案:C 解析:A多见肝脾肿大、侧支循环建立、腹水、肝功能指标异常,少有尿液异常。B多有前驱链球菌感染。慢性肾炎是临床表现相似的一组肾小球疾病,它们共同的表现是水肿、高血压和尿异常改变。普通型病程迁延,病情相对稳定,多表现为轻度至中度的水肿、高血压和肾功能损害。尿蛋白(+~+++),离心尿红细胞>10/HP和管型尿等。肾病型主要表现为肾病综合征,24小时尿蛋白定量>3.5g,血清白蛋白低于30g/L,水肿一般较重,伴有或不伴高脂血症。病理分型以微小病变、膜性、膜增殖、局灶性肾小球硬化等为多见。E全身浮肿少见,尿蛋白(+~++)。

77. 答案：C 解析：A 无肾区叩击痛。B 临床上表现为急性起病，以血尿、蛋白尿、水肿、高血压和肾小球滤过率下降为特点的肾小球疾病。D 反复发作尿频、尿急、尿痛、排尿困难等症状，而尿常规化验正常，中段尿培养无细菌生长，其发病快、消失也快，呈周期性发作，发作周期不定。E 为突然发作的阵发性刀割样疼痛，疼痛剧烈难忍，有时有大汗、恶心呕吐。可有肉眼血尿，结石并发感染时，尿中出现脓细胞，有尿频、尿痛症状。

78. 答案：D 解析：全身疼痛、查体脾肋缘下 6cm，血液白细胞计数显著增加，见各阶段幼稚粒细胞而非幼稚淋巴细胞，排除 E。脾大多见于脾功能亢进、急淋及慢粒。A 可见三系均减少；B 门脉性肝硬化可有脾功能亢进的表现；C 血中亦可见幼稚粒细胞，但不是各阶段均能见到，且脾大少见。

79. 答案：C 解析：皮肤反复出血，外周血小板减少，骨髓增生活跃，颗粒型巨核细胞增多，可推断巨核细胞产板不良，故首选诊断为原发免疫性血小板减少症。检查结果未见红细胞及白细胞的减少，骨髓未见增生低下，排除 A；脾亢及过敏性紫癜不出现如该患者的骨髓变化，排除 D、E；病人病程半年，除巨细胞外其他系均正常，骨髓增生活跃而不是极度活跃，排除 B。

80. 答案：A 解析：发作诱因为进食海鲜，此为过敏原，四肢出现对称分布的出血点，检查示嗜酸粒细胞偏高，骨髓象正常，毛细血管脆性试验阳性。败血症常见于感染后，可见血象中性粒细胞或淋巴细胞增高，排除 B；检查骨髓象正常，排除 C、D、E。

81. 答案：E 解析：癫痫持续状态是指 1 次发作持续时间超过 30 分钟，或者发作次数频繁且两次发作间歇期病人意识不恢复。根据患者强直、阵挛的表现，可判断为癫痫发作，持续时间超过 30 分钟，可断定为癫痫持续状态。

82. 答案：D 解析：有机磷农药中毒，抑制了胆碱酯酶的活性，造成组织中乙酰胆碱的积聚，使得胆碱能受体的器官功能发生障碍，表现为毒蕈样症状，即由脏器平滑肌、腺体、汗腺等 M 受体兴奋而引起的症状，如多汗、流涎、视力模糊、瞳孔缩小；烟碱样症状，即由交感神经节和横纹肌活动异常所引起的症状，如骨骼肌兴奋出现肌纤维震颤。结合本病例为年轻女性患者被发现躺在公园角落，考虑为寻短见自服农药导致。A、B、C、E 不会同时出现毒蕈样症状及肌纤维震颤。

83. 答案：B 解析：颈项强直，克氏征阳性，初步诊断为脑膜炎。脑脊液中细胞数增加，以中性粒细胞为主，为细菌性脑膜炎。结核性脑膜炎一般表现为结核中毒症状，多为低热。流行性乙型脑炎无皮肤黏膜出血、瘀血。中毒型菌痢无脑膜刺激征，皮肤无出血。典型的伤寒自然病程可分为 4 期：①初期，发热是最早的症状，常伴有全身不适、食欲减退、咽痛和咳嗽等；②极期，常有典型的伤寒表现，如持续高热、明显食欲减退、中毒性脑病的表现、肝脾肿大和皮肤出现玫瑰疹等；③缓解期，体温下降、食欲好转；④恢复期，体温正常，食欲恢复。故伤寒患者多于极期出现玫瑰疹。

84. 答案：C 解析：急性重型肝炎突出表现为：起病 2 周内出现极度乏力，消化道症状明显，迅速出现肝性脑病症状，凝血酶原活动度低于 40%，肝浊音界进行性缩小，黄疸急剧加重或黄疸较轻。本题患者既往身体健康，无肝炎病史，在 10 天内突然出现乏力、嗜睡和消化道症状，黄疸明显，肝浊音界缩小，故可以考虑急性重型肝炎。

85. 答案：C 解析：急性丙型病毒性肝炎最主要传播途径是输血或血制品。急性丁型病毒性肝炎的最主要传播途径也是输血或血液制品，且为 HBsAg 阳性人群易感。急性甲型病毒性肝炎主要传播途径是母婴传播。急性乙型病毒性肝炎主要传播途径是母婴传播和消化道传播，其次为输血或血液制品。本题患者因分娩失血过多，术中曾输血，术前肝功能正常，HBsAg（-），于术后 20 天感厌食油腻，呕吐，ALT 70U/L，AST 300U/L，TBil 56μmol/L，出现肝功能异常，应首先考虑急性丙型病毒性肝炎。

86. 答案：D 解析：流行性出血热临床特征为三大主症，包括发热、"三红"（颜面、颈部、前胸）、"三痛"（头痛、腰痛、眼眶痛）、"三反常"（发热伴有醉酒样）、出血及瘀斑、少尿或无尿，肾区叩击痛，尿检可见蛋白、红细胞、白细胞及各种管型有助于诊断。

87. 答案：D 解析：艾滋病诊断标准为：患者有不洁性接触、静脉吸毒史、输入血液制品、亲密接触艾滋病患者或 HIV 携带者等病史，出现发热、乏力、咽痛、全身不适等上呼吸道感染症状;全身淋巴结肿大;肝脾肿大;外周血白细胞及淋巴细胞总数起病时下降,CD_4^+ T 淋巴细胞计数减少小于 $200/mm^3$,或 $200\sim500/mm^3$。患者有近 3 年静脉注射毒品史。现反复出现低热、咽痛、咳嗽、伴乏力、食欲不振、体重明显下降两月余,且抗生素治疗无效。颈、腋部及枕部淋巴结肿大,口腔疱疹病毒感染,肝脾肋下可触及,外周血白细胞计数下降,CD_4^+ T 淋巴细胞计数也下降,首先应考虑诊断为艾滋病。

88. 答案:C 解析:患者 HIV 抗体阳性可诊断为艾滋病。艾滋病的治疗原则为抗逆转录病毒治疗和增强或重建免疫功能。可使用逆转录酶抑制剂和蛋白酶抑制剂以及干扰素等。利巴韦林为广谱抗病毒药物,但对人免疫缺陷病毒无效。

89. 答案:A 解析:凡遇下列情况者应高度警惕结核病的可能性:①反复发作或迁延不愈的咳嗽咳痰,或呼吸道感染经抗炎治疗 3~4 周仍无改善;②痰中带血或咯血;③长期低热或所谓"发热待查";④体检肩胛间区有湿啰音或局限性哮鸣音;⑤有结核病诱因或好发因素尤其是糖尿病、免疫功能低下疾病或接受糖激素、免疫抑制剂治疗者;⑥有关节疼痛和皮肤结节性红斑等变态反应性表现;⑦有渗出性胸膜炎、肛瘘、长期淋巴结肿大以及有家庭开放性肺结核密切接触史者。

90. 答案:C 解析:流行性脑脊髓膜炎表现为突然高热、头痛、呕吐、皮肤黏膜瘀点、瘀斑(尤其在病程中迅速扩大者),脑膜刺激征阳性。严重者见败血症、感染性休克、意识障碍等。实验室检查白细胞计数增加以中性粒细胞为主;脑脊液呈化脓性改变;皮肤瘀点和脑脊液沉渣可革兰阴性双球菌;血液和脑脊液细菌培养阳性为确诊的主要依据。

91. 答案:B 解析:伤寒诊断依据为:流行地区或伤寒患者接触史,持续发热 1 周以上,表情淡漠、腹胀,相对缓脉,玫瑰疹,肝脾肿大,并发肠出血或肠穿孔。实验室检查白细胞数减少,淋巴细胞相对增多,嗜酸性粒细胞减少或消失。肥达反应阳性。确诊依据为检查出伤寒杆菌。早期以血培养为主,后期考虑骨髓培养。

92. 答案:D 解析:氟喹诺酮类抗生素能抑制 DNA 转氨酶,阻碍 DNA 复制,对包括耐氯霉素株在内的伤寒杆菌均有强大的杀菌作用,药敏率高,为治疗伤寒的首选用药。

93. 答案:A 解析:慢性细菌性痢疾迁延型表现为:急性菌痢后迁延不愈,有不同程度的痢疾症状,反复腹痛、腹泻与便秘交替,大便常带有黏液及脓血,左下腹压痛明显,常伴有乏力、贫血、营养不良。

94. 答案:B 解析:患者发病前有饮食不洁史,发热伴腹痛、腹泻、恶心、呕吐疲乏,每天排便数十次。血白细胞 $11.5\times10^9/L$,红细胞 $4.5\times10^9/L$,符合急性细菌性痢疾诊断,为确诊进一步应做大便致病菌培养。

95. 答案:C 解析:霍乱的诊断标准为:有吐泻等临床表现甚至出现不同程度的脱水貌,粪便培养霍乱弧菌阳性者;临床表现典型,有潜伏期内接触史,且可除外其他病原引起的腹泻者;流行期间,在疫区内有密切接触史并在 5 天内出现腹泻者。凡符合上列三项之一者可诊断为霍乱。

96. 答案:D 解析:频频腹泻,水样便,迅速出现脱水,尿少,并出现腓肠肌痉挛。发病前曾食变质蛋白质食品。考虑诊断为霍乱,患者精神不振,四肢微凉,皮肤干皱。提示患者处于霍乱脱水期,此期患者大量体液和电解质丢失,主要采用补液疗法,补充体液和电解质。

97. 答案:D 解析:患者上腹部疼痛呈阵发性加剧,并向腰背部放射,恶心、呕吐,发热,可诊断为急性胰腺炎。慢性胃炎常出现上腹痛、饱胀不适,以进餐后明显,可伴嗳气、反酸、恶心等,少数患者伴有上消化道出血,除上腹部有轻压痛外,一般无阳性体征。消化性溃疡典型的腹痛特点为慢性病程,周期性发作,有季节性,上腹痛呈节律性。肝功能及胆系酶正常可排除原发性肝癌和肝硬化。

98. 答案:B 解析:急性胰腺炎的检查:血清淀粉酶:在起病 $2\sim12h$ 开始上升,约 24h 达高峰,48h 左右开始下降,多持续 $3\sim5$ 天。血清淀粉酶超过正常值上限 3 倍($>500U/L$)即可确诊急性胰腺炎。尿淀粉酶:升高相对较晚,在发病后 $12\sim14h$ 开始升高,下降缓慢,持续 $1\sim2$ 周,尿淀粉酶值受患者尿量的影响。甘油三酯:可出现高甘油三酯血症,是病因也可能是结果,后者在急性期过后可恢复正常。腹部 X 线平片:检查对排除其他急腹症如内脏穿孔等有重要意义。血钙:可出现暂时性血钙降低。

99. 答案:E 解析:急性胰腺炎的治疗措施有维持水电解质平衡、加强营养支持治疗、禁食、防治感染、急诊内镜治疗、外科治疗。限制水、钠摄入是腹水的治疗措施。

100. 答案:A 解析:右心衰竭的症状和体征有心悸、心率增快、呼吸困难及紫绀进一步加重,出现上腹胀痛,食欲不振,少尿。主要体征为颈静脉怒张,肝肿大伴有触痛,肝-颈静脉回流征阳性,下肢水肿,并可出现腹水。因右心室肥大使三尖瓣相对关闭不全,三尖瓣区可闻及收缩期杂音,严重者可出现舒张期奔马律。也可出现各种心律失常,房性心律失常常见。病情严重者可发生休克,少数患者亦可出现急性肺水肿或全心衰竭。左心衰竭的主要症状为呼吸困难,肺部湿啰音,心脏轻度扩大,心率加快,心音低钝,肺动脉瓣区第二心音亢进,心尖区可闻及舒张期奔马律和/或收缩期杂音,可触及交替脉等。

101. 答案:D 解析:血浆脑钠肽(BNP)及N端前脑钠肽(NT-proBNP)检测有助于心衰的诊断及判断预后。超声心动图是诊断心力衰竭最有价值的方法,可准确地提供各心腔大小变化、心瓣膜结构及功能情况,估计心脏功能。

102. 答案:D 解析:地高辛属于洋地黄类药物,洋地黄中毒最重要的反应是各类心律失常及心力衰竭加重,胃肠道反应如恶心、呕吐,中枢神经的症状如视力模糊、黄视、倦怠等。

103. 答案:B 解析:患者长期慢性咳嗽、咳痰,有高血压、肝炎病史,肺肝界下降,心界缩小,心率增快,律不齐,P_2亢进,胸骨左缘第五肋间可闻及收缩期杂音,肝肋下3.5cm,双下肢水肿,心电图示顺钟向转位,V_1、V_2呈QS型,符合慢性肺源性心脏病的表现。陈旧性心肌梗死有急性心肌梗塞病史,通常无明显临床症状,劳累或者受凉刺激可有胸闷、气促等症状,心电图ST-T段可能遗留异常,急性心梗发作时期的心肌酶谱测定升高和心电图ST-T段抬高、病理性Q波改变可诊断。原发性心肌病多见于中青年患者,无慢性咳痰,无肺气肿,肺动脉高压表现,心脏多呈普遍性增大;发生右心衰时出现肝肿大、下肢水肿、腹水等。慢性活动性肝炎可见病程超过半年,乏力、纳差、腹胀、便溏,肝肿大,可伴蜘蛛痣、肝病面容、肝掌或脾肿大。肝功能检查:血清转氨酶活力反复或持续升高等。冠心病患者多有心绞痛或心肌梗死病史,心脏增大以左心室为主,心尖区可闻及收缩期杂音;X线检查显示心界向左下扩大,心电图显示缺血型ST-T改变,如ST段明显压低,T波低平或倒置,或有异常Q波等。

104. 答案:A 解析:心电图、X线胸片、超声心动图有右心增大肥厚的征象,可做出诊断。

105. 答案:C 解析:慢性肺源性心脏病心电图表现为右心室肥大,出现轴右偏,额面平均电轴≥90°,重度顺钟向转位,$R_{V1}+S_{V5}≥1.05mV$,$V_1 R/S≥1$及肺型P波。胸部X线除肺、胸基础疾病的特征外,尚有①肺动脉高压征:右下肺动脉干扩张,其横径≥15mm,肺动脉段明显突出或其高度≥3mm;②右心室肥大:心界向左扩大。

106. 答案:D 解析:患者间歇上腹不适,餐后加重,嗳气,胃液分析提示黏膜萎缩严重,壁细胞数目减少,胃酸分泌减少,甚至缺如,可诊断为慢性萎缩性胃炎。胃溃疡表现为反复周期性发作,疼痛位于中上腹部或偏左,常在餐后1小时内发生,至下次餐前自行消失,伴反酸、嗳气、恶心等消化道症状,溃疡活动期内镜下病灶多呈圆形或椭圆形,溃疡基底部覆有白色或黄白色厚苔,周围黏膜充血、水肿;X线钡餐直接征象为龛影。十二指肠球部溃疡可见上腹部节律性疼痛、反酸、嗳气等症状,具有空腹痛夜间痛特点,上消化道钡餐造影可见龛影,内镜下发现溃疡为确诊的依据。慢性浅表性胃炎可见上腹痛,腹胀,嗳气,反复出血,胃镜下可见黏膜红斑,粗糙不平,出血点。胃癌可见上腹疼痛,食欲减退,恶心呕吐,呕血、黑便,伴低热、疲乏、体重减轻、贫血等,腹部肿块是胃癌的主要体征,粪便隐血试验持续阳性,胃镜检查是早期诊断胃癌最重要的手段。

107. 答案:E 解析:慢性萎缩性胃窦炎表现为胃泌素水平降低;慢性萎缩性胃体炎血清胃泌素水平可升高,伴发恶性贫血时,可升高数倍至数十倍,维生素B_{12}水平下降。

108. 答案:C 解析:胃镜检查是诊断慢性胃炎最可靠的方法,镜下黏膜活检有助于病变的病理分型和鉴别诊断。

109. 答案:B 解析:根据患者表现可诊断为缺铁性贫血,治疗应去除缺铁的原因,即针对肠道钩虫感染进行治疗,而此时体内的铁储备已经被消耗,必须补充铁,否则难以纠正贫血,单纯靠高铁饮食难以补充体内丢失的铁,需要铁剂治疗来补充已经丢失的铁及重新建立铁储备。铁剂包括口服和注射,首选口服治疗,仅当不能耐受口服铁剂的副反应或因肠道疾病不能吸收铁剂时才选择注射铁剂。

110. 答案:B 解析:缺铁性贫血患者开始铁剂治疗后,短时期网织红细胞计数明显升高,常于5~10天达到高峰,以后又下降,2周后血红蛋白开始上升,一般2个月可恢复正常。

111. 答案:E 解析:缺铁性贫血进入贫血期后体内铁储备已被完全消耗,因此铁剂治疗需要重新建立体内的铁储备。贫血纠正后仍需继续治疗3~6个月以补充体内应有的贮存铁,待铁蛋白正常后停药。

112. 答案:B 解析:患者为老年男性,有高血压病史,于活动中突然起病,右侧肢体完全偏瘫,伴讲话不清和呕吐,血压220/120mmHg,综合脑出血的发病年龄、发病情况、临床表现,首先考虑诊断脑出血(基底节区)。脑栓塞多见于青壮年,症状瞬间达到高峰,多呈完全性瘫痪,起病时癫痫发作较常见,多有基础心脏病史。短暂性脑缺血发作通常在30分钟内完全恢复。蛛网膜下腔出血突发剧烈头痛伴脑膜刺激征阳性,眼底检查可见出血。活动中突然起病与脑血栓形成不符。

113. 答案:C 解析:头颅CT可显示血肿的部位和形态以及是否破入脑室。血肿灶为高密度影,边界清楚,血肿被吸收后显示为低密度影。对进展型脑出血病例进行动态观察,可显示血肿大小变化、血肿周围的低密度水肿带、脑组织移位和梗阻性脑积水,对脑出血的治疗有指导意义。

114. 答案:C 解析:脑出血最主要的病因是高血压性动脉硬化,还包括血液病、动脉瘤、脑血管畸形、脑动脉炎、脑肿瘤、抗凝或溶栓治疗。

115~116. 答案:A、D 解析:肺癌出现纵隔淋巴结转移,压迫喉返神经则出现声音嘶哑,同侧声带麻痹;肺癌肿瘤压迫上腔静脉则出现头面部和前胸部瘀血,静脉曲张。

117~118. 答案:A、C 解析:室上性快速心律失常根治方法是经导管射频消融术;病态窦房结综合征最佳治疗方法是安装永久人工心脏起搏器。

119~120. 答案:C、D 解析:幽门管溃疡表现为上腹痛无节律性并易引起呕吐;球后溃疡表现为以右上腹痛、夜间痛、背部放射性疼痛为主。

121~122. 答案:C、D 解析:浮肿、蛋白尿、血尿、高血压为慢性肾小球肾炎的主要表现;浮肿、蛋白尿、高脂血症、低蛋白血症为肾病综合征的主要表现。

123~124. 答案:A、A 解析:呼吸系统疾病问诊的内容应包括:咳嗽的性质、程度等;咳痰的颜色、气味等;呼吸困难的性质、程度和出现的时间;胸痛的部位、性质等。循环系统疾病问诊的内容包括:心悸发生的时间与诱因,心前区疾病的性质、程度等,呼吸困难出现的诱因和程度等;有无咳嗽、咯血等。

125~126. 答案:B、A 解析:急性左心功能不全表现为突发严重呼吸困难,强迫坐位,面色灰白,发绀、大汗、烦躁,同时频繁咳嗽,咳粉红色泡沫痰。肺炎球菌肺炎起病多急骤,高热寒战,全身肌肉酸痛,患侧胸痛,痰少,可带血或呈铁锈色。

127~128. 答案:C、E 解析:A 见于感染性疾病;B 见于胆道梗阻、溶血、肝细胞破坏;D 见于胃肠炎。肠梗阻有腹痛、呕吐、无大便。查体:腹部包块,肠鸣音增强或减弱。肠套叠是婴儿急性肠梗阻中最常见的一种,多为回肠末端套入宽大的盲肠腔内,典型的三大症状有腹痛、果酱样血便和腹部包块。

129~130. 答案:C、B 解析:A 见于幽门梗阻;D 见于上消化道出血;E 见于颅内高压。急性胃炎的发病机制主要是胃黏膜屏障被破坏,因此呕吐物为大量黏液及食物。胆汁酸是脂类食物消化必不可少的物质,胆汁在胆素内为深绿色,故急性胆囊炎时呕吐物为黄绿色,带粪臭味。

131~132. 答案:D、E 解析:A 是胰腺炎的实验室诊断依据;B、C 用于肝功能的检测;D 是骨质疏松的实验室诊断依据;E 是心肌梗死的实验室诊断依据。

133~134. 答案:E、A 解析:B 代表心室肌除极的电位变化;C 代表心室缓慢复极过程;D 代表心室快速复极时的电位变化。

135~136. 答案:D、B 解析:支气管哮喘为发作性伴有哮鸣音的呼气性呼吸困难或发作性胸闷和咳嗽。喘息型慢性支气管炎多见于中老年人，有慢性咳嗽史，喘息常年存在。

137～138. 答案：B、E 解析：A 见于心肌缺血；B 见于急性心肌梗死心肌损伤；C、D 临床意义广泛，特异性不强；E 见于急性心肌梗死心肌坏死。

139～140. 答案：B、A 解析：VP 方案即长春新碱＋泼尼松，主要用于急性淋巴细胞性白血病的诱导化疗。HOAP 方案包括三尖杉酯碱、阿霉素及泼尼松，主要用于急性粒细胞白血病的化疗。慢性粒细胞白血病常用治疗药物是马利兰、靛玉红等；慢性淋巴细胞白血病常用瘤可宁治疗；慢性再障常用雄激素等治疗。

141～142. 答案：E、A 解析：A 过量可使血糖过低；注射部位可有皮肤发红、皮下结节和皮下脂肪萎缩等局部反应；少数可发生荨麻疹等，偶有过敏性休克；极少数病人可产生胰岛素耐受性。B 的不良反应：①低血糖，轻则立即服糖水或进食可缓解，重则需静脉滴注葡萄糖；②偶可引起胆汁淤积性黄疸。C、D 由于治疗达标剂量大及毒副作用影响，已基本不用。E 促进肌肉细胞对葡萄糖的摄取和糖酵解，减少肝脏产生葡萄糖而起抗高血糖作用。故应用本品时，因组织中葡萄糖无氧酵解增加而产生大量乳酸，可引起严重的乳酸性酸中毒和酮尿。

143～144. 答案：B、A 解析：A 为流行性乙型脑炎的病理改变。B 为流行性脑脊髓膜炎的病理变化。C 是增生性炎的病变特点：①浸润的细胞主要是淋巴细胞、浆细胞和单核细胞；②局部组织破坏主要是由炎细胞引起；③常有较明显的结缔组织、血管和上皮细胞、腺体等实质细胞的增生，在黏膜可形成息肉，在肺常形成炎性假瘤，在管道性脏器可引起狭窄和梗阻。D 是渗出性炎症的一个类型，因炎症灶的血管损伤严重，致使渗出物中含大量红细胞，常见于流行性出血热、钩端螺旋体病和鼠疫等。E 易发生于黏膜、浆膜和肺组织。发生于黏膜者渗出的纤维蛋白原形成的纤维素、坏死组织和嗜中性粒细胞共同形成假膜，又称假膜性炎，见于白喉。

145～146. 答案：C、D 解析：孙思邈在"论大医习业""论大医精诚"中提出的医德原则和医德规范成为中国传统医德的重要内容，成为后世医家的行为规范，成为激励后世医家践行医德的精神力量。汉代著名医学家张仲景每逢初一、十五大开衙门，不问政事，而让患病的百姓入堂，在公堂上为患者诊治疾病，被尊称为"坐堂大夫"。张孝骞被尊为"医圣"、"协和"泰斗、"湘雅"轩辕，对患者极端负责，以诊治疑难症闻名内科学界。林巧稚一生没有结婚，却亲自接生了 50000 多个婴儿，被尊称为"万婴之母"。屠呦呦，为人类健康事业做出了巨大贡献，她六十多年潜心中医药科技创新，勇于克服困难，在研究发现青蒿素的过程中经历了 190 次失败，在动物实验成功后的关键环节，她和助手在自己身上做试验，成为青蒿素人体试验的首批志愿者，并将青蒿素应用于临床，挽救了千百万人的生命。

147～148. 答案：B、A 解析：按照《药品管理法》规定，药品所含成分与国家药品标准规定的成分不符的，以非药品冒充药品或者他种药品冒充此种药品的为假药。药品成分的含量不符合国家药品标准的，为劣药。

149～150. 答案：A、E 解析：医疗事故赔偿确定具体赔偿数额，应当考虑的因素：医疗事故等级；医疗过失行为在医疗事故损害后果中的责任程度；医疗事故损害后果与患者原有疾病状况之间的关系。不属于医疗事故的，医疗机构不承担赔偿责任。《医疗事故处理条例》第五章医疗事故的赔偿中第四十六条指出：发生医疗事故的赔偿等民事责任争议，医患双方可以协商解决；不愿意协商或者协商不成的，当事人可以向卫生行政部门提出调解申请，也可以直接向人民法院提起民事诉讼。

第 三 单 元

1. 答案：C 解析：感冒之病因，主要为感受风邪疫毒，尤在气候变化，寒暖失常，正气虚弱的情况下易发。

2. 答案：C 解析：肺胀的病理因素主要为痰浊水饮与瘀血互为影响，兼见同病。

3. 答案：D 解析：不寐辨证首分虚实。虚证多属阴血不足，心失所养。实证为邪热扰心。次辨病位，病位主要在心，且与肝、胆、脾、胃、肾相关。如急躁易怒而不寐，多为肝火内扰；脘闷苔腻而不寐，多为胃腑宿食,痰热内盛;心烦心悸,头晕健忘而不寐,多为阴虚火旺,心肾不交;面色少华,肢倦神疲而不寐,多属脾虚不运,心神失养;心烦不寐,触事易惊,多属心胆气虚等。

4. 答案:D 解析:狂证火盛阴伤者,治疗当以育阴潜阳,交通心肾为主,选用二阴煎。方中生地、麦冬、玄参养阴清热,黄连、木通、竹叶泄热安神,起到滋阴降火,安神定志的作用。其他选项与本病的治疗无关。

5. 答案:B 解析:泄泻的病因,最为多见的是湿。湿邪侵入,损伤脾胃,运化失常,所谓"湿盛则濡泄"。

6. 答案:E 解析:黄疸的关键病理因素是湿。湿阻中焦,脾胃升降功能失常,影响肝胆的疏泄,胆液不循常道,渗入血液,溢于肌肤,而发生黄疸。

7. 答案:E 解析:情志失调、饮食所伤、感受寒邪、病后体虚,以致肝脾受损,脏腑失和,气机阻滞,瘀血内停,痰湿凝滞,而成积聚。跌打损伤不属积聚的病因。

8. 答案:B 解析:咳血燥热伤肺证病在肺,津液被伤,脉络受损,治宜清热润肺,宁络止血,方选桑杏汤。沙参麦冬汤功善清养肺胃,生津润燥,主治燥伤肺胃阴分证。百合固金汤为肺肾阴亏,虚火上炎而致咳嗽痰血证的常用方剂。麦门冬汤为治疗肺胃阴虚,痰涎不化之肺痿的主方。清燥救肺汤常用于治疗燥热伤肺之重症。

9. 答案:A 解析:肺主气,脾为气血生化之源,气虚为主时,主要病变的脏是肺、脾。

10. 答案:E 解析:情志内伤,气逆上冲,蒙闭清窍,造成晕厥。体虚劳倦,亡血失津,气随血脱,清阳不升,可发生昏厥。饮食不节,气机受阻,痰夹食,蒙闭清窍,可导致昏厥。A、B、C、D皆为厥证的病因。感受暑热非厥证的病因。

11. 答案:B 解析:肺经-大肠经-胃经-脾经-心经-小肠经-膀胱经-肾经-心包经-三焦经-胆经-肝经-肺经。

12. 答案:E 解析:A为胫骨内侧髁下方至内踝尖。B无此长度。C为腘横纹(膝中)至外踝尖。D为耻骨联合(横骨)上缘至股骨内上髁(内辅骨)上缘。E为股骨大转子(髀枢)至腘横纹(膝中)。

13. 答案:B 解析:下关在耳屏前,下颌骨髁状突的前方,当颧弓与下颌切迹所形成的凹陷中。听宫在耳屏前,下颌骨髁状突的后方,张口时呈凹陷处。听会当耳屏间切迹的前方,下颌骨髁突的后缘,张口有凹陷处。耳门当耳屏上切迹的前方,下颌骨髁突后缘,张口有凹陷处。颧髎在目外眦直下,颧骨下缘凹陷处。

14. 答案:A 解析:合谷为大肠之原穴;可治疗妇产科系统疾病如痛经、闭经、催产。太冲可治疗月经不调,痛经,崩漏等妇科带病证。足三里有调理脾胃,补中益气,通经活络,疏风化湿,扶正祛邪之功能。为强壮保健要穴。血海主治月经不调,经闭,暴崩,漏下恶血,功能性子宫出血等。至阴可治疗胎位不正,滞产。但因位于足小趾甲根外侧角外一分许,不如合谷方便而不为首选。

15. 答案:D 解析:A、B、E处无特定穴位。C为承泣穴定位。D为球后穴定位。

16. 答案:C 解析:A主要适用于短针进针。B适用于长针进针。C主要适用于皮肉浅薄部位的腧穴,如印堂穴。D主要适用于皮肉松弛部位的腧穴。E多用于儿童和惧针者。

17. 答案:B 解析:三棱针主治实证、热证、瘀血、疼痛等。常用于急症和慢性病,如昏厥、高热、中风闭证、咽喉肿痛、中暑、目赤肿痛、丹毒、扭挫伤等。而B为虚证,应以回阳固脱为治疗原则。

18. 答案:A 解析:痹证主穴为阿是穴和局部经穴。行痹加膈俞、血海;痛痹加肾俞、关元,排除B;着痹加阴陵泉、足三里,排除C;热痹加大椎、曲池,排除D。E不是痹证选穴。

19. 答案:B 解析:痴呆的治法为醒脑调神,充髓益智。取督脉、手厥阴、足少阴经穴为主。主穴为百会、印堂、四神聪、内关、太溪、悬钟。

20. 答案:E 解析:A脾胃虚寒时加脾俞;章门偏于治疗五脏实证。B下脘非必要穴位。C寒吐加上脘。D内庭主清胃热;梁门大多用于诊察。E丰隆为治痰要穴;膻中为气会,主要功效为调畅气机。

21. 答案:D 解析:漏谷主治腹胀,肠鸣,小便不利,遗精,下肢痿痹。阳陵泉主治胸胁痛、瘀血痛、湿热痛等。冲门主治泌尿生殖系统疾病如尿潴留;妇产科系统疾病如子痫、子宫内膜炎、乳腺炎、乳少。地机主治月经不调、痛经、崩漏等妇科病证;腹痛腹泻等脾胃病证。公孙主治胃脘痛、呕吐、腹痛、腹泻、痢疾等胃肠病证;心烦、失眠、狂证等神志病证。

22. 答案:A 解析:治疗目赤肿痛的主穴是睛明、太阳、风池、合谷、太冲。外感风热配少商、外关;肝胆火盛配行间、侠溪。

23. 答案:E 解析:治疗风火牙痛,应以去除风火为治疗方法。外关穴能治疗头面五官的热病,对牙痛的疗效甚佳。风池穴亦能治疗热病,对牙痛有效。

24. 答案:A 解析:患者以喘逆为主,诊为喘证,喘逆上气,咳痰不爽,痰质稠、色黄为痰热郁于肺;恶寒身热,无汗为风寒袭于表,此为内热外寒引起的喘证表寒肺热型,治疗当以散寒宣肺为主,方用麻杏石甘汤。B 泻火解毒,治疗实热火毒证;C 清肺化痰,治疗化痰壅肺之咳嗽;D 辛凉解表,清热解毒,治疗外感温热表证;E 清泄痰热,治疗痰热遏肺之喘证。

25. 答案:B 解析:肺痈主要表现为咳嗽、胸痛、发热、咯吐腥浊痰,甚则咳吐脓血为特征的病证,根据患者症状不难诊断为肺痈,为邪热入里,热毒内盛引起,患者咳嗽气急,咳吐腥臭浊痰处于肺痈成痈期,应用 B 清热解毒,化瘀消痈。A 用于初期,E 用于溃脓期,C、D 用于恢复期。

26. 答案:B 解析:患者干咳少痰,咳声短促,痰中带血,是肺痨的主要症状,痰少、五心烦热、盗汗、形体消瘦、胸部隐痛提示肺阴虚,舌红少苔,脉细数均为阴虚的表现。故患者可诊断为肺痨之肺阴虚证。内伤咳嗽肺阴亏耗证主症虽也见干咳,或痰中带血丝,但并无形体消瘦、胸部闷痛隐隐等症状。哮证则以发作时喉中痰鸣有声、呼吸困难为特点。喘证则以呼吸困难,甚则张口抬肩、鼻翼扇动为特点。

27. 答案:B 解析:患者见心悸头晕,为心血虚之象;伴倦怠乏力、面色无华为脾虚之表象。综上此病例可诊断为心血不足之心悸。治宜补血养心,益气安神。

28. 答案:D 解析:心肾阳虚,胸阳不振,故见心悸而痛,胸闷气短,动则更甚,自汗。阳虚失于温煦,则四肢欠温。舌质淡胖,边有齿痕,苔白腻,脉沉细迟,亦为心肾阳虚之表现。此为胸痹之心肾阳虚证。

29. 答案:B 解析:患者心悸健忘,为心血虚;神疲食少,头晕目眩,四肢倦怠,为脾气虚,属不寐之心脾两虚证。治以补益心脾,养血安神,方用归脾汤。酸枣仁汤合安神定志丸主治心胆气虚之不寐;交泰丸合六味地黄丸主治心肾不交之不寐,天王补心丹主治阴虚火旺。

30. 答案:D 解析:患者头痛经久不愈可知为内伤头痛,痛处不移,刺痛,加之舌紫暗、脉涩为瘀血阻滞脑络所致。综上此病例可诊断为瘀血头痛,治宜通窍活络,方选通窍活血汤。A 适用于风寒头痛,B 适用于风热头痛,C 适用于中风阴虚风动证,E 适用于肝阳头痛。

31. 答案:D 解析:根据患者症状可诊断为中风,中经络。患者平素头痛眩晕为肝阳上亢,引动肝风,横窜经络而出现半身不遂,口舌歪斜,舌强语謇。口苦,尿赤便干,舌红苔黄,脉弦数皆为热象。此为中风中经络风阳上扰证,治宜平肝潜阳,活血通络,首选天麻钩藤饮。大秦艽汤祛风清热,养血活血;补阳还五汤益气养血,化瘀通络,用治中风恢复期气虚瘀滞证;镇肝熄风汤滋阴潜阳,息风通络,用治中风中经络阴虚风动证;地黄饮子滋养肝肾,合左归丸用治中风恢复期肝肾亏虚证。

32. 答案:A 解析:根据主症可诊断为癫证。肝气郁滞,脾失健运,痰郁气结,蒙蔽神窍,故见精神抑郁,表情淡漠,神志痴呆,语无伦次。舌苔腻,脉弦滑,为痰气郁结之象。

33. 答案:D 解析:患者昏仆抽搐吐涎,两目上视,口中如作猪羊叫,此为痫病。情绪急躁是为肝气不舒,肝郁化火;心烦失眠是为火扰心神,咯痰不爽;口苦而干是为肝火旺,火热煎熬津液,结而为痰;舌红苔黄腻,脉弦滑数为肝火痰热之象,此为肝火痰热引起的痫病,辨证为痰火扰神,治疗应用龙胆泻肝汤合涤痰汤清肝泻火,化痰宁心。A 偏于滋补肾阴;B 偏于滋阴降火;C 重在化痰补阴;E 强调补肾的作用,均不符。

34. 答案:C 解析:痞满指胸腔部痞塞满闷,而外无胀急之形。胃痛以疼痛为主症;鼓胀以腹部胀大如鼓,皮色苍黄,脉络暴露为主症;胸痹以胸闷、胸痛、短气为主症,结胸以心下至小腹硬满而痛,拒按为主症。

35. 答案:B 解析:呕吐清水痰涎,脘闷不食为脾不运化,痰饮内停,胃气上逆;头晕为水饮上犯,清阳不展;心悸为水饮凌心;舌苔白腻,脉滑都为痰饮内停之证。此为痰饮内停引起的呕吐。

36. 答案:E 解析:患者呃声洪亮,冲逆而出,口臭烦渴喜冷饮,小便短赤,大便秘结,舌苔黄,脉滑数。诊断为呃逆,证型为胃火上逆,治则为清胃泄热,降逆止呃。

37. 答案:B 解析:患者黎明泄泻,形寒怕冷为阳虚之象,加之舌脉表现可诊断为泄泻肾阳虚衰证。食滞所致泄泻多并见嗳腐酸臭。寒湿所致者多并见腹痛肠鸣,泄泻如水样。湿热者以泻下不爽为特点。肝气乘脾者以腹痛泄泻,泻后痛减为特点。

38. 答案:E 解析:根据主症,可诊断为便秘,脾肺气虚,运化失职,大肠传导无力,故虽有便意,努挣无力;肺气虚,故挣则汗出气短;脾气虚,故便后疲乏,面色白;舌淡嫩苔薄,脉虚,为气虚便秘的表现。故治法为益气润肠。

39. 答案:A 解析:胸胁部撞伤后,胁肋刺痛,痛有定处,入夜痛甚,舌质紫暗,脉沉涩,为外伤瘀血停着之表现。治以祛瘀通络,方用复元活血汤或血府逐瘀汤。

40. 答案:C 解析:黄疸黄色鲜明可知为阳黄,另见发热恶寒,无汗身痛,小便短赤,舌苔薄黄腻,脉弦滑可辨证为阳黄湿热兼表证,治宜清热化湿解表。应用麻黄连翘赤小豆汤。大柴胡汤用于治疗胆腑郁热之阳黄;茵陈蒿汤则用于阳黄热重于湿者。

41. 答案:C 解析:聚证以腹中气聚、攻窜胀痛、时作时止为临床特点。患者食滞痰阻,治疗用六磨汤导滞通腑之后,腑气已通,但是舌苔仍然白腻不化,为典型的聚证之食滞痰阻证痰湿较重的情况,治疗应当燥湿健脾,理中和胃。二陈汤燥湿化痰,理气和中;藿朴夏苓汤理气化湿,疏表和中;五苓散利水渗湿,温阳化气;香苏散疏散风寒,理气和中;平胃散燥湿健脾,行气和胃。

42. 答案:E 解析:患者,热多寒少,口渴引饮,便秘,溲赤,舌红苔黄,脉弦数,此为温疟,治宜清热解表、和解祛邪。和解表里,温阳达邪为寒疟的治法。祛邪截疟,和解表里为正疟的治法。解毒除瘴,清热保津为热瘴的治法。益气养血,扶正截疟为劳疟的治法。

43. 答案:E 解析:患者浮肿3月余,下肢肿甚,据此可诊断为水肿。按之凹陷不易恢复,腰部冷痛,四肢冷为肾阳虚衰之表现。

44. 答案:A 解析:胸中窒闷为气郁于胸,舌苔白腻,脉弦滑为痰浊的表现,气郁痰阻,交阻胸膈,气机不畅则还见咽中不适,如有物梗阻,咯之不出,咽之不下,此为痰气郁结,亦称"梅核气"。

45. 答案:E 解析:患者鼻衄,血色鲜红,牙龈红肿疼痛、口臭便秘为胃中有火热之象,据此可诊断为胃热炽盛型鼻衄。治宜清胃泻火,凉血止血。

46. 答案:A 解析:痰饮病在胃肠,病机为脾阳虚弱,水谷不化,饮留于胃肠,主症可见胸胁支满,心下痞闷,胃中有振水音。悬饮病在胁下,以胁下隐痛为主症。溢饮病在四肢肌表,以发热恶寒,身体疼重为主要症状。支饮病在胸膈,以咳逆倚息,短气不得卧为其主症。

47. 答案:B 解析:《证治准绳》中按照消渴的临床表现进行了分类,认为"渴而多饮为上消,消谷善饥为中消,渴而便数有膏为下消"。患者主症为多食易饥,可诊断为消渴,患者又见口干渴、大便干,舌苔黄、脉滑实有力,乃胃热炽盛之象,为中消胃热炽盛证。

48. 答案:E 解析:该患者应辨证为感冒风寒束表证,其证机概要为风寒外束,卫阳被郁,腠理闭塞,肺气不宣。风热犯表证的证机概要为风热犯表,热郁肌腠,卫表失和,肺失清肃。暑湿伤表证的证机概要是暑湿遏表,湿热伤中,表卫不和,肺气不清。气虚感冒的证机概要是气虚卫弱,风寒乘袭,气虚无力达邪。阴虚感冒的证机概要是阴亏津少,外受风热,表卫失和,津液不能作汗。

49. 答案:C 解析:该患者可辨证为咳嗽肝火犯肺证,治法为清肺泻肝,顺气降火。咳嗽风寒袭肺证的治法为疏风散寒,宣肺止咳。风热犯肺证的治法为疏风清热,宣肺止咳。风燥伤肺证的治法是疏风清肺,润燥止咳。肺阴亏耗证的治法为滋阴润肺,化痰止咳。

50. 答案:B 解析:痰湿阻肺,宣降失司,肺气上逆,故见咳嗽反复发作;脾湿生痰,故见痰多色白;气痰搏结,上涌气道,故见咳声重浊,每于早晨咳甚痰多;痰湿凝滞于肺,肺气不利,故见胸闷;脾虚湿盛,失其健运,故见脘痞、呕恶食少;舌苔白腻,脉濡滑,均为痰湿内蕴之象。辨证为痰湿蕴肺证。

51. 答案:A 解析:患者反复发作气急痰鸣30余年,诊断为哮病。久病咳喘,肺气受损,呼吸功能减弱,宣降失职,故反复发作气急痰鸣,气短声低;脾气亏虚,运化失职,故食少便溏;肺脾气虚,水津不布,聚湿成痰,故喉中时有轻度哮鸣,痰多质稀色白;气虚失固,故自汗;气虚卫外功能减弱,故怕风,易感冒;气虚推动无力,机能活动减退,则倦怠无力;舌质淡,苔白,脉细弱为肺脾气虚之征。辨证为肺脾气虚证。

52. 答案:A 解析:根据患者临床表现诊断为喘证之风寒闭肺证,治宜散寒宣肺,方选麻黄汤。木防己汤多用于治疗支饮。苓桂术甘汤多用于治疗中阳不足之痰饮。越婢加半夏汤发汗利水用于治疗风水一身悉肿。葶苈大枣泻肺汤主治痰涎壅肺证。

53. 答案:D 解析:该患者为风湿头痛,主穴为百会、太阳、风池、阿是穴、合谷,配穴选头维、阴陵泉。风门、列缺为治疗风寒头痛的配穴;曲池、大椎为治疗风热头痛的配穴;丰隆、中脘为治疗痰浊头痛的配穴,太溪、太冲为治疗肝阳上亢头痛的配穴。

54. 答案:A 解析:由本患者的症状可知本病为感冒之风寒感冒,应首选手太阴肺经疏风散寒;手阳明大肠经与肺经相表里,其经穴能协助肺经经穴疏风散寒;外感风寒首先犯太阳而伤肺卫,故取足太阳膀胱经的腧穴以解表宣肺。

55. 答案:D 解析:根据患者临床表现诊断为崩漏之血热证,主穴选关元、三阴交、隐白。血热配中极、血海,血瘀配血海、膈俞,湿热配中极、阴陵泉,脾虚配百会、脾俞,肾虚配肾俞、太溪。

56. 答案:A 解析:根据左踝部疼痛,行走时加重,喜温热,舌苔白,脉弦紧等辨证为瘀血阻滞证,治法为祛瘀消肿,通络止痛。且以受伤局部腧穴为主。申脉穴定位在外踝直下方凹陷中,又八脉交会穴通于阳跷脉。照海穴定位在内踝高点正下缘凹陷处,又八脉交会穴通于阴跷脉,与申脉一起主全身的肢体运动。丘墟穴定位在外踝前下方,趾长伸肌腱的外侧凹陷中。昆仑穴定位在外踝尖与跟腱之间的凹陷处。四穴都有近治作用。

57. 答案:A 解析:该患者为目赤肿痛,采取毫针泻法,太阳、少商点刺出血。毫针泻法,或平补平泻为牙痛的刺灸方法,少商、关冲点刺出血为咽喉肿痛的实证治法。毫针平补平泻,照海用补法,申脉用泻法为失眠治法。水沟行泻法,其余主穴行平补平泻为郁证治法。

58. 答案:D 解析:患者诊断为头痛,其证型为肝阳上亢头痛,除取主穴外,还应选用太溪、侠溪、太冲。

59. 答案:B 解析:A 肾俞,主治耳聋、耳鸣等肾虚病证、妇科病证;太溪,功效为滋补下焦,调理冲任。C 脾俞,健脾和胃,利湿升清;足三里,主治脾胃肠腑病证、下肢痿痹证等,且为保健要穴。D 三阴交,治疗腹胀、腹泻等脾胃虚弱证。E 内关,主为调理心气,疏导气血;三焦俞,多治疗脾胃肠腑病证。B 关元,功用为温补肾阳,回阳固脱;神阙有回阳救逆之功效,在操作上一般多用艾炷隔盐灸。本题患者为脱证,症见突然昏仆,手撒、四肢厥冷为阳气暴脱,治法应回阳固脱。

60. 答案:C 解析:厥阴俞、脾俞治疗心脾亏虚之失眠。肾俞、太溪、足三里治疗心肾不交之失眠。间使、太冲治疗肝火扰心之失眠。脾俞、胃俞治疗脾胃不和之失眠。心俞、胆俞,可补益心胆之气。大陵,心包经输穴、原穴,养心安神。丘墟,胆经原穴,有疏肝利胆之功效。本题患者为不寐,症见易惊醒,平常遇事惊怕,多疑善感,气短头晕,属心胆气虚证。治疗应安神定志,益气镇惊。

61. 答案:C 解析:A 合谷镇静止痛,通经活络,清热解表;丘墟疏肝利胆,消肿止痛,通经活络。B 内庭主治胃热诸证;三阴交治疗腹胀、腹泻等脾胃虚弱证。C 阳陵泉通调气机外,尚辅肝之原穴太冲、肝之募穴期门,以疏肝理气;足三里、配期门有疏肝理气,宽胸利气的作用。D 内关主为调理心气,疏导气血;行间主治肝经风热病证头目疾患。E 足临泣主治头痛、目赤肿痛、乳痈、瘰疬、胁肋痛;曲池泄热之力较强。题中症见两胁胀痛,口苦,为肝郁气滞;恶心呕吐,为肝气犯胃。治疗应疏肝理气,和胃降逆。

62. 答案:A 解析:A 主治咯血、咳嗽、气喘、咽喉肿痛等肺疾。B 主治急性胃病。C 主治月经过多、崩漏等妇科病证;便血、尿血等慢行出血等。D 主治胃痛、呕血、呕吐等热性胃疾等。E 主治哮喘、咳嗽、肩背痛、落枕。

63. 答案:C 解析:A 肝俞主治肝胆病证,排除之。B 胆俞主治肝胆疾病,排除之。D 三阴交治疗腹胀、腹泻等脾胃虚弱证,排除之。E 为大肠下合穴,主治肠鸣、腹痛等胃肠病证,排除之。C 脾俞,健脾和胃,利湿升清;胃俞,和胃健脾,理中降逆;中脘,健运中州,调畅气机。本题患者胃脘部经常隐隐作痛,按之痛减为胃气虚弱;泛吐清水,喜暖恶寒,纳差神疲,大便溏,为脾胃虚寒。故治疗需要健脾养胃,理气止痛。

64. 答案:D 解析:A 胃俞功为健脾养胃;合谷功可镇静止痛,通经活络,清热解表。B 肝俞功用为疏肝利胆,理气明目。内关主治心痛胃疼、翻胃呕吐、心悸怔忡、失眠、胸闷等症。C 三焦俞可通调三焦水道;公孙可健脾益胃。E 关元俞可治腰腿痛、腹泻;三阴交功用为健脾和胃,调理气血,通经活络。D 命门可滋补肾阳,培元固本;关元功用为培补元气。本题患者为泄泻之五更泻。治疗应温肾健脾,固肾止泻。

65. 答案:D 解析:患者为热秘;除选用主穴外,还应加用合谷、内庭。血虚者,加用足三里、三阴交,排除 A;气秘者,用中脘、太冲,排除 B;阳虚者,用神阙、关元,排除 C;气虚者,用气海、脾俞,排除 E。

66. 答案:A 解析:四缝能去热,主治小儿疳积。

67. 答案:E 解析:患者为痛经虚证,治疗应调补气血,温养冲任,取穴应以足太阴、足阳明经为主,主要选取三阴交、足三里、气海。气海为任脉穴,可暖下焦,温养冲任;足三里补益气血;三阴交为肝脾肾三经之交会穴,可以健脾益气,调补肝肾。肝脾肾精血充盈,胞脉得养,冲任自调。若为实证,则选用三阴交、中极、次髎。

68. 答案:C 解析:瘾疹的治疗可在神阙穴处拔火罐,留罐 5 分钟,取下后再拔罐,留罐 5 分钟,如此 3 次为一个疗程。

69. 答案:A 解析:患者出现右下腹疼痛,定位应为阑尾部位。病史也支持肠痈诊断。在治疗时,应选择辨证论治的穴位和专治阑尾炎的穴位。阑尾穴必选。足三里和天枢为足阳明胃经穴,曲池为足太阳膀胱经穴,经脉均循行通过阑尾部位。四穴合用,可治疗肠痈。

70. 答案:B 解析:患者诊断为目赤肿痛,证型为风热证;治疗加上星、少商,若为肝胆热盛者,应加行间、侠溪。

71. 答案:D 解析:患者经常失眠多梦,以入睡困难为主,诊断为不寐。肾水亏虚,不能上济于心,心火炽盛,不能下交于肾,则入睡困难,心悸,头晕耳鸣,腰膝酸软;阴虚生热,则五心烦热,午后面部潮红;舌红,苔少而干,脉细数为阴虚之象。故辨证为心肾不交证。

72. 答案:D 解析:心肾不交证的治法是滋阴降火,交通心肾。益气镇惊,安神定志用于心胆气虚证;清化痰热,和中安神用于痰热扰心证;补益心脾,养血安神用于心脾两虚证;疏肝泻火,镇心安神用于肝火扰心证。

73. 答案:E 解析:治疗心肾不交证,首选六味地黄丸合交泰丸加减。归脾汤为心脾两虚证首选,安神定志丸、酸枣仁汤为心胆气虚证首选,六味地黄丸合交泰丸为痰热扰心证首选。

74. 答案:D 解析:患者受凉后出现呕吐,吐胃内容物及清水,辨病为呕吐。外邪犯胃,中焦气滞,浊气上逆,则见呕吐,胸脘满闷;风寒外束,卫阳被郁,腠理闭塞,则恶寒发热,头身疼痛,无汗,口不渴;舌苔白腻,脉濡缓为风寒外袭之象。故诊断为外邪犯胃型呕吐。

75. 答案:A 解析:呕吐外邪犯胃证的治法是疏邪解表,化浊和中。和胃降逆是呕吐的常规治法,食滞内停证还需消食化滞,痰饮中阻证还需温中化饮,脾胃阳虚证还需温中健脾,肝气犯胃证还需疏肝理气。

76. 答案:A 解析:治疗外邪犯胃证,首选藿香正气散加减。理中丸为脾胃阳虚证首选,小半夏汤为痰饮中阻证首选,四七汤为肝气犯胃证首选,保和丸为食滞内停证首选。

77. 答案:A 解析:患者大便溏薄迁延日久,近日每日排便 5~6 次,粪质稀薄,伴腹痛、腹胀,进食减少,进食油腻易致发作,可诊断为泄泻。胃痛以上腹近心窝处胃脘部发生疼痛为特征,常伴食欲不振、恶心呕吐、嘈杂泛酸等上消化道症状。腹痛以胃脘以下、耻骨毛际以上部位的疼痛为主要表现。痞满以胃脘痞塞,满闷不舒为主症,并有按之柔软,压之不痛,望之胀形的特点。噎膈是指吞咽食物梗噎不顺,饮食难下,或纳而复出的疾患。

78. 答案:C 解析:脾虚失运,清浊不分,则大便稀薄,每日5~6次;脾气虚弱,失于健运,则腹痛隐隐喜按,进食减少,食则闷胀,进食油腻易致发作;辨证为脾胃虚弱证,治宜健脾益气,化湿止泻。

79. 答案:D 解析:治疗泄泻脾胃虚弱证,首选参苓白术散加减。藿香正气散为寒湿内盛证首选,四神丸为肾阳虚衰证首选,痛泻要方为肝气乘脾证首选,保和丸为食滞胃肠证首选。

80. 答案:C 解析:风湿热邪壅滞经脉,气血闭阻不通,则双膝关节游走性疼痛,活动不便,局部灼热红肿,痛不可触,得冷则舒;风热袭表,热郁肌腠,卫表失和,则发热、恶风、汗出、口渴;舌红,苔黄腻,脉滑数为湿热内蕴之象,故辨证为风湿热痹证。

81. 答案:A 解析:风湿热痹的治法是清热通络,祛风除湿。着痹重在除湿,痰瘀痹阻证重在化痰行瘀,痛痹重在散寒,肝肾亏虚证重在培补肝肾。

82. 答案:B 解析:治疗风湿热痹,首选白虎加桂枝汤。乌头汤为痛痹首选,独活寄生汤为肝肾亏虚证首选,薏苡仁汤为着痹首选,双合汤为痰瘀痹阻证首选。

83. 答案:D 解析:患者有发热咽痛史,颜面、下肢浮肿,按之没指,故诊断为水肿。水湿内侵,脾气受困,脾阳不振,则颜面、下肢浮肿,小便短少,纳呆泛恶,身体困重,胸闷;苔白腻,脉沉缓为水湿内浸之象,故辨证为阳水水湿浸渍证。

84. 答案:C 解析:阳水水湿浸渍证的治法是健脾化湿,通阳利水。脾阳虚衰证须健脾温阳以利水,湿毒浸淫证须宣肺解毒以利水,风水相搏证须疏风清热以利水,肾阳衰微证须温肾助阳以利水。

85. 答案:D 解析:治疗阳水水湿浸渍证,首选五皮饮合胃苓汤加减。麻黄连翘赤小豆汤为湿毒浸淫证首选,越婢加术汤为风水相搏证首选,真武汤为肾阳虚衰证首选,实脾饮为脾阳虚衰证首选。

86. 答案:C 解析:营阴暗耗,心神失养,则出现精神恍惚,心神不宁,悲忧善哭,喜怒无常。辨证为心神失养证。

87. 答案:B 解析:心神失养证的治法是甘润缓急,养心安神。气郁化火证须疏肝解郁,心脾两虚证须养心安神,肝气郁结证须疏肝解郁,心肾阴虚证须滋养心肾。

88. 答案:A 解析:治疗心神失养证,首选甘麦大枣汤加减。半夏厚朴汤为痰气郁结证首选,天王补心丹为心肾阴虚证首选,丹栀逍遥散为气郁化火证首选,归脾汤为心脾两虚证首选。

89. 答案:A 解析:风寒之邪内壅于肺,肺气失宣而上逆,则喘息咳逆,呼吸急促;肺气不得宣畅,则胸部胀闷;宣肃失职,津液不布,则痰多稀薄而带泡沫,色白质黏;风寒袭表,卫阳被遏,肌表失于温煦,则恶寒;寒邪凝滞经脉,气血运行不畅,则头痛;津液未伤,则口不渴;腠理闭塞,则无汗;舌苔薄白而滑,脉浮紧为风寒壅肺之象。辨证为风寒壅肺证。

90. 答案:E 解析:喘证风寒壅肺证治法为宣肺散寒;喘证表寒肺热证治法为解表清里,化痰平喘;喘证痰热郁肺证治法为清热化痰,宣肺平喘;喘证痰浊阻肺证治法为祛痰降逆,宣肺平喘;喘证肺气郁痹证治法为开郁降气平喘。

91. 答案:B 解析:喘证风寒壅肺证首选麻黄汤合华盖散加减。喘证表寒肺热证首选麻杏甘石汤加味。喘证痰热郁肺证首选桑白皮汤加减。喘证痰浊阻肺证首选二陈汤合三子养亲汤加减。喘证肺气郁痹证首选五磨饮子加减。

92. 答案:A 解析:肺痿临床以发作不已或次第出现的咳吐浊唾涎沫、气短为主症。肺胀症状为胸部膨满,憋闷如塞,喘息上气,咳嗽痰多,烦躁,心悸,面色晦暗,或唇甲紫绀,脘腹胀满,肢体浮肿等。肺痨以咳嗽、咯血、潮热、盗汗及身体逐渐消瘦为主要临床特征。喘证是以呼吸困难,甚至张口抬肩,鼻翼扇动,不能平卧为临床特征的病证。咳嗽以咳嗽、咳痰为主要表现。

93. 答案:A 解析:肺痿虚热证见咳吐浊唾涎沫,其质较黏稠,或咳痰带血,咳声不扬,甚则音嘎,气急喘促,口渴咽燥,午后潮热,形体消瘦,皮毛干枯,舌红而干,脉虚数。肺痿虚寒证见咯吐涎沫,其质清稀量多,不渴,短气不足以息,头眩,神疲乏力,食少,形寒,小便数,或遗尿,舌质淡,脉虚弱。肺痿上热下寒证症状为咯吐涎沫,或咳脓血,喘促短气,咽干口燥,下利泄泻,形寒肢凉,舌淡红,苔薄白,脉细弱。肺痿肾虚血瘀证见咯吐涎沫,喘促短气,呼多吸少,动辄尤甚,唇面青紫,舌质暗红或有瘀斑,脉虚而涩。肺胀阳虚水泛证见胸部膨满,憋闷如塞,咳痰清稀,胸闷心悸,面浮,下肢浮肿,甚则一身悉肿,腹部胀满有水,脘痞,纳差,尿少,怕冷,面唇青紫,舌苔白滑,舌体胖质暗,脉沉细。

94. 答案:A 解析:肺痿虚热证首选麦门冬汤合清燥救肺汤加减。肺痿虚寒证首选甘草干姜汤或生姜甘草汤加减。肺痿上热下寒证首选麻黄升麻汤加减。肺痿肾虚血瘀证首选七味都气丸合柴胡疏肝散加减。肺胀阳虚水泛证首选真武汤合五苓散加减。

95. 答案:B 解析:阴虚不能制阳,导致心火偏亢,虚火扰动心神,心神不安,则心悸易惊,心烦失眠,急躁易怒;阴虚阳亢,虚热内生,津液亏耗,失其濡养,则五心烦热,口干,盗汗;肾阴亏虚,脑髓、耳窍失养,则头晕目眩,耳鸣,腰膝失养,则腰酸;舌红少津,苔少,脉象细数为阴虚火旺之象。辨证为阴虚火旺证。

96. 答案:C 解析:心悸阴虚火旺证的治法为滋阴清火,养心安神。心虚胆怯证的治法为镇惊定志,养心安神。心悸心虚胆怯证的治法为镇惊定志,养血安神。心悸心血不足证的治法为补血养心,益气安神。心悸心阳不振证的治法为温补心阳,安神定悸。心悸水饮凌心证的治法为振奋心阳,化气行水,宁心安神。

97. 答案:C 解析:心悸阴虚火旺证首选天王补心丹合朱砂安神丸加减。桂枝甘草龙骨牡蛎汤合参附汤主治心悸心阳不振证;归脾汤加减主治心悸心血不足证;安神定志丸主治心悸心虚胆怯证;苓桂术甘汤主治心悸水饮凌心证。

98. 答案:A 解析:头枕部痛或下连于项者为太阳头痛;额痛或兼眉棱、鼻根部痛者为阳明头痛;两侧头部疼痛者为少阳头痛;颠顶痛或连于目系者为厥阴头痛;头痛连及耳、目外眦者为太阴头痛。

99. 答案:C 解析:头痛主穴为百会、太阳、风池、阿是穴、合谷。偏头痛主穴为率谷、阿是穴、风池、外关、足临泣、太冲。面痛主穴为攒竹、四白、下关、地仓、合谷、太冲、内庭。腰痛主穴为大肠俞、阿是穴、委中。坐骨神经痛足少阳经证主穴为腰夹脊、环跳、阳陵泉、悬钟、丘墟。

100. 答案:C 解析:太阳头痛配天柱、后溪、昆仑;阳明头痛配印堂、内庭;少阳头痛配率谷、外关、足临泣;厥阴头痛配四神聪、太冲、内关。风寒头痛配风门、列缺;风热头痛配曲池、大椎;风湿头痛配头维、阴陵泉。肝阳上亢头痛配太溪、太冲;痰浊头痛配中脘、丰隆;瘀血头痛配血海、膈俞;血虚头痛配脾俞、足三里。

101. 答案:C 解析:患者45岁,发作前常有眩晕头痛,胸闷不舒,神疲乏力等先兆,旋即突然昏仆,不省人事,两目上视,牙关紧闭,四肢抽搐,口吐白沫,或发怪叫,二便自遗,发作后平复如常人,可诊断为痫病。间歇期兼见急躁易怒,咳痰不爽,舌红,苔黄腻,脉弦滑而数为痰火扰神。

102. 答案:B 解析:痫病发作期主穴为水沟、百会、后溪、内关、涌泉。偏头痛主穴为率谷、阿是穴、风池、外关、足临泣、太冲。头痛主穴为百会、太阳、风池、阿是穴、合谷。腰痛主穴为大肠俞、阿是穴、委中。坐骨神经痛足少阳经证主穴为腰夹脊、环跳、阳陵泉、悬钟、丘墟。痫病间歇期主穴为印堂、鸠尾、间使、太冲、丰隆、腰奇。

103. 答案:A 解析:痫病间歇期主穴为印堂、鸠尾、间使、太冲、丰隆、腰奇。偏头痛主穴为率谷、阿是穴、风池、外关、足临泣、太冲。头痛主穴为百会、太阳、风池、阿是穴、合谷。腰痛主穴为大肠俞、阿是穴、委中。不寐主穴为百会、安眠、神门、三阴交、照海、申脉。

104. 答案:D 解析:患者半身不遂,舌强语謇,口眼歪斜,神志清,可诊断为中风之中经络。痉证以项背强直,四肢抽搐,甚至口噤、角弓反张为主要表现。面瘫以口眼歪斜为特点。通常急性发作,常在睡眠醒来时发现一侧面部肌肉板滞、麻木、瘫痪,额纹消失,眼裂变大,露睛流泪,鼻唇沟变浅,口角下垂歪向健侧,病侧不能皱眉、蹙额、闭目、露齿、鼓颊;部分患者初起时有耳后疼痛,还可出现患侧舌前2/3味觉减退或消失,听觉过敏等症状。痹证以关节肌肉疼痛,屈伸不利为特点。痿证可见肢体软弱无力,筋脉弛缓,甚则肌肉萎缩或瘫痪。

105. 答案:A 解析:中风中经络的治法为疏通经络,醒脑调神。取督脉、手厥阴及足太阴经穴为主。

106. 答案:A 解析:中风之中经络的主穴是内关、水沟、三阴交、极泉、尺泽、委中。

107. 答案:C 解析:患者胃脘胀痛,痛连两胁,诊断为胃痛。肝气郁结,横逆犯胃,胃气阻滞,则胃脘胀痛,痛连两胁,嗳气反酸,喜太息;苔薄白,脉弦为肝气犯胃之象,故辨证为肝气犯胃证。

108. 答案:E 解析:胃痛的治法为和胃止痛,取胃的募穴、下合穴为主。主穴为中脘、足三里、内关。

109. 答案:D 解析:肝气犯胃配期门、太冲;饮食伤胃配梁门、下脘;瘀血停胃配膈俞、三阴交;脾胃虚寒配关元、脾俞、胃俞;胃阴不足配胃俞、三阴交、内庭。

110. 答案:B 解析:患者左乳内有肿块,胀痛,质地不硬,界限不清,推之可移动,符合乳癖的特点。痰浊凝结,乳络阻塞不通,则见乳内肿块胀痛;痰浊停滞于胸,则胸闷不舒;痰浊聚于胃,则恶心呕吐;苔腻,脉滑为痰浊内阻之象,故辨证为痰浊凝结证。

111. 答案:B 解析:乳癖的治法是理气化痰,调理冲任,取足阳明、足厥阴经穴为主。主穴为膻中、乳根、屋翳、期门、足三里、太冲。

112. 答案:A 解析:乳癖痰浊凝结配丰隆、中脘;肝郁气滞配肝俞、内关;冲任失调配关元、肝俞、肾俞。

113~114. 答案:B、A 解析:癫证见沉默呆滞,精神抑郁,表情淡漠,或喃喃自语,或时悲时喜、哭笑无常。狂证见逾屋上垣,骂詈叫号,打人毁物,不食不眠。痫病见发作性神识恍惚,或突然昏仆、口吐涎沫、两目上视、四肢抽搐,或口中如有猪羊叫声。痉证见项背强急,四肢抽搐,甚至口噤,角弓反张。中风见突然昏厥,不省人事,伴有口眼歪斜、言语不利,半身不遂;或仅有歪僻不遂。

115~116. 答案:B、C 解析:饮食内停,治以消食导滞,方用保和丸。肝胃不和,治以疏肝和胃,方用越鞠丸合枳术丸。

117~118. 答案:E、B 解析:反胃见食后脘腹胀满,朝食暮吐,暮食朝吐。噎膈见吞咽时哽咽不顺,饮食不下,或食入即吐。呃逆见气逆上冲,喉间呃呃连声,声短而频,不能自止,呃声或高或低,或疏或密,间歇时间不定。梅核气见自觉咽中如物梗塞,吐之不出,吞之不下,但不妨碍进食。

119~120. 答案:C、B 解析:泄泻腹痛,泻下急迫,粪色黄褐,气味臭秽,肛门灼热,烦热口渴,舌质红,苔黄腻,脉滑数,为湿热伤中型泄泻,方用葛根芩连汤。腹痛拘急,痢下赤白黏冻,白多赤少,里急后重,脘腹胀满,舌苔白腻,脉濡缓,为寒湿痢,方用不换金正气散。

121~122. 答案:A、C 解析:胁痛肝胆湿热证应用龙胆泻肝汤清肝胆湿热;胁痛瘀血停着证应用旋覆花汤活血通络止痛。柴胡疏肝散以疏肝解郁为主;一贯煎以滋阴降火为主;茵陈蒿汤以清热利湿为主,均不符。

123~124. 答案:B、D 解析:腹胀,腹部时有条索状物聚起,按之胀痛更甚,便秘,纳呆,舌苔腻,脉弦滑,为食滞痰阻之聚证,治以理气化痰,导滞散结,方用六磨汤。腹部积块明显,质地较硬,固定不移,刺痛,形体消瘦,纳谷减少,面色晦暗黧黑,舌质紫,脉细涩,为瘀血内结之积证,治以祛瘀软坚,扶正健脾,方用膈下逐瘀汤合六君子汤。

125~126. 答案:A、B 解析:水肿风水相搏(风水泛滥)证应用越婢加术汤疏风清热,宣肺行水;水肿湿毒浸淫证应用麻黄连翘赤小豆汤合五味消毒饮宣肺行水,利湿解毒;水肿水湿浸渍证应用五皮饮合胃苓汤健脾化湿,通阳利水;水肿脾阳虚衰证应用实脾饮健脾温阳利水;水肿湿热壅盛证应用疏凿饮子分利湿热。

127~128. 答案:C、B 解析:咳血肝火犯肺证治宜清肝泻肺、凉血止血,方选泻白散合黛蛤散。吐血胃热炽盛证治宜清胃泻火,化瘀止血,方选泻心汤合十灰散。百合固金汤适用于咳血肺肾阴亏,虚火上炎证。知柏地黄丸适用于尿血肾虚火旺证。龙胆泻肝汤适用于吐血肝火犯胃证。

129~130. 答案:A、D 解析:痰饮病在胃肠,悬饮病在胁下,溢饮病在四肢肌表,支饮病在胸膈。

131~132. 答案:A、C 解析:根据各邪气致病的特点,可知自汗是由于阳气不足引起,故见白昼时时汗出,动则益甚;脱汗由于气脱于外而引起,故见冷汗如珠,气息微弱。B是由于阴虚不足引起的盗汗。D为痰热犯肺引起的汗出。E是由邪热郁蒸引起的汗出。

133~134. 答案:C、B 解析:痹证不同的分型有各自的症状特点。行痹者,其痛游走不定,恶风寒。痛痹者,剧痛,遇寒则甚,得热则缓。着痹者重而不痛,手足笨重,活动不便,肌肤麻木不仁。热痹者,肢体关节灼痛,或痛处鲜红。尪痹者,必兼关节剧痛、肿大、僵硬、变形。

135~136. 答案：D、A 解析：足三阳经行于下肢外侧，阳明在前，少阳在中，太阳在后。

137~138. 答案：D、D 解析：A、E 无特定名称。B 总任一身阴经，故称为"阴脉之海"。C 总督一身之阳经，故称为"阳脉之海"。D 能调节十二经气血，故称为十二经脉之海；且与生殖机能关系密切，冲任脉盛，月经才能正常排泄，故又称血海。《灵枢·逆顺肥瘦》："夫冲脉者，五脏六腑之海也，五脏六腑皆禀焉。"

139~140. 答案：D、C 解析：肘横纹至腕掌（背）横纹12寸。胫骨内侧髁下方至内踝尖13寸。腘横纹（膝中）至外踝尖16寸。耻骨联合（横骨）上缘至股骨内上髁（内辅骨）上缘18寸。股骨大转子至腘横纹19寸。

141~142. 答案：A、D 解析：安眠穴在项部，当翳风穴和风池穴连线的中点；天柱穴在后发际正中直上0.5寸，旁开1.3寸，当斜方肌外缘凹陷中。

143~144. 答案：D、C 解析：中都为肝经郄穴。地机为脾经郄穴。郄门为心包经郄穴。养老为小肠经郄穴。梁丘为胃经郄穴。

145~146. 答案：A、C 解析：实证哮喘的治法是祛邪肃肺，化痰平喘。取手太阴经穴及相应背俞穴为主。主穴是列缺、尺泽、肺俞、中府、定喘。风寒外袭配风门、合谷，痰热阻肺配丰隆、曲池。

147~148. 答案：B、C 解析：太冲，主治肝经风热病证；内关，主为调理心气，疏导气血；后溪，清心安神，通经活络。通天，清热除湿。率谷，主治少阳头痛；太阳，痰浊头痛用之。风池，活血通经，清利头目，调和气血；百会，疏通头部经络气血；悬颅，主治偏头痛；侠溪，足少阳胆经荥穴，主治内伤头痛之肝阳上亢头痛；行间，主治肝经风热病证头目疾患。上星，可治疗前额神经痛；头维，疏通头部经络气血；合谷，主治外感头痛之阳明头痛。

149~150. 答案：B、D 解析：治疗心绞痛的主穴是内关、郄门、阴郄、膻中。气滞血瘀配太冲、血海；寒邪凝滞配神阙、至阳；痰浊阻遏配中脘、丰隆；阳气虚衰配心俞、至阳。治疗胆绞痛的主穴是胆囊穴、阳陵泉、胆俞、日月。肝胆湿热配内庭、阴陵泉；肝胆气滞配太冲、丘墟；蛔虫妄动配迎香透四白；脾虚气弱配气海、足三里；肾气亏虚配太溪、命门。

治疗肾绞痛的主穴是肾俞、膀胱俞、中极、三阴交、阴陵泉。下焦湿热配委阳、合谷；肾气不足配气海、关元。

第四单元

1. 答案：A 解析："痒"的病因是热胜、湿胜、虫淫、风胜。

2. 答案：D 解析：手指脓肿应从侧方切开，不能从正面切开。

3. 答案：C 解析：丹毒的病因病机为素体血分有热，或在肌肤破损处（如鼻腔黏膜、耳道皮肤或头皮等处皮肤破伤，脚趾气糜烂，毒虫咬伤，臁疮等）有湿热火毒之邪乘隙侵入，郁阻肌肤而发。总由血热火毒为患，可夹风热、湿热、肝脾郁火、胎热火毒。

4. 答案：E 解析：乳岩多见5种典型证型。肝郁痰凝治宜疏肝解郁，化痰散结，用神效瓜蒌散合开郁散加减。冲任失调治宜调摄冲任，理气散结，用二仙汤合开郁散加减。正虚毒盛治宜调补气血，清热解毒，用八珍汤酌加清热解毒之品。气血两亏治宜补益气血，宁心安神，用人参养荣汤加味。脾虚胃弱治宜健脾和胃，用参苓白术散或理中汤加减。

5. 答案：B 解析：石瘿，是指结喉两侧结块，坚硬如石，高低不平，推之不移；其病因病理为：情志内伤，肝脾气逆，痰湿内生，气滞则血瘀，瘀血与痰湿凝结，上逆于颈部而成；本病病位在肝脾。

6. 答案：C 解析：一期梅毒发生于不洁性交2~4周后。

7. 答案：A 解析：脱肛外治法的治疗原则：①熏洗，以苦参汤加石榴皮、枯矾煎水熏洗；②外敷，以五倍子散或马勃散外敷。

8. 答案：B 解析：中国九分法将全身体表面积分为11个9等份。成人头、面、颈部为9%；双上肢为2×9%；躯干前后包括外阴部为3×9%；双下肢包括臀部为5×9%+1%=46%。

9. 答案：A 解析：脱疽的发生以脾肾亏虚为本，寒湿外伤为标，气血凝滞，脉络阻滞为其主要病机。

10. 答案：E 解析：胞宫即子宫，其主要的生理功能是经、带、胎、产。

11. 答案：C 解析：痛经之所以伴随月经周期而发，与经期及经期前后特殊生理状态有关。未行经期间，由于冲任气血平和，致病因素尚不足以引起冲任、子宫气血瘀滞或不足，故平时不发生疼痛。经期前后，血海由满盈而泄溢，气血盛实而骤虚，子宫、冲任气血变化较平时急剧，易受致病因素干扰，加之体质因素的影响，导致子宫、冲任气血运行不畅或失于煦濡，不通或不荣而痛。

12. 答案：B 解析：雌激素的作用：促进卵泡发育，使输卵管发育，增加子宫血液循环，促使阴道上皮细胞增生、角化、黏膜变厚，促进第二性征发育，促进乳腺管增生，促使大小阴唇增大丰满、并使脂肪沉积和色素沉着，对丘脑下部和垂体产生反馈调节。使阴道上皮细胞脱落加快是孕激素的作用。

13. 答案：C 解析：小儿8个月能爬，10个月可扶走，12个月能独走。

14. 答案：A 解析：凡精神振作，二目有神，表情活泼，面色红润，呼吸调匀，反应敏捷，为气血调和、神气充沛的表现，是健康或病情轻浅之象；反之，若精神委顿，二目无神，表情呆滞，面色晦暗，呼吸不匀，反应迟钝，谓之无神，为体弱有病或病情较重之象。因此望神色是小儿望诊最重要的内容。

15. 答案：C 解析：母乳喂养的优点有：①母乳中含有最适合婴儿生长发育的各种营养素，易于消化和吸收，是婴儿期前4～6个月最理想的食物；母乳含不饱和脂肪酸较多，有利于脑发育。②母乳中含有丰富的抗体、活性细胞和其他免疫活性物质，可增强婴儿抗感染能力。③母乳温度及泌乳速度适宜，新鲜无细菌污染，直接喂哺，简便经济。④母乳喂养有利于增进母子感情，又便于观察小儿变化，随时照料护理。⑤产后哺乳可促进母体子宫收缩复原，推迟月经复潮，不易怀孕，减少乳母患乳腺癌和卵巢肿瘤的可能性。

16. 答案：B 解析：肾病综合征分为单纯型肾病和肾炎型肾病。单纯型肾病具备四大特征——全身水肿、大量蛋白尿、低白蛋白血症、高脂血症；肾炎型肾病除单纯型肾病四大特征外，还具有明显血尿、持续或反复出现高血压、持续性氮质血症、血总补体量或血C_3反复降低中一项或多项。

17. 答案：D 解析：手足口病风热乘脾证治宜疏风散火，清热解毒，用银翘散；心火上炎证治宜清心凉血，泻火解毒，用泻心导赤散；虚火上浮证治宜滋阴降火，引火归原，用六味地黄丸加肉桂。

18. 答案：D 解析：该患者可诊断为蛇头疔，应从指掌面一侧作纵行切口，必要时行对口引流。蛇眼疔宜沿甲旁0.2cm挑开引流。蛇肚疔宜在手指侧面作纵行切口，切口长度不得超过上下指关节面。托盘疔应依掌横纹切开，切口应够大，保持引流通畅，手掌处显有白点者，应先剪去厚皮，再挑破脓头。甲下溃空者需拔甲。

19. 答案：B 解析：八二丹为提脓去腐药，适用于溃疡初期，脓栓未溶，腐肉未脱，或脓水不净，新肉未生之际。青黛散油膏收湿止痒、清热解毒，适用于蛇串疮、急慢性湿疮等皮肤焮红痒痛、渗液不多之症，或痄腮，以及对各种油膏过敏者。红灵丹为消散药，适用于肿疡初起，而肿势局限尚未成脓者。八宝丹为生肌收口药，适用于溃疡腐肉已脱，脓水将尽时。三石散收湿生肌作用较好，故用于皮肤糜烂，稍有渗液而无红热者。

20. 答案：C 解析：砭镰疗法的操作要点是用三棱针沿红线寸寸挑断，并微微出血。

21. 答案：A 解析：乳痈是由热毒侵入乳房所引起的一种急性化脓性疾病，相当于西医的乳腺炎。肿块按之中软，有波动感，可知脓已成，应及时切开引流。切口应按乳络方向并与脓腔基底大小一致，切口位置应选择较脓肿稍低的部位，使引流通畅而不致袋脓，应避免手术损伤乳络形成乳漏。

22. 答案：C 解析：乳癖，乳房部出现形状不一、大小不等的无痛性硬结肿块，相当于西医的乳腺增生病。冲任二脉隶属于肝肾，上为乳汁，下为月水。冲任失调，上则乳房痰浊凝结成块，乳头溢液，下则经水逆乱而月经不调。腰酸乏力，舌淡苔白，脉弦细均为冲任不调之象。故辨证属乳癖之冲任不调证，治以调摄冲任。方选二仙汤合四物汤。

23. 答案：E 解析：患者乳岩晚期。据临床表现面色苍白，动则气短，身体瘦弱，不思饮食，舌淡红，脉沉细无力，辨其证候类型为气血亏虚型，故其治法为调补气血。

24. 答案：B 解析：气瘿，肿块柔软无痛，可随喜怒而消长。石瘿，即甲状腺癌，特点是喉结两侧结块，坚硬如石，高低不平，推之不移。肉瘿，即甲状腺良性肿瘤，无痛，发展缓慢，随吞咽而上下移动。瘿痛,喉结两侧肿块,色红灼热,疼痛肿胀,甚而化脓。颈痈,多见于儿童,冬春易发,初起时局部肿胀、灼热、疼痛而皮色不变,结块边界清楚,具有明显的风温外感症状,相当于颈部急性化脓性淋巴结炎。

25. 答案:A 解析:骨瘤为骨组织局部性肿大而形成的肿瘤,特点是骨组织肿大,疙瘩累起,坚硬如石,紧贴于骨,推之不移。脂瘤是瘤的一种,又名渣瘤或粉瘤。多因痰凝气结而生,常发于头、面、项、背、臀部等处,小的似豆,大的如鸡蛋,生长缓慢,软而不硬,皮色淡红,推之可移动,顶端常有稍带黑色的小口,可挤压出有臭味的豆腐渣状物质。肉瘤,瘤的一种,为内有湿痰,与气血凝结所致,多少不一,大小不定,瘤体软,推之可移,有时瘤肿略硬,皮色不变,也无痛感,发展较缓慢。血瘤,以病变局部色泽鲜红或暗紫,或局限以柔软肿块,边界不清,触之如海绵状为主要表现的瘤病。气瘤是以皮肤间发生单个或多个柔软结核,按之凹陷,放手凸起,状若有气,皮色如常或褐色斑为主要表现的肿瘤性疾病。

26. 答案:B 解析:紫白癜风,又名汗斑,以初起呈斑点状,久而变大融合成片,显紫色或灰白色,边缘较清楚,可脱细屑,多发于胸背、颈项、肩胛等处,排除A;多形性红斑,临床表现是身体上对称性地出现红斑、丘疹等,而且多发生在肢体伸侧,排除C;牛皮癣,是一种皮肤状如牛项之皮,厚且坚的慢性瘙痒性疾病,排除D;肥疮,初起时毛发根部有小丘疹或小脓疱,中央凹陷,中有毛发贯穿,黄痂脱落后见糜烂面,有特殊臭味,排除E。圆癣,以其形圆,状如钱币,故名,多发于躯干、腹部及股内侧,亦有生于颈、面等部位。

27. 答案:D 解析:药毒的定义药毒是指药物通过口服、注射、皮肤黏膜等用药途径进入人体所引起的皮肤黏膜的急性炎症反应。风热之邪侵袭腠理,郁于肌肤,出现全身丘疹、红斑、风团、灼热、瘙痒、恶寒发热,舌苔薄黄,脉浮数,均为风热袭表之象。故辨证属药毒之风热袭表证,治以疏风解表,方选消风散。银翘散、桑菊饮主治外感风热证。黄连解毒汤主治实热火毒,三焦热盛之证。清营汤治疗药毒之热毒入营证。

28. 答案:B 解析:风热之邪客于肌肤,外不得透达,内不得疏泄,故风团鲜红、灼热、遇热则皮损加重;风盛则剧痒;营卫不和则发热恶寒;舌红、苔薄黄或薄白、脉浮数为风热犯表之象。故辨证属瘾疹之风热犯表证,治以疏风清热,方选消风散。桂枝汤主治外感风寒表虚证。防风通圣散主治外感风邪,内有蕴热,表里皆实之证。银翘散、桑菊饮主治外感风热证。

29. 答案:C 解析:久病体虚,或房劳过度,以致正虚毒恋不出,下注膀胱,故见小便不畅,短涩,淋沥不尽;肾阴亏虚,虚热内生,则腰酸腿软,五心烦热;脾虚不运,故见食少、纳差,舌红、苔少、脉细数为阴虚火旺之象。故辨证属淋病之阴虚毒恋证,治以滋阴降火,利湿祛浊。

30. 答案:B 解析:肝经湿热,证候特点为胁肋部胀痛灼热,或有痞块,厌食、腹胀、口苦泛恶等,排除A;脾虚湿蕴,证候特点为头昏头痛,乏力纳呆,舌淡脉缓弱等,排除C;气血两虚,证候特点为面色白、神疲乏力等,排除D;气阴两虚,证候特点为神疲乏力,盗汗,午后潮热,五心发热等,排除E。据患者舌苔,舌淡紫为瘀血阻络,苔腻,脉滑为湿气盛。

31. 答案:D 解析:传染性软疣,皮损好发于躯干、四肢,散在不融合;典型损害为米粒至豌豆大的半球形丘疹,表面呈蜡样光泽,呈灰白色或珍珠色,继发感染也可发红;中心有脐凹,可挤出白色乳酪状物,又称软疣小体。

32. 答案:B 解析:尖锐湿疣损害大小及形状不等。可仅为数个,亦可为多数针头样大的损害;在阴肛部可长成大的肿瘤样物,有压迫感;有恶臭味;有时小的湿疣可出现阴部痛痒不适,病人可出现尿血和排尿困难。故诊断患者患有尖锐湿疣。感受秽浊之毒,毒邪蕴聚,酿生湿热,湿热下注皮肤黏膜而产生赘生物。小便色黄、不畅,舌苔黄腻,脉弦数,均为湿热下注之象。故辨证属尖锐湿疣之湿热下注证,治以利湿化浊,清热解毒,方选萆薢化毒汤。黄连解毒汤主治实热火毒,三焦热盛之证。龙胆泻肝汤主治肝胆实火上炎证。知柏地黄丸主治肝肾阴虚,虚火上炎证。土茯苓合剂主治寻常疣湿热瘀结于肌肤者。

33. 答案:C 解析:Ⅰ度:便时带血、滴血或喷射状出血,便后出血可自行停止,无痔脱出。Ⅱ度:常有便血,排便时有痔脱出,便后可自行还纳。Ⅲ度:偶有便血,排便或久站、咳嗽、劳累、负重时痔脱出,需用手还纳。Ⅳ度:偶有便血,痔脱出不能还纳,多伴有感染、水肿、糜烂和坏死,疼痛剧烈。

34. 答案:D 解析:直肠脱垂可分为三度。一度脱垂:为直肠黏膜脱出,脱出物淡红色,长3~5cm,触之柔软,无弹性,不易出血,便后可自行回纳。二度脱垂:为直肠全层脱出,脱出物长5~10cm,呈圆锥状,淡红色,表面为环状而有层次的黏膜皱襞,触之较厚,有弹性,肛门松弛,便后有时需用手回复。三度脱垂:直肠及部分乙状结肠脱出,长达10cm以上,呈圆柱形,触之很厚,肛门松弛无力。内痔脱出时痔核分颗脱出,无环状黏膜皱襞,暗红色或青紫色,容易出血。

35. 答案:E 解析:湿热下注肾子,气血壅阻,经络不畅,故见睾丸或附睾肿大疼痛,阴囊皮肤红肿,皱纹消失,灼热疼痛,少腹抽痛,局部压痛明显;苔黄腻、脉滑为湿热之象。故辨证属子痈之湿热下注证,治以清热利湿,解毒消肿。方选枸橘汤加减。透脓散主治痈疽诸毒,内脓已成,不穿破者,服之即破。滋阴除湿汤合透脓散主治子痰之阴虚内热证。萆薢化毒汤主治湿热痈疡,气血实者。龙胆泻肝汤主治肝胆实火上炎证。

36. 答案:E 解析:肾阳不足,特点为小便频数,夜间尤甚,精神萎靡,畏寒肢冷,排除A;气滞血虚,特点为小便不畅,点滴而下,小腹胀满、隐痛等,排除B;湿热下注,特点为小便频数,尿道灼热等,排除C;肾阴亏虚,特点为小便频数不爽,尿少色赤等,排除D。脾肾气虚,特点为尿频,滴沥不畅,神疲纳呆,脉弱无力等。

37. 答案:B 解析:患者皮肤甲错,二目下陷,口干而臭,舌红苔黄糙,脉细数,为燥热伤阴所致;腹胀,恶心呕吐,大便不爽,次数增多,小便频数,可知阳明热盛,燥热伤阴。

38. 答案:B 解析:据患者临床表现轻度发热,恶心纳呆,小便微黄,大便干结,舌苔厚腻,脉弦滑,可判断其证候为湿热壅盛,日久导致气血不畅,瘀滞不散;其治法为行气祛瘀,通腑泄热。

39. 答案:A 解析:由带下量多、黏稠、色黄、胸闷心烦,纳少便溏,舌淡苔黄略腻,脉细,诊断为带下过多湿热下注证,治法为清热利湿,佐以解毒杀虫。健脾益气,升阳除湿用于治疗带下过多脾虚证;温肾培元,固涩止带用于治疗带下过多肾阳虚证;滋肾益阴,清热利湿用于治疗带下过多阴虚夹湿证;清热解毒用于治疗带下过多热毒蕴结证。

40. 答案:A 解析:辨证为癥瘕痰湿瘀结证,方选苍附导痰丸合桂枝茯苓丸。香棱丸主治癥瘕气滞血瘀证;大黄牡丹汤主治癥瘕湿热瘀阻证;补肾祛瘀汤、益气调经汤可主治癥瘕肾虚血瘀证。

41. 答案:A 解析:主症为经期提前一周,量多,经色紫红,质稠有块,伴经前乳房、胸胁、少腹胀痛,烦躁易怒,辨证为月经先期肝郁血热证。

42. 答案:B 解析:气虚则冲任不固,经血失于制约,故经行量多;气虚火衰不能化血为赤,故经色淡红,质清稀;气虚中阳不振,故神疲肢倦,气短懒言;气虚失于升提,故小腹空坠;气虚阳气不布,故面色白;舌淡,脉细弱均为气虚之象。

43. 答案:E 解析:素体阴虚,或久病、失血伤阴,血海枯竭而致经闭。带下量少,盗汗失眠,口干欲饮,舌红少苔,脉细数,均为阴虚之象。故辨证属闭经之阴虚血燥证。

44. 答案:C 解析:脾司运化,脾气主升,脾能统血。当经行之时,则血注于冲脉,以为月经。如因脾气素虚者,经行时脾气更弱,以致运化无权,清气下陷,导致水湿停滞于肠,而为经行泄泻。脘腹胀满,神疲肢软,舌淡苔薄白,脉濡滑,均为脾虚表现。故辨证属经行泄泻之脾虚证,治以健脾渗湿,理气调经,方选参苓白术散。

45. 答案:D 解析:素体阳虚,肾阳亏虚,命门火衰,不能温煦脾阳,出现月经不规律,精神萎靡,头晕耳鸣,腰痛如折,腹冷阴坠,形寒肢冷,舌淡苔白滑,脉沉细而迟,皆属肾阳虚衰之象。故辨证属绝经前后诸证之肾阳虚证,治以温肾扶阳。

46. 答案:A 解析:辨证属带下过多之湿热下注证。治法为清热利湿止带。

47. 答案:D 解析:尿妊娠试验为阳性,下腹有撕裂样剧痛,且血压下降、右下腹压痛、反跳痛,有移动性浊音,阴道有少量出血,应首先考虑异位妊娠。

48. 答案:C 解析:妊娠期间,阴道不时有少量出血,时出时止,或淋漓不断,而无腰酸、腹痛下坠者,称为"胎漏"。若见腰酸、腹痛下坠,则为"胎动不安"。妊娠腹痛为妊娠期小腹疼痛、无阴道流血。妊娠12周内胚胎自然殒堕为堕胎,12~28周内自然殒堕为小产。堕胎或小产连续发生三次或三次以上,则为"滑胎"。

49. 答案:C 解析:患者妊娠期间出现面目四肢浮肿,可诊为子肿病。浮肿部位皮薄光亮,按之没指,纳呆便溏,舌质胖嫩,边有齿痕,是脾虚不运所致,应为脾虚证。治法为健脾利水,首选方药为白术散。

50. 答案:C 解析:患者妊娠时小便频数而急,艰涩不利,可诊为妊娠小便淋痛病。小便灼热刺痛,口干,舌红苔黄腻,脉滑数,均属湿热内盛之象。辨证属湿热下注证,治法为清热利湿,润燥通淋,首选方药为加味五苓散。

51. 答案:B 解析:患者产后恶露持续35天不止,可诊为产后恶露不绝病。恶露色深红,质黏稠,有臭气,口燥咽干,舌红,脉虚细数,是血热内扰所致,为血热证。治法为养阴清热止血,首选方药为保阴煎。清热固经汤、清热调血汤、清经散、牡丹散较少用于治疗产后恶露不绝病。

52. 答案:C 解析:湿热之邪与气血搏结于冲任胞宫,则少腹部疼痛,湿热下注则带下量多色黄,湿热瘀结内伤,则胸闷纳呆,大便溏,小便黄赤;舌体胖大,色红,苔黄腻,脉弦数或滑数亦为湿热瘀结之象。治法为清热利湿,化瘀止痛。方药首选银甲丸。

53. 答案:E 解析:患者婚后4年未孕,可诊为不孕症。同时,形体肥胖,头晕心悸,舌苔白腻,脉滑,是脾肾亏虚,水湿停聚的表现,故为痰湿内阻证。治法为燥湿化痰,理气调经,首选方药为苍附导痰丸。

54. 答案:C 解析:七七之年,天癸竭,肾精亏,乙癸同源,肝肾阴虚,生风化燥,阴部皮肤失养而干涩灼热瘙痒,应诊为阴痒病。此外,带下量少色黄,五心烦热,烘热汗出,舌红少苔,脉细数无力,是肝肾阴虚的证候,故为肝肾阴虚证。治法应为滋阴补肾,清肝止痒。

55. 答案:D 解析:辨证为肺炎喘嗽毒热闭肺证,方选黄连解毒汤合麻杏甘石汤。华盖散主治肺炎喘嗽风寒郁肺证;麻杏甘石汤合葶苈大枣泻肺汤主治肺炎喘嗽痰热闭肺证;人参五味子汤主治肺炎喘嗽肺虚肺热证;沙参麦冬汤主治肺炎喘嗽阴虚肺热证。

56. 答案:A 解析:胎黄,色泽鲜明如橘皮,精神疲倦,不欲吮乳,尿黄便秘,舌红苔黄,为湿热郁蒸之表现。

57. 答案:B 解析:主症见咳嗽,兼见食少脘痞,大便不实,怠倦乏力,此为气虚咳嗽,治宜健脾补肺,益气化痰,用六君子汤。

58. 答案:A 解析:高热、咳喘9天,病程较长,肺气郁闭,化热伤津,见潮热盗汗,面色潮红,口唇樱赤,干咳无痰,质红干,舌红光剥,为虚热之象。辨证属肺炎喘嗽之阴虚肺热证。治以养阴清肺,润肺止咳。

59. 答案:A 解析:咳后伴有深吸气样鸡鸣声,吐出痰涎或食物后暂时缓解,不久又复发作,昼夜达十余次,舌质红,舌苔黄,脉滑数,为痰热壅肺之哮喘。方用桑白皮汤合葶苈大枣泻肺汤。B 泻肺补肾,治疗肺实肾虚之哮喘,C 清肺涤痰,治疗热性哮喘;D 治疗肺痈;E 治疗肝火犯肺之咳血。

60. 答案:C 解析:口疮常见风热乘脾、心火上炎、虚火上浮三个证型。其中风热乘脾证与心火上炎证症状相似,但风热乘脾证可见口臭涎多,大便秘结;心火上炎证可见心烦不安,口干欲饮。虚火上浮证虚象明显,不易与此两证混淆。此患儿见口臭涎多,辨证为风热乘脾。

61. 答案:D 解析:疳气症状轻;干疳消瘦症状明显;疳积有肚腹膨胀等积滞表现;疳肿胀有明显的浮肿及水湿停滞见症。本患者消瘦明显。

62. 答案:A 解析:自汗明显,伴盗汗,汗出以头部、肩背明显,动则益甚,面色少华,少气乏力,平时容易感冒,舌淡苔少,脉细弱,为表虚不固之表现。营卫不和表现为汗出遍身而不温,畏寒恶风等。气阴虚弱表现为口干、手足心灼热等。这是汗证的三个证型。

63. 答案:C 解析:惊风首要辨别急惊风与慢惊风。急惊风为痰、热、惊、风四证俱备,临床以高热、抽风、神昏为主要表现。慢惊风来势缓慢,抽搐无力,时作时止,反复难愈,常伴昏迷、瘫痪等症。此患儿主症为抽搐时轻时重,伴低热,可知为慢惊风。

手足心热,易汗出,舌绛少津,苔少,脉细数,皆为阴虚之象,辨证为慢惊风阴虚风动证,治宜育阴潜阳,滋肾养肝,用大定风珠。

64. 答案:B 解析:发热恶寒,咳嗽,咽痛,乳蛾肿大,继则眼睑浮肿,波及全身,皮肤光亮,按之凹陷即起,小便短少,尿色红赤,舌苔薄白,为风水相搏之表现。不是单纯的外邪所致,排除A。

65. 答案:B 解析:辨证属脾肾气虚证,治以温补脾肾,升提固摄,方用缩泉丸。八正散主治湿热下注;菟丝子散主治肾气不足之遗尿;补中益气汤主治肺脾气虚之遗尿;金匮肾气丸温补肾阳,化气行水。

66. 答案:A 解析:五迟、五软首辨脏腑,立迟、行迟、齿迟、头项软、手软、足软,主要为肝肾脾不足;语迟、发迟、肌肉软、口软,主要为心脾不足;伴有脑性瘫痪、智力低下者,常兼有痰浊瘀血阻滞心经脑络。此患儿见语言发育迟滞,头发生长缓慢,发稀萎黄,肌肉松弛,辨证为心脾两虚证,治宜健脾养心,补益气血,用调元散。B用治五迟、五软之肝肾亏损证,C用治五迟、五软之痰瘀阻滞证。

67. 答案:C 解析:1岁,发热1天,全身见散在细小淡红色皮疹,喷嚏、流涕,偶有咳嗽,精神不振,胃纳欠佳,耳后骨核肿大,为风痧(风疹)之表现。麻疹、奶麻为发热3~4天出疹,排除A、B。丹痧见发热,咽喉红肿化脓疼痛,环口苍白圈,草莓舌等特殊表现,排除D。水痘表现为发热、皮肤黏膜分批出现皮疹,丘疹、疱疹、结痂同时存在,排除E。

68. 答案:B 解析:鼻塞流涕,咳嗽,皮疹初现,疹色红润,点粒稀疏,舌苔薄白,为邪伤肺卫之表现。治以疏风清热解毒。E为邪炽气营之治法。

69. 答案:B 解析:手、足、口咽见疱疹,为手足口病。发热,纳差恶心,呕吐腹泻,舌质红,苔薄黄腻,脉浮数,为邪犯肺脾之表现。

70. 答案:B 解析:疔肿势局限,突起根浅,色红、灼热、疼痛。痈局部光软无头,红肿疼痛,发病迅速,多伴有无汗、发热、口渴等全身症状。疔疮形如粟,坚硬根深,状如钉丁之状。瘰发病于结喉两侧。脂瘤为皮肤间出现圆形质软的肿块,中央有粗大毛孔,可挤出有臭味的粉渣样物。

71. 答案:D 解析:疖热毒蕴结证常见于气实

火盛患者,好发于颈后发际、背部、臀部,轻者只有一两个,多则可散发全身,或簇集一处,或此愈彼起,伴发热、口渴、溲赤、便秘、苔黄、脉数;暑热浸淫证发于夏秋季节,以小儿及产妇多见,局部皮肤红肿结块,灼热疼痛,根脚很浅,范围局限,伴发热,口干、便秘、溲赤、舌苔薄腻,脉滑数;体虚毒恋,阴虚内热证见疖肿常此愈彼起,不断发生,或散发全身各处,或固定一处,疖肿较大,易转变成有头疽,伴口干唇燥,舌质红苔薄,脉细数;体虚毒恋,脾胃虚弱证见疖肿泛发全身各处,成脓、收口时间均较长,脓水稀薄,伴面色萎黄,神疲乏力,纳少便溏,舌质淡或边有齿痕,苔薄,脉濡。红丝疔火毒入络证见患肢红丝较细,红肿疼痛,全身症状较轻,苔薄黄,脉濡数。

72. 答案:C 解析:疖热毒蕴结证首选五味消毒饮、黄连解毒汤加减。清暑汤加减主治疖暑热浸淫证;仙方活命饮合增液汤加减主治疖体虚毒恋,阴虚内热证;五神汤合参苓白术散加减主治疖体虚毒恋,脾胃虚弱证。犀角地黄汤加减主治红丝疔火毒入营证。

73. 答案:B 解析:诊断为石瘿。石瘿痰瘀内结证见颈部结块迅速增大,坚硬如石,高低不平,推之不移,但全身症状尚不明显,舌暗红,苔薄黄,脉弦。瘀热伤阴证为石瘿晚期,或溃破流血水,或颈部他处发现转移性结块,或声音嘶哑,形倦体瘦,舌紫暗,或见瘀斑,脉沉涩。C、D、E不是石瘿证型。

74. 答案:A 解析:石瘿痰瘀内结证治法为解郁化痰,活血消坚。和营养阴用于治疗石瘿瘀热伤阴证。疏风清热化痰用于治疗瘿痈风热痰凝证,疏肝理气,化痰散结用于治疗瘿痈气滞痰凝证。益气养阴,软坚散结用于治疗肉瘿气阴两虚证。

75. 答案:E 解析:石瘿痰瘀内结证首选海藻玉壶汤合桃红四物汤加白花蛇舌草、三棱、莪术等。生脉散合海藻玉壶汤加减主治肉瘿气阴两虚证;牛蒡解肌汤合海藻玉壶汤加减主治瘿痈风热痰凝证,柴胡疏肝汤加减主治瘿痈气滞痰凝证。通窍活血汤合养阴清肺汤加减主治石瘿瘀热伤阴证。

76. 答案:A 解析:有头疽气虚毒滞证,多见于年迈体虚、气血不足患者,肿势平塌,根脚散漫,皮色灰暗不泽,化脓迟缓,腐肉难脱,脓液稀少,色带灰绿,闷肿胀痛,容易形成空腔,伴高热,或身热不扬,小便频数,口渴喜热饮,精神萎靡,面色少华,舌质淡红,苔白或微黄,脉数无力。有头疽阴虚火炽证多见于消渴患者,肿势平塌,根脚散漫,皮色紫滞,脓腐难化,脓水稀少或带血水,疼痛剧烈。伴发热烦躁,口干唇燥,饮食少思,大便燥结,小便短赤,舌质红,苔黄燥,脉细弦数。有头疽火毒凝结证多见于壮年正实邪盛者。局部红肿高突,灼热疼痛,根脚收束,迅速化脓脱腐,脓出黄稠,伴发热、口渴、尿赤、舌苔黄、脉数有力。

77. 答案:A 解析:有头疽火毒凝结证治法为清热泻火,和营托毒;湿热壅滞证治法为清热化湿,和营托毒;阴虚火炽证治法为滋阴生津,清热托毒;气虚毒滞证治法为扶正托毒。

78. 答案:D 解析:有头疽火毒凝结证首选黄连解毒汤合仙方活命饮加减;湿热壅滞证首选仙方活命饮加减;气虚毒滞证首选八珍汤合仙方活命饮加减;阴虚火炽证首选竹叶黄芪汤加减。

79. 答案:D 解析:患者左乳外上象限出现无痛性包块,质硬,表面欠光滑,表皮呈橘皮样改变,诊断为乳岩。乳痈初起常有乳头皲裂,哺乳时感觉乳头刺痛,伴乳汁郁积或结块,乳房局部肿胀疼痛,皮色不红或微红,患乳肿块逐渐增大,局部疼痛加重,皮色焮红,皮肤灼热,同侧腋窝淋巴结肿大压痛。乳房红肿疼痛第10天左右,肿块中央渐软,按之应指有波动感,穿刺抽吸有脓液。乳癖的特点是单侧或双侧乳房疼痛并出现肿块,肿块大小不等,形态不一,边界不清,质地不硬,活动度好。乳腺增生表现为乳房内有多个形态不规则、多呈片块状、条索状或颗粒状结节的肿块,边界不清,与皮肤及深部组织无粘连,推之能活动,多有压痛,乳房胀痛,乳头溢液。乳核肿块多发于一侧,形如丸卵,表面坚实光滑,边界清楚,活动度好,可推移。

80. 答案:C 解析:肝郁气滞,气血凝结乳络,又兼脾失健运,痰湿内生,气滞痰凝结聚,则情志不舒,胸闷胁胀,苔薄,脉弦,故辨证为肝郁痰凝证。

81. 答案:A 解析:治疗肝郁痰凝证,首选神效瓜蒌散合开郁散加减。二仙汤合开郁散为冲任失调证首选,八珍汤为正虚毒盛证首选,人参养荣汤为气血两亏证首选,参苓白术散为脾虚胃弱证首选。

选。

82. 答案:C 解析:患者双手指缝间针尖样丘疹和水疱,并可见隧道,奇痒难忍,遇热及夜间更甚,诊断为疥疮。湿疮皮损对称分布,多形损害,剧烈瘙痒,有渗出倾向,反复发作,易成慢性等。虫咬皮炎的特点是皮肤上呈丘疹样风团,上有针尖大小的瘀点、丘疹或水疱,呈散在性分布。鹅掌风初起为掌心或指缝水疱或掌部皮肤角化脱屑、水疱,水疱多透明如晶,散在或簇集,瘙痒难忍,水疱破后干涸,叠起白屑,中心向愈,四周继发疱疹,并可延及手背、腕部。接触性皮炎的皮疹一般为红斑、肿胀、丘疹、水疱或大疱、糜烂、渗出等,一个时期内以某一种皮损为主。

83. 答案:A 解析:疥疮以杀虫止痒为主要治法,必须隔离治疗,以外治为主。一般不需内服药,若抓破染毒,需内外合治。

84. 答案:D 解析:硫黄为疥疮常用特效药物。目前常用浓度5%~20%的硫黄软膏,小儿用5%~10%,成人用10%~15%。

85. 答案:C 解析:患者素体羸瘦,有肺结核病史,阴囊部坠胀,右侧附睾尾部有不规则的局限性结节,质硬,触痛不明显,血沉增快,诊断为子痰。子痰以睾丸或附睾肿胀疼痛为特点。阴茎痰核表现为阴茎背侧可触及硬结或条索状块物,无压痛,大小不一,或单发或数个不等,发展缓慢,从不破溃;阴茎勃起时有疼痛或弯曲变形,严重者可影响性交,甚至引起阳痿。水疝指阴囊内有水湿停滞,以不红不热,状如水晶为特征的病症。脱肛的特点是直肠黏膜及直肠反复脱出肛门外伴肛门松弛。

86. 答案:A 解析:根据患者临床表现辨证为浊痰瘀结证,治宜温经通络,化痰散瘀。

87. 答案:B 解析:治疗子痰之浊痰瘀结证,首选阳和汤加减,配服小金丹。十全大补汤合小金丹为子痰气血两虚证首选,化坚二陈汤为阴茎痰核痰浊凝结证首选,滋阴除湿汤为子痰阴虚内热证首选,橘核丸为子痰气滞痰凝证首选。

88. 答案:A 解析:患者经期错后,诊断为月经后期。肾虚精血亏少,冲任亏虚,血海不能按时满溢,故经期错后,量少;肾气虚,火不足,血失温煦,故色暗淡,质清稀;肾主骨生髓,脑为髓海,腰为肾之外府,肾虚则腰膝酸软,头晕耳鸣;肾主黑,肾虚则肾色上泛,故面色晦暗;舌淡,苔薄白,脉沉细,均为肾虚之象,辨证为肾虚证。

89. 答案:A 解析:月经后期肾虚证治法为补肾养血调经,血虚证治法为补血益气调经,虚寒证治法为扶阳祛寒调经,实寒证治法为温经散寒调经,气滞证治法为理气行滞调经。

90. 答案:B 解析:月经后期肾虚证首选当归地黄饮,血虚证首选大补元煎,虚寒证和实寒证均首选温经汤,气滞证首选乌药汤,痰湿证首选芎归二陈汤。

91. 答案:D 解析:月经后期基本正常,在两次月经之间,发生周期性少量阴道出血者,称为"经间期出血"。经期正常,经量明显减少,或行经时间不足 2 天,甚或点滴即净者,为"月经过少"。经量较正常明显增多,而周期基本正常者,为"月经过多"。经期延后 7 天以上,甚至 3~5 个月一行者,为"月经后期"。崩漏是指经血非时暴下不止或淋漓不尽。

92. 答案:A 解析:经间期氤氲之时,阳气内动,若肾阴偏虚,虚火内生,虚火与阳气相搏,损伤阴络,冲任不固,而发生阴道流血;阴虚阳动,故血色鲜红,质稍稠,五心烦热;肾阴亏虚,头窍、腰府失养,故头晕腰酸;阴虚阳亢,上扰心神,故夜寐不宁;虚火内灼津液,故便艰尿黄。舌红,苔少,脉细数,均为肾阴虚损之征。辨证为肾阴虚证。

93. 答案:B 解析:经间期出血治法为滋肾养阴,固冲止血,首选两地汤合二至丸或加减一阴煎。归脾汤主治经间期出血脾气虚证;清肝止淋汤去阿胶、红枣,加小蓟、茯苓主治经间期出血湿热证。保阴煎主治胎漏血热证。安冲汤主治月经过多气虚证。

94. 答案:C 解析:患者经来无期,现已持续 20 天,淋漓不尽,诊断为崩漏。肾阳虚弱,肾气不足,封藏失司,冲任不固,故经来无期,淋漓不尽;肾阳虚衰,温煦失职,不能温养筋骨、腰膝,故腰膝酸软;阳虚火衰,胞宫失煦,故色淡、质稀;肾阳虚弱,固摄失司,故溲频清冷;舌淡苔白,脉沉细为肾阳不足之象。辨证为肾阳虚证。

95. 答案:B 解析:崩漏肾阳虚证治法为温肾益气,固冲止血。补气摄血,固冲止崩用于治疗崩漏脾虚证;补肾益气,固冲止血治疗崩漏肾气虚证;滋肾益阴,固冲止血用于治疗崩漏肾阴虚证;养阴清热,固冲止血用于治疗崩漏虚热证;活血化瘀,固冲止血用于治疗崩漏血瘀证。

96. 答案:D 解析:崩漏肾阳虚证首选右归丸加党参、黄芪、田七;肾气虚证首选加减苁蓉菟丝子方加党参、黄芪、阿胶;肾阴虚证首选左归丸合二至丸或滋阴固气汤;虚热证首选上下相资汤;实热证首选清热固经汤。

97. 答案:A 解析:患者经期洗冷水浴后即出现经前或经行腹痛半年,诊断为痛经。寒凝血瘀,气血运行不畅,不通则痛,故见行经期间小腹冷痛,拒按,得热痛减;血行瘀滞,则月经量少;瘀血内阻,则经色暗,有血块;寒邪凝滞,则畏寒肢冷,面色青白;舌暗苔白,脉沉紧为寒凝血瘀之象,故诊断为寒凝血瘀型痛经。

98. 答案:D 解析:寒凝血瘀证的治法是温经散寒,化瘀止痛。肾气亏损证须补肾益精,湿热瘀阻证须清热除湿,气滞血瘀证须理气行滞化瘀,气血虚弱证须益气养血。

99. 答案:B 解析:治疗寒凝血瘀证,首选少腹逐瘀汤或温经散寒汤。膈下逐瘀汤为气滞血瘀证首选,圣愈汤为气血虚弱证首选,温经汤为阳虚内寒证首选,益肾调经汤为肾气亏损证首选。

100. 答案:B 解析:患者妊娠期间阴道少量出血,小腹空坠而痛,腰酸,可诊断为胎动不安。胎漏为妊娠期间少量阴道出血,时出时止,或淋漓不断,而无腰酸、腹痛、小腹下坠。妊娠腹痛为妊娠期因胞脉阻滞或失养发生小腹疼痛。堕胎为妊娠 12 周内胚胎自然陨堕。滑胎为堕胎或小产连续发生 3 次或 3 次以上。

101. 答案:A 解析:根据患者临床表现可诊断为胎动不安之气血虚弱证,治法为补气养血,固肾安胎。补肾健脾,益气安胎用于肾虚证;活血化瘀,佐以益气用于胎堕不全证;补肾健脾,固冲安胎用于肾气不足证;补肾填精,固冲安胎用于肾精亏虚证。

102. 答案:C 解析:治疗胎动不安之气血虚弱证,首选胎元饮。滋肾育胎丸为治疗肾虚证首选,寿胎丸、桂枝茯苓丸为治疗血瘀证首选,保阴煎为治疗血热证首选。

103. 答案:D 解析:外感时疫毒邪,犯于肺胃二经。疫毒性烈,易于传变,故起病急骤;邪犯肺卫,郁于肌表,则初起高热恶寒、全身肌肉酸痛;毒热内扰心神,故心烦;毒热上炎,则头痛、目赤咽红;邪毒犯脾,升降失司,则见腹痛、恶心、呕吐。舌红苔黄,脉数为毒邪内蕴之象。辨证为时邪感冒证。

104. 答案:B 解析:小儿风寒感冒证治法为辛温解表,疏风散寒;风热感冒证治法为辛凉解表,疏风清热;暑邪感冒证治法为清暑解表,化湿和中;时邪感冒证治法为清瘟解表消毒;风寒夹痰证治法为辛温解表,宣肺化痰。

105. 答案:C 解析:风寒感冒证首选荆芥败毒散;风热感冒证首选银翘散;暑邪感冒证首选新加香薷饮;时邪感冒证首选银翘散合普济消毒饮;风寒夹痰证在疏风解表的基础上,加三拗汤、二陈汤。

106. 答案:D 解析:肺炎喘嗽是小儿时期常见的一种肺系疾病,以发热、咳嗽、痰壅、气喘、肺部闻及中细湿啰音,胸片见炎性阴影为主要表现,重者可见张口抬肩、呼吸困难、面色苍白、口唇青紫等症。感冒以发热、鼻塞流涕、喷嚏、咳嗽为主要临床特征。哮喘以反复发作,发作时喘促气急、喉间哮鸣、呼吸困难、张口抬肩、摇身撷肚为主要特征。反复呼吸道感染是指呼吸道感染(包括上呼吸道感染、下呼吸道感染)年发病在一定次数以上,以感冒、乳蛾、咳嗽、肺炎喘嗽在一段时间内反复感染经久不愈为主要临床特征。

107. 答案:A 解析:风寒之邪外袭,由皮毛而入,首先犯肺,肺失肃降,其气上逆,则呛咳、呼吸气急;卫阳为寒邪所遏,阳气不能敷布周身,故恶寒发热;肺气闭塞,水液输化无权,凝而为痰,故痰白而稀;咽部不红,舌淡红苔薄白,脉浮紧,均为风寒犯肺,邪在表分之象。辨证为风寒闭肺证。

108. 答案:B 解析:肺炎喘嗽风寒闭肺证首选华盖散。麻杏甘石汤主治风热闭肺证;黄连解毒汤合麻杏甘石汤主治毒热闭肺证;麻杏甘石汤合葶苈大枣泻肺汤主治痰热闭肺证;沙参麦冬汤主治阴虚肺热证。

109. 答案:D 解析:痰热郁闭于肺,则发热面红,咳喘痰鸣,咳嗽痰壅,声高息涌,胸闷,呼吸困难,鼻塞,流涕黄稠;痰热扰神,则夜卧不安;痰热内蕴肠道,则大便秘结;痰热熏灼津液,则小便黄赤;舌红,苔薄黄,脉滑数,指纹紫为痰热内蕴之象。故辨证为痰热阻肺证。

110. 答案:A 解析:痰热阻肺证的治法是清肺涤痰,止咳平喘。外寒内热证须解表清里,风热郁肺证须辛凉宣肺,阴虚肺热证须养阴清肺,毒热闭肺证须清热解毒。

111. 答案:C 解析:治疗哮喘痰热阻肺证,首选麻杏甘石汤合苏葶丸。大青龙汤为外寒内热证首选,沙参麦冬汤为阴虚肺热证首选,黄连解毒汤合麻杏甘石汤为毒热闭肺证首选,苏子降气汤为肺实肾虚证首选。

112. 答案:E 解析:患儿平素嗜食肥甘厚味,多动多语,烦躁不宁,冲动任性,难以制约,注意力不集中,懊恼不眠,翻手试验、指鼻试验阳性,诊断为注意力缺陷多动障碍。狂证以精神亢奋,狂躁不安,喧扰不宁,骂詈毁物,动而多怒为特征。痫病以突然意识丧失,甚则仆倒,不省人事,强直抽搐,口吐涎沫,两目上视或口中怪叫为特征,移时苏醒,一如常人为特征。急惊风以高热、抽风、神昏为主要表现。多发性抽动症表现为多发性抽动、发声抽动、秽语症等。

113. 答案:D 解析:过食肥甘厚味,酿生湿热痰浊,导致心神失养,阴阳失调,则多动多语,烦躁不宁,冲动任性,难以制约,注意力不集中;痰火扰心,则懊恼不眠;胃受纳失职,则纳少;肝火炽盛,气火循经上逆于头面,则口苦;火热灼津,则便秘尿赤;舌红,苔黄腻,脉滑数为痰火内蕴之象,故辨证为痰火内扰证。

114. 答案:A 解析:治疗注意力缺陷多动障碍之痰火内扰证,首选黄连温胆汤。甘麦大枣汤为心脾两虚证首选,杞菊地黄丸为肝肾阴虚证首选,清肝达郁汤为气郁化火证首选,大定风珠为阴虚风动证首选。

115～116. 答案:C、D 解析:清热法是用寒凉药物使内蕴之热毒得以清解,是外科的主要治疗法则。代表方剂为清热解毒方,如五味消毒饮;清气分之热方,如黄连解毒汤;清血分之热方,如犀角地黄汤、清营汤;养阴清热方,如知柏八味丸;清骨蒸潮热方,如清骨散。

117~118. 答案:E、B 解析:男子乳头属肝,乳房属肾;女子乳头属肝,乳房属胃。

119~120. 答案:A、D 解析:形成瘤的主要病机是邪气偏盛。形成岩的主要病机是正气不足。

121~122. 答案:B、D 解析:梅毒的疳疮(硬下疳)在不洁性交后出现的时间是2~4周;梅毒的杨梅疮在感染后出现的时间是7~10周或硬下疳出现后6~8周。

123~124. 答案:A、D 解析:肛痈火毒蕴结证,方用仙方活命饮、黄连解毒汤;火毒炽盛证,方用透脓散加减;阴虚毒恋证,方用青蒿鳖甲汤合三妙丸加减。

125~126. 答案:B、C 解析:寒湿阻络,见患趾(指)喜暖怕冷,肤色苍白冰凉,麻木疼痛,遇冷痛剧。步履不利,多走则疼痛加剧,小腿酸胀,稍歇则痛缓(间隙性跛行)。苔白腻,脉沉细,跌阳脉减弱或消失。血脉瘀阻,见患趾(指)酸胀疼痛加重,步履沉重乏力,活动艰难。患趾(指)肤色由苍白转为暗红,下垂时更甚,抬高则见苍白。小腿可有游走性红斑、结节或硬索,疼痛持续加重,彻夜不能入寐。舌暗红或有瘀斑,脉弦或涩。跌阳脉消失。湿热毒盛,见患肢剧痛,日轻夜重,喜凉怕热。局部皮肤紫暗,肿胀,渐变紫黑,浸润蔓延,溃破腐烂,气秽,疮面肉色不鲜,甚则五趾相传,波及足背,或伴有发热等症。舌红,苔黄腻,脉弦数。热毒伤阴,见皮肤干燥,毫毛脱落,趾(指)甲增厚变形,肌肉萎缩,趾(指)多呈干性坏疽。舌红,苔黄,脉弦细数。气血两虚,见面容憔悴,萎黄消瘦,神情倦怠。坏死组织脱落后疮面久不愈合,肉芽暗红或淡红而不鲜。舌淡胖,脉细无力。

127~128. 答案:C、C 解析:上两症表现除经期一提前一或先或后外基本相同,皆为肾虚证,治法皆为补肾调经,同用固阴煎。A 用治月经后期血虚证,B 用治月经后期肾虚证,D 用治月经先期阴虚血热证,E 用治月经后期血寒之实寒证。

129~130. 答案:C、E 解析:月经过少血瘀证的治法为活血化瘀调经,首选方药为桃红四物汤;月经过少痰湿证的治法为化痰燥湿调经,首选方药为苍附导痰丸。滋血汤主治月经过少血虚证,归肾丸主治月经过少肾虚证。

131~132. 答案:A、E 解析:崩漏脾虚证治以补气摄血,固冲止崩。肾气虚证治以补肾益气,固冲止血;肾阳虚证治以温肾益气,固冲止血;肾阴虚证治以滋肾益阴,固冲止血;虚热证治以养阴清热,固冲止血;实热证治以清热凉血,固冲止血;血瘀证治以活血化瘀,固冲止血。

133~134. 答案:D、B 解析:经行头痛肝火证治宜清热平肝息风,用羚角钩藤汤;血瘀证治宜化瘀通络,用通窍活血汤。A 用治经行头痛痰湿中阻证;C 用治风寒头痛;E 滋阴潜阳息风,用治阴虚风动证。

135~136. 答案:E、D 解析:经行泄泻肾虚证的治法为温阳补肾,健脾止泻,方用健固汤。脾虚证的治法为健脾渗湿,理气调经,方用参苓白术散。

137~138. 答案:B、E 解析:产后腹痛血虚证治宜补血益气,缓急止痛,方用肠宁汤;血瘀证治宜活血化瘀,温经止痛,方用生化汤。

139~140. 答案:D、E 解析:癥瘕的治法及方药癥瘕气滞血瘀证治法为行气活血,化瘀消癥,方用香棱丸或大黄䗪虫丸。痰湿瘀结证治法为化痰除湿,活血消癥,方用苍附导痰丸合桂枝茯苓丸;湿热瘀阻证治法为清热利湿,化瘀消癥,方用大黄牡丹汤;肾虚血瘀证治法为补肾活血,消癥散结,方用补肾祛瘀方或益肾调经汤。不孕症肾气虚证治法为补肾益气,温养冲任,方用毓麟珠;肾阳虚证治法为温肾暖宫,调补冲任,方用温胞饮或右归丸;肾阴虚证治法为滋肾养血,调补冲任,方用养精种玉汤;肝气郁结证治法为疏肝解郁,理血调经,方用开郁种玉汤;瘀滞胞宫证治法为逐瘀荡胞,调经助孕,方用少腹逐瘀汤;痰湿内阻证治法为燥湿化痰,理气调经,方用苍附导痰丸。

141~142. 答案:A、B 解析:不孕症肾气虚证治法为补肾益气,温养冲任,方用毓麟珠;肾阳虚证治法为温肾暖宫,调补冲任,方用温胞饮或右归丸;肾阴虚证治法为滋肾养血,调补冲任,方用养精种玉汤;肝气郁结证治法为疏肝解郁,理血调经,方用开郁种玉汤;瘀滞胞宫证治法为逐瘀荡胞,调经助孕,方用少腹逐瘀汤;痰湿内阻证治法为燥湿化痰,行滞调经,方用苍附导痰丸。

143~144. 答案:A、E　解析:"纯阳学说"首见于《颅囟经》。《温病条辨》概括小儿的生理特点为"稚阳未充,稚阴未长",为"稚阴稚阳学说"。

145~146. 答案:A、A　解析:人参五味子汤补肺健脾,主治肺脾气虚。肺炎喘嗽及顿咳恢复期肺脾气虚者,首选人参五味子汤。

147~148. 答案:A、D　解析:脾病及心,心开窍于舌,心火上炎,而见口舌生疮者,称为"口疳"。脾病及肺,土不生金,肺气受损,卫外不固,易于外感,而见咳喘、潮热者,称为"肺疳"。脾病及肾,肾精不足,骨失所养,致骨骼畸形者,称为"骨疳"。脾虚不运,水湿泛滥,则出现"疳肿胀"。

149~150. 答案:A、E　解析:麻疹初热期,治以辛凉透表、清宣肺卫,首选宣毒发表汤;出疹期选清解透表汤。丹痧毒在气营,治以清气凉营、泻火解毒,首选凉营清气汤,邪侵肺卫者用解肌透痧汤。透疹凉解汤主治邪入气营之风疹。

考前自测卷(二)答案与解析

第 一 单 元

1. E	2. B	3. D	4. E	5. C	6. A	7. B	8. A	9. D	10. E
11. B	12. C	13. D	14. A	15. D	16. E	17. D	18. A	19. B	20. E
21. C	22. D	23. B	24. E	25. C	26. A	27. D	28. A	29. D	30. A
31. B	32. D	33. A	34. B	35. B	36. D	37. E	38. C	39. E	40. B
41. C	42. D	43. C	44. A	45. B	46. B	47. D	48. E	49. C	50. E
51. D	52. D	53. D	54. E	55. D	56. A	57. A	58. C	59. D	60. D
61. E	62. D	63. B	64. D	65. E	66. D	67. A	68. E	69. B	70. B
71. E	72. C	73. B	74. C	75. A	76. D	77. B	78. A	79. B	80. C
81. B	82. A	83. A	84. C	85. D	86. E	87. A	88. A	89. E	90. C
91. E	92. E	93. A	94. E	95. A	96. C	97. C	98. B	99. A	100. D
101. A	102. A	103. E	104. D	105. D	106. D	107. B	108. D	109. C	110. D
111. A	112. E	113. E	114. D	115. B	116. C	117. E	118. C	119. E	120. A
121. D	122. C	123. C	124. D	125. D	126. C	127. C	128. E	129. B	130. C
131. A	132. D	133. A	134. D	135. B	136. A	137. E	138. B	139. A	140. B
141. C	142. A	143. B	144. E	145. A	146. B	147. E	148. D	149. E	150. D

第 二 单 元

1. E	2. D	3. A	4. C	5. E	6. C	7. A	8. D	9. A	10. B
11. E	12. D	13. D	14. E	15. C	16. D	17. D	18. C	19. D	20. E
21. A	22. D	23. D	24. C	25. C	26. D	27. D	28. B	29. A	30. B
31. B	32. D	33. E	34. B	35. B	36. D	37. D	38. A	39. C	40. B
41. D	42. B	43. A	44. E	45. A	46. E	47. C	48. D	49. A	50. C
51. C	52. C	53. D	54. A	55. E	56. D	57. E	58. E	59. E	60. E
61. C	62. C	63. C	64. C	65. C	66. C	67. C	68. C	69. D	70. E
71. E	72. D	73. A	74. B	75. C	76. E	77. E	78. A	79. A	80. D
81. B	82. E	83. D	84. E	85. E	86. A	87. D	88. D	89. C	90. E
91. C	92. A	93. E	94. B	95. B	96. B	97. B	98. C	99. A	100. A
101. E	102. D	103. D	104. C	105. B	106. B	107. A	108. D	109. B	110. C
111. E	112. D	113. A	114. B	115. A	116. B	117. A	118. C	119. B	120. C
121. C	122. D	123. C	124. A	125. B	126. A	127. B	128. E	129. A	130. D
131. A	132. D	133. A	134. B	135. B	136. C	137. D	138. C	139. A	140. C
141. C	142. E	143. D	144. B	145. D	146. A	147. D	148. B	149. D	150. B

第 三 单 元

1. D	2. A	3. A	4. A	5. A	6. C	7. C	8. D	9. D	10. C
11. B	12. D	13. A	14. D	15. B	16. B	17. E	18. E	19. B	20. E
21. B	22. E	23. C	24. B	25. B	26. C	27. D	28. C	29. A	30. D
31. C	32. E	33. E	34. C	35. D	36. A	37. C	38. C	39. D	40. E
41. D	42. B	43. A	44. A	45. C	46. A	47. C	48. B	49. E	50. C
51. D	52. A	53. C	54. C	55. B	56. A	57. B	58. B	59. B	60. A
61. C	62. E	63. B	64. A	65. D	66. A	67. D	68. C	69. D	70. E
71. C	72. D	73. A	74. C	75. C	76. A	77. C	78. B	79. C	80. B
81. A	82. E	83. E	84. E	85. D	86. C	87. B	88. C	89. A	90. B
91. B	92. E	93. A	94. A	95. D	96. E	97. C	98. D	99. C	100. B
101. A	102. B	103. B	104. C	105. B	106. A	107. B	108. E	109. C	110. B
111. D	112. C	113. A	114. E	115. E	116. B	117. C	118. A	119. B	120. D
121. C	122. E	123. A	124. B	125. E	126. A	127. A	128. E	129. C	130. E
131. A	132. E	133. E	134. D	135. B	136. A	137. B	138. E	139. A	140. D
141. A	142. D	143. D	144. E	145. C	146. B	147. D	148. A	149. C	150. D

第 四 单 元

1. D	2. A	3. C	4. B	5. A	6. A	7. A	8. D	9. D	10. E
11. E	12. B	13. C	14. E	15. E	16. A	17. A	18. E	19. E	20. A
21. C	22. E	23. A	24. E	25. E	26. A	27. A	28. B	29. E	30. C
31. C	32. C	33. C	34. D	35. A	36. E	37. A	38. D	39. D	40. D
41. B	42. C	43. C	44. E	45. A	46. A	47. A	48. D	49. C	50. B
51. B	52. E	53. A	54. E	55. E	56. A	57. D	58. D	59. B	60. A
61. C	62. B	63. B	64. D	65. C	66. D	67. C	68. D	69. C	70. A
71. A	72. B	73. C	74. B	75. B	76. B	77. A	78. D	79. D	80. C
81. C	82. E	83. A	84. D	85. B	86. D	87. A	88. E	89. B	90. C
91. E	92. E	93. E	94. C	95. C	96. A	97. A	98. B	99. B	100. B
101. E	102. A	103. D	104. C	105. A	106. E	107. D	108. D	109. E	110. D
111. A	112. B	113. B	114. D	115. E	116. A	117. C	118. E	119. D	120. B
121. D	122. A	123. E	124. A	125. A	126. C	127. B	128. A	129. B	130. B
131. B	132. C	133. A	134. C	135. C	136. D	137. A	138. C	139. B	140. D
141. C	142. B	143. E	144. C	145. B	146. D	147. A	148. B	149. B	150. A

考前自测卷(二)

第一单元

1. 答案:E 解析:病之始起也,可刺而已;其盛,可待衰而已。故因其轻而扬之,因其重而减之,因其衰而彰之。形不足者,温之以气;精不足者,补之以味。其高者,因而越之;其下者,引而竭之;中满者,写之于内;其有邪者,渍形以为汗;其在皮者,汗而发之;其慓悍者,按而收之;其实者,散而写之。审其阴阳,以别柔刚,阳病治阴,阴病治阳,定其血气,各守其乡,血实宜决之,气虚宜掣引之。

2. 答案:B 解析:根据阴阳的特性,昼夜分阴阳,昼为阳,夜为阴;上下午分阴阳,上午为阳,下午为阴。

3. 答案:D 解析:"火曰炎上",凡具有温热、向上等性质或作用的事物,都归属于火。"木曰曲直",凡具有生长、生发、条达、舒畅等性质或作用的事物,都归属于木。"土爱稼穑",凡具有生化、承载、受纳等性质或作用的事物,都归属于土。"金曰从革",凡具有沉降、肃杀、收敛等性质或作用的事物,都归属于金。"水曰润下",凡具有滋润、下行、寒凉、闭藏等性质或作用的事物,都归属于水。

4. 答案:E 解析:五行制化,是指五行之间相互生化、相互制约,以维持平衡协调的关系。五行制化关系,是五行生克关系的相互结合。五行生克过程中,时刻会出现一定限度的太过或不及的现象,而这种现象的出现,其本身就会引起再一次生克制化的调节,随之出现再一次的协调平衡。故五行制化是其调节事物动态平衡的机制。

5. 答案:C 解析:A、B、D、E为五行相克规律所确定的治法。

6. 答案:A 解析:五脏"满而不能实"。六腑"实而不能满"。

7. 答案:B 解析:心的生理功能是主血脉,藏神。肝主藏血,主疏泄;脾主运化,脾统血。

8. 答案:A 解析:黄帝问曰:肺之令人咳,何也?岐伯对曰:五藏六府皆令人咳,非独肺也。帝曰:愿闻其状。岐伯曰:皮毛者,肺之合也,皮毛先受邪气,邪气以从其合也。其寒饮食入胃,从肺脉上至于肺,则肺寒,肺寒则外内合邪,因而客之,则为肺咳。五藏各以其时受病,非其时,各传以与之。人与天地相参,故五藏各以治时,感于寒则受病,微则为咳,甚者为泄为痛。乘秋则肺先受邪,乘春则肝先受之,乘夏则心先受之,乘至阴则脾先受之,乘冬则肾先受之。

9. 答案:D 解析:津液输布主要依靠肺、脾、肝、肾和三焦这五个脏腑相互协调配合来完成的。肺主宣发、肃降,通调水道,可使水液在体内正常运行;脾可输布津液,将精微物质输布于身体各部;肝主疏泄,调畅气机,气行则水行;肾主水,可主持和调节人体津液代谢;三焦为水和诸气运行的通路。但与水液代谢最密切的脏腑当为脾、肺、肾。

10. 答案:E 解析:《素问》说:"心藏神、肺藏魄、肝藏魂、脾藏意、肾藏志。"人体的神志活动与五脏都有关系。

11. 答案:B 解析:大肠的主要生理功能是传化糟粕。受盛、化物、泌别清浊是小肠的生理功能;通行元气是三焦的生理功能。

12. 答案:C 解析:凡痹之客五藏者,肺痹者,烦满,喘而呕。心痹者,脉不通,烦则心下鼓,暴上气而喘,嗌干,善噫,厥气上则恐。肝痹者,夜卧则惊,多饮,数小便,上为引如怀。肾痹者,善胀,尻以代踵,脊以代头。脾痹者,四支解堕,发咳,呕汁,上为大塞。肠痹者,数饮而出不得,中气喘争,时发飧泄。胞痹者,少腹膀胱按之内痛,若沃以汤,涩于小便,上为清涕。

13. 答案:D 解析:气的固摄作用包括三方面,一是固摄血液,防止血液溢出脉外,保证血液在脉中正常循行;二是固摄汗液、尿液、唾液、胃液、肠液等,控制其分泌量、排泄量,防止体液丢失;三是固摄精液,防止妄泄。

14. 答案:A 解析:神是人体生命活动的主宰及其外在总体表现的统称,其内涵概括了生理活动、心理活动以及生命活动的外在体现。其中将精神意识和思维活动归纳为狭义之神,即B为狭义之神,是干扰项;C指的是精,D指的是气,E指的是津液。

15. 答案:D 解析:津液是气的载体,气必须依附于津液而存在,否则就将涣散不定而无所归。若因汗、吐太过,使津液大量丢失,则气亦随之而外脱,形成"气随津脱"之危候,故曰:"吐下之余,定无完气"。

16. 答案:E 解析:足三阴经在下肢的分布规律是,小腿下部分和足背部是足厥阴肝经在前,足太阴脾经在中线,内踝上8寸交换后,足太阴脾经在前缘,足厥阴肝经在中缘,足少阴肾经在后缘。

17. 答案:D 解析:风性善行而数变,风邪致病具有病位游移,行无定处的特点。

18. 答案:A 解析:怒则气上,喜则气缓,悲则气消,恐则气下,寒则气收,惊则气乱,劳则气耗,思则气结。喜则气缓是指过度喜乐伤心,导致心气涣散不收,重者心气暴脱或神不守舍。

19. 答案:B 解析:伤寒汗出解之后,胃中不和,心下痞硬,干噫食臭,胁下有水气,腹中雷鸣,下利者,生姜泻心汤主之。太阳中风,阳浮而阴弱,阳浮者,热自发,阴弱者,汗自出,啬啬恶寒,淅淅恶风,翕翕发热,鼻鸣干呕者,桂枝汤主之。太阳病,桂枝证,医反下之,利遂不止,脉促者,表未解也;喘而汗出者,葛根黄芩黄连汤主之。伤寒发汗,若吐若下,解后心下痞硬,噫气不除者,旋覆代赭汤主之。伤寒若吐若下后,七八日不解,热结在里,表里俱热,时时恶风,大渴,舌上干燥而烦,欲饮水数升者,白虎加人参汤主之。

20. 答案:E 解析:影响发病的因素主要有环境因素、体质因素和精神状态三个方面。环境因素主要包括气候因素、地域因素、生活工作和社会环境。外界精神刺激不属于精神状态方面。

21. 答案:C 解析:所谓实,主要指邪气亢盛,是以邪气盛为矛盾主要方面的一种病理反应。其中"邪气"包括了六淫病邪,以及食积、虫积、水饮、痰浊、瘀血和情志内伤等引起脏腑、经络、气血功能失调的有害因素。故外感邪盛、肌肤经络闭塞、脏腑功能亢进、气血壅滞瘀结均属"实"的病机。气机升降失调,是指疾病在其发展过程中,由于致病因素的影响,进而导致气机运行不畅或升降出入功能失去平衡协调的病理变化,不属于"实"的病机。

22. 答案:D 解析:胃以降为顺,胃失和降,胃气上逆,而见恶心呕吐、呃逆嗳气。A应出现咳嗽、痰多;B表现为咳嗽;C应为头痛、眩晕;E应为气上冲于胸。

23. 答案:B 解析:手足厥寒,脉细欲绝者,当归四逆汤主之。少阴病,下利清谷,里寒外热,手足厥逆,脉微欲绝,身反不恶寒,其人面色赤,或腹痛,或干呕,或咽痛,或利止脉不出者,通脉四逆汤主之。四逆汤证以阳衰阴盛为主,四逆乃阳气衰微不温四末,可见脉微细,但欲寐,下利清谷,手足厥逆的症状,用回阳救逆之法。

24. 答案:E 解析:通因通用,是以通治通,即用通利药治疗具有实性通泄症状的病证,适用于因实邪内阻出现通泄症状的真实假虚证。

25. 答案:C 解析:《素问·阴阳应象大论》说:"其高者,因而越之;其下者,引而竭之;中满者,泻之于内;其有邪者,渍形以为汗;其在皮者,汗而发之;其慓悍者,按而收之;其实者,散而写之。"

26. 答案:A 解析:根据病人的年龄、性别、体质等不同特点,来制订适宜的治法与方药,这种原则称为"因人制宜"。青壮年阶段,正气旺盛,体质强健,病邪一旦袭击后致病多表现为实证,可侧重于攻邪泻实,但应慎补。老年阶段,生机减退,脏腑气血已衰,生理性衰退与老年病相杂,易表现为虚证或虚中夹实,故要注意扶正补虚,应慎用泻法,以防伤正。

27. 答案:D 解析:久病、重病之人,精气本已极度衰竭,而突然出现某些神气暂时"好转"的虚假表现,是为假神。假神的出现,是因为脏腑精气极度衰竭,正气将脱,阴不敛阳,虚阳外越,阴阳即将离决所致,常是危重病人临终前的征兆。

28. 答案:A 解析:面色干焦多属肾阴虚,因肾精久耗,阴虚火旺,虚火灼阴,机体失养所致。面黑浅淡多属肾阳虚。眼周发黑多属肾虚水犯或寒湿带下。耳轮焦黑多属肾病。面色黧黑多属瘀血阻滞日久,肌肤失养所致。

29. 答案:D 解析:双睑下垂多为先天不足,脾肾亏虚。

30. 答案:A 解析:太阳中风,阳浮而阴弱,阳浮者,热自发,阴弱者,汗自出,啬啬恶寒,淅淅恶风,翕翕发热,鼻鸣干呕。

31. 答案:B 解析:咳声如犬吠样,伴有声音嘶哑,吸气困难,是肺肾阴虚,疫毒攻喉所致,多见于白喉。

32. 答案:D 解析:独语指自言自语,喃喃不休,见人语止,首尾不续的症状。多因心气虚弱,神气不足,或气郁痰阻,蒙蔽心神所致,属阴证。错语是指病人意识清楚而语言错乱,语后自知语错的症状。证有虚实之分,虚证多因心气虚弱,神气不足所致;实证多因痰湿、瘀血、气滞阻碍心窍所致。故二者的共同病因是心气虚弱,神气不足。

33. 答案:A 解析:呃逆指从膈间上逆,气冲咽喉,呃呃连声,声短而频,不能自制的一种病证。干呕指胃失和降,气机上逆,病人作呕吐状,发呕吐声,但无物呕出。嗳气为胃中气体上逆,声音沉缓而长,多伴有酸腐气味,食后多发。三者都属于胃气上逆的表现。

34. 答案:B 解析:心下有痰饮,胸胁支满,目眩,苓桂术甘汤主之。男子消渴,小便反多,以饮一斗,小便一斗,肾气丸主之。风水恶风,一身悉肿,脉浮不渴,续自汗出,无大热,越婢汤主之。伤寒表不解,心下有水气,干呕发热而咳,或渴,或利,或噎,或小便不利、少腹满,或喘者,小青龙汤主之。太阳病,发汗后,大汗出,胃中干,烦躁不得眠,欲得饮水者,少少与饮之,令胃气和则愈;若脉浮,小便不利,微热消渴者,五苓散主之。

35. 答案:B 解析:自汗多见于气虚证和阳虚证;盗汗多见于阴虚证;若阴阳两虚,常自汗、盗汗并见。其余的病机均不为自汗和盗汗的共同病机。

36. 答案:D 解析:胀痛为气滞作痛的特点。灼痛为火邪窜络,或阴虚火旺,组织被灼所致。冷痛因寒邪阻滞经络所致。绞痛多因有形实邪闭阻气机,或寒邪凝滞气机所致。隐痛多由精血亏虚,或阳气不足,阴寒内盛,机体失却充养、温煦而然。

37. 答案:E 解析:临床中,由于津液亏虚出现口渴多饮。热盛伤津、汗出过多、剧烈呕吐和泻下过度都可以从不同途径导致津液亏虚;而湿热内阻是有湿和热内阻与人体之中,并非津液的亏虚,故不出现口渴多饮。

38. 答案:C 解析:平人脉象不浮不沉,不疾不徐,来去从容,节律一致。一共四点,不包括"柔和

有力"。

39. 答案:E 解析:气血不足证是指气虚与血虚同时存在的证候。本证可由先天禀赋不足,后天劳倦太过,饮食失调,或久病失养,或失血过多所致。其脉象属虚脉,常见有细弱等,A、B、C、D均属虚脉,都可出现在该证中。

40. 答案:B 解析:八纲为表里、寒热、虚实、阴阳。根据病情资料,运用八纲进行分析综合,从而辨别疾病现阶段病变部位的浅深(表里)、病情性质的寒热(寒热)、邪正斗争的盛衰(虚实)和病证类别的阴阳(阴阳),以作为辨证纲领的方法,称为八纲辨证。

41. 答案:C 解析:其人素盛今瘦,水走肠间,沥沥有声,谓之痰饮;饮后水流在胁下,咳唾引痛,谓之悬饮;饮水流行,归于四肢,当汗出而不汗出,身体疼重,谓之溢饮;咳逆倚息,短气不得卧,其形如肿,谓之支饮。

42. 答案:D 解析:在病情发展到寒极或热极的时候,会出现假象症状。如虚阳浮越,会出现面色、体表、四肢的假象,可见面红如妆、躁扰不宁,只有通过舌脉才能判断出其真寒的本质。

43. 答案:C 解析:血虚者血少不能上濡头目,故见头晕眼花、面色淡白;血虚不养心神,故见心悸多梦;血少不能濡养经脉肌肤,故可见手足麻木、皮肤干涩;血虚则血海空虚,冲任失充,故见经量少或经闭。心烦失眠为心神受扰之象。故本题选C。

44. 答案:A 解析:燥邪犯肺证与肺阴虚证均有干咳、痰少难咯的表现,但前者属外感新病,常兼有表证,干燥症状突出,虚热之象不明显;后者属内伤久病,无表证,虚热内扰的症状明显。故二者区别在于有无热象。

45. 答案:B 解析:肝阳上亢证为肝阳亢扰于上,肝肾阴亏于下,以眩晕耳鸣、头目胀痛、面红、烦躁、腰膝酸软等为主要表现。由此可知答案应从B、C中选择。其病机属上实下虚,虚实夹杂,以眩晕、头目胀痛、头重脚轻等上亢症状为主,且见腰膝酸软、耳鸣等下虚症状。C只是下虚,B则为上实下虚同见。

46. 答案:B 解析:少阴温病,真阴欲竭,壮火复炽,心中烦,不得卧者,黄连阿胶汤主之。风温、温热、温疫、温毒、冬温,邪在阳明久羁,或已下,或未

下,身热面赤,口干舌燥,甚则齿黑唇裂,脉沉实者,仍可下;脉虚大,手足心热甚于手足背者,加减复脉汤主之。阳明温病,无汗,实证未剧,不可下。小便不利者,甘苦合化,冬地三黄汤主之。阳明温病,下之不通,其证有五:应下失下,正虚不能运药,不运药者死,新加黄龙汤主之。喘促不宁,痰涎壅滞,右寸实大,肺气不降者,宣白承气汤主之。

47. 答案:D 解析:阳明经证是指邪热亢盛,充斥阳明经,弥漫全身,而肠中无燥屎内结。阳明腑证指邪热内盛阳明之里,与肠中糟粕相结,燥屎内结所表现的证候。故两者之间的鉴别要点为有无燥屎内结。

48. 答案:E 解析:毒性指药物对机体所产生的不良影响及损害性。包括急性、亚急性、亚慢性、慢性和特殊毒性如致癌、致突变、致畸胎、成瘾等。毒性反应与副作用不同,它对人体的危害性较大,甚至可危及生命。副作用是指在常用剂量时出现与治疗需要无关的不适反应,一般比较轻微,对机体危害不大,停药后可自行消失。

49. 答案:C 解析:苦味药"能泄、能燥、能坚",即有清泄火热、泄降气逆、具通泄大便、燥湿、坚阴(泻火存阴)等作用。一般来讲,清热泻火、下气平喘、降逆止呕、通利大便、清热燥湿、苦温燥湿、泻火存阴的药物多具有苦味。

50. 答案:E 解析:川贝母与川乌配伍、藜芦与赤芍配伍、肉桂与赤石脂配伍、水银与砒霜配伍,均为相反。

51. 答案:D 解析:A通常用于矿石、化石、贝壳类及需要久煎去毒的药物。B常用于芳香类药物,因其有效成分容易在煎煮时挥发或破坏。C用于刺激性、易漂浮类药物。E则用于胶质类药物。羚羊角为牛科动物赛加羚羊的角,属贵重药材,性咸寒质重,为保证其煎出的有效成分不被其他药物饮片所吸附,须另煎。

52. 答案:D 解析:桂枝发汗解肌,温经通脉,助阳化气,排除A;生姜解表散寒,温中止呕,温肺止咳,排除B;防风祛风解表,胜湿止痛,止痉,排除C;紫苏解表散寒,行气宽中,排除E。辛夷发散风寒,通鼻窍。

53. 答案:D 解析:阳明温病,下之不通,喘促不宁,痰涎壅滞,右寸实大,肺气不降者,宣白承气汤主之。

54. 答案:E 解析:石膏生用清热泻火,除烦止渴;煅用敛疮生肌,收湿,止血,排除A。知母清热泻火,生津润燥,排除B。芦根清热泻火,生津止渴,除烦,止呕,利尿,排除C。天花粉清热泻火,生津止渴,消肿排脓,排除D。栀子泻火除烦,清热利湿,凉血解毒。

55. 答案:D 解析:茯苓利水渗湿,健脾,宁心。槟榔杀虫消积,行气,利水,截疟。猪苓利水渗湿。苦参清热燥湿,杀虫,利尿。皂荚祛顽痰,通窍开闭,祛风杀虫。

56. 答案:A 解析:贯众清热解毒、凉血止血、杀虫。并无止泻、止呕、止咳、止痒之功。

57. 答案:A 解析:温邪上受,首先犯肺,逆传心包。肺主气属卫,心主血属营,辨营卫气血虽与伤寒同,若论治法则与伤寒大异也。

58. 答案:C 解析:白花蛇,又名蕲蛇,其功效为祛风,通络,止痉。

59. 答案:D 解析:砂仁为化湿药,性辛香温散,入脾胃经,善芳化中焦之湿浊,温理脾胃之滞气,功效为化湿行气,温中止呕止泻,安胎。

60. 答案:D 解析:茯苓利水消肿,渗湿,健脾,宁心。车前子利尿通淋,渗湿止泻,明目,祛痰。木通泻火行水,通利血脉。泽泻利水消肿,渗湿泄热。冬瓜皮利水消肿,清热解暑。

61. 答案:E 解析:丹参活血调经,祛瘀止痛,凉血消痈,除烦安神,排除A。牛膝活血通经,补肝肾,强筋骨,利水通淋,排除B。苏木活血疗伤,祛瘀通经,排除C。姜黄活血行气,通经止痛,排除D。虎杖利湿退黄,清热解毒,散瘀止痛,化痰止咳,泻热通便。

62. 答案:D 解析:附子回阳救逆,补火助阳,散寒止痛,排除A。肉桂补火助阳,散寒止痛,温经通脉,引火归原,排除B。干姜温中散寒,回阳通脉,温肺化饮,排除C。高良姜散寒止痛,温中止呕,排除E。吴茱萸散寒止痛,降逆止呕,助阳止泻。

63. 答案:B 解析:柿蒂可降气止呕。香附为"气病之总司,女科之主帅",功效为疏肝解郁,调经止痛,理气调中。乌药功能行气止痛,温肾散寒。木香为"治疗行气止痛的要药",功效为行气止痛,健脾消食。薤白可通阳散结,行气导滞。

64. 答案:A 解析:川楝子行气止痛,杀虫;槟榔杀虫消积,行气,利水,截疟。二者均可杀虫行气。

65. 答案:E 解析:侧柏叶凉血止血,化痰止咳;茜草凉血化瘀止血,通经;排除 A。艾叶温经止血,散寒调经,安胎,炮姜温中止痛,温经止血;排除 B。三七化瘀止血,活血定痛;蒲黄止血,化瘀,利尿;排除 C。紫草凉血,活血,解毒透疹;赤芍清热凉血,散瘀止痛,排除 D。大蓟凉血止血,散瘀解毒消痈;小蓟凉血止血,祛瘀消肿。

66. 答案:D 解析:桃仁善于治疗妇科血瘀经产诸证和跌打损伤所致血瘀、热毒壅聚之肠痈。丹参为妇科要药,有"一味丹参,功同四物"之说。功能活血调经、凉血消痈、安神。对血瘀有热者尤宜。红花既能活血通经治疗经产瘀滞之证,又善祛瘀止痛治疗癥瘕积聚。姜黄功能活血行气、通经止痛,既能破血行气,治疗经闭腹痛、胸胁刺痛;又能祛风散寒,尤长于行肢臂而通痹止痛,善治风寒湿痹肩背疼痛。益母草为"妇科经产要药",常治妇女血瘀经产诸证,兼可治疗水肿、热毒疮肿。

67. 答案:A 解析:紫苏子、白芥子、莱菔子用于痰壅气逆,咳喘痰多,胸闷食少,甚则不能平卧。紫菀、款冬花、川贝母用于肺热咳喘,排除 B。桑叶、贝母、北沙参,用于肺热或燥热伤肺,咳嗽痰少,色黄而黏稠,或干咳少痰,咽痒等,排除 C。杏仁、麻黄、甘草,用于治疗风寒外束,肺气壅遏的喘咳实证,排除 D。杏仁、麻黄、石膏,用于肺热壅盛,高热喘急,排除 E。

68. 答案:E 解析:磁石主治心神不宁,惊悸,失眠,癫痫;头晕目眩;耳鸣耳聋,视物昏花;肾虚气喘。竹茹主治肺热咳嗽,痰热心烦不寐,胃热呕吐,妊娠恶阻;吐血、衄血、崩漏。冰片主治闭证神昏;目赤肿痛,喉痹口疮;疮疡肿痛,疮溃不敛,水火烫伤。心痛及齿痛。牛黄主治温热病热入心包及中风、惊风、癫痫等痰热阻闭心窍诸证;小儿惊风、癫痫、小儿急惊风之壮热神昏、惊厥抽搐等;口舌生疮,咽喉肿痛,牙痛,痈疽疔毒。石菖蒲主治痰蒙清窍,神志昏迷;湿阻中焦,脘腹痞满,胀闷疼痛、噤口下痢;健忘,失眠,耳鸣,耳聋。

69. 答案:B 解析:西洋参补气养阴,清热生津,无特殊炮制方法。白术健脾益气、燥湿利尿、止汗、安胎;生用燥湿利水,炒用补气健脾,炒焦用健脾止泻。黄芪补中益气宜蜜炙用,其他多生用。人参功善大补元气,宜文火另煎兑服。甘草生用可清热解毒,炙用可补中缓急。

70. 答案:B 解析:肉苁蓉补肾助阳、润肠通便。淫羊藿温肾壮阳,祛风除湿。续断补肝肾、强筋骨、续折伤、止崩漏。鹿茸补肾阳、益精血、强筋骨、调冲任、托疮毒。杜仲补肝肾,强筋骨,安胎。

71. 答案:E 解析:玉竹养阴润燥,生津止渴,排除 A。龙眼肉补益心脾,养血安神,排除 B。人参大补元气,补脾益肺,生津,安神益智,排除 C。柏子仁养心安神,润肠通便,排除 D。百合养阴润肺,清心安神。

72. 答案:C 解析:槟榔主治虫积腹痛、泻痢里急后重、水肿等证。花椒长于温中散寒止痛,杀虫止痒,内服治虫积腹痛,外用治疗湿疹瘙痒。乌梅有敛肺止咳、涩肠止泻、生津止渴、安蛔止痛之功效,长于治疗肺虚久咳、阴虚燥咳及蛔虫引起的腹痛、呕吐、四肢厥冷等,为治蛔厥证之要药。使君子为驱蛔杀虫要药,尤宜用治小儿蛔虫、蛲虫。苦楝皮功擅杀虫,治疗蛔虫、钩虫、蛲虫为佳,外用可治疗疥癣。

73. 答案:B 解析:散剂制作简便,便于携带,吸收较快,节省药材,不易变质。

74. 答案:C 解析:九味羌活汤主治外感风寒湿邪,内有蕴热证。以羌活为君,臣以防风、苍术。佐以细辛、白芷、川芎祛风散寒,宣痹止痛。其中细辛善止少阴头痛,白芷善解阳明头痛,川芎长于止少阳、厥阴头痛,此三味与羌活、苍术合用,为本方"分经论治"的基本结构。

75. 答案:A 解析:济川煎的药物组成:当归、牛膝、肉苁蓉、枳壳、泽泻、升麻。芍药不属济川煎的组成药物。

76. 答案:D 解析:半夏泻心汤的药物组成:半夏、黄芩、干姜、人参、甘草、黄连、大枣。小柴胡汤的药物组成:柴胡、黄芩、人参、半夏、甘草、生姜、大枣。两方均有半夏、黄芩、人参、甘草、大枣。

77. 答案:B 解析:凉膈散主治上中二焦火热证。本方证由脏腑积热,聚于胸膈所致,故以上、中二焦见证为主。上焦无形火热炽盛,中焦燥热内结,唯清泻兼施方能切中病情,故治宜泻火通便,清上泄下为法。方中连翘轻清透散,长于清热解毒,透散上焦无形之热,重用为君。黄芩清胸膈郁热,山栀通泻三焦,引火下行;大黄、芒硝泻火通便,荡涤中焦燥热内结,共为臣药。薄荷、竹叶清上焦之热,共为佐药。全方配伍,清上与泻下并行,泻下是为清泄胸膈郁热而设,即所谓"以泻代清"。

78. 答案:A 解析:当归六黄汤主治阴虚火旺盗汗。

79. 答案:B 解析:大建中汤的药物组成:蜀椒、干姜、人参、胶饴。

80. 答案:C 解析:麻黄杏仁甘草石膏汤功属解表。葛根黄芩黄连汤解表清里,主治外感表证未解,热邪入里之腹泻。防风通圣散疏风解表,泄热通便。大柴胡汤和解攻下。凉膈散功属清热。

81. 答案:B 解析:参苓白术散的药物组成:人参、茯苓、白术、山药、甘草、扁豆、莲子肉、薏苡仁、砂仁、桔梗。砂仁为参苓白术散的组成药物。

82. 答案:A 解析:右归丸温补肾阳,填精补血。右归丸中鹿角胶填精补髓,当归补血养肝。

83. 答案:A 解析:真人养脏汤的药物组成:人参、白术、当归、肉豆蔻、肉桂、炙甘草、白芍、木香、诃子、罂粟壳。两方均有肉豆蔻。

84. 答案:C 解析:固冲汤的组成药物:白术、生黄芪、龙骨、牡蛎、山萸肉、杭芍、海螵蛸、茜草、棕边炭、五倍子。五味子不是固冲汤的组成药物。

85. 答案:D 解析:至宝丹清热开窍,化浊解毒。通便非至宝丹的功用。

86. 答案:E 解析:苏子降气汤的药物组成:紫苏子、半夏、川当归、甘草、前胡、厚朴、肉桂、陈皮、生姜、大枣。不包含葶苈子。

87. 答案:A 解析:咳血方的药物组成:青黛、瓜蒌、海石、山栀、诃子。小蓟饮子的药物组成:生地、小蓟、滑石、木通、蒲黄、藕节、淡竹叶、当归、山栀、炙甘草。两方均有山栀。

88. 答案:A 解析:百合固金汤养阴润肺,化痰止咳,主治肺肾阴虚。阴虚生内热,虚火伤及血络,咳痰带血。

89. 答案:E 解析:三仁汤宣畅气机,清利湿热。

90. 答案:C 解析:防己黄芪汤的药物组成:防己、黄芪、白术、甘草。

91. 答案:E 解析:平胃散的药物组成:苍术、厚朴、陈皮、甘草。止嗽散的药物组成:桔梗、荆芥、紫菀、百部、白前、甘草、陈皮。清燥救肺汤的药物组成:桑叶、石膏、人参、甘草、胡麻仁、阿胶、麦冬、杏仁、枇杷叶。玉液汤的药物组成:山药、黄芪、知母、鸡内金、葛根、五味子、天花粉。二陈汤的药物组成:半夏、橘红、茯苓、甘草、生姜、

92. 答案:E 解析:眩晕头痛,胸膈痞闷,恶心呕吐,舌苔白腻,脉弦滑,为风痰上扰之表现。半夏白术天麻汤燥湿化痰,平肝息风,主治风痰上扰。

93. 答案:A 解析:乌梅丸能治久泻、久痢属寒热错杂、正气虚弱证。四神丸主治脾肾虚寒之五更泻。枳实消痞丸主治脾虚气滞,寒热互结。真人养脏汤主治久泻久痢,脾肾虚寒。半夏泻心汤主治胃气不和。

94. 答案:E 解析:太阳病,发汗后,大汗出,胃中干,烦躁不得眠,欲得饮水者,少少与饮之,令胃气和则愈;若脉浮,小便不利,微热消渴者,五苓散主之。少阴病,得之二三日以上,心中烦,不得卧,黄连阿胶汤主之。少阴病,始得之,反发热,脉沉者,麻黄细辛附子汤主之。少阴病,下利清谷,里寒外热,手足厥逆,脉微欲绝,身反不恶寒,其人面色赤,或腹痛,或干呕,或咽痛,或利止脉不出者,通脉四逆汤主之。

95. 答案:A 解析:少阴病,得之二三日以上,心中烦,不得卧,黄连阿胶汤主之。少阴病,二三日不已,至四五日,腹痛,小便不利,四肢沉重疼痛,自下利者,此为有水气。其人或咳,或小便利,或下利,或呕者,真武汤主之。少阴病,下利清谷,里寒外热,手足厥逆,脉微欲绝,身反不恶寒,其人面色赤,或腹痛,或干呕,或咽痛,或利止脉不出者,通脉四逆汤主之。伤寒五六日,中风,往来寒热,胸胁苦满,嘿嘿不欲饮食,心烦喜呕,或胸中烦而不呕,或渴,或腹中痛,或胁下痞硬,或心下悸,小便不利,或不渴,身有微热,或咳者,小柴胡汤主之。

96. 答案:D 解析:妇人宿有癥病,经断未及三月,而得漏下不止,胎动在脐上者,桂枝茯苓丸主之。妇人怀妊,腹中绞痛,当归芍药散主之。妇人咽中如有炙脔,半夏厚朴汤主之。呕而肠鸣,心下痞者,半夏泻心汤主之。夫失精家,少腹弦急,阴头寒,目眩发落,脉极虚芤迟,为清谷、亡血、失精。脉得诸

芤动微紧,男子失精,女子梦交,桂枝加龙骨牡蛎汤主之。

97. 答案:C 解析:头痛恶寒,身重疼痛,舌白不渴,脉弦细而濡,面色淡黄,胸闷不饥,午后身热,状若阴虚,病难速已,名曰湿温。汗之则神昏耳聋,甚则目瞑不欲言;下之则洞泄;润之则病深不解。长夏深秋冬日同法,三仁汤主之。风温、温热、温疫、温毒、冬温,邪在阳明久羁,或已下,或未下,身热面赤,口干舌燥,甚则齿黑唇裂,脉沉实者,仍可下之;脉虚大,手足心热甚于手足背者,加减复脉汤主之。阳明温病,无汗,实证未剧,不可下。小便不利者,甘苦合化,冬地三黄汤主之。夜热早凉,热退无汗,热自阴来者,青蒿鳖甲汤主之。津液不足,无水舟停者,间服增液,再不下者,增液承气汤主之。

98. 答案:B 解析:太阴温病,寸脉大,舌绛而干,法当渴,今反不渴者,热在营中也,清营汤去黄连主之。邪入心包,舌謇肢厥,牛黄丸主之,紫雪丹亦主之。头痛恶寒,身重疼痛,舌白不渴,脉弦细而濡,面色淡黄,胸闷不饥,午后身热,状若阴虚,病难速已,名曰湿温。汗之则神昏耳聋,甚则目瞑不欲言;下之则洞泄;润之则病深不解。长夏深秋冬日同法,三仁汤主之。邪闭心包,神昏舌短,内窍不通,饮不解渴者,牛黄承气汤主之。津液不足,无水舟停者,间服增液,再不下者,增液承气汤主之。

99. 答案:A 解析:患者女性,出现了面色萎黄,神疲乏力,气短懒言,食少便溏,月经淋漓不断,经血色淡的表现,是由于脾气虚弱,脾不能统血而造成月经的变化。血不养体,则面色黄、神疲等。舌脉也符合。

100. 答案:D 解析:肝阳化风是指肝阳上亢,肝风内动。患者肝阳上亢,阴不制阳,阳亢化风,则站立不稳;气血壅滞脉络,则面赤;风动筋脉挛急,阴亏筋脉失养,则舌体颤动;脉弦为阳亢阴虚化风之征。

101. 答案:A 解析:肾气不固证指肾气亏虚,失于封藏、固摄。本题患者3年来怀孕3次,均不足3个月而流产,为肾气亏虚,胎元不固所致;肾气亏虚,腰膝、脑髓、耳窍失养,则腰膝酸软、听力减退、神疲乏力;肾气亏虚,失于封藏,带脉失固,则带下清稀量多;舌淡,脉弱为肾气亏虚,失于充养所致。

102. 答案:A 解析:心气虚弱,鼓动无力,则见心悸;宗气亏虚,气滞胸中,则胸闷;肺气虚,不能输布津液,水液停聚为痰,则咯痰清稀;气虚脏腑功能活动减弱,则见声低乏力、面白神疲;舌淡,脉弱为心肺气虚之征。

103. 答案:E 解析:升麻为升阳举陷要药,且可治疗风热头痛、胃火牙痛等。葛根为治表证发热无汗、头痛、项痛之主药。薄荷治疗外感风热,发热头痛、咽痛目赤、麻疹不透等。柴胡善于疏散少阳半表半里之邪,主治少阳证。菊花发散风热、清肝明目、平肝,主治外感风热之发热头痛,肝火上攻之目疾,肝阳上亢之头痛眩晕等。题干中两目模糊,视物不清为肝火上攻于头面所致;头痛、眩晕为肝阳上亢所致;舌红少苔,脉细弦为肝阳上亢表现。

104. 答案:D 解析:川楝子功可行气止痛、疏肝泄热、杀虫疗癣,主治肝胃气滞或肝郁化火之胁痛,胀闷不舒。橘皮为理气健脾之佳品,善治脾虚气滞之脘腹胀痛、呕恶纳呆及痰湿壅滞之胸膈满闷,呕吐痰涎。木香治疗脾胃气滞之脘腹胀痛、呕逆,大肠气滞之里急后重等证。佛手主治肝气郁结之胁痛、胸闷,肝胃不和之脘腹胀满、呕恶纳呆。枳实为脾胃气分药,治疗食积气滞、痰浊阻滞而见的胸腹胀满。

105. 答案:D 解析:大蓟长于清血分热邪,为治血热出血之要药,尤多用于吐血、咯血及崩漏。地榆为治疗便血、痔血、血痢及崩漏的要药,又善泻火解毒敛疮,为治烫伤之佳品。槐花善清大肠之火热,尤以便血、痔血多用。白茅根功能凉血止血、清热利尿,多用于治疗尿血、热淋、血淋及水肿。侧柏叶可治疗一切出血之证,尤以血热出血疗效为最佳。

106. 答案:D 解析:本题患者气滞血瘀,治疗须行气活血。肉桂补火助阳,散寒止痛,温经通脉,排除A。艾叶温经止血,散寒调经,安胎,排除B。牡丹皮清热凉血,活血祛瘀,排除C。青皮疏肝破气,消积化滞,排除E。川芎活血行气,祛风止痛。

107. 答案:B 解析:朱砂为"安神要药",尤宜于心火亢盛之心神不宁、烦躁不眠。酸枣仁为"养心安神之要药",功效为养心益肝、安神、敛汗,主治阴血不足、心肝两虚之心神不宁、心悸失眠、健忘及体虚自汗、盗汗等。合欢皮解郁安神,活血消肿,适用于忿怒忧郁之烦躁失眠。远志功能"交通心肾",

多治疗心肾不交之心神不宁。磁石可治疗心神不宁、惊悸、肝阳眩晕、肾虚耳鸣喘促等证。

108. 答案:D　解析:党参为治疗脾肺气虚证最常用之品,症见食少便溏、气短咳喘、语声低微、头晕心悸、口渴等。甘草益气补中、清热解毒、祛痰止咳、缓急止痛、调和药性。山药常用于治疗脾虚泄泻、久咳虚喘、妇女带下、遗精。白术功能补气健脾、燥湿利水、固表止汗、安胎,善治脾胃虚弱诸证,如食少便溏、痰饮、水肿、小便不利、自汗,为健脾要药,治痰饮水肿之良药。黄柏为清热燥湿药、多治疗下焦湿热诸证如带下、热淋,又能泻火解毒,治疗疮痈、湿疮等。

109~110. 答案:C、D　解析:脾属土,肾属水,肝属木。土克水,脾病及肾为相乘传变;木克土,土病及木为相侮传变。

111~112. 答案:A、E　解析:肾中所藏之精包含肾阴和肾阳,其有两个来源,一是来源于父母的生殖之精,即"先天之精";二是来源于人出生之后,机体从饮食物摄取的营养成分和脏腑代谢所化生的精微物质,即"后天之精"。"先天之精"和"后天之精"相互补充,才能使肾阴、肾阳生化无穷。痰饮易停滞之所为肺,所以说肺为贮痰之器。

113~114. 答案:E、D　解析:肝肾同源又称乙癸同源,是指①肝藏血,肾藏精,精血同生,故肝阴和肾阴相互滋养,肝肾相生;②肝和肾均内藏相火,相火源于命门;③肝和肾虚实密切相关,相互制约,治疗上多兼顾二脏。古人认为,人体之肾纳象为水,水宜上升;而心纳火象,火应下降,此乃水火既济。

115~116. 答案:B、C　解析:督脉主司生殖,为"阳脉之海"。任脉为"阴脉之海","任主胞胎"。冲脉能调整十二经气血,故有"十二经之海""五脏六腑之海"和"血海"之称。妇女月经与冲脉功能联系密切。带脉有固护胎儿和主司妇女带下的作用。阳维脉联络各阳经,与阴维脉共同起溢蓄气血的作用。

117~118. 答案:E、C　解析:风为百病之长,其性轻扬开泄,易袭阳位,善行数变,主动。寒为阴邪,易伤阳气,凝滞收引。暑为阳邪,其性炎热,升散,易扰心神,易伤津耗气,多夹湿。湿为阴邪,易伤阳气,重浊黏腻,其性趋下,易袭阴位。燥性干涩,易伤肺津。火热为阳邪,其性燔灼趋上,易扰心神,易伤津耗气,易生风动血,易致疮痈。

119~120. 答案:E、A　解析:"恬淡虚无……病安从来。"讲的是精神调节方面的要点。可理解为:身心平静,不会得病。B是干扰项,精神刺激是致病因素。此句话讲的是精神状态与发病的关系。"肉为墙",意即肌肉起着屏障作用。肌肉既可保护内在脏器,缓冲外力的损伤,又可抗拒外邪的侵袭。"肉"为身体的组成部分。此句话讲的是体质与发病的关系。

121~122. 答案:D、C　解析:诸气膹郁,皆属于肺。诸湿肿满,皆属于脾。诸热瞀瘛,皆属于火。诸痛痒疮,皆属于心。诸厥固泄,皆属于下。诸痿喘呕,皆属于上。诸禁鼓栗,如丧神守,皆属于火。诸痉项强,皆属于湿。诸逆冲上,皆属于火。诸胀腹大,皆属于热。诸躁狂越,皆属于火。诸暴强直,皆属于风。诸病有声,鼓之如鼓,皆属于热。诸病胕肿,疼酸惊骇,皆属于火。诸转反戾,水液浑浊,皆属于热。诸病水液,澄澈清冷,皆属于寒。诸呕吐酸,暴注下迫,皆属于热。

123~124. 答案:C、D　解析:食指络脉显于风关是邪气入络,邪浅病轻之象。食指络脉达于气关,其色较深为邪气入经,邪深病重。食指络脉达于命关,为邪入脏腑之象。食指络脉透关射甲则病情凶险,预后不良。正常食指络脉不超出风关。

125~126. 答案:D、C　解析:痿软舌多见于伤阴或气血俱虚。强硬舌多见于热入心包或高热伤津或风痰阻络。吐弄舌属心脾有热。短缩舌为病情危重,可由寒凝筋脉气血俱虚或热盛伤津所致。胖嫩舌多属水湿内停痰湿上泛。

127~128. 答案:C、E　解析:弦脉主疼痛,故在胸痹心痛中会出现弦脉。数脉主热证,心烦不寐患者多为阳热或虚热导致。

129~130. 答案:B、C　解析:风淫证指风邪侵袭人体肌表、经络,卫外机能失常,表现出符合"风"性特征的证候。寒淫证指寒邪侵袭机体,阳气被遏,以恶寒甚、无汗、头身或胸腹疼痛、苔白、脉弦紧等为主要表现的实寒证候。暑淫证指感受暑热之邪,耗气伤津,以发热口渴、神疲气短、心烦头晕、汗出、小便短黄、舌红苔黄干等为主要表现的证候。湿淫证指感受外界湿邪,或体内水液运化失常而形成湿浊,阻遏气机与清阳,以身体困重、肢体酸痛、腹胀腹泻、纳呆、苔滑脉濡等为主要表现的证候。燥淫证指外界气候干燥,耗伤津液,以皮肤、口鼻、咽喉干燥等为主要表现的证候。

131～132. 答案:A、D 解析:久病咳嗽提示为肺虚证,伴呼多吸少,提示肾虚摄纳无权。自汗耳鸣,舌淡脉弱为肺肾虚之象。综合以上可知131题为肺肾气虚证。久病咳喘提示肺气虚;胸闷心悸提示心气虚;伴乏力少气,自汗声低提示气虚证。可知132题为心肺气虚证。

133～134. 答案:A、D 解析:知母归肺、胃、肾经。龟甲归肝、肾、心经。

135～136. 答案:B、A 解析:连翘功可清热解毒、消痈散结,善治疗疮痈、瘰疬,有"疮家圣药"之称。白头翁清热解毒、凉血止痢,为治疗热毒血痢之良药,被誉为"治痢要药"。土茯苓对梅毒或因梅毒服汞剂中毒所致的肢体拘挛者疗效为佳。蒲公英为治疗热毒内外痈肿之常用药,尤善治乳痈。板蓝根功善清热解毒、凉血利咽。

137～138. 答案:E、B 解析:秦艽功效为祛风湿,通络止痛,退虚热,清湿热。川乌功效为祛风除湿,温经止痛。狗脊祛风湿,补肝肾,强腰膝;防己利水消肿,祛风止痛。独活祛风湿,止痛,解表。

139～140. 答案:A、B 解析:吴茱萸主治厥阴头痛,寒疝腹痛,寒湿脚气,经行腹痛,脘腹胀痛,呕吐吞酸,五更泄泻,高血压。薤白主治胸痹疼痛,痰饮咳喘,泻痢后重。

141～142. 答案:C、A 解析:正水,关乎于肾,肾阳虚不能蒸化水湿,故水湿停滞,泛溢肌肤则浮肿;水湿上逆犯肺则喘;肾阳弱,失于温养,则可表现为腰膝酸冷,脉迟。石水,是皮水进一步加重所致,其病机为肾阳衰微,水湿不能蒸化,凝聚下焦,则小腹结满,小便不利,腰膝酸冷;不能上逆于肺,则不喘。

143～144. 答案:B、E 解析:金铃子散行气疏肝,活血止痛,主治肝郁化火胁痛。龙胆泻肝汤泻肝胆实火,清下焦湿热,主治肝胆实火胁痛。

145～146. 答案:A、E 解析:大柴胡汤和解少阳,内泻热结。配伍大黄以泻热结,药力缓急止痛。

147～148. 答案:E、D 解析:生脉散的药物组成:人参、麦冬、五味子;四君子汤的药物组成:人参、白术、茯苓、甘草。四逆散的药物组成:柴胡、芍药、甘草、枳实;四逆汤的药物组成:附子、干姜、甘草。生脉散与四君子汤的组成中均含有人参。四逆散与四逆汤的组成中均含有甘草。

149～150. 答案:E、D 解析:舟车丸行气逐水。保和丸消食化滞,理气和胃。枳实消痞丸消痞除满,健脾和胃。木香槟榔丸行气导滞,攻积泄热。枳实导滞丸消食导滞,清热祛湿。

第二单元

1. 答案:E 解析:弛张热体温常在39℃以上,波动幅度大,24小时内波动范围超过2℃,但都在正常水平以内,常见于败血症、风湿热、肺结核及化脓性炎症等。

2. 答案:D 解析:通过咳嗽可以清除呼吸道分泌物及气道内异物。夜间咳嗽常见于左心衰竭和肺结核患者,引起夜间咳嗽的原因,可能与夜间肺淤血加重及迷走神经兴奋性增高有关。

3. 答案:A 解析:哮喘是机体由于外在或内在的过敏原或非过敏原等因素,通过神经体液而导致气道可逆性的痉挛。临床上表现为屡次反复的阵发性胸闷,伴哮鸣音及以呼气为主的呼吸困难或兼有咳嗽。

4. 答案:C 解析:引起抽搐的非感染性疾病有:①缺氧。②中毒:外源性中毒,如药物、化学物;内源性中毒,如尿毒症、干性脑病等。③代谢性疾病。④心血管疾病。⑤物理损伤。⑥癔症性抽搐。

5. 答案:E 解析:既往史包括患者既往的健康状况和过去曾经患过的疾病(包括各种传染病)、外伤手术、预防注射、过敏情况,特别是与目前所患疾病有密切关系的情况。

6. 答案:C 解析:瞳孔缩小常见于虹膜炎、有机磷农药中毒、吗啡的影响等;瞳孔扩大多见于阿托品类药物影响、外伤、青光眼绝对期、濒死状态。而伴有意识障碍的是C、D、E。

7. 答案:A 解析:膈下游离气体影见于胃肠道穿孔。B见肠道扩张,胀气,有团块影;C可见杯口状影;D见肝区影模糊,下腹部可有高密度影;E见结肠区有团块影。

8. 答案:D 解析:血小板减少见于血小板减少

性紫癜、脾功能亢进、再生障碍性贫血和白血病等。A 对血小板影响不大，B、C 以血红蛋白减少为常见。

9. 答案：A　解析：胸部叩诊音可分为清音、鼓音、浊音和实音，在强度、音调、时限和性质方面具有各自的特点。取仰卧位，检查者以稍微弯曲而并拢的四指，连续迅速地冲击病人上腹部，若听到胃内气体与液体相撞击而发出的声音，称振水音。正常人仅在饭后多饮时出现，如空腹或饭后 6～8 小时以上，胃部仍有振水音，则提示胃排空不良，见于幽门梗阻、胃扩张。

10. 答案：B　解析：当有阻塞性肺气肿时，可见胸廓呈桶状，肋间隙增宽，呼吸动度减弱，语音共振减弱。双肺叩诊过清音，肺下界下降，并移动度变小。心浊音界缩小或消失，肝浊音界下移。肺泡呼吸音普遍性减弱，呼气相延长，双肺底可听到湿啰音。

11. 答案：E　解析：有时二尖瓣狭窄的杂音在一般体位不易听到，转到左侧卧位，尤其是刚转体位后 6～10 次心跳方能听到。

12. 答案：D　解析：心包摩擦音与心搏一致，屏气时摩擦音仍存在，可据此与胸膜摩擦音相鉴别。见于各种感染性心包炎，也可见于急性心肌梗死、尿毒症、心脏损伤后综合征和系统性红斑狼疮等非感染性情况。当心包腔有一定积液量后，摩擦音可消失。

13. 答案：D　解析：胸壁疾病所致的胸痛常固定在病变部位，且局部有压痛，如胸肌劳损、皮下蜂窝组织炎；带状疱疹所致胸痛，可见成簇的水疱沿一侧肋间神经分布伴剧痛，且疱疹不超过体表中线；流行性胸痛是由 B 组柯萨奇病毒所引起的急性发热性传染病，上腹部和下胸部疼痛，伴有发热。颈椎病主要症状是头、颈、肩、背、手臂酸痛，颈部僵硬。

14. 答案：E　解析：自肺开始叩诊肝脏浊音界，当由清音转为浊音时，即为肝上界。此处相当于被肺遮盖的肝顶部，故又称肝相对浊音界。而再向下叩 1～2 肋间，则浊音变为实音，此处的肝脏不再被肺所遮盖而直接贴近胸壁，称肝绝对浊音界，排除 B。

15. 答案：C　解析：腹腔内有较多的液体存留时，因重力作用，液体多潴积于腹腔的低处，故在此处叩诊呈浊音，因体位不同而出现浊音区变动的现象，称移动性浊音。这是发现有无腹腔积液的重要检查方法。当腹腔内游离腹水在 1000mL 以上时，即可查出移动性浊音。A、B、D、E 都不产生腹腔积液。

16. 答案：D　解析：叩击痛阳性见于脊柱结核、脊椎骨折及椎间盘突出等。叩击痛的部位多为病变部位。如有颈椎病或颈椎间盘脱出症，间接叩诊时可出现上肢的放射性疼痛。A、B、C、E 可见脊柱叩击痛为阳性。

17. 答案：D　解析：浅反射有角膜反射、腹壁反射、提睾反射。A、B、C、E 为深反射。

18. 答案：C　解析：白细胞总数的增、减主要受中性粒细胞的影响。中性粒细胞增多的原因主要有感染、严重组织损伤、急性大出血溶血、中毒、恶性肿瘤等。A、B、D、E 导致白细胞总数减少。

19. 答案：D　解析：天门冬酸氨基转移酶（AST）的正常参考值为 10～40U/L。AST 增高情况可以反映出组织损害和坏死程度。AST/ALT 比值正常约为 1.5，急性或轻型肝炎时比值降低为 0.56 左右，在急性病程中 AST/ALT 升高往往预示重型肝炎。

20. 答案：E　解析：血糖病理性增高：①各型糖尿病；②内分泌疾病：如甲状腺功能亢进症、巨人症、肢端肥大症、皮质醇增多症、嗜铬细胞瘤和胰高血糖素瘤等；③应激性因素：如颅内压增高、颅脑损伤、中枢神经系统感染、心肌梗死、大面积烧伤、急性脑血管病等；④药物影响：如噻嗪类利尿剂、口服避孕药、泼尼松等；⑤肝脏和胰腺疾病：如严重的肝病、坏死性胰腺炎、胰腺癌等；⑥其他：如高热、呕吐、腹泻、脱水、麻醉和缺氧等。

21. 答案：A　解析：肝癌中原发性肝癌常见，原发性肝癌的组织学类型有肝细胞型、胆管细胞型及混合型，其中肝细胞型最多见。C、D、E 均为肝癌的大体分型。

22. 答案：D　解析：他巴唑治疗甲亢的重要副作用为粒细胞减少，往往突然发生且为致命性。可见于初始用药 2～3 个月之内或减量过程中。

23. 答案：D　解析：治疗布鲁菌病，成人及 8 岁以上儿童 WHO 首选多西环素（又称强力霉素）联合利福平或多西环素联合链霉素。如果不能使用上述的药物或效果不佳,可采用多西环素联合复方新诺明治疗,也可采用利福平联合氟喹诺酮类药物。8岁以下儿童可采用利福平联合复方新诺明治行,也可采用利福平联合氨基糖苷类药物治疗。孕妇可采用利福平联合复方新诺明治疗。

24. 答案:C 解析:根据《中华人民共和国传染病防治法》及其实施细则,将法定传染病分为三类:甲类、乙类和丙类。其中,鼠疫和霍乱属于甲类,风疹和流行性感冒属于丙类,2003年4月卫生部通知,将传染性非典型肺炎列入法定传染病管理,按乙类传染病管理。

25. 答案:C 解析:急性肝炎大多有轻中度肝肿大,质地软,常有触痛或叩击痛,脾可轻度肿大,部分有黄疸。没有胆囊增大。

26. 答案:D 解析:目前抗HIV的药物可分为3大类:核苷类逆转录酶抑制剂、非核苷类逆转录酶抑制剂和蛋白酶抑制剂。核苷类逆转录酶抑制剂包括齐多夫定、双脱氧胞苷、双脱氧肌苷、拉米夫定和司他夫定等,A、B、C、E等均用于艾滋病治疗;而阿糖腺苷主要应用于疱疹病毒感染的抗病毒治疗,对艾滋病治疗无效。

27. 答案:D 解析:流行性乙型脑炎主要分布在亚洲远东和东南亚地区,经蚊传播,多见于夏秋季,临床上急起发病,有高热、意识障碍、惊厥、强直性痉挛和脑膜刺激征等,重型患者病后往往留有后遗症。野鼠是流行性出血热的传染源。

28. 答案:B 解析:在伤寒流行季节和地区有持续性高热(40~41℃)为时1~2周以上并出现特殊中毒面容,相对缓脉,皮肤玫瑰疹,肝脾肿大,周围血象白细胞总数低下,嗜酸性粒细胞消失,骨髓象中有伤寒细胞(戒指细胞),可临床诊断为伤寒。确诊标准:从血、骨髓、尿、粪便、玫瑰疹刮取物中,任一种标本分离到伤寒杆菌,或血清特异性抗体阳性,肥达氏反应"O"抗体凝集效价≥1:80,"H"抗体凝集效价≥1:160,恢复期效价增高4倍以上者。

29. 答案:A 解析:腹痛、腹泻、黏液脓血便,伴发热恶寒,符合细菌性痢疾的典型症状。阿米巴痢疾多不发热,粪便检查为暗红或果酱色血便,排除B;急性胃肠炎无发热症状,大便多为黄色水样便,排除C;流行性脑脊髓炎无典型的胃肠道症状,排除D;霍乱一般无发热,多数不伴腹痛(O_{139}血清型发热、腹痛比较常见),粪便检查可见黏液和少许的红、白细胞,可初步排除E。

30. 答案:B 解析:对霍乱接触者需留观5天,待连续3次大便阴性方可解除隔离。

31. 答案:B 解析:医学伦理学以医务工作者的道德为主要研究对象,并对医学发展中出现的各种医学道德现象、道德问题进行研究。

32. 答案:D 解析:中国古代医德思想:仁爱救人,赤诚救世的行医宗旨;不图名利,清廉正直的道德品质;普同一等,一心赴救的服务态度;尊重同道,谦和不矜的医疗作风;注重自律,忠于医业的献身精神。

33. 答案:E 解析:医学道德规范的含义是在医学道德原则指导下所制定的行为准则和具体要求,也是培养医务人员医德品质的具体标准。

34. 答案:B 解析:医学辅助检查是运用现代物理化学方法、手段进行医学诊断的一门学科,主要研究如何通过实验室技术、医疗仪器设备为临床诊断、治疗提供依据。但所有的方法都有其适用范围,并非是诊断所必需的主要的依赖条件,对疾病的诊断还是需要结合疾病的特点。

35. 答案:B 解析:社会舆论、内心信念、传统习俗是医德评价的方式;医德评价的标准是疗效标准、社会标准和科学标准。

36. 答案:E 解析:2002年4月1日,荷兰安乐死法律正式生效,成为世界上第一个承认安乐死合法的国家。

37. 答案:C 解析:卫生法的立法宗旨和最终目的是保护公民健康。

38. 答案:A 解析:卫生行政法规是国务院发布的关于卫生行政管理方面的规范性文件,如《医疗机构管理条例》《中医药条例》《麻醉药品管理办法》《医疗事故处理条例》等。

39. 答案:C 解析:《医师法》第十三条:取得医师资格的,可以向所在地县级以上地方人民政府卫生健康主管部门申请注册。除有本法规定不予注册的情形外,卫生健康主管部门应当自受理申请之日起二十个工作日内准予注册,将注册信息录入国家信息平台,并发给医师执业证书。

40. 答案:B 解析:卫生法民事责任是指医疗机构和卫生工作人员或从事与卫生事业有关的机

构违反法律规定侵害公民的健康权时,应向受害人承担损失赔偿的责任。承担民事责任的方式有:①停止侵害;②排除妨碍;③消除危险;④返还财产;⑤恢复原状;⑥修理、重做、更换;⑦赔偿损失;⑧支付违约金;⑨消除影响、恢复名誉;⑩赔礼道歉。卫生法所涉及的民事责任以赔偿损失为主要形式。

41. 答案:D 解析:精神药品是指直接作用于中枢神经系统,使之兴奋或抑制,连续使用能产生依赖性的药品(依据精神药品使人体产生依赖性和危害人体健康的程度,分为第一类和第二类)。

42. 答案:B 解析:《处方管理办法》第二十三条规定:为门(急)诊患者开具的第一类精神药品注射剂,每张处方为1次常用量;控缓释制剂,每张处方不得超过7日常用量;其他剂型,每张处方不得超过3日常用量。哌甲酯用于治疗儿童多动症时,每张处方不得超过15日常用量。

43. 答案:A 解析:《传染病防治法》第二条规定,传染病防治管理原则是"防治结合、分类和理、依靠科学、依靠群众"。

44. 答案:E 解析:根据《药品管理法》,过期药品为劣药。《药品管理法》第七十五条规定:生产、销售劣药构成犯罪的,依法追究刑事责任。本例结果造成患者服用后死亡已构成犯罪,按照《关于办理生产、销售假药和劣药刑事案件应用法律若干解释》第三条,应当认定为《刑法》第一百四十二条规定的"后果特别严重",处10年以上有期徒刑或无期徒刑,并处罚金。

45. 答案:A 解析:《医院感染管理规范(试行)》第一条提出:为加强医院感染管理,有效预防和控制医院感染,保障医疗安全,提高医疗质量,制定本规范。

46. 答案:E 解析:发生医疗纠纷,医患双方可以通过下列途径解决:①双方自愿协商;②申请民事调解;③申请行政调解;④向人民法院提起诉讼;⑤法律、法规规定的其他途径。

47. 答案:C 解析:头痛伴呕吐,常见于脑膜炎、脑炎、脑肿瘤等引起的颅内压增高。A多有不洁饮食、药物或冷热变化等诱因,伴有上腹部不适;B应见典型的右上腹疼痛,Murphy征(+),厌油腻食物或夜间易发作;C常有颅内高压和感染表现,发热、头痛、喷射性呕吐、视乳头水肿等表现;D前驱链球菌感染后经1~3周无症状间歇期而急性起病,表现为水肿、血尿、高血压及程度不等的肾功能受累;E为甲状腺功能亢进最严重的并发症,多发生在甲亢未治疗或控制不良的患者,在感染、手术、创伤或突然停药后,出现以高热、大汗、心动过速、心律失常、严重吐泻、意识障碍等为特征的临床综合征。

48. 答案:D 解析:急性肺水肿多有急性左心衰、高度二尖瓣狭窄等心脏病史。主要有心悸气短,不能平卧,咳嗽,咯粉红色泡沫样痰等症状。该患者病史、临床症状明显符合诊断。

49. 答案:A 解析:患者右侧胸廓较左侧饱满,叩诊出现鼓音,考虑右侧气胸可能,同时气管向左偏移更支持这一诊断。B气管向左侧偏移,但叩诊多浊音或实音;C气管多居中,叩诊浊音;D气管多居中,叩诊过清音;E叩诊为实音。

50. 答案:C 解析:A为心尖部舒张期隆隆样杂音;B为心尖部收缩期吹风样杂音;D为胸骨右缘第2~3肋间收缩期杂音;E为胸骨右缘第2~3肋间舒张期杂音。

51. 答案:C 解析:振水音阳性为胃部积液所致,排除B、D、E。A有腹痛腹胀、呕吐,腹部有肠型、蠕动波,有时可触及包块,肠鸣音亢进或消失。C多有溃疡病史,吐出物通常为数小时以前所进的饮食或宿食,不含胆汁,有腐败酸味,呕吐逐渐频繁,腹部饱满并诉有移动性包块,能看见胃型和自左向右移动之胃蠕动波,叩诊上腹鼓音,振水音明显。能听到气过水声,但很稀少,Chvostek和Trousseau征阳性。

52. 答案:C 解析:体温骤然升至39℃以上,持续数日后又骤然下降至正常水平,高热期与无热期各持续若干日后即有规律地交替一次,见于回归热、霍奇金病、周期热等。

53. 答案:D 解析:金属调的咳嗽可由于纵隔肿瘤或支气管癌等直接压迫气管所致,咳嗽伴胸痛多见于肺炎、胸膜炎、支气管癌、自发性气胸等。故该患者应首选考虑支气管癌。

54. 答案:A 解析:霍乱的腹泻为无痛性、无里急后重感,每日大便次数甚至难以计数,量多,每天2000~4000ml,严重者8000ml以上,初为黄水样,不久转为米泔水水样便,少数患者有血性水样便或柏油样便。腹泻后出现喷射性呕吐,初为胃内容物继而水样、米泔样,由于剧烈泻吐,体内大量液体及电解质丢失而出现脱水表现,轻者口渴,眼窝稍陷,唇舌干燥,重者烦躁不安,眼窝下陷,两颊深凹,精神呆滞,皮肤干而皱缩失去弹性,嘶哑,四肢冰凉,体温下降,故血液浓缩,脉搏细弱,心音低钝,血压下降。

55. 答案:E 解析:肝硬化、右心功能不全、缩窄性心包炎、肾病综合征都可引起腹水,表现为腹部膨隆,但会随着体位的变动而改变。肠麻痹为全腹腔肠道的胀气导致的腹部膨隆,随着体位的变动而改变不明显。

56. 答案:D 解析:冠心病多以心肌缺血、心绞痛发作为表现;高血压性心脏病有高血压病史,并出现心脏改变;风心病有风湿病史,累及到心脏出血相应的症状,一般很少累及肺动脉瓣;肺心病有肺部基础疾病,桶状胸提示有肺气肿,并对心脏产生了病理改变,如肺动脉瓣区的杂音;心肌炎多由病毒感染引起,心肌细胞受损,心功能降低。

57. 答案:E 解析:影像学上结合解剖特点将肺炎分为:大叶性(肺泡性)肺炎、小叶性(支气管性)肺炎、间质性肺炎。在大叶性肺炎、转移性肿瘤胸片上大多为全肺改变,干酪样肺炎多伴低热、乏力、消瘦等结核表现。间质性肺炎为间质的改变。结合本题临床和胸透,应首先考虑小叶性肺炎。

58. 答案:E 解析:干啰音是由于气流通过狭窄或部分阻塞的气道所发出的声音。病理基础为气道黏膜充血水肿、分泌物增加、平滑肌痉挛、管腔内异物、肿瘤、肉芽肿以及管壁外淋巴结或肿瘤压迫等。干啰音在吸气相与呼气相都能听到,但呼气相尤为明显,持续时间较长,声音响度和性质容易改变,部位也易变换。低音调的干啰音称为鼾音,如同熟睡中的鼾声,多发生于气管或主支气管。高音调的干啰音起源于较小的支气管或细支气管,类似于鸟叫、飞箭或哨笛音,通常称为哮鸣音。

59. 答案:E 解析:患者多食,排便次数增加,收缩压升高,舒张压降低,双眼突出,诊断为甲状腺功能亢进症。心律失常为甲状腺功能亢进症临床表现中,心血管系统的体征之一,以心房颤动、房性早搏等房性心律失常多见。心律不齐,脉搏短细常见于心房颤动。故患者可诊断为甲状腺功能亢进症伴心房纤颤。

60. 答案:E 解析:有长期的肝病史,且乏力,腹胀,反复齿龈出血(凝血功能障碍),下肢水肿(静脉回流压力升高),呕血(侧枝循环破裂)等均提示患者可能患有肝硬化。应首先考虑肝性昏迷。

61. 答案:C 解析:新婚妇女若不注意外阴卫生,尿道附近的细菌很容易进入尿道和膀胱,甚至随尿液反流入肾盂,引起上尿路感染,症状为发热、尿路刺激征,尿中白细胞增多或白细胞管型。诊断为急性肾盂肾炎。膀胱炎很少出现白细胞管型。

62. 答案:C 解析:巨幼红细胞性贫血骨髓象增生明显活跃,以红细胞系增生为主,各期幼红细胞均出现巨幼变。

63. 答案:C 解析:该患者有糖尿病病史,昏迷,pH值低于7.35,血糖在16.7~33.3mmol/L,呼气有烂苹果味,应首先考虑糖尿病酮症酸中毒。

64. 答案:A 解析:该患者心悸、消瘦2年,血糖值正常,有结节性甲状腺肿,应考虑甲状腺功能亢进,出现心脏增大,房颤律,心尖部Ⅱ级收缩期杂音,最可能的诊断是甲亢性心脏病。

65. 答案:B 解析:慢性支气管炎诊断标准为:慢性或反复发作的咳嗽、咳痰或伴喘息,每年发病至少持续3个月,并连续两年或两年以上者,排除其他心肺疾病即可诊断。如在1周内出现咳、喘、痰中的任何一项均可诊断为慢性支气管炎急性发作。

66. 答案:B 解析:患者病程短,仅2天,2天后就出现胸痛,伴咳嗽,痰中带血,排除C、D;无喘息,呼吸困难,哮鸣音,排除E;伴高热寒战,考虑炎症可能大。急性支气管炎临床以咳嗽伴(或不伴)有支气管分泌物增多为特征。而痰中带血是肺炎的一种表现。

67. 答案:B 解析:该患者中老年男性,有慢性支气管炎病史,近期有咳嗽、痰中带血,并有胸闷、气急、胸痛等,X线见肺门阴影增大,考虑原发性支气管肺癌可能性大。A为肺纹理增粗、紊乱;C、D、E应有发热。

68. 答案:C 解析:患者为女性,心悸、气促2个月,咯粉红色泡沫痰。面颊暗红,口唇紫绀,听诊心尖隆隆样舒张期杂音,考虑二尖瓣狭窄可能性大。A应有肺气肿等肺部疾病体征;B多为中老年男性,且一般应有胸痛;D心搏增强;E听诊应为浊音。

69. 答案：D 解析：急进型高血压是指病情一开始即为急剧进展，或经数年的缓慢过程后突然迅速发展。常见于40岁以下的青年人和老年人，早期可没有自觉症状，或仅有头痛，以清晨为重，并常因极度疲劳、精神过度紧张、寒冷刺激、更年期内分泌失调等诱因，血压突然升高，舒张压超过130mmHg，检查眼底可见视网膜出血、渗出或视乳头水肿，还可能出现心功能不全的表现。

70. 答案：E 解析：A 按压后疼痛程度减轻，多无生命体征的明显改变；B 多出现腹膜炎体征：腹壁紧张，压痛、反跳痛，肠鸣音减弱；C 常有暴饮暴食史，上腹部有压痛、反跳痛，血清淀粉酶升高；D 硝酸甘油片含服多缓解。心肌梗死常为心前区疼痛，有时会以上腹部疼痛为表现，生命体征变化明显，可做心电图检查，明确诊断。

71. 答案：E 解析：中年患者，上腹部胀痛，与饮食有关，偶反酸、嗳气，应为胃部疾病，结合病史，应为慢性胃炎。胃溃疡腹痛常有规律，为进食后痛；胆囊炎、心绞痛疼痛性质、部位与本例不符。

72. 答案：D 解析：结合患者上腹痛、饥饿痛且进食后减轻的临床表现可初步诊断为十二指肠溃疡，近来腹胀加剧、呕吐后减轻、上腹部振水音，系因食物无法从幽门口向小肠运动，应考虑为十二指肠溃疡的重要并发症之一——幽门梗阻导致。A、B、C、E 不会造成该患者的梗阻症状。

73. 答案：A 解析：患者有上腹部疼痛，并触及肿块，即可基本排除 B、C、D、E。黑便是较大量胃肠道出血的表现，排除 B、D。结合患者的年龄和黑便表现，考虑胃癌。

74. 答案：B 解析：肝硬化失代偿期门脉高压的表现：肝脾肿大、侧支循环的建立、腹水。结合本题，蜘蛛痣为肝硬化的特征性体征，排除 A、C、D、E。

75. 答案：C 解析：急性膀胱炎发病急骤，常在过于劳累、受凉、长时间憋尿、性生活后发病，病程一般持续1~2周自行消退或治疗后消退。其特点是发病"急"、炎症反应"重"、病变部位"浅"。常见的症状有尿频、尿急、尿痛、脓尿和终末血尿，甚至全程肉眼血尿。患者肾区无叩击痛，排除 A、B、D、E；尿中白细胞(++)，菌培养为大肠杆菌，排除 B、E；急性起病，排除 B、D、E。

76. 答案：E 解析：急性白血病骨髓象有核细胞显著增多，巨核细胞减少，排除A；再生障碍性贫血骨髓象巨核细胞很难找到或缺如，排除B；脾功能亢进时，脾大是特征性的临床表现之一，排除C；过敏性紫癜血小板计数正常，排除D。该患者临床表现及骨髓象都与原发免疫性血小板减少症相符。

77. 答案：E 解析：1 型糖尿病应用胰岛素治疗的常见并发症是胰岛素应用过量导致低血糖，进而昏迷。A、B 亦为糖尿病常见并发症，但与本题背景不符；C、D 与本题关系不大。

78. 答案：A 解析：大发作又称全身性发作，半数有先兆，如上腹部不适。发作时有些病人先发出尖锐叫声，后意识丧失而跌倒，又全身肌肉强直、呼吸停顿，数秒钟后，出现阵挛性抽搐，抽搐后全身松弛或进入昏睡（昏睡期），此后意识逐渐恢复。B 无全身痉挛现象；C 以不规则及不协调动作如吮吸、咀嚼、寻找为主；D 的特点为一侧口角、手指或足趾的发作性抽动或感觉异常；E 发作时间大于30分钟。

79. 答案：A 解析：A 有大蒜味，且瞳孔缩小。B 瞳孔扩大；C 呼气时有烂苹果味；D 由于代谢物蓄积，水、电解质和酸碱平衡紊乱，以致内分泌功能失调而引起机体出现的一系列自体中毒症状；E 有肝臭味。

80. 答案：D 解析：流行性脑脊髓膜炎临床表现为发热、头痛、呕吐、皮肤黏膜瘀点瘀斑及颈项强直等脑膜刺激征，多发于5岁以下儿童，根据题干描述，首先考虑流行性脑脊髓膜炎。急性白血病发热无特异性，特异性皮肤损害表现为弥漫性斑丘疹、紫蓝色皮肤结节或肿块等。流行性乙型脑炎无皮肤黏膜出血、瘀血。中毒型菌痢无脑膜刺激征，皮肤无出血。中毒型菌痢无脑膜刺激征，皮肤无出血。结核性脑膜炎一般表现为结核中毒症状，多为低热。

81. 答案：B 解析：淤胆型肝炎表现初起类似急性黄疸型肝炎，出现发热、黄疸、消化道症状，但自觉症状较轻，皮肤瘙痒，大便发白，常伴有明显肝脏肿大，肝功能检查总胆红素（正常值 17.1~34.2μmol/L）增加，以直接胆红素增加为主。

82. 答案：E 解析：患者1年前患急性乙型病毒型肝炎，经治疗后现反复轻度乏力、厌食油腻、肝区不适。体检肝肋下无触及，轻度触痛。ALT43U/L，

HBsAg(+),HBeAg(-),抗HBcAg(+),抗HBc-IgM(+),抗HBs(-),抗HBe(-),可诊断为慢性乙型肝炎。注射乙肝疫苗不是治疗原则。

83. 答案:C 解析:患者,高热、头痛、腰痛4天,少尿2天而入院。体检:体温38.9℃,血压75/45mmHg,球结膜水肿,颈部散在小出血点。血白细胞 19×10^9/L,尿红细胞(++),尿蛋白(+++),镜下见白细胞管型。可诊断为流行性出血热,其治疗:"三早一就"原则即早发现患者、早休息、早治疗(就地有条件的单位治疗);合理的体液疗法;抗病毒治疗;综合治疗。不应输血。

84. 答案:A 解析:艾滋病诊断标准为:患者有不洁性接触、静脉吸毒史、输入血液制品、亲密接触艾滋病患者或HIV携带者等病史,出现发热、乏力、咽痛、全身不适等上呼吸道感染症状或疱疹病毒感染或白色念珠菌感染,肝脾肿大;外周血白细胞及淋巴细胞总数起病时下降,CD_4^+T淋巴细胞计数减少小于$200/mm^3$,或$200\sim500/mm^3$。患者反复口腔白斑半年,曾有不洁性交史。乏力、咳嗽、腹泻,全身浅表淋巴结肿大,咽喉充血,肝脾肋下未触及。外周血白细胞和CD_4^+T淋巴细胞计数均减少,应首先考虑为艾滋病。

85. 答案:E 解析:患者HIV阳性,但无任何不适症状,为艾滋病毒携带者。因此尚不需抗病毒治疗,定期随访,故排除A、B。艾滋病病毒携带者应做好预防保护,切断传播途径工作而非隔离患者,排除C。目前国际上尚无有效的HIV疫苗,排除D。

86. 答案:A 解析:布鲁菌病多缓慢起病,主要症状为发热、多汗、乏力、肌肉和关节疼痛、睾丸肿痛等。发热多为不规则热,仅5%~20%出现典型波状热。波状热热型特点为:发热2~3周后,间歇数天至2周,发热再起,反复多次,故本病又称"波状热"。多汗亦为本病突出的症状之一,常于夜间或凌晨热退时大汗淋漓。几乎全部病例都有乏力症状。肌肉和关节痛常较剧烈,为全身肌肉和多发性、游走性大关节疼痛,也可表现为滑膜炎、腱鞘炎、关节周围炎。

87. 答案:D 解析:患者短时间内出现频繁腹泻,但无腹痛及里急后重,同时有呕吐,而这比较像霍乱的表现,但为了确定细菌的类别,需要进行进一步的检查,而A、B、C不具有代表性,只有应用悬滴实验,才能确定是否为霍乱弧菌。

88. 答案:D 解析:患者发热,头痛伴呕吐,体温40℃,血压50/30mmHg,浅昏迷,皮肤广泛瘀点、瘀斑,融合成片,面色苍白,四肢发冷。血白细胞22×10^9/L,中性粒细胞0.9,淋巴细胞0.1。可诊断为流行性脑脊髓膜炎爆发型,因此应选用强有力的抗生素。

89. 答案:C 解析:伤寒诊断依据为:流行地区或伤寒患者接触史,持续发热1周以上,表情淡漠。腹胀,相对缓脉,玫瑰疹,肝脾肿大,并发肠出血或肠穿孔。实验室检查白细胞数减少,淋巴细胞相对增多,嗜酸性粒细胞减少或消失。肥达反应阳性,确诊依据为检查出伤寒杆菌。早期以血培养为主,后期考虑骨髓培养。

90. 答案:E 解析:患者发热20天,体温39℃左右,伴腹胀、乏力就诊。脾肋下可触及,白细胞数减少,淋巴细胞相对增多,考虑诊断为伤寒,故应该做肥达反应来确诊。

91. 答案:C 解析:急性普通型痢疾表现为:起病急,高热,畏寒,体温可达39℃,伴全身不适。早期有恶心、呕吐,阵发性腹痛,便前加重,便后缓解;腹泻,先为稀便,迅速转为黏液脓血便,每日十余次,量少,伴里急后重。左下腹压痛及肠鸣音亢进。严重者可伴有脱水、酸中毒、电解质紊乱及周围循环衰竭。

92. 答案:A 解析:急性细菌性痢疾普通型治疗应根据药敏实验选择抗生素,经验治疗首选氟喹诺酮类药物,治疗效果不佳者可选用第三代头孢菌素。

93. 答案:E 解析:霍乱的诊断标准为:有吐泻等临床表现甚至出现不同程度的脱水貌,粪便培养霍乱弧菌阳性者;临床表现典型,有潜伏期内接触史,且可除外其他病原引起的腹泻者;流行期间,在疫区内有密切接触史并在5天内出现腹泻者。凡符合上列三项之一者可诊断为霍乱。

94. 答案:B 解析:症状消失后2天,隔日大便培养1次,连续3次阴性为霍乱的隔离期限;自发病之日起3周为病毒性肝炎的隔离期限;症状消失,粪便阴性后,连续2次培养阴性者为细菌性痢疾的隔离期限;症状消失后5天,粪便阴性后,间断2次培养阴性为伤寒的隔离期限;隔离至体温正常为流行性出血热的隔离期限。

95. 答案：B　解析：脑出血以50岁以上的高血压患者多见，男性发病多于女性，通常在情绪激动和过度用力时急性起病。发病时血压明显升高，突然出现剧烈头痛、头晕、呕吐，意识障碍和神经缺失症状常在数分钟至数小时内达高峰。

96. 答案：B　解析：颅脑CT可显示血肿的部位和形态以及是否破入脑室。血肿灶为高密度影，边界清楚，血肿被吸收后显示为低密度影。对进展型脑出血病例进行动态观察，可显示血肿大小变化、血肿周围的低密度水肿带、脑组织移位和梗阻性脑积水，对脑出血的治疗有指导意义。MRI可明确出血部位、范围、脑水肿和脑室情况。除高磁场强度条件下，急性期脑出血不如CT敏感。脑血管造影脑血管造影（DSA或MRA）可以除外动脉瘤、血管畸形。脑脊液检查不做常规检查，以免诱发脑疝。其他检查有一般检查、凝血功能检查、血液生化检查、心电图等。

97. 答案：B　解析：丘脑出血上、下肢瘫痪程度基本均等；眼球上视障碍，可凝视鼻尖，瞳孔缩小，对光反射消失。壳核出血可出现典型的"三偏"征，即对侧偏瘫、对侧偏身感觉障碍和对侧同向偏盲。一侧脑桥少量出血，表现为交叉性瘫痪，两眼向病灶侧凝视麻痹。但多数累及两侧脑桥，出血破入第四脑室，迅速出现深度昏迷、双侧瞳孔针尖样缩小、四肢瘫痪和中枢性高热的特征性体征，并出现中枢性呼吸障碍和去脑强直，多于数天内死亡。小脑出血常有眩晕，频繁呕吐，后枕剧痛，步履不稳，构音障碍，共济失调，眼球震颤，而无瘫痪。脑叶出血出现头痛、呕吐、脑膜刺激征及出血脑叶的定位症状。

98. 答案：C　解析：膀胱炎常见于年轻女性，主要表现为膀胱刺激症，即尿频、尿急、尿痛，尿液常混浊，并有异味，约30%患者出现血尿。一般无明显的全身感染症状，少数患者可有腰痛、低热等。血白细胞计数多不增高。

99. 答案：A　解析：上行感染为尿路感染的最主要感染途径，约占尿路感染的95%，病原菌由尿道经膀胱、输尿管上行至肾脏。

100. 答案：A　解析：急性膀胱炎目前推荐短疗程（3天）疗法：选用氟喹诺酮类、半合成青霉素、头孢类及磺胺类等抗菌药物中的一种，连用3天，治愈率达90%，可显著降低复发率。

101. 答案：E　解析：茶碱缓释或控释片，适合夜间发作的哮喘的治疗。

102. 答案：D　解析：β_2受体激动剂是缓解哮喘症状的首选药物，如短效-速效β_2受体激动剂沙丁胺醇、特布他林气雾剂等。

103. 答案：D　解析：糖皮质激素是最有效的控制气道炎症的药物，吸入型糖皮质激素是哮喘长期治疗的首选药物。

104. 答案：C　解析：患者心前区闷痛，伴心悸，服硝酸甘油不能缓解，心电图示Ⅱ、Ⅲ、aVF导联ST段抬高，符合急性心肌梗死的症状。心绞痛以发作性胸痛为主要表现，发作时间一般在15分钟以内，不伴恶心、呕吐、休克、心衰和严重心律失常不伴血清酶增高，心电图无变化或有ST段暂时性压低或抬高。急性心包炎可有较剧烈而持久的心前区疼痛。但心包炎的疼痛与发热同时出现，呼吸和咳嗽时加重，早期即有心包摩擦音，后者和疼痛在心包腔出现渗液时均消失；心电图除aVR外，其余导联均有ST段弓背向下的抬高，T波倒置，无异常Q波出现。急性肺动脉栓塞可发生胸痛、咯血、呼吸困难和休克。心电图示Ⅰ导联S波加深，Ⅲ导联Q波显著T波倒置，肺动脉造影可确诊。肋间神经痛是指一个或几个肋骨部位从背部沿肋间向胸腹前壁放射，呈半环状分布。多为单侧受累，也可以双侧同时受累。咳嗽、深呼吸或打喷嚏往往使疼痛加重。查体可有胸椎棘突、棘突间或椎旁压痛和叩痛，少数患者沿肋间有压痛，受累神经支配区可有感觉异常。其疼痛性质多为刺痛或灼痛，有沿肋间神经放射的特点。

105. 答案：B　解析：ST段抬高，为心肌梗死心电图，Ⅱ、Ⅲ、aVF对应下壁。

106. 答案：B　解析：病理性Q波，反映心肌坏死。

107. 答案：A　解析：四肢关节肿痛，口腔溃疡，尿检异常，符合SLE的表现，应考虑系统性红斑狼疮。抗核抗体是系统性红斑狼疮的筛查实验，约95%SLE患者呈阳性。

108. 答案：D　解析：年轻女性，中度发热，全身肌痛，四肢关节肿痛，口腔溃疡及肾等多系统损害，最可能的诊断为系统性红斑狼疮。

109. 答案:B 解析:系统性红斑狼疮合理治疗后可缓解,包括糖皮质激素、免疫抑制剂、静脉注射丙种球蛋白。糖皮质激素是治疗 SLE 的首选药物。

110. 答案:C 解析:患者昏迷且休克,屋内有火炉,血压下降,四肢厥冷,腱反射消失,血液的 CO-Hb 为 60%,可诊断为急性一氧化碳重度中毒。

111. 答案:E 解析:纠正缺氧为急性一氧化碳中毒的关键性治疗。高压氧舱治疗可增加血液中溶解氧,提高动脉血氧分压,促进氧气向阻滞弥散,从而迅速纠正缺氧,为最有效的治疗方法。

112. 答案:D 解析:急性一氧化碳重度中毒可并发肺水肿、脑水肿及心脏、肾脏损害。部分患者呈现去大脑皮层状态,表现为无意识、睁眼、不动、无语,呼之不应,推之不动。此期患者若抢救存活,多遗留中枢神经系统后遗症。

113~114. 答案:A、B 解析:肺鳞癌生长缓慢,转移晚,以手术切除治疗为主;小细胞肺癌对化疗及放疗敏感,主要以化疗为主,手术和放疗为辅。

115~116. 答案:A、B 解析:二度Ⅰ型房室阻滞的心电图特点为 PR 间期进行性延长,直至一个 P 波后脱漏 QRS 波;心房颤动的心电图特点为 P 波消失,代之以规律的锯齿状扑动波(F 波)。

117~118. 答案:A、C 解析:癫痫小发作的特点是意识障碍;癫痫大发作的特点是意识障碍和全身抽搐。

119~120. 答案:B、C 解析:A 见于房颤。B 脉搏骤起骤落,犹如潮水涨落,是由于周围血管扩张或存在分流、反流所致。前者常见于甲状腺功能亢进、严重贫血、脚气病等,后者常见于主动脉瓣关闭不全、先天性心脏病动脉导管未闭、动静脉瘘等。C 是指吸气时脉搏明显减弱或消失,系左心室搏血量减少所致,见于心脏压塞或心包缩窄。D 可见于三尖瓣关闭不全等。E 系律规则而强弱交替的脉搏,必要时嘱患者在呼气中期屏住呼吸,以排除呼吸变化所影响的可能性。常见于高血压性心脏病、急性心肌梗死和主动脉瓣关闭不全等。主动脉瓣关闭不全时由于出现舒张压下降,脉压加大可出现水冲脉。缩窄性心包炎一般心律正常,脉搏细速,有奇脉。

121~122. 答案:C、D 解析:A 见于破伤风;B 表情淡漠,反应迟钝,呈无欲状态,见于肠伤寒、脑脊髓膜炎、脑炎等高热衰竭患者;E 面容憔悴,面色晦暗或苍白无华,目光暗淡,见于慢性消耗性疾病,如恶性肿瘤、肝硬化、严重结核病等。

123~124. 答案:C、A 解析:胆道结石的绞痛一般在中上腹或右上腹呈持续性逐渐加重的疼痛,常放射至右肩胛处或肩部,时合并有呕吐。十二指肠溃疡的疼痛多出现于中上腹部,或在脐上方,或在脐上方偏右处。胃溃疡疼痛的位置也多在中上腹,但稍偏高处,或在剑突下和剑突下偏左处。疼痛具有长期性、周期性、节律性。

125~126. 答案:B、A 解析:A 多见于类风湿关节炎;B 多见于呼吸系统疾病(如支气管扩张等)、一些心血管系统疾病、营养障碍性疾病(如肝硬化、克罗恩病等);C 多见于缺铁性贫血;D 见于各种原因引起的膝关节腔大量积液;E 是肢端肥大症的表现。

127~128. 答案:B、E 解析:A 是感染乙肝病毒的指标;C 表示病毒复制活跃,并且传染性较强;D 表示有过乙肝病毒的感染。

129~130. 答案:A、D 解析:腹痛伴有腹泻多见于急性肠炎。胃穿孔腹痛剧烈难忍,多有慢性胃炎病史。输尿管结石出现剧烈下腹痛。急性胰腺炎多于暴饮暴食后出现上腹疼痛,向左腰背放射。十二指肠溃疡腹痛长期有规律。

131~132. 答案:A、D 解析:左心衰竭指左心室代偿功能不全而发生的心力衰竭,以肺循环淤血及心排血量降低表现为主,呼吸困难是其最早和最重要的症状。右心衰竭主要见于肺源性心脏病及某些先天性心脏病,以体循环淤血为主要表现,身体最低垂部位的对称性可压陷性水肿是其典型体征。

133~134. 答案:A、B 解析:尿沉渣红细胞可见于肾小球疾患。急性肾盂肾炎属于尿路感染,尿沉渣镜检可见白细胞明显增多,白细胞管型有助于诊断。尿中见上皮细胞及管型多提示急性肾小球坏死。

135~136. 答案:B、C 解析:慢性粒细胞白血病白细胞数增高,主要为中性中、晚幼和杆状核粒细胞,原始细胞(Ⅰ型+Ⅱ型)≤5%~10%,嗜酸、嗜碱粒细胞增多,可有少量有核细胞。原始细胞占全部骨髓有核细胞≥30% 为急性白血病的诊断标准。

137～138. 答案:D、C 解析:蛛网膜下腔出血以青壮年多见。多在情绪激动中或用力情况下急性发生,部分患者可有反复发作头痛史。突发剧烈头痛、呕吐、颜面苍白、全身冷汗,多数患者无意识障碍,但可有烦躁不安。脑膜刺激征多见且明显。其他临床症状:如低热、腰背腿痛等。由于内囊后支的感觉传导纤维受累,可出现病灶对侧偏身感觉减退或消失。如视放射也受累,则出现病灶对侧偏盲,即构成内囊损害的三偏(偏瘫、偏身感觉障碍及偏盲)征。

139～140. 答案:A、C 解析:中毒型菌痢的病原治疗,首选药物为氟喹诺酮类药物,包括环丙沙星和左氧氟沙星等,其次为复方磺胺甲基异噁唑,其他如阿奇霉素、多西环素、庆大霉素和三代头孢菌素等药物也可根据药敏结果选用。霍乱的病原体是霍乱弧菌,革兰染色阴性。四环素族均为广谱抗生素,对多数革兰阳性与阴性菌有抑制作用,对革兰阴性杆菌作用较好。其作用机制主要是阻止氨酰基与核糖核蛋白体的结合,阻止肽链的增长和蛋白质的合成,从而抑制细菌的生长,高浓度时也有杀菌作用。

141～142. 答案:C、E 解析:医学道德的基本范畴有权利与义务、情感与良心、审慎与保密、荣誉与幸福等。情感是人们对周围的人和事物、对自身活动态度的内心体验和自然流露。医学道德情感是建立在医务人员对病人的生命价值、人格和权利尊重的基础上,表现出对病人对医学事业的真挚热爱,是一种高尚的情感。医学道德良心是指医务人员在履行对病人、集体和社会义务的过程中,对自己行为应负道德责任的自觉认识和自我评价能力。

143～144. 答案:D、B 解析:《传染病防治法实施办法》第四条规定:各级各类卫生防疫机构按照专业分工承担传染病监测管理的责任和范围,由省级政府卫生行政部门确定。第十三条规定:各级各类医疗保健机构的预防保健组织或者人员,在本单位及责任地段内承担下列工作:①传染病疫情报告和管理;②传染病预防和控制工作;③卫生行政部门指定的卫生防疫机构交付的传染病防治和监测任务。

145～146. 答案:D、A 解析:照海为足少阴肾经腧穴。气海为任脉腧穴。血海为足太阴脾经腧穴。少海为手少阴心经腧穴。小海为手太阳小肠经腧穴。

147～148. 答案:D、B 解析:灯草灸,用于腮腺炎、呃逆、呕吐、阴痹腹痛、小儿消化不良、功能性子宫出血、手足厥冷等病证;隔姜灸,用于呕吐、泄泻、脘腹隐痛、遗精、阳痿、痛经、面瘫等;隔蒜灸,具有清热解毒、消肿散结、杀虫、健胃等作用;隔盐灸,治疗腹痛、吐泻、虚脱等症。

149～150. 答案:D、B 解析:A 肝郁气滞证取穴。C 脾胃虚弱证取穴。E 虚证取穴。D 三阴交,通调足三阴经气血,消除瘀滞;阴陵泉清热利湿而通利小便;膀胱俞配中极,俞募配穴促进气化。B 阴谷益肾调经,理气止痛;肾俞补肾气;三焦俞通调三焦,促进膀胱气化功能;气海生发阳气;委阳益气补阳。癃闭湿热下注证需清热利湿,行气活血;肾气不足证需补益肾气,化气利水。

第 三 单 元

1. 答案:D 解析:时行感冒由时行病毒引起,具有广泛的传染性和流行性;感冒风热证由外感风热引起,一般呈散发性。两者的最大区别在于有无流行性。

2. 答案:A 解析:实喘者呼吸深长有余,呼出为快,气粗声高伴有痰鸣咳嗽,脉数有力,病势多急,深吸为快是虚喘的特点。

3. 答案:A 解析:不寐痰热内扰证乃痰热内盛,扰乱心神所致,治疗应清化痰热,和中安神,方选黄连温胆汤。朱砂安神丸清心泻火,安神宁心,适用于心火炽盛型不寐。安神定志丸有镇惊安神的功效,适用于心胆气虚型不寐。六味地黄丸有降火滋阴之效,适用于心肾不交型不寐。甘麦大枣汤养心安神,和中缓急,为治疗脏躁的主方,以精神恍惚,悲伤欲哭为证治要点。

4. 答案:A 解析:中风有中经络和中脏腑的区别,而有无神志障碍是划分的标准,无昏仆而仅见半身不遂,口舌歪斜,言语不利者为中经络;昏仆,不省人事,或神志恍惚,伴见半身不遂、口舌歪斜者为中脏腑。

5. 答案:A 解析:痫病风痰闭阻证是指风痰蒙

闭心窍,壅塞经络,气机逆乱,元神失控而发病,与B、C、E中分别提到的肝、瘀、心的病变关系不大。D中的化痰定志法治疗程度弱于A中的涤痰定痫法。

6. 答案:C 解析:痰气交阻证,治以开郁、化痰、润燥,方用启膈散。通幽汤主治瘀血内结证;丁香散主治胃寒气逆证;通关散通关开窍;四七汤主治七情之气,结成痰涎。

7. 答案:C 解析:呃逆由胃气上逆而致,理气和胃,降逆止呃为其基本治法。

8. 答案:D 解析:阴黄多由寒湿伤人,或素体脾胃虚寒,或久病脾阳受伤,则湿从寒化。寒湿瘀阻,中阳不振,脾虚失运,胆液为湿邪所阻,表现为阴黄证。

9. 答案:D 解析:当归六黄汤滋阴降火,固表止汗。玉屏风散以益气固表为主,无滋阴之力。六味地黄丸、一贯煎以滋阴为主,止汗力弱。生脉散以益气养阴为主,无止汗之力。

10. 答案:C 解析:阴虚发热,是由于阴虚阳盛,盛火内炽所致,治法为滋阴清热,方用清骨散。清骨散有清虚热,退骨蒸之功效,是治疗阴虚发热的常用方剂。A、B、D均功在滋阴,但清虚热之力不如清骨散。E治疗中风闭证。

11. 答案:B 解析:厥证是由阴阳失调、气机逆乱所引起,以突然昏倒,不省人事,四肢厥冷为主要表现的病证,其基本病机为气机逆乱,升降乖戾,气血运行失常。

12. 答案:D 解析:手足三阴经为太阴在前,厥阴在中,少阴在后。其中足三阴经在足内踝上8寸以下为厥阴在前,太阴在中,少阴在后,至内踝8寸以上,太阴交出于厥阴之前。

13. 答案:A 解析:胫骨内侧髁下方至内踝尖13寸;腘横纹(膝中)至外踝尖16寸;耻骨联合(横骨)上缘至股骨内上髁(内辅骨)上缘18寸;股骨大转子(髀枢)至腘横纹(膝中)19寸。

14. 答案:D 解析:A是太白穴定位。C、B、E处均无十四经穴。公孙穴属足太阴脾经。足太阴之络穴。八脉交会穴之一,通冲脉。位于第一跖骨基底部前下缘,赤白肉际处。

15. 答案:B 解析:十宣清热开窍,用于急救,如昏迷、休克、中暑、癔病、惊厥等;用于各种热证。八邪主治手指关节疾病,手指麻木及头痛、咽痛。

16. 答案:B 解析:左侧肢体偏瘫,病位在右侧大脑,针刺部位在右侧的顶颞前斜线和顶颞后斜线。

17. 答案:E 解析:井主心下满,输主体重节痛,经主喘咳寒热,合主逆气而泄,荥主身热。

18. 答案:E 解析:俞穴是指背俞穴,是五脏六腑输注于背腰部的腧穴,均位于足太阳膀胱经的第一侧线上。包括肺俞、心俞、肝俞、脾俞、肾俞;肺募穴为中府,肝募为期门,胆募为日月,脾募为章门,肾募为京门,大肠募为天枢,心包募为膻中,胃募为中脘,三焦募为石门,小肠募为关元,膀胱募为中极。

19. 答案:B 解析:肝俞主治肝胆病证,目疾,癫狂痫,脊背痛。脾俞治疗脾胃肠腑病、背痛。三焦俞治疗脾胃肠腑病,小便不利等三焦气化不利病证,腰背强痛。心俞可治疗心悸、失眠等心与神志病变,咳嗽咯血,盗汗遗精。肺俞可治疗肺疾,阴虚病证、过敏性和慢性鼻炎、皮肤病如风疹、过敏性皮肤病等。

20. 答案:E 解析:中都为肝经郄穴。外丘为胆经郄穴。梁丘为胃经郄穴。地机为脾经郄穴。金门为膀胱经郄穴。

21. 答案:B 解析:治疗呕吐的主穴是中脘、足三里、内关。寒邪客胃配上脘、胃俞;热邪内蕴配合谷、金津、玉液;饮食停滞配梁门、天枢;肝气犯胃配期门、太冲;痰饮内停配丰隆、公孙;脾胃虚寒配脾俞、胃俞。中脘居于胃脘部,为胃的募穴,可理气和胃止呕;足三里为胃的下合穴,"合内腑",可疏理胃肠气机,与中脘远近相配,通降胃气;内关为手厥阴经络穴,又为八脉交会穴,功擅宽胸理气,和胃降逆,为止呕要穴,治疗时可予强刺激以止吐。

22. 答案:E 解析:便秘气滞型的治疗方法应是行气导滞。在选取主穴外,中脘穴位于前正中线上,脐中上4寸,可以治疗脾胃病证;行间穴位于第1、2趾间,趾蹼缘的后方赤白肉际处,为荥穴,可治疗气滞型便秘。

23. 答案:C 解析:治疗咽喉肿痛实证的主穴是少商、合谷、尺泽、关冲。外感风热配风池、外关;肺胃热盛配内庭、鱼际。治疗咽喉肿痛虚证的主穴是太溪、照海、列缺、鱼际。

24. 答案:B 解析:风燥伤肺,肺失清润,故干咳,连声作呛;燥热灼津则咽喉干痛,痰少而黏,口干,舌质干红少津,苔薄黄,脉浮数,均为风燥伤肺之表现。

25. 答案:B 解析:患者恶寒较甚,发热,无汗,为风寒外袭,卫阳被郁,酸楚倦怠,咳嗽,咳痰无力,舌淡苔薄白,脉浮无力则是气虚邪在卫表的表现。本题患者为气虚感冒,应用参苏饮益气解表。A、B、D、E无益气之功。

26. 答案:C 解析:肺痈初期,恶寒发热,胸痛,呼吸不利,口干,舌苔黄薄,脉浮滑而数,排除A;成痈期,壮热寒战,胸痛转侧不利,咳吐腥臭脓痰,舌苔黄腻,脉滑数,排除B;溃脓期,咳吐脓血,腥臭异常,气喘甚则不能平卧,身热,烦渴欲饮,舌质红或红绛,苔黄腻,脉滑数;恢复期,身热渐退,咳减,脓痰日少,神疲纳呆,气短,自汗或盗汗,午后潮热,舌质红或淡红,脉细数无力,排除D。

27. 答案:D 解析:肺痨是指以咳嗽、咯血、潮热、盗汗、身体消瘦为主要特征的传染性、慢性、消耗性疾患。肺痿,主要症状为咳嗽,吐出稠痰白沫,或伴有寒热,形体消瘦,精神萎靡,心悸气喘,口唇干燥,脉象虚数等症。咳嗽3个月,且咳声无力,为气虚;痰中带血,伴潮热、盗汗,为阴虚。综合以上分析此病例可诊断为肺痿气阴耗伤证。

28. 答案:C 解析:患者主症为心悸,见心烦失眠,五心烦热,口干,盗汗,一派阴虚之象。辨证为心悸之阴虚火旺证。代表方天王补心丹合朱砂安神丸。A用于心悸心阳不振证,B用于心悸水饮凌心证,D用于心悸心虚胆怯证,E用于心悸瘀阻心脉证。

29. 答案:A 解析:阴寒极盛之胸痹重症,表现胸痛剧烈,痛无休止,伴身寒肢冷,气短喘息,脉沉紧或沉微。治法为温通散寒,首选乌头赤石脂丸加荜茇、高良姜、细辛等。枳实薤白桂枝汤合当归四逆汤为寒凝心脉证首选。

30. 答案:D 解析:患者眩晕昏蒙,头重如裹之痰浊上蒙清窍之象,兼见胸闷恶心,舌苔白腻,脉濡滑,为痰浊阻滞气机之象病机首责痰浊。

31. 答案:C 解析:患者抑郁,表情淡漠,神志痴呆,语无伦次为痰浊闭阻神明;不思饮食为痰浊中阻;舌苔腻,脉弦滑为痰浊内阻之象,此为痰气郁结引起的癫证,治疗以理气解郁、化痰醒神为主。

32. 答案:E 解析:患者突发昏仆抽搐,尖叫吐涎,牙关紧闭为痫证主要症状,平时情绪急躁,心烦失眠为肝火所致,本病可诊断为痰火扰神之痫病。治疗宜清肝泻火、化痰宁神。方用龙胆泻肝汤合涤痰汤。定痫丸适用于风痰闭阻型痫病,六君子汤适用于心脾气虚者,大补元煎适用于气血大亏、精神失守证,甘麦大枣汤临床主治脏躁。

33. 答案:E 解析:患者胃痛,恶寒喜暖,得温痛减,为寒邪客胃证,治宜温胃散寒,行气止痛,应用香苏散合良附丸。A解表化湿,B、C、D温中力皆不及良附丸,且建中类以补虚为主。

34. 答案:C 解析:胸膈满闷,头晕目眩,身重困倦,呕恶纳呆,口淡不渴,舌苔白厚腻,脉沉滑,为痰饮内阻之表现。方用二陈平胃汤。保和丸消食和胃。泻心汤、越鞠丸、补中益气汤皆无治痰饮之功。

35. 答案:D 解析:患者外感后急性起病,伴恶寒头痛、胸脘满闷为表邪犯胃之象。据此可诊断为外邪犯胃型呕吐,治宜解表疏邪,和胃降逆。选方藿香正气散。左金丸治疗肝火犯胃之吐酸热证;白虎汤治疗实热证;小柴胡汤治疗少阴病变;龙胆泻肝汤泄肝胆实火。以上均无解表之功,无和胃之力。

36. 答案:A 解析:该患者呃逆声音有力,应为实证,同时口臭烦渴,多喜冷饮,大便秘结,舌燥苔黄,脉滑数,是胃腑积热的表现,应属胃火上逆证,方用竹叶石膏汤。橘皮竹茹汤益气和中,主治胃阴不足;凉膈散主治上、中二焦积热;小承气汤主治大便秘结;泻心汤清热,无止呃之功。

37. 答案:C 解析:题中症状主要为热证实证,泻下急迫,粪色黄褐而臭为肠中有热,热性类火,火性急迫,肛门灼热,烦热口渴为湿热下注;舌黄腻,脉滑数皆为湿热,此为湿热伤中引起的泄泻。治疗要清热利湿。清除肠中火热,则大便形态、气味正常,除湿则脾自健,运化正常则排便正常。A为伤食泄泻的治法。B无除湿之功,D、E多用于治疗阳明腑实证和饮食积滞证。

38. 答案:C 解析:嗳气频作,胸胁痞满,腹中胀痛为腑气不通而上逆;纳食减少为脾气不运;舌苔薄腻,脉弦为气机阻滞之象,此为气秘,应用六磨汤顺气行滞。四磨汤行气降逆,宽胸散结;四逆散透邪解郁,疏肝理气;四七汤理气化痰;柴胡疏肝散疏肝理气。

39. 答案:D 解析:患者诊断胁痛,头晕目眩,口干咽燥,舌红少苔,脉弦细,为肝阴虚导致,应属肝络失养证。方用一贯煎。柴胡疏肝散适用于肝气郁结型胁痛,排除A;逍遥散适用于肝郁脾虚型胁痛,排除B;杞菊地黄丸适用于肝肾阴亏型胁痛,排除C;二阴煎清心泻火,养阴宁神,治心经有热,水不制火,排除E。

40. 答案:E 解析:患者诊断为黄疸,阴黄。大便溏,神疲畏寒,舌淡苔腻,脉沉迟,属于寒湿壅盛的表现,应为寒湿阻遏证。治疗用茵陈术附汤。茵陈蒿汤用于阳黄,热重于湿者,排除A。茵陈五苓散用于阳黄,湿重于热者,排除B。甘露消毒丹用于湿温时疫,邪在气分,排除C。黄连温胆汤,用于伤暑汗出,身不大热,烦闷欲呕,舌黄腻,排除D。

41. 答案:D 解析:患者腹内积块明显,硬痛不移,舌紫暗苔薄,脉细涩,此为积证,瘀血作祟。

42. 答案:B 解析:患者主症为遇劳则复发疟疾,寒热时作,见倦怠乏力,短气懒言,食少消瘦,面色萎黄,可知为疟邪久留,气血耗伤。辨证为劳疟。代表方何人饮。C用于冷疟,D用于温疟,E用于正疟。

43. 答案:A 解析:患者全身水肿,按之没指,身体困重,纳呆泛恶等,是脾为湿困,水湿停聚的表现,属水湿浸渍证。治以健脾化湿,通阳利水,方用五皮饮合胃苓汤。麻黄连翘赤小豆汤主治湿毒浸淫,越婢加术汤主治风水泛滥,实脾饮主治脾阳虚衰,疏凿饮子主治湿热壅盛。

44. 答案:A 解析:患者小便频数,刺痛灼热,尿色黄赤,可诊断为热淋。治疗选用八正散。小蓟饮子用于血淋,排除B;导赤散用于心经火热证,排除C;石韦散用于石淋,排除D;茜根散用于热痢,排除E。

45. 答案:C 解析:患者诊断为便血。腹部隐痛,喜热饮,面色不华,神倦懒言,便溏,为脾胃虚寒。治疗应选用黄土汤。黄土汤主治阳虚便血,温阳健脾,养血止血,为治疗脾胃虚寒便血之主方。当归补血汤主治血虚阳浮发热证,排除A;归脾汤用于便血气虚不摄证,排除B;无比山药丸用于健脾补肾,排除D;黄芪建中汤温中补虚,缓急止痛,排除E。

46. 答案:A 解析:消渴病日久,阴损及阳,肾阳衰微,肾失固摄,故见小便频数量多,浑浊如脂膏,阳虚失于温煦,故见形寒肢冷,阳痿不举。舌淡苔白,脉沉细无力,为肾阳两虚之象。治法为滋阴温阳,补肾固涩,方用金匮肾气丸。

47. 答案:C 解析:患者汗出恶风、遇劳则发、易于感冒为肺卫不固之象。伴有体倦乏力、面色少华等也是气虚的表现。综上此病例可诊断为肺卫不固之自汗,治宜益气固表,方选玉屏风散。桂枝汤适用于营卫不和证;四妙丸适用于湿热痿证;当归六黄汤适用于阴虚火旺盗汗证;龙胆泻肝汤适用于肝胆实火证。

48. 答案:B 解析:呕吐脾胃气虚证见恶心呕吐,食欲不振,食入难化,脘部痞闷,大便不畅,舌淡胖,苔薄,脉细,证机概要是脾胃气虚,纳运无力,胃虚气逆。呕吐肝气犯胃证机概要是肝气不疏,横逆犯胃,胃失和降。呕吐脾胃气虚证机概要是脾胃虚寒,失于温煦,运化失职。呕吐痰饮中阻证机概要是痰饮内停,中阳不振,胃气上逆。

49. 答案:E 解析:胃失和降,胃气上逆,可见呕吐反复发作;胃阴不足,虚热内生,胃中虚热扰动,然胃虚失于和降,故似饥而不欲食;胃阴亏虚,阴津不能上滋,则口燥咽干;舌红少津,脉细数,为阴虚内热之象。辨证为胃阴不足证。

50. 答案:C 解析:该患者可辨证为呕吐肝气犯胃证,治法为疏肝理气,和胃降逆。呕吐食滞内停证治法为消食化滞,和胃降逆。呕吐痰湿中阻证治法为温中化饮,和胃降逆。脾胃气虚证治法为健脾益气,和胃降逆。呕吐脾胃阳虚证治法为温中健脾,和胃降逆。

51. 答案:D 解析:痞满饮食内停证见脘腹痞闷而胀,进食尤甚,拒按,嗳腐吞酸,恶食呕吐,大便不调,欠气频作,味臭如败卵,舌苔厚腻,脉滑,首选保和丸加减。越鞠丸合枳术丸主治痞满肝胃不和证,补中益气汤主治痞满脾胃虚弱证,益胃汤主治痞满胃阴不足。二陈平胃汤主治痰饮中阻证。

52. 答案:A 解析:根据患者临床表现诊断为噎膈之津亏热结证,治法为滋养津液,泻热散结。噎膈瘀血内结证的治法为滋阴养血,破血行瘀。噎膈痰气交阻证的治法为开郁化痰,润燥降气。噎膈气虚阳微证的治法为温补脾肾。呕吐脾胃阳虚证的治法为温中健脾,和胃降逆。

53. 答案:C 解析:该患者辨证为不寐心脾两虚证,除主穴外,心脾两虚配心俞、脾俞;心肾不交配太溪、肾俞;心胆气虚配心俞、胆俞;肝火扰神配行间、侠溪;脾胃不和配足三里、内关。噩梦多配厉兑、隐白;头晕配风池、悬钟;重症不寐配夹脊、四神聪。

54. 答案:C 解析:根据患者临床表现诊断为牙痛之虚火牙痛,治疗除主穴外,应配太溪、行间。风火牙痛配外关、风池,胃火牙痛配内庭、二间。风池、侠溪和风池、太冲非牙痛配穴。

55. 答案:B 解析:根据患者临床表现诊断为癃闭之膀胱湿热证,主穴为中极、膀胱俞、秩边、阴陵泉、三阴交。膀胱湿热配委阳,肺热壅盛配尺泽,肝郁气滞配太冲,浊瘀阻塞配次髎、血海,脾虚气弱配气海、足三里。

56. 答案:A 解析:根据患者临床表现诊断为呕吐之寒邪客胃证。主穴为中脘、足三里、内关。寒邪客胃配上脘、胃俞,热邪内蕴配合谷、金津、玉液,饮食停滞配梁门、天枢,肝气犯胃配期门、太冲,痰饮内停配丰隆、公孙。

57. 答案:B 解析:根据患者临床表现诊断为咳嗽之痰湿阻肺证,主穴为肺俞、列缺、三阴交。痰湿阻肺配丰隆、阴陵泉,风寒袭肺配风门、太渊,风热犯肺配大椎、曲池,肝火灼肺配行间、鱼际,肺阴亏虚配膏肓。

58. 答案:B 解析:虚劳心气不足,心失所养,故见心悸气短,劳则尤甚,神疲体倦,自汗。治法为益气养心。方用七福饮补益气血,宁心安神。

59. 答案:B 解析:患者主症为久病体虚,四肢痿弱,肌肉瘦削,见手足麻木不仁,四肢青筋显露,伴有肌肉活动时隐痛不适。舌痿不能伸,舌质暗淡有瘀点,脉细涩,可知为气虚血瘀,脉络失养。辨证为痿证之脉络瘀阻证。代表方圣愈汤合补阳还五汤。虎潜丸用于痿证肝肾亏损证,加味二妙散用于痿证湿热浸淫证。痿证脾胃虚弱证,治宜补中益气,健脾升清,方选参苓白术散合补中益气汤。清燥救肺汤用治痿证之肺热津伤证。

60. 答案:A 解析:患者年轻男性,头痛以后头部为主,阵阵发作,痛如锥刺,时有胀痛,每当受风或劳累时疼痛加重。为实证头痛。应祛风止痛。后顶穴在百会之后,能祛风止头痛,天柱穴位于后头骨正下方凹处,和患者的头痛部位一致。昆仑穴虽不在头部,但主治后头痛,项强,腰骶疼痛,足踝肿痛。此三穴与头部的阿是穴共用,能治疗患者的头痛。

61. 答案:C 解析:A、E 治疗失眠伴随脾胃不和之症状。B 治疗失眠伴心胆气虚之症状。D 治疗失眠伴心脾亏虚之症状。C 神门为心经的原穴,功能补益心气,主治心痛心烦,惊悸怔忡,失眠健忘等心与神志病证。三阴交功用为健脾和胃,调理气血,通经活络,可治疗心悸、失眠、高血压等证。本题为不寐,治疗应补气养心安神。

62. 答案:E 解析:患者诊断为郁证,其证型为心脾两虚。故加用心俞、脾俞、足三里、三阴交。肝气郁结者,加曲泉、膻中、期门,排除 A;气郁化火者,加行间、侠溪、外关,排除 B;心神惑乱者,加用通里、心俞、三阴交、太溪,排除 C;肝肾亏虚,加用太溪、三阴交、肝俞、肾俞,排除 D。

63. 答案:B 解析:A 大椎主泄热;风门主运化膀胱经气血;合谷镇静止痛,通经活络,清热解表。C 脾俞、胃俞健脾和胃;列缺散风祛邪,宣肺解表。D 尺泽主治肺结核、咯血、肺炎等;外关主治目赤肿痛。E 太冲主治肝经风热病证;阴陵泉清利湿热,健脾理气,益肾调经,通经活络。B 章门,既为脾之募穴可以补气健脾,又为八会穴之脏会,配太渊可治疗肺部诸证;太白为脾经的输穴,根据五输穴"虚则补其母"的原则,选其可进一步增强补脾益肺之功;丰隆为治痰要穴。本题患者为肺脾气虚,痰浊内阻之咳嗽,治法应肃肺理气,化痰止咳。

64. 答案:A 解析:B 只取足阳明经穴不够全面。C、D、E 取手少阳经和足少阳经,则忽略了胃痛的本经病证本经取穴。本题患者为肝气犯胃之胃痛,本经取穴之外还应配以肝经穴位以疏肝理气。

65. 答案:D 解析:患者为急性泄泻,治疗应当除湿导滞,通调腑气。选用天枢、上巨虚、阴陵泉、水分。天枢为大肠募穴,可调理肠胃气机;上巨虚为大肠下合穴,可运化湿滞;阴陵泉可健脾化湿;水分利小便而实大便。

66. 答案:A 解析:由患者的主症和兼症可知,本病为肾气亏虚之癃闭,治以温补肾阴,益气启闭。

除选用主穴外,还应选用太溪穴和复溜穴。太溪为肾经输穴和原穴,可治疗各种肾虚病证,复溜穴为肾经经穴,治疗各种津液输布失调的疾病。

67. 答案:D 解析:任脉主胞胎。督脉调节全身阳经经气。足少阴经、足阳明胃经治疗痛经虚证。足厥阴肝经主治肝胆疾病。足太阴脾经主治胃病、妇科、前阴病。本题为痛经,症见小腹胀痛拒按,经色紫红,夹有瘀块,可知为实证。治法应行气散寒、通经止痛,治疗上以足太阴脾经及任脉穴位为主。

68. 答案:C 解析:患者诊断为落枕,证型为风寒袭络。治疗除选用主穴外,还应加用风池、合谷;气滞血瘀加内关;肩痛加外关、肩髃;背痛加天宗。

69. 答案:D 解析:A 合谷镇静止痛,通经活络,清热解表;太冲主治肝经风热病证。B 丰隆和胃气,化痰湿,清神志。C 内庭主治胃热诸证;行间主治肝经风热病证、头目疾患。E 曲池泄热,治疗五官热性病证;大椎主治急性热病。D 梁丘为胃经郄穴,可清泻胃热;期门为肝之募穴,与内关远近配穴,可疏肝解郁。本题为产后乳痈,肝郁气滞,治疗应以疏肝和胃、清热散结为主。

70. 答案:E 解析:大椎主治急性热病。外关主治目赤肿痛。尺泽主治肺结核、咯血、肺炎等。D 可治疗项强、头晕、癫痫等。"面口合谷收";曲池泄热,治疗五官热性病证;支沟可治疗热病且为本经穴位。题干表示疱疹部位为三焦经所循行,且为热性病证。在选本经治疗热病穴位的同时,配以其他泄热作用的穴位。

71. 答案:C 解析:患者中年男性,出现了耳鸣症状,轰鸣且按之不减,为实证耳鸣。同时又兼见烦躁易怒、咽干、便秘等胆火上扰的表现,应选取耳部主要经脉结合手足少阳经穴进行治疗。

72. 答案:D 解析:胃经荥穴,主驱胃经热邪,可治齿痛、咽喉肿痛、鼻衄等五官热性病证。本题为胃火亢盛之牙痛。治疗应清胃泻火止痛。首选胃经穴位。

73. 答案:A 解析:哮病日久,肺虚不能主气,脾虚健运无权,气不化津,痰饮蕴肺,肺气上逆,则发哮病;脾气虚,运化失职,则食少脘痞、大便不实;气虚机能活动减退,则倦怠无力、气短声低;水津不布,聚湿成痰,则痰多清稀;气虚不摄,则自汗;气

卫外不固,则怕风;舌质淡,苔白,脉细弱为气虚之象,故辨证为肺脾气虚证。

74. 答案:C 解析:哮病肺脾气虚证的治法是补脾益气,补土生津。虚哮证须补肺纳肾,寒包热哮证须散寒化痰热,气阴两虚证须益气养阴,肺肾两虚证须补肺益肾。

75. 答案:C 解析:治疗哮病肺脾气虚证,首选六君子汤加减。生脉地黄汤为肺肾两虚证首选,平喘固本汤为虚哮证首选,射干麻黄汤为冷哮证首选,定喘汤为热哮证首选。

76. 答案:A 解析:患者因家事不和突然出现心前区疼痛,呈阵发性,发作每次持续数分钟,伴脘腹胀闷,嗳气则舒,诊断为胸痹。

77. 答案:C 解析:肝失疏泄,气机郁滞,心脉不和,则见上述症状,辨证为肝气郁滞证,治宜疏肝理气,活血通络。豁痰化瘀,调畅气血用于痰热瘀结证;活血化瘀,通脉止痛用于心血瘀阻证;通阳泄浊,豁痰宣痹用于痰浊闭阻证。

78. 答案:B 解析:治疗胸痹肝气郁滞证,首选柴胡疏肝散加减。血府逐瘀汤为心血瘀阻证首选,瓜蒌薤白半夏汤合涤痰汤为痰浊闭阻证首选,枳实薤白桂枝汤合当归四逆汤为寒凝心脉证首选,生脉散合人参荣汤为气阴两虚证首选。

79. 答案:C 解析:患者吐血缠绵不止半年,诊断为吐血。中气亏虚,统血无权,血液外溢,则吐血不止;中气不足,则神疲乏力、心悸气短;气虚无力运血,则血色暗淡、面色苍白;舌质淡,脉细弱为气虚之象,故辨证为气虚血溢证。

80. 答案:B 解析:吐血气虚血溢证的治法为健脾益气摄血。肝火犯胃证须泻肝清胃凉血,胃热壅盛证须清胃泻火,肾气不固证须补益肾气,阴虚肺热证须滋阴润肺。

81. 答案:A 解析:治疗吐血气虚血溢证,首选归脾汤加减。泻心汤合十灰散为胃热壅盛证的首选方,龙胆泻肝汤为肝火犯胃证的首选方,黄土汤为脾胃虚寒证的首选方,泻白散合黛蛤散为肝火犯肺证的首选方。

82. 答案:E 解析:患者有"精神病"病史,性情急躁,骂詈号叫,精神疲惫,睡眠不佳,诊断为狂证。心肝郁火,耗津伤液,心肾失调,阴虚火旺,神明受扰,则性情急躁,骂詈号叫,时作时止,精神疲惫,

睡眠不佳;水亏火亢,则形体消瘦,面红口干,大便秘结;舌红无苔,脉细数为阴虚之象,故辨证为火盛伤阴证。

83. 答案:E 解析:狂证火盛伤阴证的治法为育阴潜阳,交通心肾。心脾两虚证须健脾养心,痰气郁结证须理气化痰,痰火扰神证须清心泻火,痰热瘀结证须豁痰化瘀。

84. 答案:E 解析:治疗狂证火盛伤阴证,首选二阴煎合琥珀养心丹加减。癫狂梦醒汤为痰热瘀结证首选,生铁落饮为痰火扰神证首选,养心汤合越鞠丸为心脾两虚证首选,逍遥散合顺气导痰汤为痰气郁结证首选。

85. 答案:D 解析:患者遍身浮肿,诊断为水肿。湿热内盛,三焦壅滞,气滞水停,则遍身浮肿,皮肤绷急光亮,胸脘痞闷,烦热口渴,口苦口黏;湿热下注膀胱,则小便短赤;热结肠道,则大便干结;舌红,苔黄腻,脉滑数为湿热内蕴之象,辨证为湿热壅盛证。

86. 答案:C 解析:水肿湿热壅盛证的治法为分利湿热。风水相搏证须疏风清热,水湿浸渍证须运脾化湿,湿毒浸淫证须宣肺解毒,脾阳虚衰证须健脾温阳。

87. 答案:B 解析:治疗水肿之湿热壅盛证,首选疏凿饮子加减。越婢加术汤为风水相搏证首选,实脾饮为脾阳虚衰证首选,五皮饮为水湿浸渍证首选,麻黄连翘赤小豆汤为湿毒浸淫证首选。

88. 答案:C 解析:患者腰痛半年余,腰部隐隐作痛,诊断为腰痛。肾阴不足,不能濡养腰脊,则腰部隐痛,酸软无力;阴虚火旺,则心烦少寐,口燥咽干,面色潮红,手足心热;舌红少苔,脉弦细数为阴虚之象,故辨证为肾阴虚证。

89. 答案:A 解析:腰痛肾阴虚证的治法为滋补肾阴,濡养筋脉。肾阳虚证须补肾壮阳,肝肾阴虚证须滋补肝肾,肾气虚证须益气补肾,气阴两虚证须益气滋阴。

90. 答案:B 解析:治疗腰痛肾阴虚证,首选左归丸加减。右归丸为肾阳虚证首选,甘姜苓术汤为寒湿腰痛首选,身痛逐瘀汤为瘀血腰痛首选,四妙丸为湿热腰痛首选。

91. 答案:B 解析:阴虚阳亢,虚火内生,故身热;腠理闭塞,则少汗;虚火内扰头窍、心神,故头

昏,心烦;肺阴不足,肺失滋润,清肃失司,气逆于上,故见干咳;虚热内生,炼津为痰,则少痰;肺阴亏虚,机体失濡,故见口干咽燥,心烦;舌红少苔,脉细数为阴虚内热之征,辨证为阴虚感冒。

92. 答案:E 解析:阴虚感冒治法为滋阴解表,气虚感冒治法为益气解表,风寒犯表证治法为辛温解表,风热犯表证治法为辛凉解表,暑湿伤表证治法为清暑祛湿解表。

93. 答案:A 解析:阴虚感冒首选加减葳蕤汤。新加香薷饮主治暑湿伤表证;银翘散主治风热犯表证;荆防达表汤主治风寒束表证;参苏饮主治气虚感冒。

94. 答案:A 解析:痰湿上干,壅遏肺气,故咳嗽反复发作,咳声重浊;脾湿生痰,故痰多,痰黏腻,色白;脾失健运,故食后则咳甚痰多,进甘甜油腻食物加重;痰湿中阻,故胸闷脘痞,呕恶,大便时溏;脾气不运,故食少,体倦;舌苔白腻,脉濡滑为痰湿内盛之象。辨证为痰湿蕴肺证。

95. 答案:D 解析:痰湿蕴肺证治法为燥湿化痰,理气止咳;痰热郁肺证治法为清热肃肺,肺失肃降;肝火犯肺证治法为清肺泻肝,顺气降火;肺阴亏耗证治法为滋阴润肺,化痰止咳。风燥伤肺证治法为疏风清肺,润燥止咳。

96. 答案:E 解析:咳嗽痰湿蕴肺证首选二陈平胃散合三子养亲汤加减。清金化痰汤加减主治痰热郁肺证。黛蛤散合黄芩泻白散加减主治肝火犯肺证。沙参麦冬汤加减主治肺阴亏耗证。桑杏汤加减主治风燥伤肺证。

97. 答案:C 解析:痰热壅肺,复感风寒,客寒包火,肺失宣降,故喉中痰鸣有声,呼吸急促,喘咳气逆;里热较甚,内扰心神,故烦躁;里热灼伤津液,故口干欲饮,大便偏干;热郁蒸痰,气机不畅,故胸膈烦闷,咳嗽不爽,痰黏色黄;舌边尖红,苔白腻黄,脉弦紧为表寒里热之象;辨证为寒包热哮证。

98. 答案:D 解析:寒包热哮证治法为解表散寒,清化痰热。热哮证治法为清热宣肺,化痰定喘。冷哮证治法为宣肺散寒,化痰平喘。风痰哮证症状为祛风涤痰,降气平喘。虚哮证治法为补肺纳肾,降气化痰。

99. 答案:C 解析:寒包热哮证首选小青龙加石膏汤或厚朴麻黄汤加减。定喘汤加减主治热哮

证。射干麻黄汤加减主治冷哮证,三子养亲汤主治风痰哮证。平喘固本汤加减主治虚哮证。

100. 答案:B 解析:该患者可诊断为郁证,兼胸胁胀痛,舌苔薄白,脉弦者为肝气郁结;兼急躁易怒,口干而苦,舌红,苔黄,脉弦数者为气郁化火;兼咽中如有物梗塞,舌苔白腻,脉弦滑者为痰气郁结;精神恍惚,多疑易惊,悲忧善哭,舌淡,脉弦者为心神惑乱;多思善疑,失眠健忘,神疲纳差,舌淡苔薄,脉细者为心脾两虚。

101. 答案:A 解析:郁证主穴应选百会、印堂、水沟、内关、神门、太冲。水沟、百会、后溪、内关、涌泉为痫病主穴。百会、印堂、四神聪、内关、太溪、悬钟为痴呆主穴。大肠俞、阿是穴、委中为腰痛主穴。百会、太阳、风池、阿是穴、合谷为头痛主穴。

102. 答案:B 解析:气郁结配膻中、期门;气郁化火配行间、侠溪;痰气郁结配丰隆、阴陵泉、天突;心神惑乱配通里、心俞、三阴交;心脾两虚配心俞、脾俞、足三里、三阴交。

103. 答案:B 解析:患者神情淡漠,寡言少语,反应迟钝,记忆减退,诊断为痴呆。兼头晕耳鸣,腰酸骨软,舌质红,苔薄白,脉沉细者为肝肾亏虚;兼步态不稳,面色淡白,气短乏力,舌淡,苔白,脉细弱无力为气血不足;兼脘腹胀满,倦怠思卧,舌质淡,苔白腻者为痰浊蒙窍;兼善惊易恐,肌肤甲错,或肢体麻木不遂,舌质紫暗,脉细涩为瘀血阻络。

104. 答案:C 解析:痴呆的主穴为百会、印堂、四神聪、内关、太溪、悬钟。百会、太阳、风池、阿是穴、合谷为头痛主穴;百会、印堂、水沟、内关、神门、太冲为郁证主穴;百会、印堂、四神聪、内关、太溪、悬钟为治疗主穴;大肠俞、阿是穴、委中为治疗主穴。水沟、百会、后溪、内关、涌泉为治疗主穴。

105. 答案:B 解析:肝肾亏虚配肝俞、肾俞;气血不足配足三里、气海、血海;痰浊蒙窍配丰隆、中脘;瘀血阻络配膈俞、太冲。

106. 答案:A 解析:患者首次接受针刺治疗,精神紧张,导致晕针。

107. 答案:B 解析:晕针的处理:立即停止针刺,将针全部取出。使患者平卧,注意保暖。轻者仰卧片刻,给饮温开水或糖水后,可恢复正常;重者在上述处理基础上,可针刺人中、素髎、内关、足三里,灸百会、关元、气海等穴,即可恢复。若仍不省人事,呼吸细微,脉细弱者,应配合其他治疗或采用急救措施。

108. 答案:E 解析:对于晕针应注重预防,措施得当,晕针是可以避免的。对初次接受针刺治疗或精神过度紧张,身体虚弱者,应先做好解释安抚,消除对针刺的顾虑和恐惧,同时选择舒适的体位,最好采用卧位,选穴宜少,手法要轻;若饥饿、疲劳、大渴时,应在进食、休息、饮水后再行针刺;医者在针刺治疗过程中,要精神专一,注意观察患者的神色,询问其感觉,一旦有不适等晕针先兆,可及早采取处理措施,防患于未然。

109. 答案:C 解析:患者恣食生冷,月经延后10余天,连续3个周期,诊断为月经后期。寒凝血脉瘀阻,则月经量少,色暗有块,小腹冷痛拒按,得热痛减,畏寒肢冷,面色青白;舌质暗,苔白,脉沉紧为寒凝之象,故辨证为寒凝证。

110. 答案:B 解析:月经后期的治法为温经散寒,行血调经,以任脉、足太阴经穴为主。主穴为气海、三阴交、归来。

111. 答案:D 解析:月经后期寒凝证的治疗除主穴外,应加取的腧穴是关元、命门。足三里、血海为月经后期血虚证的配穴,期门、太冲为月经先后无定期肝郁证的配穴,足三里、脾俞为月经后期气虚证的配穴,肾俞、太溪为月经先后无定期肾虚证的配穴。

112. 答案:C 解析:患者受凉后出现恶寒发热,腹痛,里急后重,泻下赤白脓血便,诊断为痢疾。治法为通调肠腑,化湿导滞。取大肠俞的募穴、下合穴为主。

113. 答案:A 解析:针灸治疗痢疾的主穴为天枢、上巨虚、合谷、三阴交。便秘主穴取天枢、大肠俞、上巨虚、支沟,急性泄泻主穴取天枢、上巨虚、阴陵泉、水分,慢性泄泻主穴取神阙、天枢、足三里、公孙,胃痛主穴取中脘、足三里、内关。

114. 答案:E 解析:肛门灼热,小便短赤,苔黄腻,脉滑数,辨证为湿热痢,应选的配穴是曲池、内庭。中脘、气海为寒湿痢的配穴,大椎、十宣为疫毒痢的配穴,内关、中脘为噤口痢的配穴,脾俞、足三里为休息痢的配穴。

115～116. 答案:E、B 解析:根据邪气特点可知E为肺阴不足;B为痰热较盛;C为风寒的表现,

A、B为肺痈热毒血壅时常见。

117~118. 答案：C、A 解析：患者主症一为咳逆喘息气粗，目胀睛突，见痰黄或白，黏稠难咯，胸满烦躁，发热汗出，溲黄便干，口渴欲饮，可知为痰热壅肺，肺气上逆；一为干咳，痰中带血，见血色鲜红，胸部隐隐闷痛，午后手足心热，皮肤干灼，口干咽燥，可知为阴虚肺燥，肺络损伤。辨证为肺胀痰热郁肺证——越婢加半夏汤或桑白皮汤；肺痨肺阴亏损证——月华丸。B用于肺痨虚火灼肺证，D用于肺胀痰浊壅肺证。

119~120. 答案：B、E 解析：胸痹气阴两虚证，气虚无以运血，阴虚脉络不利，故胸闷隐痛，时作时止。胸痹阴寒凝滞证，阴寒凝滞，胸阳被遏，故胸闷气短，畏寒肢冷。A见于心血瘀阻；C见于痰浊壅塞；E见于阳气虚衰。

121~122. 答案：C、B 解析：患者主症一为头痛连及项背，见恶风畏寒，口不渴，苔薄白；一为恶寒发热，见无汗，头痛，肢节酸疼，鼻塞声重，时流清涕，喉痒，咳嗽，痰稀薄色白，舌苔薄。皆为风寒所袭。辨证为风寒头痛——川芎茶调散；风寒感冒——荆防败毒散。D用于风热头痛，E用于风湿头痛。

123~124. 答案：A、B 解析：痴呆髓海不足证，治法为补肾益髓，填精养神，方用七福饮加减；痴呆脾肾两虚证，治法为补肾健脾，益气生精，方用还少丹加减。

125~126. 答案：E、A 解析：噎膈的基本病机为肝脾肾功能失调，导致气、血、痰互结，津枯血燥，而致食管狭窄、食管干涩。呃逆的病机关键在于胃失和降，胃气上逆动膈，且与肺之肃降、肾之摄纳、肝之条达有关。

127~128. 答案：A、E 解析：休息痢病机为正虚邪留，寒热错杂，治宜温中清肠，佐以调气化滞，方选连理汤。休息痢日久，脾阳极虚，肠中寒积不化，遇寒即发者治宜温中导下，用温脾汤加减。半夏泻心汤适用于寒热互结之痞证；乌梅丸温脏安蛔，主治蛔厥证；左金丸清泻肝火，降逆止呕，适用于肝火犯胃证。

129~130. 答案：C、E 解析：急黄由热毒内迫，胆汁外溢引起，神昏舌绛为神窍被蒙，故治疗应清热解毒，凉营开窍；阳黄引起湿热中阻，胆汁外溢，并伴有表证时，治疗应解表清热利湿。

131~132. 答案：A、E 解析：柴胡截疟饮主治正疟；白虎加桂枝汤主治温疟；柴胡桂枝干姜汤主治寒疟；加味不换金正气散主治冷瘴；何人饮治疗劳疟。

133~134. 答案：E、D 解析：膏淋和尿浊在小便浑浊症状上相似，但后者在排尿时无疼痛滞涩感。A为热淋的特点；B为石淋的特点；C为气淋的特点。

135~136. 答案：B、A 解析：吐血肝火犯胃证，为肝火横逆，胃络损伤，治法为泻肝清胃，凉血止血，方用龙胆泻肝汤。鼻衄胃热炽盛证，治法为清胃泻火，凉血止血，方用玉女煎。

137~138. 答案：B、E 解析：消渴分为上、中、下消。上消肺热津伤证治宜清热润肺，生津止渴，用消渴方。中消胃热炽盛证治宜清胃泻火，养阴增液，用玉女煎；气阴亏虚证治宜益气健脾，生津止渴，用七味白术散。下消肾阴亏虚证治宜滋阴固肾，用六味地黄丸；阴阳两虚证治宜滋阴温阳，补肾固涩，用金匮肾气丸。

139~140. 答案：A、D 解析：虚劳是以脏腑功能衰退，气血阴阳不足为主要病机的多种慢性虚弱性疾病。其中脾阳虚证治宜温中健脾为主，方选附子理中丸。肾阴虚证治宜滋补肾阴为主，方选左归丸。

141~142. 答案：A、D 解析：痉证邪壅经络，治以祛风散寒，和营燥湿，方用羌活胜湿汤。痉证肝经热盛，治以凉肝息风，方用羚角钩藤汤。

143~144. 答案：D、E 解析：孔最的主治：①咯血、鼻衄、咳嗽、气喘、咽喉肿痛等肺系病证。②肘臂挛痛。③急性吐泻、中暑、小儿惊风等急症。列缺的主治：①咳嗽、气喘、咽喉肿痛等肺系病证。②头痛、齿痛、项强、口眼歪斜等头面部疾患。③手腕痛。

145~146. 答案：C、B 解析：任脉总任一身阴经，故称为"阴脉之海"。督脉总督一身之阳经，故称为"阳脉之海"。冲脉能调节十二经气血，故称为十二经脉之海；且与生殖机能关系密切，冲任脉盛，月经才能正常排泄，故又称血海。

147~148. 答案：D、A 解析：B公孙通冲脉。C肺经的经穴、原穴。E内关通阴维脉。D列缺通任脉。A后溪通督脉。

149～150. 答案:C、D 解析:厉兑在第2趾末节外侧,趾甲根角侧后方0.1寸(指寸)。足窍阴在第4趾末节外侧,趾甲根角侧后方0.1寸(指寸)。A为隐白,B为大敦,E为至阴。

第 四 单 元

1. 答案:D 解析:热肿肿而色红,皮薄光泽,焮热疼痛,肿势急剧。寒肿肿而不硬,皮薄不泽,苍白或紫暗,皮肤清冷,常伴有酸痛,得暖则舒。风肿发病急骤,漫肿宣浮,或游走不定,不红,微热或轻微疼痛。痰肿肿势或软如绵,或硬如馒,形态各异,不红不热。湿肿皮肉重坠胀急,深按凹陷,如烂棉不起,浅则光亮如水泡,破放黄水,浸淫皮肤。

2. 答案:A 解析:丹毒初期皮肤见小片红斑,迅速蔓延成大片鲜红斑,边界清楚,高出皮肤,排除B、C;本病多发于小腿、颜面部,容易复发,排除D、E。丹毒发病急骤,初起往往先有恶寒发热等。

3. 答案:C 解析:乳岩的致病因素为情志失调,冲任不调。

4. 答案:B 解析:气瘿治宜宣通肺气,祛风痰,清热毒。选方多用五瘿丸,或用四海舒郁丸。

5. 答案:A 解析:白秃疮治疗以外用杀虫解毒药为主,外涂一扫光或雄黄膏,或5%硫黄膏并配合拔发。肥疮以拔发治疗为主,对损害面积在五分硬币大小以内,不超过3块者,可用平头镊子拔发,然后局部涂2%碘酊,每天1次。过去用X线拔发,适用于范围较广者。

6. 答案:A 解析:淋病特点有:通常以尿道轻度不适起病,数小时后出现尿痛和脓性分泌物。当病变扩展至后尿道时可出现尿频、尿急。检查可见脓性黄绿色尿道分泌物,尿道口红肿,因为细菌感染,腹股沟区淋巴结可肿大。

7. 答案:A 解析:扩肛法适用于早期肛裂,无结缔组织外痔、肛乳头肥大等。切开疗法适用于陈旧性肛裂,伴有结缔组织外痔、乳头肥大等。肛裂侧切术适用于陈旧性肛裂不伴有结缔组织外痔、皮下瘘等。纵切横缝法适用于陈旧性肛裂伴有肛管狭窄者。

8. 答案:D 解析:脱疽内治常见5个证型。寒湿阻络治宜温阳散寒,活血通络,用阳和汤加减。血脉瘀阻治宜活血化瘀,通络止痛,用桃红四物汤加减。湿热毒盛治宜清热利湿,解毒活血,用四妙勇安汤加减。热毒伤阴治宜清热解毒,养阴活血,用顾步汤加减。气阴两虚治宜益气养阴,用黄芪鳖甲汤加减。

9. 答案:D 解析:阴道口有阴户、廷孔、四边等别称。另古人根据婚、嫁、产之不同,对阴道口冠以不同的命名,如《诸病源候论·卷三十七》说:"已产属胞门,未产属龙门,未嫁属玉门。"另阴道口又是娩出胎儿、胎盘之产门。子门是指子宫颈口。

10. 答案:E 解析:气虚,气不摄血则月经量多、色淡、质稀,舌淡、脉弱。月经周期提前7天以上,甚至10余日一行,连续两个周期以上者称为"月经先期"。由定义分析,月经提前7天不是月经先期的临床特点。

11. 答案:E 解析:闭经的病因病机不外虚实两端。虚者,多因肾气不足,冲任虚弱;或肝肾亏损,精血不足;或脾胃虚弱,气血乏源;或阴虚血燥等,导致精亏血少,冲任血海空虚,无血可下;实者,多为气血阻滞,或痰湿流注下焦,使血流不通。临床常见有气血虚弱、肾气亏虚、阴虚血燥、气滞血瘀、痰湿阻滞、寒凝血瘀或虚实错杂的复合病机。

12. 答案:B 解析:肝火引起经行头痛的病机是冲气夹肝气上逆,气火上扰清窍,其特点是颠顶掣痛,头晕目眩,烦躁易怒。A为血虚头痛;C为血瘀头痛;D为气滞头痛;E为湿浊头痛。

13. 答案:C 解析:产后的常见病和危重症可概括为"三病""三冲""三急"。"三病"是指产后病痉、郁冒、大便难;"三冲"是指败血冲心、冲胃、冲肺;"三急"是指呕吐、盗汗、泄泻。

14. 答案:E 解析:放置宫内节育器之前必须排除妊娠的存在。其禁忌证是生殖器炎症,如急性盆腔炎、阴道炎、重度宫颈糜烂等;月经紊乱,如近3个月月经过多,月经频发或不规则阴道流血,重度痛经等;生殖器肿瘤、宫颈口过松、重度子宫脱垂等;严重的全身性疾患,如心力衰竭、重度贫血等;严重的出血性疾患。E是放置宫内节育器的最佳时间。

15. 答案:E 解析:小儿体重的增长不是匀速的,在青春期之前,年龄愈小,增长速率愈快。出生时体重约为3kg,出生后的前半年平均每月增长约

0.7kg,后半年平均每月增长约0.5kg,1周岁以后平均每年增加约2kg。临床可以用以下公式推算小儿体重:≤6个月体重(kg)=出生时体重+0.7×月龄;7~12个月体重(kg)=6+0.25×月龄;2岁以上体重(kg)=8+2×年龄。

16. 答案:A 解析:"纯阳"学说最早见于《颅囟经》,其提出"孩儿三岁以下,呼为纯阳,元气未散"。用"纯阳"一词来表述小儿时期的体质特点,即阳相对偏盛,生机比较旺盛,发育迅速,说明小儿时期机体的阴阳是以阳生为主导趋势。

17. 答案:A 解析:银翘散辛凉透表,清热解毒。风热感冒治法为辛凉解表,时邪感冒治法为清热解毒,二者皆为银翘散所治。

18. 答案:E 解析:汗证肺卫不固证以自汗为主,或伴盗汗,以头颈、胸背部汗出明显。营卫失调以自汗为主,或伴盗汗,汗出遍身而抚之不温。气阴亏虚证以盗汗为主,也常伴自汗,形体消瘦,汗出较多。湿热迫蒸证汗出过多,以额、心胸为甚,汗出肤热,汗渍色黄。

19. 答案:E 解析:惊痫治以镇惊安神;风痫治以息风止痉;瘀血痫治以化瘀通窍。痰痫治以豁痰开窍,脾虚痰盛型治以健脾化痰,脾肾两虚型治以补脾益肾。

20. 答案:A 解析:水痘邪伤肺卫证治宜疏风清热,利湿解毒,用银翘散;邪炽气营证治宜清气凉营,解毒化湿,用清胃解毒汤。

21. 答案:C 解析:疖是指发生在肌肤浅表部位、范围较小的急性化脓性疾病。其特点是肿势局限,范围多在3cm左右,突起根浅,色红、灼热、疼痛,易脓、易溃、易敛。痈局部光软无头,红肿疼痛,发病迅速,多伴有无汗、发热、口渴等全身症状。疔肿势局限,突起根浅,色红、灼热、疼痛,疔疮形如粟,坚硬根深,状如钉丁之状。瘿发病于结喉两侧。脂瘤症状为皮肤间出现圆形质软的肿块,中央有粗大毛孔,可挤出有臭味的粉渣样物。

22. 答案:E 解析:该患者可诊断为乳核,外治法为阳和解凝膏掺黑退消外贴,7天换药1次。桂麝散外敷或以生白附子或鲜蟾蜍皮外敷或用大黄粉以醋调敷为治疗乳癖的外治法。乳痈若有乳头擦伤、皲裂,可外涂麻油或蛋黄油。

23. 答案:A 解析:疖常见4种。有头疖见皮肤上红色结块,约3cm,灼热疼痛,突起根浅,中心有一脓头,出脓即愈。无头疖见皮肤上红色结块,约3cm,无脓头,表面灼热,触之疼痛,2~3天化脓,溃后多迅速愈合。蝼蛄疖多发于儿童头部,常见两种。坚硬型,疮形肿势小,但根脚坚硬,溃破出脓而坚硬不退,愈合后还会复发,常一处未愈,他处又生。多发型,疮大如梅李,相连三五枚,溃破脓出而不易愈合,日久头皮窜空,如蝼蛄串穴之状。病久可损及颅骨,如以探针或药线探之,可触及粗糙的骨质。疖病好发于项后发际、背部、臀部,几个到几十个,反复发作,缠绵不愈。也可在身体各处散发疖肿,一处将愈,他处续发,或间隔月余、月余再发。患消渴病、习惯性便秘或营养不良者易患本病。痈、疽、丹毒多伴发热等全身症状,痰核多为阴证表现。

24. 答案:E 解析:流火,即指丹毒,是皮肤和网状淋巴管的急性炎症。流注,是以发生在肌肉深部的转移性、多发性脓肿为表现的全身感染性疾病。青蛇毒,是体表筋脉发生的炎性血栓性疾病。蛇串疮,是皮肤上出现成簇水疱、痛如火燎的急性疱疹性皮肤病。红丝疔,好发于前臂及小腿的内侧,先在原发病灶处有红肿热痛,继则有红丝一条,由前臂或小腿迅速向躯干方向走窜,上肢导向肘部而及腋窝,下肢导向膝部而及腹股沟,使腋窝及腹股沟淋巴结肿大压痛,伴有轻重不同的全身症状,如恶心、发热、头痛、食欲不振、周身无力、苔黄、脉数等。

25. 答案:E 解析:痈,多个相邻的毛囊及其所属皮脂腺或汗腺的急性化脓性感染,或由多个疖融合而成。疔疮,好发于颜面、四肢,以形小根深、坚硬如钉、肿痛焮热,反应剧烈,易于走黄、损筋伤骨为主要表现的疮疡。暑疖,指夏季发生的化脓性疖肿。疖病,好发于项后发际、背部、臀部,几个到几十个,反复发作,缠绵不愈。有头疽,好发于皮肤较厚及坚韧之处,但以项后(脑疽)、背部(背疽)最为多见。有头疽若脏腑先自蕴毒,或有消渴病,加之外来毒邪,正虚而毒盛,正气难以化毒,则疮肿难脓、难溃、难敛,或溃脓后愈合不久又发,经年难愈,甚则疽毒内陷,兼见神昏谵语,气息急促等严重症状。

26. 答案:A 解析:丹毒好发于下肢和面部,局部出现界限清楚之片状红疹,颜色鲜红,并稍隆起,压之退色。皮肤表面紧张炽热,迅速向四周蔓延,有烧灼样痛。伴高热畏寒及头痛等。本患者属风热毒蕴证。治以疏风清热解毒为主,方以普济消毒饮加减。

27. 答案:A 解析:乳岩肝郁痰凝证见情志抑郁,或性情急躁,胸闷胁胀,或伴经前乳房作胀或少腹作胀,乳房部肿块皮色不变,质硬而边界不清,苔薄,脉弦。乳岩冲任失调证见经事紊乱,素有经前期乳房胀痛,或婚后从未生育,或有多次流产史,乳房结块坚硬,舌淡,苔薄,脉弦细。乳岩气血两亏证多见于癌肿晚期或手术、放化疗后,患者形体消瘦,面色萎黄或㿠白,头晕目眩,神倦乏力,少气懒言,术后切口皮瓣坏死糜烂,时流渗液,皮肤灰白,腐肉色暗不鲜,舌质淡,苔薄白,脉沉细。乳岩脾虚胃弱证见手术或放化疗后,食欲不振,神疲肢软,恶心欲呕,肢肿倦怠。乳岩正虚毒盛证见乳房肿块扩大,溃后愈坚,渗流血水,不痛或剧痛,精神萎靡,面色晦暗或苍白,饮食少进,心悸失眠,舌紫或有瘀斑,苔黄,脉弱无力。

28. 答案:B 解析:肝郁气滞,木失条达,脾失健运,湿聚为痰,痰气互凝,结于颈靥,则见肿胀;气本无形,怒则气聚而长,喜则气散而消;痰为阴邪,气虽结而未化火,故皮色如常;证属痰气互凝,无瘀血阻络,故质软而不痛。辨证属气瘿之气结痰凝证,治以疏肝解郁,化痰软坚,方选四海舒郁丸。

29. 答案:E 解析:失荣一般表现为颈部淋巴结肿大,生长较快,质地坚硬。病变开始时多为单发结节,可活动;后期肿块体积增大,数量增多,融合成团块或联结成串,表面不平,固定不移。一般无疼痛,但合并染毒时可有压痛。日久癌肿溃破,疮面渗流血水,高低不平,形似翻花状,其肿痛波及范围可向面部、胸部、肩背部扩展。石瘿是瘿病较严重的一种,可由肉瘿等发展而成,瘿块比较坚硬,表面凹凸不平,有的坚硬如石,推之不移,甚至可有疼痛发生。

30. 答案:C 解析:肉瘤,瘤的一种,为内有湿痰,与气血凝结所致,多少不一,大小不定,瘤体软,推之可移,有时瘤肿略硬,皮色不变,也无痛感,发展较缓慢。流痰,是一种发生于骨与关节间的结核性化脓性疾病,脓形成后,可流窜于病变附近或较远的空隙处形成脓肿,破损后脓液稀薄如痰。

31. 答案:C 解析:肥疮,初起时毛发根部有小丘疹或小脓疱,有特殊臭味,由于毛囊破损,愈后留有瘢痕而局部秃发,排除A;牛皮癣,是指皮肤状如牛项之皮,厚而且坚,排除B;白疕又称银屑病,特点为表面覆盖有干燥的银色鳞屑,轻轻刮除鳞屑,可见小片血点,排除D;圆癣,皮损多呈钱币状,圆形,多发于股胯、外阴处,排除E。白秃疮,特征为头皮有圆形或不规则的覆盖灰白鳞屑的斑片,病损区毛发干枯无泽,头发易剥落且无疼痛。

32. 答案:C 解析:据患者恶寒、发热等临床表现,为风寒束表证。桑菊饮,应用于风热表证,排除A;银翘散,应用于风热表证,排除B;龙胆泻肝汤,应用于湿热毒蕴证,排除D;黄连解毒汤,应用于热毒盛证,偏于中焦热,排除E。普济消毒饮,用于内有热邪,外有表证,清热解毒,疏风散邪。

33. 答案:C 解析:湿疮的特点是皮损对称分布,多形损害,剧烈瘙痒,有渗出倾向,反复发作。根据患者临床表现可诊断为湿疮之湿热蕴肤证。

34. 答案:D 解析:疾病日久,气血耗伤,营血不足,气血循行受阻,阻于肌表而成。表现为斑片状皮疹,色淡红,干燥皲裂,瘙痒。口干,舌淡红,苔少,脉沉细,均为血虚风燥之象。故辨证属白疕之血虚风燥证,治以养血滋阴,润肤息风。

35. 答案:A 解析:此患者为一期梅毒疳疮,证型为肝经湿热。

36. 答案:E 解析:传染性软疣,皮损好发于躯干、四肢,散在不融合;典型损害为米粒至豌豆大小的半球形丘疹,表面呈蜡样光泽,呈灰白或珍珠色,继发感染也可发红;中心有脐凹,可挤出白色乳酪状物,又称软疣小体。寻常疣,初起为针尖大的丘疹,渐渐扩大到豌豆大或更大,呈圆形或多角形,表面粗糙,角化明显,质坚硬,呈灰黄、污黄或污褐色;好发于手指、手背、足缘等处;数目不等,初起多为一个,以后可发展为数个或数十个。掌跖疣,初发时为角化的小丘疹,表面粗糙,逐渐长大后疣体周围形成比较明显的角质环,表面光滑,质地坚硬,中心的疣表面粗糙易出血,可见出血点,多数情况下可见凝固的出血点或黑点。丝状疣,皮损表现为褐色、淡褐色或皮色,数目从单个到数百个不等,有传染性且影响美观,好发于眼睑、颈项、颊部和头皮等部位。扁平疣,质地柔软、顶部光滑、粟粒至绿豆大、淡褐色的高出皮肤表面的扁平状丘疹,好发于面部、手背部等暴露部位,极易传染。

37. 答案:A 解析:风伤肠络证见大便带血、滴血或喷射状出血,血色鲜红,或有肛门瘙痒等,舌质红,苔薄白或薄黄,脉浮数,首选凉血地黄汤加减。脏连丸加减主治内痔湿热下注证;止痛如神汤加减主治内痔气滞血郁证;补中益气汤加减主治内痔脾虚气陷证;凉血地黄汤合活血散瘀汤加减主治血栓性外痔血热瘀结证。

38. 答案:D 解析:阴液亏损证见脓出稀薄不臭,淋漓不尽,伴低热盗汗,面色萎黄,神疲纳呆,治疗宜养阴清热,方选青蒿鳖甲汤。二妙丸主治湿热下注之臁疮。萆薢渗湿汤主治湿热下注证。黄连解毒汤主治实热火毒,三焦热盛之证。补中益气汤主治脾胃气虚、气虚下陷和气虚发热等证。

39. 答案:D 解析:湿热下注,膀胱涩滞,证候特点为小便频数,尿道灼热或涩痛,排尿不畅,甚或点滴不通,小腹胀满,舌暗红,苔黄腻等,排除A;中气下陷,膀胱失约,证候特点为小便频数,小腹坠胀,脱肛等,排除B;肾阴不足,水液不利,证候特点为小便频数,尿少热赤,头晕耳鸣,腰膝酸软,五心烦热等,排除C;下焦蓄血,瘀阻膀胱,证候特点为小便不畅,偶有血尿,舌质暗或有瘀斑等,排除E。肾阳不足,气化无权,证候特点为小便频数,夜间尤甚,尿线变细,精神萎靡,面色无华,畏寒肢冷等。

40. 答案:D 解析:肾阳不足证候特点为排尿淋沥,腰膝酸软,阳痿早泄,形寒肢冷,舌淡胖等;排除A;肝肾不足证候特点为排尿淋漓,腰膝酸软,阳痿早泄,形寒肢冷,目视昏花,耳鸣等,排除B;阴虚火旺证候特点为排尿或大便时偶有白浊,尿道不适,腰膝酸软,五心烦热,排除C;湿热壅结证候特点为尿频、尿急、尿痛,尿道有灼热感,排尿终末或大便时偶有白浊等;气滞血瘀证候特点为少腹、会阴、睾丸坠胀不适,疼痛,有排尿不尽之感,排除E。

41. 答案:B 解析:轻度烧伤,面积小,仅有局部皮肤潮红、肿胀、剧烈疼痛等;Ⅰ度烧伤,创面红肿热痛,感觉过敏,表面干燥;深Ⅱ度烧伤,创面痛觉消失,有水疱,基底苍白,间有红色斑点,潮湿;Ⅲ度烧伤,痛觉消失,无弹性,坚硬如皮革样,蜡黄焦黄或炭化,干燥。浅Ⅱ度烧伤,创面剧痛,感觉过敏,有水疱,基底部呈均匀红色,局部肿胀。

42. 答案:C 解析:筋瘤,是以筋脉色紫,盘曲突起如蚯蚓状、形成团块为主要表现的浅静脉病变。据患者临床表现,可初步诊为筋瘤,首选的治疗措施为手术治疗。

43. 答案:C 解析:由平时白带量多,终日不断,质稀清冷,腰膝酸冷,小腹发凉,小便清长,夜尿频多,舌淡苔薄白,脉沉迟。诊断为带下过多肾阳虚证,首选内补丸。完带汤主治带下过多脾虚证。知柏地黄汤主治带下过多阴虚夹湿证。止带方主治带下过多湿热下注证。五味消毒饮加土茯苓、败酱草、薏苡仁主治带下过多热毒蕴结证。

44. 答案:E 解析:由题干带下量多,色淡黄,质黏稠,无臭气,面色萎黄,四肢不温,舌淡,苔白腻,脉缓弱。诊断为带下过多脾虚证。脾虚证治法为健脾益气,升阳除湿。清热解毒用于治疗带下过多热毒蕴结证。清利湿热,佐以解毒杀虫主治带下过多湿热下注证。温肾培元,固涩止带主治带下过多肾阳虚证。滋肾益阴,清热利湿主治带下过多阴虚夹湿证。

45. 答案:A 解析:主症为经期延后,量少、色淡质稀,伴小腹隐痛,喜热喜按,腰酸无力,辨证为月经后期血寒之虚寒证,治宜扶阳祛寒调经。D为重要干扰项,为月经后期血寒之实寒证治法。

46. 答案:A 解析:肝郁疏泄闭藏失职,致冲任气机紊乱,沉思积郁,而肾气日消,则月经或迟或早,量多或少。肝郁气滞,则色红、质稠、少腹、乳房胀痛。舌暗红,苔薄黄,脉弦,均属肝郁。故辨证属月经先后不定期之肝郁证,治以疏肝理气调经,方选逍遥散。小柴胡汤主治妇人伤寒,热入血室。加味逍遥散主治产后发热。血府逐瘀汤主治上焦瘀血证。当归芍药散主治妇人肝气郁滞之腹痛。排除B、C、D、E。

47. 答案:A 解析:本患者经期、经量均异常,且停经4个月,妊娠试验阴性。可判断为闭经。肾精亏损,冲任气血不足,血海不能满溢,遂致月经停闭。五心烦热,潮热颧红,舌红少苔,脉细数,均为阴虚之象。辨证为闭经之阴虚血燥证,治以养阴清热调经。

48. 答案:D 解析:痛经气血虚弱证与肾气亏损证症状颇为相似,应注意区分。气血虚弱证见小腹隐隐作痛,喜按,或小腹及阴部空坠不适,伴面色无华,头晕心悸,神疲乏力;治宜益气养血,调经止痛。肾气亏损证见小腹绵绵作痛,伴腰骶酸痛,头晕耳鸣,面色晦暗,健忘失眠,治宜补肾益精,养血止痛。本症为小腹绵绵作痛,伴腰酸腿软,辨证为肾气亏损证。

49. 答案:C 解析:气滞情志久郁,经行不畅,气机受阻,升降失司,水道通调不利,水湿不运,水泛为肿,按之随手而起。气滞则血瘀,经色暗红有块,舌紫暗,脉弦涩。脘闷胁胀,善叹息,均属于气滞之象。故辨证属经行浮肿之气滞血瘀证,治以理气行滞,养血调经,方选八物汤。肾气丸合苓桂术甘汤主治经行浮肿之脾肾阳虚证。参苓白术散主治中气下陷证。丹栀逍遥散主治肝脾不和证。排除A、B、D、E。

50. 答案:B 解析:肾阴不足,相火偏旺,损伤血络,或复感湿邪,损伤任带,带脉不固,表现出带下量多。有臭味,腰膝酸软,阴部灼热或瘙痒,舌红少苔,脉细数等,均为湿热之象。辨证属带下过多之阴虚夹湿证。治法为滋肾益阴,清热利湿。

51. 答案:B 解析:患者停经46天,妊娠试验阳性,应为妊娠早期。此时恶心呕吐,可初诊为恶阻病。同时,食入即吐,神疲思睡,舌淡苔白,脉滑缓,是脾胃虚弱,升降失常,清阳不升的表现。辨证属妊娠恶阻之脾胃虚弱证。

52. 答案:E 解析:患者孕后阴道少量出血,伴腰酸腹痛,可诊为胎动不安病。同时,头晕耳鸣,小便频数,舌淡苔白,脉沉细滑,为典型的肾虚证。治法为补肾健脾,益气安胎,方药首选寿胎丸或滋肾育胎丸。加味圣愈汤、补肾安胎丸较少用于治疗胎动不安病,胎元饮主治胎动不安气血虚弱证。

53. 答案:A 解析:患者妊娠5个月,肢体肿胀,可诊断为子肿。肾阳虚衰,水湿不化,则肢体肿胀,下肢尤甚,按之如泥;肾阳虚衰,不能濡养腰府,则腰酸乏力;元阳不足,失于温煦,则下肢逆冷;舌淡,苔白润,脉沉迟为肾虚之象。辨证为肾虚证。治宜补肾温阳,化气利水,方用真武汤或肾气丸。

54. 答案:E 解析:该患者在产褥期内出现高热,可诊断为产后发热病。同时,下腹疼痛拒按,恶露量少,色紫暗,有臭味,尿黄便结,均为邪毒内燔之象,感染邪毒证。

55. 答案:E 解析:患者产后恶露持续1月不止,可诊为产后恶露不绝病。恶露量多、色淡、无臭气,小腹空坠,神倦懒言,舌淡,脉缓弱均为气虚之象,故为气虚证。治法为补气摄血固冲,首选方药为补中益气汤。生化汤主治产后恶露不绝血瘀证,举元煎、固本止崩汤、八珍汤较少用于治疗产后恶露不绝病。

56. 答案:A 解析:主症为产后乳汁涩少,浓稠,伴乳房胀硬疼痛,情志抑郁,胸胁胀闷,食欲不振,辨证为缺乳之肝郁气滞证。缺乳之心脾两虚证见产后焦虑,忧郁,心神不宁,常悲伤欲哭,情绪低落,失眠多梦,健忘,精神萎靡;伴神疲乏力,面色萎黄,纳少便溏,脘闷腹胀;舌淡,苔薄白,脉细弱。缺乳之瘀血内阻证见产后抑郁寡欢,默默不语,失眠多梦,神志恍惚;恶露淋漓日久,色紫暗有块,面色晦暗。

57. 答案:D 解析:肝气郁结,气机不畅,疏泄失司,血海蓄溢失常,故月经或先或后,经量多少不一;肝失调达,气血失调,冲任不能相资,故婚久不孕,乳房胀痛,善太息,舌脉均为肝气郁结之证。

58. 答案:D 解析:根据患儿表现诊断为慢惊风。久泻伤脾,土虚木乘,木旺生风,故见抽搐;脾虚则嗜睡露睛,面色萎黄,精神萎靡;脾运失健,湿滞内生,故不欲饮食,大便稀溏,色带青绿;舌淡苔白,脉沉弱为脾虚之象。辨证为脾虚肝亢证。

59. 答案:B 解析:患儿生于冬季,环境温度低,出现低体温和全身硬肿,为硬肿症。又见僵卧少动,气息微弱,哭声低微无力,关节活动不利,皮肤暗红但不紫。可知为硬肿症较重之阳气虚衰证。

60. 答案:A 解析:面目皮肤发黄,颜色晦滞,右胁下痞块,舌紫暗,有瘀斑,皆为瘀象。辨证为胎黄常证之气滞血瘀证,治宜行气化瘀消积,用血府逐瘀汤。

61. 答案:C 解析:高热不退,咳嗽喘促,鼻扇,喉中痰声辘辘,口唇紫绀,为痰热闭肺之表现。病机已至肺气闭郁阶段,可与痰热咳嗽相鉴别。"热、咳、痰、喘、扇"是肺炎咳嗽的典型症状。

62. 答案:B 解析:主症见口腔满布白屑,兼见面赤唇红,烦躁不宁,吮乳哭啼,此为鹅口疮心脾积热证,治宜清心泻脾,用清热泻脾散。A用治鹅口疮虚火上浮证。

63. 答案:B 解析:辨证为口疮之心火上炎证。

治疗当清心凉血,泻火解毒。方用泻心导赤散加减。A 泻火通便,清上泻下;C 清胃中之火;D 清火解毒,燥湿泄热;E 滋阴补肾。

64. 答案:D 解析:积滞是以不思乳食,食而不化,脘腹胀满,嗳气酸腐,大便溏薄、秘结酸腐为特征。本患儿表现与积滞相符合。

65. 答案:C 解析:唇舌爪甲苍白,毛发稀黄,精神萎靡,手足欠温,舌淡苔白,指纹淡,为脾肾阳虚之表现。辨证属脾肾阳虚证,治以温补脾肾,益阴养血,方用右归丸。A 温补肾阳,化气行水,用于肾虚水肿,腰膝酸软,小便不利,畏寒肢冷。B 治疗肾阴虚证。D 温中祛寒,补气健脾,常用于急慢性胃肠炎、胃及十二指肠溃疡、胃痉挛、胃下垂、胃扩张、慢性结肠炎等属脾胃虚寒者。E 温中补虚,和里缓急,主治中焦虚寒,肝脾不和证。

66. 答案:D 解析:辨证属营卫失调,治以调和营卫。方用黄芪桂枝五物汤。玉屏风散合牡蛎散主治肺卫不固,排除 A、B。生脉散主治气阴亏虚,当归六黄汤主治阴虚盗汗,排除 C、E。

67. 答案:C 解析:痫证发作期以病因辨证为主,常见的病因有惊、风、痰、瘀等。惊痫发病前常有惊吓史,发作时多伴有惊叫、恐惧等精神症状;风痫发作时抽搐明显,易由外感发热诱发,或伴有发热等症;痰痫发作以神识异常为主,常有失神、摔倒、手中物坠落等;瘀血痫通常有明显的颅脑外伤史,头部疼痛位置较为固定。痫证虚证的辨证,以病位为主,区分脾虚痰盛与脾肾两虚。此患儿辨证为风痫,治宜息风止痉,用定痫丸。A 用于惊痫;B 用于痰痫;D 用于瘀血痫;E 用于脾虚痰盛。

68. 答案:D 解析:浮肿,按之凹陷难起,腰腹下肢尤甚,畏寒肢冷,神疲倦卧,小便短少,纳少便溏,舌胖质淡苔白,脉沉细,为脾肾阳虚之表现。治以温肾健脾。

69. 答案:C 解析:皮肤疹点密集成片,色紫红,遍及周身,神昏,抽搐,此为麻疹逆证,辨证属邪陷心肝证。治以平肝息风,清心开窍,方用羚角钩藤汤。B 用于出疹期邪入肺胃,其他不是麻疹选方。

70. 答案:A 解析:患儿喷嚏、流涕、发热,为外感风寒之表现。精神倦怠,身起皮疹,此为风痧(风疹)之邪犯肺卫证。治以疏风清热透疹,方用银翘散。风痧由外感风疹时邪而起,葱豉汤、桑菊饮、杏苏散、清营汤解毒之功皆不明显。

71. 答案:A 解析:疱浆清亮,皮疹以躯干为多,苔薄白,脉浮数,为邪伤肺卫之表现。治以疏风清热,利湿解毒。B、C、D、E 无疏风清热之功,排除之。

72. 答案:B 解析:流行性腮腺炎是由腮腺炎病毒所引起的一种急性呼吸道传染病,临床以发热、耳下腮部漫肿疼痛为主要特征。头痛,咽痛,纳少,舌红苔薄黄,脉浮数,为邪犯少阳之表现。治以疏风清热,散结消肿。A 为热毒壅盛之治法;C 为邪犯少阳之治法;D 为毒窜睾腹之治法。

73. 答案:C 解析:夏季热须辨别是以暑气熏蒸伤及肺胃气阴为主,还是已损及下焦肾之阳气。疾病初起,平素体健者多不见病容,但有发热、口渴多饮、多尿,纳食如常,舌红脉数,多为暑伤肺胃;疾病日久,平素体弱多病,或先天禀赋不足者,除暑热证的典型表现外,还见面色苍白、下肢清冷、大便稀薄,多为上盛下虚。此患儿辨证为上盛下虚证,治宜温补肾阳,清心护阴,用温下清上汤。E 用治夏季热暑伤肺胃证。

74. 答案:B 解析:流注余毒攻窜证见发病前有疔疮、痈、疖等病史,局部漫肿疼痛,全身伴壮热,口渴,甚则神昏谵语,舌苔黄,脉洪数。暑湿交阻证多发于夏秋之间,初起恶寒发热,头胀,胸闷,呕恶,周身骨节酸痛,胸部布白痦,舌苔白腻,脉滑数。瘀血凝滞证劳伤筋脉诱发者,多发于四肢内侧;跌打损伤诱发者,多发于伤处,局部漫肿疼痛,皮色微红,或呈青紫,溃后脓液中夹有瘀血块;妇女产后恶露停滞而成者,多发于小腹及大腿等处,发病较缓,初起一般无全身症状或全身症状较轻,化脓时出现高热,舌苔薄白或黄腻,脉涩或数。

75. 答案:B 解析:流注暑湿交阻证的治法为解毒清暑化湿。清热解毒,凉血通络用于治疗流注余毒攻窜证;和营活血,祛瘀通络用于治疗瘀血凝滞证。疏风清热解毒用于治疗丹毒风热毒蕴证,清肝泻火利湿用于治疗丹毒脾肝湿火证。

76. 答案:B 解析:流注暑湿交阻证首选清暑汤加减。黄连解毒汤合犀角地黄汤加减主治流注余毒攻窜证;活血散瘀汤加减主治流注瘀血凝滞证;普济消毒饮加减主治丹毒风热毒蕴证;柴胡清肝汤加减主治丹毒脾肝湿火证。

77. 答案:A 解析:丹毒的特点是病起突然,恶寒发热,局部皮肤忽然变赤,色如丹涂脂染,焮红肿胀,边界清楚,迅速扩大,数日内可逐渐痊愈,但容易复发。发的特点是在皮肤疏松的部位突然红肿蔓延成片,灼热疼痛,红肿以中心最为明显,而四周较淡,边缘不清,有的3～5天后皮肤湿烂,随即变成褐色腐溃,或中软而不溃,伴有明显的全身症状。有头疽的特点是初起皮肤上即有粟粒样脓头,焮热红肿胀痛,迅速向深部及周围扩散,脓头相继增多,溃烂后状如莲蓬、蜂窝,范围常超过9～12cm,大者可在30cm以上。疔疮形虽小,但根脚坚硬,状如钉丁,病情变化迅速,易毒邪走散。痈的特点是局部光软无头,红肿疼痛,结块范围多在6～9cm,发病迅速,易肿、易脓、易溃、易敛,或伴恶寒、发热、口渴等症状。

78. 答案:D 解析:丹毒胎火蕴毒证发生于新生儿,多见臀部,局部红肿灼热,常呈游走性,或伴壮热烦躁,甚则神昏谵语、恶心呕吐。丹毒风热毒蕴证发生于头面部,皮肤焮红灼热,肿胀疼痛,甚则发生水疱,眼胞肿胀难睁,伴恶寒、发热、头痛。舌质红,苔薄黄,脉浮数。丹毒肝脾湿火证发于胸腹腰胯部,皮肤红肿蔓延,摸之灼手,肿胀疼痛,伴口干且苦,舌红,苔黄腻,脉弦滑数。丹毒湿热毒蕴证发于下肢,局部红赤肿胀、灼热疼痛,或见水疱、紫斑,甚至结毒化脓或皮肤坏死,或反复发作,可形成大脚风,伴发热,胃纳不香,舌红,苔黄腻,脉滑数。正虚毒恋证非丹毒证型。

79. 答案:D 解析:丹毒胎火毒蕴证首选犀角地黄汤合黄连解毒汤加减。普济消毒饮加减主治丹毒风热毒蕴证。五神汤合萆薢渗湿汤加减主治丹毒湿热毒蕴证。犀角地黄汤合黄连解毒汤加减主治丹毒胎火蕴毒证。柴胡清肝汤或龙胆泻肝汤主治脾肝湿火证。

80. 答案:C 解析:乳痈脓成破溃后,脓毒尽泄,肿痛消减,但素体本虚,溃后脓毒虽泄,气血俱虚,故溃脓后乳房肿痛虽轻,但疮口脓水不断,脓汁清稀,愈合缓慢;气血虚弱可见全身乏力,面色少华,低热不退,饮食减少;舌淡、苔薄、脉弱无力为气血不足之象。辨证为正虚毒恋证。

81. 答案:C 解析:乳痈正虚毒恋者当益气和营托毒。疏肝清胃,通乳消肿用于治疗乳痈气滞热壅证;清热解毒,托毒透脓用于治疗乳痈热毒炽盛证;疏肝解郁,化痰散结用于治疗乳癖肝郁痰凝证;调摄冲任用于治疗乳癖冲任失调证。

82. 答案:E 解析:乳痈正虚毒恋证首选托里消毒散加减。逍遥蒌贝散主治乳癖肝郁痰凝证;二仙汤合四物汤加减主治乳癖冲任失调证;瓜蒌牛蒡汤主治乳痈气滞热壅证;透脓散加味主治热毒炽盛证。

83. 答案:A 解析:臁疮湿热下注证见小腿青筋怒张,局部发痒,红肿、疼痛,继则破溃,滋水淋漓,疮面腐暗,伴口渴、便秘,小便黄赤,苔黄腻,脉滑数。臁疮气虚血瘀证见病程日久,疮面苍白,肉芽色淡,周围皮色黑暗、板硬,肢体沉重,倦怠乏力,舌淡紫或有瘀斑,苔白,脉细涩无力。筋瘤劳倦伤气证见久站久行或劳累时瘤体增大,下坠不适感加重,常伴气短乏力,脘腹坠胀,腰酸,舌淡,苔薄白,脉细缓无力。筋瘤寒湿凝筋证见瘤色紫暗,喜暖,下肢轻度肿胀,伴形寒肢冷,口淡不渴,小便清长,舌淡暗,苔白腻,脉弦细。筋瘤外伤瘀滞证见青筋盘曲,状如蚯蚓,表面色青紫,患肢肿胀疼痛,舌有瘀点,脉细涩。

84. 答案:D 解析:臁疮湿热下注证治法为清热利湿,和营解毒。益气活血,祛瘀生新用于治疗臁疮气虚血瘀证;补中益气,活血舒筋用于治疗筋瘤劳倦伤气证;暖肝散寒,益气通脉用于治疗筋瘤寒湿凝筋证;活血化瘀,和营消肿用于治疗筋瘤外伤瘀滞证。

85. 答案:B 解析:臁疮湿热下注证首选二妙丸合五神汤加减。补阳还五汤合四妙汤加减主治臁疮气虚血瘀证。补中益气汤加减主治筋瘤劳倦伤气证。暖肝煎合当归四逆汤加减主治筋瘤寒湿凝筋证。活血散瘀汤加减主治筋瘤外伤瘀滞证。

86. 答案:D 解析:瘾疹皮疹为大小不等的风团,色鲜红,也可为苍白色,鼓励、散在或融合成片,数小时风团减轻,变为红斑而逐渐消失。湿疮皮损对称分布,多形损害,剧烈瘙痒,有渗出倾向,反复发作,易成慢性等。虫咬皮炎皮肤上呈丘疹样风团,上有针尖大小的瘀点、丘疹或水疱,呈散在性分布。接触性皮炎的皮疹一般为红斑、肿胀、丘疹、水疱或大疱、糜烂、渗出等,一个时期内以某一种皮损为主。牛皮癣皮损多为圆形或多角形的扁平丘疹融合成片,剧烈瘙痒,搔抓后皮损肥厚,皮沟加深,皮嵴隆起,极易形成苔藓样变。白疕在红斑或丘疹上堆集多层的银白色鳞屑,刮除鳞屑,露出鲜亮的薄膜,再刮除有点状出血现象。综上,患者的症状可诊断为牛皮癣。

87. 答案:A 解析:心烦急躁易怒,口苦咽干,失眠多梦,便干,舌红,脉弦数,辨证为肝郁化火证,治宜疏肝理气,清肝泻火。祛风利湿,清热止痒用于风湿蕴肤证;养血润燥,息风止痒用于血虚风燥证;清热凉血,解毒消斑用于血热内蕴证;养血滋阴,润肤息风用于血虚风燥证。

88. 答案:E 解析:治疗牛皮癣肝郁化火证,首选龙胆泻肝汤加减。消风散为风湿蕴肤证首选,萆薢渗湿汤为湿毒蕴阻证首选,犀角地黄汤为血热内蕴证首选,当归饮子为血虚风燥证首选。

89. 答案:B 解析:患者左下肢皮色紫暗,抬高时见苍白,足背毫毛脱落,皮肤肌肉萎缩,趾甲变厚,趺阳脉搏动消失,患肢持续疼痛,可诊断为脱疽二期(营养障碍期)。血脉瘀阻,则左下肢皮色紫暗,疼痛夜间为重;暗红,脉沉细而涩为血瘀之象,故辨证为血脉瘀阻证。

90. 答案:C 解析:脱疽血脉瘀阻证的治法是活血化瘀,通络止痛。脱疽寒湿阻络证须温阳散寒,脱疽热毒伤阴证须清热解毒养阴,痹证痰瘀痹阻证须化痰行瘀,痹证风热湿痹须清热祛风除湿。

91. 答案:E 解析:治疗脱疽血脉瘀阻证,首选桃红四物汤加减。阳和汤为脱疽寒湿阻络证首选,顾步汤为脱疽热毒伤阴证首选,白虎加桂枝汤为痹证风湿热痹首选,双合汤为痹证痰瘀痹阻证首选。

92. 答案:E 解析:患者每于经行小腹绵绵作痛,诊断为痛经。肾气虚损,精血本已不足,经期血海更虚,胞宫、冲任失养,故小腹绵绵作痛;肾气冲任不足,血海满溢不多,故经量少、质稀;肾气亏虚,骨髓失养,故腰膝酸软。肾精亏虚,不能上荣头窍,故面色晦暗;舌淡苔薄白,脉沉细均为肾气亏虚之象。辨证为肾气亏损证。

93. 答案:E 解析:痛经气滞血瘀证治法为理气行滞,化瘀止痛;寒凝血瘀证治法为温经散寒,祛瘀止痛;湿热瘀阻证治法为清热除湿,化瘀止痛;气血虚弱证治法为补气养血,调经止痛;肾气亏损证治法为补肾益精,养血止痛。

94. 答案:C 解析:痛经气滞血瘀证首选膈下逐瘀汤;寒凝血瘀证首选少腹逐瘀汤;湿热瘀阻证首选清热调血汤加车前子、薏苡仁、败酱草或银甲丸。气血虚弱证首选圣愈汤;肾气亏损证首选调肝汤。

95. 答案:C 解析:女子年逾16周岁,月经尚未来潮,或月经来潮后又中断6个月以上或者月经停闭超过3个月经周期者,称为"闭经"。月经周期延后7天以上,甚至3~5个月一行者,称为"月经后期"。崩漏是指经血非时暴下不止或淋漓不尽,前者为崩中,后者为漏下。经期延长又称"月水不断""经事延长"等,其主症为月经周期基本正常,行经时间超过7天以上,甚或淋漓半月方净。两次月经中间,即氤氲之时,出现周期性的少量阴道出血者,称为经间期出血。

96. 答案:A 解析:血液亏虚,冲任气血衰少,血海不能满溢,故停经;气血双亏,脑窍失养,故头晕目眩;气虚,脏腑机能减退,故气短;血虚内不养心神,故心悸;外不荣肌肤,故毛发脱落,皮肤干燥。舌淡苔薄,脉细弱为气血两虚之象。辨证为气血虚弱证。

97. 答案:A 解析:闭经气血虚弱证首选人参养荣汤。肾气亏损证首选加减苁蓉菟丝子丸加淫羊藿、紫河车。阴虚血燥证首选加减一阴煎加丹参、黄精、女贞子、制香附。气滞血瘀证首选血府逐瘀汤。寒凝血瘀证首选温经汤。

98. 答案:B 解析:患者经行期间两乳房作痛,诊断为经行乳房胀痛。素体肝肾不足,阴血亏虚,乳头属肝,肾经入乳内,经行时阴血下注冲任,肝肾愈虚,乳络失于滋养,故经行期间两乳房作痛,乳房按之柔软无块;阴血虚,冲任血少,故月经量少,色淡;肝开窍于目,肝血不足,不能上荣于目及咽喉,则两目干涩,咽干口燥;阴虚虚火内生,故五心烦热;舌淡,脉细数为阴虚之象,辨证为肝肾亏虚证。

99. 答案:B 解析:经行乳房胀痛肝气郁结证治法为疏肝理气,和胃通络;肝肾亏虚证治法为滋肾养肝,和胃通络;胃虚痰滞证治法为健胃祛痰,活血止痛。温肾化气可治疗脾肾阳虚证;理气行滞,养血调经可治疗气滞血瘀证。

100. 答案:B 解析:经行乳房胀痛肝肾亏虚证首选一贯煎或滋水清肝饮加麦芽、鸡内金。逍遥散加麦芽、青皮、鸡内金主治肝气郁结证;四物汤合二陈汤去甘草主治胃虚痰滞证;肾气丸合苓桂术甘汤主治脾肾阳虚证;八物汤加泽泻、益母草主治气滞血瘀证。

101. 答案:E 解析:患者分娩后,小腹隐隐作痛,数天不止,诊断为产后腹痛。产后发热指产褥期内出现发热持续不退,或突然高热寒战,并伴有其他症状。产后血晕指分娩后突然头晕眼花,不能起坐,或心胸满闷,恶心呕吐,痰壅气急,心烦不安,甚则神昏口噤,不省人事。产后身痛指产妇在产褥期内出现肢体或关节酸楚、疼痛、麻木、重着。产后小便不通指新产后产妇发生排尿困难,小便点滴而下,甚则闭塞不通,小腹胀急疼痛。

102. 答案:A 解析:分娩后气虚不能生血,血虚无以化气,则小腹隐隐作痛,数天不止,喜按喜揉,恶露量少,色淡红,质稀无块;血虚不能养心,心神不宁,则见心悸怔忡;气血两虚不能上荣头面,则面色苍白、头晕眼花;舌质淡,苔薄白,脉细弱为气血两虚之象,故辨证为气血两虚证。

103. 答案:D 解析:根据患者症状,辨证为气血两虚证。产后腹痛气血两虚证的治法为补血益气,缓急止痛,方用肠宁汤。生化汤为瘀滞子宫证首选。独活寄生汤为产后身痛风寒证首选,身痛逐瘀汤为产后身痛血瘀证首选。

104. 答案:C 解析:患者下腹部有结块,触之不坚,固定难移,诊断为癥瘕。盆腔炎指女性内生殖器官及其周围结缔组织、盆腔腹膜发生的炎症。阴疮指妇人外阴部结块红肿,或溃烂成疮,黄水淋沥,局部肿痛,甚则溃疡如虫蚀。不孕症指女子婚后未避孕,有正常性生活,同居一年以上,而未受孕;或曾有过妊娠,而后未避孕,又连续一年以上未再受孕。异位妊娠指孕卵在子宫体腔以外着床发育。

105. 答案:A 解析:根据患者临床表现辨证为痰湿瘀结证,治宜化痰除湿,活血消癥。湿热瘀阻证须清热利湿,产后小便不通血瘀证须活血化瘀,气滞血瘀证须活血理气,肾虚血瘀证须补肾活血。

106. 答案:E 解析:治疗癥瘕痰湿瘀结证,首选苍附导痰丸合桂枝茯苓丸。香棱丸或大黄䗪虫丸为气滞血瘀证首选,补肾祛瘀方为肾虚血瘀证首选,大黄牡丹汤为湿热瘀阻证首选。

107. 答案:D 解析:患儿久泻不止,食入即泻,便质清稀,完谷不化,诊断为泄泻。脾肾阳虚,命火不足,脾失温煦,则久泻不止,食入即泻,完谷不化;命门火衰,阴寒内生则形寒肢冷,面色㿠白,精神萎靡,睡时露睛;舌淡,脉细弱为脾肾阳虚之征,辨证为脾肾阳虚证。

108. 答案:D 解析:伤食泻证治法为运脾和胃,化湿和中;风寒泻证治法为疏风散寒,化湿和中;湿热泻证治法为清肠解热,化湿止泻;脾虚泻证治法为健脾益气,助运止泻;脾肾阳虚泻证治法为温补脾肾,固涩止泻。

109. 答案:E 解析:伤食泻证首选保和丸;风寒泻证首选藿香正气散;湿热泻证首选葛根黄芩黄连汤;脾虚泻证首选参苓白术散;脾肾阳虚泻证首选附子理中丸合四神丸。

110. 答案:D 解析:患儿咳嗽痰多色黄,黏稠难咳,诊断为咳嗽。痰热壅肺,肺失清肃,气逆于上,故见咳嗽,气息粗促;痰热交结,随气而逆,故见痰多色黄,黏稠难咳,喉中痰鸣;热扰心神,故烦躁不宁;里热蒸腾,阳盛则热,故见发热;内热伤津,故见口渴,小便短赤,大便干结;舌红苔黄,脉滑数为痰热内蕴之象。辨证为痰热咳嗽证。

111. 答案:A 解析:痰热咳嗽证治法为清热化痰,宣肺止咳;风寒咳嗽证治法为疏风散寒,宣肺止咳;风热咳嗽证治法为疏风解热,宣肺止咳;风燥咳嗽证治法为疏风清肺,润燥止咳;痰湿咳嗽证治法为化痰燥湿,宣肺止咳。

112. 答案:B 解析:痰热咳嗽证首选清金化痰汤、清气化痰汤;痰湿咳嗽首选二陈汤;风寒咳嗽证首选金沸草散、杏苏散;风热咳嗽证首选桑菊饮;风燥咳嗽证首选清燥救肺汤、桑杏汤。

113. 答案:B 解析:患儿春季发病,出现发热、咳嗽、流涕、喷嚏,诊断为感冒。风热犯表,热郁肌腠,卫表失和,肺失清肃,则发热,有汗,口渴喜饮,咳嗽,流黄涕;伴腹痛,不思饮食,呕吐酸腐,大便酸臭,夹有不消化食物,辨证为感冒夹滞。

114. 答案:D 解析:感冒之风热感冒,治宜辛凉解表;治疗感冒夹滞证在辛凉解表基础上兼以消食导滞。

115. 答案:E 解析:治疗感冒之风热感冒,首选银翘散。治疗感冒夹滞证在银翘散的基础上加用保和丸。

116. 答案:A 解析:气虚统摄无权,血即离经而外溢,则见皮肤散在瘀点、瘀斑;血溢于上,则鼻衄、齿衄;气虚失血,气血双亏,则面色苍黄;气血亏虚不能滋养心神,则头晕心悸;脾胃气虚,运化失职,则神疲纳呆;舌淡苔薄,脉细无力为气虚之象,故辨证为气不摄血证。

117. 答案:B 解析:紫癜之气不摄血证的治法为健脾养心,益气摄血。阴虚火旺证须滋阴降火,血热妄行证须清热解毒,风热伤络证须疏风散邪,气营两燔证须清气凉营。

118. 答案:E 解析:治疗紫癜之气不摄血证,首选归脾汤。连翘败毒散为风热伤络证首选,知柏地黄汤、大补阴丸为阴虚火旺证首选,犀角地黄汤为血热妄行证首选。

119~120. 答案:D、B 解析:脓的色泽如黄白质稠,色泽鲜明,为气血充足,最是佳象;如黄浊质稠,色泽不净,为气火有余,尚属顺证;如黄白质稀,色泽洁净,气血虽虚,未为败象;如脓色绿黑稀薄,为蓄毒日久,有损筋伤骨可能;如脓中夹有瘀血者,为血络损伤。

121~122. 答案:D、A 解析:螺疔生于指腹部。蛇头疔生于指头顶端。蛇眼疔生于指甲缘。蛀节疔生于手指骨节间。舌肚疔生于指中节前。

123~124. 答案:E、A 解析:乳痈成脓期热毒炽盛壮热,乳房肿痛,皮肤焮红灼热,肿块变软,有应指感。或切开排脓后引流不畅,红肿热痛不消,有"传囊"现象。舌红,苔黄腻,脉洪数。治宜清热解毒,托里透脓,方用透脓散加味。乳痈溃后正虚毒恋,溃脓后乳房肿痛虽轻,但疮口脓水不断,脓汁清稀,愈合缓慢或形成乳漏。全身乏力,面色少华,或低热不退,饮食减少。舌淡,苔薄,脉弱无力。治宜益气和营托毒,方用托里消毒饮加减。

125~126. 答案:A、C 解析:寻常疣的外治法包括推疣法、鸦胆子散贴敷法;传染性软疣外治法包括外敷法、电灼法、针挑法。

127~128. 答案:B、A 解析:混合痔好发于截石位3、7、11点;血栓外痔好发于截石位3、9点。

129~130. 答案:B、B 解析:精浊肾阳虚损证,应选用济生肾气丸加减。精癃肾阳不足证,应选用济生肾气丸加减。

131~132. 答案:B、C 解析:本题的重点是女性各期的生理状况,育龄期的妇女多为肾虚肝郁,而围绝经期的妇女多为脾肾亏损。

133~134. 答案:A、C 解析:经间期出血肾阴虚证的治法为滋肾养阴,固冲止血,方药首选两地汤合二至丸。湿热证的治法为清利湿热,固冲止血,方药首选清肝止淋汤。逐瘀止血汤主治经间期出血血瘀证。

135~136. 答案:C、D 解析:经行头痛血瘀证,治法为化瘀通络,方药为通窍活血汤。子肿气滞证,治法为理气行滞,除湿消肿,方药为天仙藤散或正气天香散。

137~138. 答案:A、C 解析:恶阻病,口淡,呕吐清涎,是脾失健运,胃失和降而致,应属于脾胃虚弱;口苦,呕吐酸水是肝气上逆,肝热犯胃所致,故为肝胃不和。

139~140. 答案:B、D 解析:肢体关节疼痛,屈伸不利,痛无定处是风寒证的证候,遍身关节酸楚,肢体麻木,头晕心悸,是血虚证的主要证候。

141~142. 答案:C、B 解析:癥瘕气滞血瘀证治法为行气活血,化瘀消癥,方用香棱丸或大黄䗪虫丸;痰湿瘀结证治法为化痰除湿,活血消癥,方用苍附导痰丸合桂枝茯苓丸;湿热瘀阻证治法为清热利湿,化瘀消癥,方用大黄牡丹汤;肾虚血瘀证治法为补肾活血,消癥散结,方用补肾祛瘀方或益肾调经汤。

143~144. 答案:E、C 解析:上主症皆为不孕,依次分别为肾气虚证,治宜补肾益气,温养冲任,用毓麟珠;肾阳虚证,治宜温肾暖宫,调补冲任,用温胞饮或右归丸;瘀滞胞宫证,治宜逐瘀荡胞,调经助孕,用少腹逐瘀汤或膈下逐瘀汤。B用治不孕症肾阴虚证,D用治不孕症肝气郁结证。

145~146. 答案:B、D 解析:小儿出现脾胃病时,常与喂养情况有关,询问喂养史最重要。预防接种能预防传染病,传染病鉴别时,注意询问预防接种史。

147~148. 答案：A、B 解析：小儿脏腑娇嫩，肺主皮毛，位于上焦。肺气虚弱，若肺卫不固发为汗证，则以自汗为主，汗出以头部、肩部明显；若营气不和，营气不能内收而汗，卫气不能卫外固密，则津液从皮毛外泄，发为汗证，则以自汗为主，汗出遍身而不温。自汗责之阳虚，盗汗责之阴虚。

149~150. 答案：B、A 解析：风热伤络之紫癜是由风热之邪外感，内窜血络所取，治疗疏风散邪，清热凉血。阴虚火旺之紫癜为阴虚不能敛阳而致火旺，灼伤血络所致，治以滋阴降火，凉血止血。

考前自测卷(三)答案与解析

第一单元

1. B	2. E	3. C	4. A	5. A	6. B	7. E	8. A	9. E	10. B
11. B	12. D	13. A	14. E	15. B	16. D	17. A	18. A	19. D	20. A
21. B	22. B	23. C	24. D	25. D	26. C	27. C	28. B	29. C	30. E
31. A	32. C	33. C	34. A	35. A	36. D	37. E	38. D	39. B	40. C
41. E	42. B	43. B	44. B	45. B	46. D	47. C	48. D	49. D	50. E
51. D	52. B	53. B	54. A	55. D	56. A	57. B	58. A	59. C	60. C
61. C	62. E	63. D	64. B	65. A	66. B	67. C	68. A	69. E	70. B
71. A	72. A	73. E	74. B	75. D	76. E	77. C	78. A	79. A	80. E
81. E	82. E	83. A	84. D	85. E	86. D	87. B	88. D	89. B	90. E
91. D	92. E	93. C	94. C	95. B	96. C	97. E	98. A	99. D	100. B
101. A	102. D	103. A	104. C	105. B	106. A	107. A	108. C	109. A	110. C
111. C	112. E	113. A	114. D	115. D	116. A	117. E	118. A	119. B	120. E
121. D	122. B	123. D	124. A	125. A	126. E	127. D	128. C	129. A	130. D
131. C	132. D	133. A	134. C	135. D	136. B	137. D	138. C	139. A	140. B
141. C	142. C	143. B	144. B	145. A	146. B	147. D	148. E	149. C	150. E

第二单元

1. A	2. B	3. C	4. B	5. D	6. A	7. B	8. E	9. A	10. A
11. B	12. B	13. D	14. B	15. D	16. C	17. E	18. E	19. C	20. C
21. E	22. D	23. C	24. D	25. C	26. C	27. D	28. E	29. A	30. E
31. A	32. D	33. B	34. D	35. A	36. D	37. D	38. D	39. D	40. A
41. A	42. B	43. C	44. B	45. E	46. A	47. E	48. B	49. A	50. A
51. B	52. B	53. C	54. B	55. C	56. A	57. B	58. E	59. E	60. C
61. C	62. B	63. D	64. B	65. D	66. B	67. C	68. C	69. E	70. C
71. D	72. E	73. C	74. C	75. E	76. D	77. D	78. D	79. A	80. A
81. D	82. B	83. A	84. A	85. A	86. B	87. C	88. E	89. E	90. D
91. B	92. C	93. D	94. B	95. C	96. C	97. A	98. B	99. A	100. C
101. C	102. B	103. E	104. B	105. E	106. A	107. E	108. D	109. B	110. B
111. C	112. A	113. A	114. A	115. D	116. E	117. A	118. D	119. B	120. E
121. C	122. D	123. C	124. A	125. B	126. D	127. C	128. B	129. D	130. B
131. D	132. B	133. D	134. E	135. C	136. B	137. C	138. C	139. B	140. A
141. B	142. E	143. A	144. A	145. B	146. D	147. C	148. C	149. B	150. E

考前自测卷(三)

第 三 单 元

1. E	2. D	3. E	4. B	5. A	6. B	7. B	8. B	9. B	10. A
11. E	12. A	13. D	14. B	15. B	16. D	17. D	18. D	19. B	20. B
21. B	22. A	23. D	24. D	25. B	26. B	27. A	28. A	29. A	30. E
31. A	32. C	33. D	34. C	35. B	36. B	37. B	38. C	39. C	40. D
41. D	42. B	43. D	44. E	45. B	46. C	47. B	48. B	49. A	50. B
51. B	52. C	53. B	54. E	55. B	56. B	57. E	58. D	59. A	60. C
61. A	62. E	63. B	64. C	65. D	66. D	67. B	68. E	69. C	70. B
71. E	72. A	73. E	74. E	75. D	76. D	77. E	78. D	79. C	80. B
81. A	82. C	83. B	84. A	85. B	86. D	87. B	88. E	89. B	90. E
91. B	92. D	93. E	94. A	95. C	96. A	97. C	98. D	99. E	100. B
101. E	102. C	103. A	104. B	105. D	106. C	107. E	108. C	109. A	110. E
111. D	112. A	113. D	114. D	115. A	116. D	117. A	118. D	119. D	120. B
121. E	122. B	123. A	124. C	125. A	126. B	127. E	128. A	129. C	130. A
131. B	132. D	133. A	134. B	135. B	136. A	137. E	138. B	139. E	140. C
141. D	142. C	143. B	144. E	145. C	146. E	147. A	148. C	149. D	150. E

第 四 单 元

1. E	2. C	3. B	4. E	5. B	6. E	7. E	8. E	9. C	10. E
11. A	12. B	13. A	14. C	15. C	16. E	17. E	18. E	19. D	20. E
21. D	22. B	23. C	24. B	25. C	26. A	27. D	28. E	29. C	30. D
31. B	32. B	33. C	34. D	35. B	36. A	37. E	38. C	39. C	40. C
41. D	42. D	43. C	44. E	45. D	46. E	47. B	48. E	49. C	50. D
51. D	52. B	53. E	54. A	55. A	56. A	57. C	58. A	59. A	60. D
61. D	62. C	63. B	64. C	65. E	66. C	67. A	68. C	69. B	70. A
71. D	72. D	73. A	74. E	75. E	76. B	77. B	78. E	79. D	80. D
81. B	82. B	83. D	84. C	85. D	86. A	87. E	88. B	89. D	90. E
91. A	92. A	93. A	94. A	95. A	96. A	97. C	98. A	99. A	100. B
101. E	102. E	103. A	104. B	105. A	106. D	107. B	108. B	109. B	110. D
111. D	112. D	113. D	114. A	115. D	116. D	117. A	118. A	119. B	120. D
121. D	122. E	123. E	124. C	125. A	126. E	127. B	128. C	129. B	130. C
131. E	132. B	133. A	134. C	135. D	136. B	137. D	138. C	139. C	140. D
141. D	142. C	143. A	144. B	145. C	146. A	147. C	148. A	149. A	150. B

考前自测卷(三)

第 一 单 元

1. 答案:B 解析:同病异治是指同一种疾病,由于发病的时间、地区以及患者机体的反应性不同,或处于不同的发展阶段,所以表现的证不同,因而治法各异。因此,"同病异治"的实质是"证异治异"。

2. 答案:E 解析:《素问·生气通天论》"阴者,藏精而起亟也;阳者,卫外而为固也",论述了阴阳互根互制的关系。阴精和阳气的作用分别是"藏精"和"卫外"。阴藏精于内,不断地为阳气的功能活动提供物质基础;阳主卫外,固护并推动阴精的气化,与"阴在内,阳之守也;阳在外,阴之使也"(《素问·阴阳应象大论》)观点一致。阴阳互用才能保持阴阳协调,维持正常生命活动,"无阴则阳无以生,无阳则阴无以化"(《素问·四气调神大论》王冰注)。若阴阳互根互用关系失调,就会出现阴损及阳、阳损及阴的病变,甚者阴阳两虚或离决。

3. 答案:C 解析:生、长、化、收、藏分别对应五行的木、火、土、金、水。土对应化,为化生万物的意思。

4. 答案:A 解析:肝属木,心属火,脾属土,肺属金,肾属水。五行相生次序:木生火,火生土,土生金,金生水,水生木。"生我"者为母,"我生"者为子。

5. 答案:A 解析:抑木扶土法:治疗肝旺脾虚的方法,肝属木,脾属土,疏肝平肝以健脾。佐金平木法:即泻肝清肺法,是清肺气以抑制肝木的一种治疗方法,适用于肝火偏盛,影响肺气清肃之证。培土制水法:是指通过温运脾阳以治疗水湿停聚的方法,适用于脾虚不运,水湿泛滥而致的水肿胀满之证。泻南补北法:又称泻火补水法或滋阴降火法,即泻心火滋养肾阴,适用于肾阴不足,心火偏亢,水火不济,心肾不交。

6. 答案:B 解析:心主血脉是指心脏具有推动血液在经脉中流动的功能,气能行血,血液的运行有赖于心气的推动,所以心气充沛在心主血脉中起关键作用。

7. 答案:E 解析:娇,即娇嫩的意思,肺通过口鼻与外界相通,为清虚之体,不耐寒热,不容异物。A、B、C、D均为肺的生理特性,与题不符。

8. 答案:A 解析:肾藏先天之精,主生殖,为人体生命之本原,故称肾为"先天之本"。

9. 答案:E 解析:水肿的治则是"平治于权衡""去菀陈莝",即平调阴阳,祛除水邪,体现了扶正祛邪的治疗原则。水肿的具体治法有四:一为"开鬼门,洁净府",即发汗、利小便之法,以祛除水邪。二为"缪刺其处",即用针刺之法使经络疏通以祛除水邪。三为"微动四极",即轻微活动四肢,以疏通气血,振奋阳气。四为"温衣",即添衣保暖,以保护阳气,有利于消散水饮之邪。

10. 答案:B 解析:肝在体合筋,其华在爪。

11. 答案:B 解析:胆为中空的囊状器官,内藏胆汁。因胆汁属人体的精气,故《灵枢·本输》称胆为"中精之府",亦有医家将其称为"中清之府"。

12. 答案:D 解析:毛脉合精:肺主气,外合皮毛,心主血脉,毛脉合精,即气血相合。张志聪注:"夫皮肤主气,经脉主血,毛脉合精者,血气相合也。"

13. 答案:A 解析:脑为元神之府,骨为髓之府。

14. 答案:E 解析:宗气由自然界吸入的清气以及脾胃从饮食中运化而来的水谷精微组成,有走息道行呼吸,贯心脉行气血的作用。A推动血液的运行;B推动呼吸;C营养全身和化生血液;D起护卫肌表、温煦、调节腠理开阖的作用。

15. 答案:B 解析:气为血之帅,能生血、行血、摄血。气能行血,指气的推动作用是血液循行的动力。气可以直接推动血液运行,又可促进脏腑的功能活动,通过脏腑的功能活动推动血液运行。故治疗血行瘀滞时,多配用补气、行气药,气行则血行。

16. 答案:D 解析:《灵枢·逆顺肥瘦》说:"手之三阴,从脏走手;手之三阳,从手走头;足之三阳,从头走足;足之三阴,从足走腹。"

17. 答案:A 解析:手阳明大肠经起于食指桡侧端(商阳穴),经过手背行于上肢伸侧前缘,上肩,至肩关节前缘,向后与督脉在大椎穴处相会,再向前下行入锁骨上窝(缺盆),进入胸腔络肺,通过膈肌下行,入属大肠。其分支从锁骨上窝上行,经颈部至面颊,入下齿中,回出夹口两旁,左右交叉于人中,至对侧鼻翼旁,经气于迎香穴处与足阳明胃经相接。

18. 答案:A 解析:寒性收引,经络、筋脉收缩而挛急,表现为肢体屈伸不利。B、E 寒为阴邪,伤及阳气或袭表,卫阳被遏,肢体失于温煦,应表现为各类寒象;C 其性凝滞,肢体气血流行不利,不通则痛,表现为肢体的疼痛状态;D 与题干不符。

19. 答案:D 解析:伤寒发汗,若吐若下,解后心下痞硬,噫气不除者,旋覆代赭汤主之。伤寒汗出解之后,胃中不和,心下痞硬,干噫食臭,胁下有水气,腹中雷鸣,下利者,生姜泻心汤主之。小结胸病,正在心下,按之则痛,脉浮滑者,小陷胸汤主之。伤寒二三日,心中悸而烦者,小建中汤主之。

20. 答案:A 解析:《素问·宣明五气》中的"五劳所伤"为:"久视伤血,久卧伤气,久坐伤肉,久立伤骨,久行伤筋。"而根据其五行的归类,思属土,久思应以脾胃虚损为主。

21. 答案:B 解析:阴阳失调是任何疾病发生发展过程中必然会出现的病理变化,因此,属于病机总纲。其他则是发病中各有侧重的表现。

22. 答案:B 解析:阴偏衰,是指人体之阴气不足,滋润、宁静、潜降、成形和制约阳热的功能减退,阴不制阳,因而出现燥、热、升、动和化气太过等阳偏亢的病理状态。其病机特点多为制约阳热和滋润、内守、宁静功能减退,以及阳相对亢盛的虚热证。

23. 答案:C 解析:自利不渴者,属太阴。少阴之为病,脉微细,但欲寐也。厥阴之为病,消渴,气上撞心,心中疼热,饥而不欲食,食则吐蛔,下之利不止。太阳之为病,脉浮,头项强痛而恶寒。少阳之为病,口苦,咽干,目眩也。

24. 答案:D 解析:温为火之渐,火为热之极。感受风、寒、湿、燥、暑之外邪或情志刺激,或气机郁阻,在一定条件下均可形成火热证候,故有"五气化火""五志化火""气有余便是火"之说。体内阴精亏少,必然导致阳热相对偏盛,而使虚火内生。暑热之邪只有外感,没有内生;外感暑热之邪,除具有一般热邪的发病特点外,还有其炎热特性,比其他季节的火邪更盛。

25. 答案:D 解析:补益药物治疗虚证,排除A。补益药物没有攻的作用,排除E。虚者补之的患者,只有虚象,没有闭塞不通之类的实象,排除B。通因通用是以通治通,即用通利药治疗具有实性通泄症状的病证,适用于食积腹痛,泻下不畅及膀胱湿热所致尿急、尿频、尿痛之类,而题干为补益药,不是通利药,排除C。塞因塞用即以补开塞,用补益药治疗具有闭塞不通症状的病证。适用于因虚而闭阻的真虚假实证。

26. 答案:C 解析:"诸寒之而热者取之阴"意即用苦寒药治疗热证,而热不退,反见增重,这不是阳偏盛的热证,而是肾阴(真阴)不足的虚热,故治疗应滋阴补肾。壮水为滋阴补肾,制火为治疗热证。即"壮水之主,以制阳光"。热者寒之,寒者寒之,皆出《素问·至真要大论》。属逆病性而用治的正治法。益火消阴,用具有温补阳气作用的方药使阳气旺而能消散阴寒,治疗阳虚而阴寒偏盛的证候的治法。损其有余即"实则泻"。

27. 答案:C 解析:异病同治,是指不同的疾病,若促使疾病发生的病机相同,可用同一种治疗方法进行治疗。临床上如久痢、脱肛及子宫下垂等疾病,均由中气下陷所致,那么虽然疾病不同,但均可采用升提中气法进行治疗。这也充分显示了中医辨证论治,治病求本的特点。

28. 答案:B 解析:黑色主肾虚、寒证、水饮、血瘀、剧痛。面黑暗淡或黧黑者,多属肾阳虚,阳虚火衰,水寒不化,浊阴上泛,气血受困所致。

29. 答案:C 解析:面色青主寒证、疼痛、气滞、血瘀、惊风等,多由寒凝气滞,或痛则不通,或瘀血内阻,或筋脉拘急,使面部脉络血行受阻所致。湿证多见面色黄。

30. 答案:E 解析:伤寒二三日,心中悸而烦者,小建中汤主之。少阴病,四逆,其人或咳,或悸,或小便不利,或腹中痛,或泄利下重者,四逆散主之。少阴病,下利清谷,里寒外热,手足厥逆,脉微欲绝,身反不恶寒,其人面色赤,或腹痛,或干呕,或咽痛,或利止脉不出者,通脉四逆汤主之。少阴病,二三日不已,至四五日,腹痛,小便不利,四肢沉重疼痛,自下利者,此为有水气。其人或咳,或小便利,或下利,或呕者,真武汤主之。

31. 答案:A 解析:舌质绛提示热证,苔少提示热盛伤津,裂纹提示精血亏虚或阴津耗损。综上,舌绛少苔有裂纹可辨证为热邪内盛。

32. 答案:C 解析:外感风寒或风热之邪,或痰湿壅肺,肺失宣肃,导致的音哑或失音,称为"金实不鸣"。久病音哑或失音者,因各种原因导致阴虚火旺,肺肾精气内伤所致,即所谓"金破不鸣"。妊娠后出现音哑或失音者称为子喑。

33. 答案:C 解析:临床中,出现语言謇涩者,多为中风之先兆或者中风后遗症,多由于风痰阻络导致。

34. 答案:A 解析:少阴病,始得之,反发热,脉沉者,麻黄细辛附子汤主之。少阴病,得之二三日以上,心中烦,不得卧,黄连阿胶汤主之。少阴病,下利清谷,里寒外热,手足厥逆,脉微欲绝,身反不恶寒,其人面色赤,或腹痛,或干呕,或咽痛,或利止脉不出者,通脉四逆汤主之。少阴病,四逆,其人或咳,或悸,或小便不利,或腹中痛,或泄利下重者,四逆散主之。手足厥寒,脉细欲绝者,当归四逆汤主之。

35. 答案:A 解析:战汗指病人先恶寒战栗而后汗出的症状。因邪盛正衰,邪伏不去,一旦正气来复,正邪剧争所致。常见于温病或伤寒正邪剧烈斗争的阶段,是病变发展的转折点。若汗出热退,脉静身凉,提示邪去正安,疾病好转;若身热不退,烦躁不安,脉来急疾,提示邪盛正衰,病情恶化。

36. 答案:D 解析:少阴病证的病位主要在心肾,齿为肾之余,故头痛连齿。

37. 答案:E 解析:痰湿内阻,上蒙轻窍,清阳不升,故感觉头部昏沉。

38. 答案:D 解析:口干但欲漱水不欲咽提示内有瘀血。因瘀血内阻,气不化津,津不上承,故口干欲漱水;但水本不亏,乃气化不行,故又不欲咽。湿热、痰饮为患,都可见口渴喜饮但饮水不多。温病营分证多见渴喜冷饮。

39. 答案:B 解析:胸痹之病,喘息咳唾,胸背痛,短气,寸口脉沉而迟,关上小紧数,栝蒌薤白白

酒汤主之。温病后期阴虚发热,"夜热早凉,热退无汗",能食消瘦,舌红苔少,脉沉细数,以青蒿鳖甲汤滋阴透热外出。血痹阴阳俱微,寸口关上微,尺中小紧,外证身体不仁,如风痹状,黄芪桂枝五物汤主之。病腹满,发热十日,脉浮而数,饮食如故,厚朴七物汤主之。手足厥寒,脉细欲绝者,当归四逆汤主之。

40. 答案:C 解析:脉率快属数脉类,数脉类包括数、疾、促、动4种脉象,不包括滑脉。滑脉的特点是往来流利,应指圆滑,如盘走珠,而无脉率快。

41. 答案:E 解析:滑脉主痰饮、食滞、实热等实证;结脉主阴盛气结证;促脉主阳盛实热或邪实阻滞证;动脉主疼痛和惊恐;疾脉主热证也主里虚证。

42. 答案:B 解析:气虚、气热、气寒亦可致气胀。本题见腹胀满,无压痛,叩之作空声,为气胀。

43. 答案:B 解析:八纲为表里、寒热、虚实、阴阳。根据病情资料,运用八纲进行分析综合,从而辨别疾病现阶段病变部位的浅深(表里)、病情性质的寒热(寒热)、邪正斗争的盛衰(虚实)和病证类别的阴阳(阴阳),以作为辨证纲领的方法,称为八纲辨证。

44. 答案:B 解析:里实热证是阳热偏盛,津液被耗,故见高热,汗出,面赤,烦躁,口渴喜冷饮,脉数等一派热象;里虚热证是因阴液亏虚而阳气偏亢,故见两颧红,低热等阴虚发热之象。

45. 答案:B 解析:头痛恶寒,身重疼痛,舌白不渴,脉弦细而濡,面色淡黄,胸闷不饥,午后身热,状若阴虚,病难速已,名曰湿温。

46. 答案:D 解析:阴水证由病久体弱,脾肾阳气虚衰所致,属于虚证之水肿。病程一般较长。经常出现的典型表现是水肿腰以下为甚,按之凹陷不起,小便短少。脘腹胀,纳呆便溏,神倦肢困,畏冷喜温,或腰膝冷痛,四肢厥逆。面色白,舌淡胖,苔白滑,脉沉迟无力。

47. 答案:C 解析:大肠液亏证又称肠燥津亏证,指津液亏损,肠失濡润,传导失职,以大肠燥结、排便困难及津亏症状为主要表现的证候。

48. 答案:D 解析:肝胃不和证候分析:肝失疏泄,横逆犯胃,胃气郁滞,则胃脘、胸胁胀满疼痛;胃气上逆而见呃逆、嗳气;木郁作酸,肝气犯胃,则吞

酸嘈杂。胃不主受纳,则不思饮食。肝脾不调与肝胃不和均见胁胀痛、情绪抑郁,但肝胃不和常见嗳气吞酸,肝脾不调常见便溏不爽,便前腹痛,便后觉舒,或大便溏结不调。

49. 答案:D 解析:肾阴虚证,是肾阴亏损,失于滋养,虚热内扰,以腰酸而痛,齿松,遗精,经少,头晕耳鸣等为主要表现的虚热证候,B、C属于肾阴虚。肾气不固证,是肾气亏虚,失于封藏、固摄,以腰膝酸软,阳痿早泄,经带、胎气不固等为主要表现的虚弱证候,A、E属于肾气不固。尿频急痛不是虚证表现。

50. 答案:E 解析:气分证为里实热证候,临床可见发热,反恶热,口渴,心烦,尿赤,便秘,或时有谵语、狂乱,舌红苔黄,脉数有力。身热夜甚为热入营分的表现。

51. 答案:D 解析:止咳平喘药其味或辛或苦或甘,其性或寒或温,既有主沉降又有主升浮。利水渗湿药多甘、淡、寒,主沉降。平肝息风药有性偏凉或性偏温燥,多主沉降。清热泻下药多属苦寒主沉降。D味辛香苦燥走散,药性主升浮。

52. 答案:B 解析:不尔,风夹温热而燥生,清窍必干,为水主之气不能上荣,两阳相劫也。湿与温合,蒸郁而蒙蔽于上,清窍为之壅塞,浊邪害清也。其病有类伤寒,验之法,伤寒多有变证,温热虽久,在一经不移,以此为辨。

53. 答案:B 解析:先煎是指有效成分难溶于水的一些金石、矿物、介壳等,应先打碎先煎,煮沸20~30分钟,再下其他药物同煎。

54. 答案:A 解析:酸味能收、能涩,有固涩收敛的作用。甘味能补、能和、能缓,有补虚、和中、调和药性、缓急止痛的作用。苦味能泄、能燥,泻下药和清热药多属此味。咸味能软、能下,有软坚散结和泻下的作用。辛味能散、能行,有发散、行气、行血等作用,解表药功在发散表邪,解除表证,多味辛。

55. 答案:D 解析:荆芥可透疹止痒止血,治疗麻疹初起疹出不畅、风疹瘙痒、吐衄下血。白芷为"治疗阳明头痛、眉棱骨疼痛、牙痛之要药",可治疗风寒表证、头痛、牙痛、寒湿带下等证。薄荷功善疏散上焦风热,善治外感风热,头痛咽痛,麻疹不透。柴胡为治疗少阳证的主药,又善治肝气郁结诸证,

还可用于疟疾寒热。葛根解肌退热、透疹、生津止渴、升阳止泻,主治外感表证,麻疹不透,热病口渴,阴虚消渴,热泻热痢,为治疗表证发热无汗、头痛项强之主药。

56. 答案:A 解析:太阴温病,寸脉大,舌绛而干,法当渴,今反不渴者,热在营中也,清营汤去黄连主之。邪入心包,舌蹇肢厥,牛黄丸主之,紫雪丹亦主之。头痛恶寒,身重疼痛,舌白不渴,脉弦细而濡,面色淡黄,胸闷不饥,午后身热,状若阴虚,病难速已,名曰湿温。汗之则神昏耳聋,甚则目瞑不欲言;下之则洞泄;润之则病深不解。长夏深秋冬日同法,三仁汤主之。阳明温病,无汗,实证未剧,不可下。小便不利者,甘苦合化,冬地三黄汤主之。

57. 答案:B 解析:穿心莲既治疗温病发热、肺痈,又可治疗疮痈、蛇毒等。板蓝根主治温病发热、头痛或身发斑疹、大头瘟疫、丹毒、痄腮等证。金银花为治疗疮痈的要药,又可用于治疗外感风热、温病初起。山豆根为治疗热毒咽痛之第一要药。蒲公英主治疮痈、乳痈、内痈。

58. 答案:A 解析:芒硝泻下攻积,润燥软坚,清热消肿,排除B。芦荟泻下通便,清肝,杀虫,排除C。火麻仁润肠通便,排除D。桃仁活血祛瘀,止咳平喘,润肠通便,排除E。大黄泻下攻积,清热泻火,凉血解毒,逐瘀通经。

59. 答案:C 解析:芫花泻水逐饮,祛痰止咳,杀虫疗疮。巴豆峻下冷积,逐水退肿,祛痰利咽,外用蚀疮。牵牛子泻下逐水,去积杀虫。芦荟泻下通便,清肝杀虫。甘遂泻水逐饮,消肿散结。

60. 答案:C 解析:秦艽性味辛、苦、平,归胃、肝、胆经。

61. 答案:C 解析:防己祛风湿、止痛、利水消肿,善治热痹之骨节烦痛,善泻下焦血分湿热。秦艽祛风湿,通经络,清湿热,退虚热,善治热痹,黄疸,小儿疳热。五加皮祛风湿、强筋骨、利尿,主治腰膝软弱,小儿行迟,下肢筋骨痿软。豨莶草性苦燥辛散,善清筋骨间风湿,性寒又能清热解毒,治疗疮疡湿疹。白花蛇祛风通络,定惊止痉,为治惊风抽搐之要药。

62. 答案:E 解析:石韦为治血淋、石淋之要药。滑石治疗湿热下注,热结膀胱所致的小便淋沥涩痛。萆薢为治膏淋之要药,主治小便混浊、色白

如米泔等。木通可治疗湿热下注,热结膀胱所致的小便短赤、淋沥涩痛。猪苓专功利水渗湿,主治水湿停滞之水肿、小便不利、泄泻、淋浊、带下等。

63. 答案:D 解析:丁香主治胃寒呕吐、呃逆,脘腹冷痛,阳痿,宫冷,为治虚寒呕逆之要药。

64. 答案:B 解析:橘皮的功效为理气健脾,燥湿化痰,排除A。枳实的功效为破气消积,化痰除痞,排除C。木香的功效为行气止痛,健脾消食,排除D。香附的功效为疏肝解郁,调经止痛,理气调中,排除E。青皮的功效为疏肝破气,消积化滞。

65. 答案:A 解析:神曲主治饮食积滞,尤宜外感表证兼食积;丸剂中有金石药时加入本品以助消化。麦芽主治米面薯芋食积;断乳,乳房胀痛;肝气郁滞或肝胃不和之胁痛、脘腹痛。青皮主治肝郁气滞证;气滞脘腹疼痛;食积腹痛;癥瘕积聚、久疟癖块。莪术主治癥瘕积聚,经闭,心腹瘀痛;食积脘腹胀痛;跌打损伤,瘀肿疼痛。山楂主治肉食积滞;泻痢腹痛,疝气痛;产后瘀阻腹痛、痛经。

66. 答案:B 解析:虎杖主治湿热黄疸,淋浊,带下;水火烫伤,痈肿疮毒,毒蛇咬伤;经闭,癥瘕,跌打损伤;肺热咳嗽;热结便秘。槐花主治血热出血证;目赤,头痛。小蓟主治血热妄行的咯血、衄血、吐血、尿血及崩漏;热毒痈肿。地榆主治下焦血热的便血、痔血、血痢、崩漏;烫伤、湿疹、疮疡痈肿等。大蓟主治血热出血证;热毒痈肿。

67. 答案:C 解析:牛膝活血通经,补肝肾,强筋骨,利水通淋,引火下行。

68. 答案:A 解析:水蛭破血通经,逐瘀消癥。莪术破血行气,消积止痛。丹参活血调经,祛瘀止痛,凉血消痈,除烦安神。红花活血通经,祛瘀止痛。白花蛇舌草清热解毒,利湿通淋。

69. 答案:E 解析:半夏味辛、温,有毒,归脾、胃、肺经。

70. 答案:B 解析:百部为"肺痨咳嗽,久咳虚嗽之要药",功可润肺止咳,杀虫灭虱。

71. 答案:A 解析:石菖蒲开窍醒神,化湿和胃。苏合香开窍醒神,辟秽止痛。麝香开窍醒神,活血通经,消肿止痛,催生下胎。冰片开窍醒神,清热止痛。牛黄化痰开窍,凉肝息风,清热解毒。

72. 答案:A 解析:山药补脾养胃,生津益肺,补肾涩精。

73. 答案:E 解析:沉香行气止痛,温中止呕,纳气平喘,排除A。磁石镇惊安神,平肝潜阳,聪耳明目,纳气定喘,排除B。蛤蚧补肺益肾,纳气平喘,助阳益精,排除C。益智温脾开胃,摄唾,暖肾固精缩尿,排除D。紫河车补肾益精,养血益气。

74. 答案:B 解析:肉豆蔻涩肠止泻、温中行气。白豆蔻化湿行气、温中止呕。两者同有温中行气之功。

75. 答案:D 解析:酒剂,以白酒或黄酒浸制药物,或加温同煮,去渣取液供服。锭剂,将药物研成细末,制成不同形状的一种固体制剂。茶剂,是由药物粗粉与黏合剂混合制成的固体制剂。散剂,将药物研碎,成为均匀混合的干燥粉末。丹剂,没有固定剂型,有的将药物研成细末即成,有的加糊或黏性药汁制成各种形状,有的为丸剂的一种。

76. 答案:E 解析:止嗽散的药物组成:桔梗、荆芥、紫菀、百部、白前、甘草、陈皮。陈皮是止嗽散的组成药物。

77. 答案:C 解析:小柴胡汤的药物组成:柴胡、黄芩、人参、半夏、甘草、生姜、大枣。干姜不属小柴胡汤的组成药物。

78. 答案:A 解析:半夏泻心汤和胃降逆,开结除痞,寒热并用,辛开苦降,消补兼施。

79. 答案:A 解析:凉膈散主治上中二焦火证。本方证由脏腑积热,聚于胸膈所致,故以上、中二焦见证为主。上焦无形火热炽盛,中焦燥热内结,唯有清泻兼施方能切中病情,故治宜泻火通便,清上泄下为法。方中连翘轻清透散,长于清热解毒,透散上焦无形之热,重用为君。黄芩清胸膈郁热,山栀通泻三焦,引火下行;大黄、芒硝泻火通便,荡涤中焦燥热内结,共为臣药。薄荷、竹叶清上焦之热,共为佐药。全方配伍,清上与泻下并行,泻下是为清泄胸膈郁热而设,即所谓"以泻代清"。

80. 答案:E 解析:理中丸温中祛寒,补气健脾。无和中缓急、止呕、止痛、养血之功,排除A、B、C、D。

81. 答案:E 解析:实脾散的药物组成:厚朴、白术、木瓜、木香、草果、大腹子、附子、茯苓、干姜、甘草。真武汤的药物组成:茯苓、芍药、白术、生姜、附子。乌梅丸的药物组成:乌梅、细辛、干姜、黄连、当归、附子、蜀椒、桂枝、人参、黄柏。温脾汤的药物组成:大黄、附子、干姜、人参、当归、芒硝、甘草。阳和汤的药物组成:熟地、肉桂、麻黄、鹿角胶、白芥子、姜炭、生甘草。阳和汤中不含附子。

82. 答案:E　解析:防风通圣散主治风热壅盛,表里俱实。憎寒壮热、头目眩晕、目赤睛痛、大便秘结属实热。郁郁微烦非实热。

83. 答案:A　解析:玉屏风散益气固表止汗。

84. 答案:D　解析:炙甘草汤滋阴养血,益气温阳,复脉定悸。桂枝、生姜辛温,具有通阳复脉之功,能使气血流通,脉道通利。

85. 答案:E　解析:一贯煎的药物组成:北沙参、麦冬、当归身、生地黄、枸杞子、川楝子。暖肝煎的药物组成:当归、枸杞子、小茴香、肉桂、乌药、沉香、茯苓。肾气丸的药物组成:干地黄、薯蓣(山药)、山茱萸、泽泻、茯苓、牡丹皮、桂枝、附子。炙甘草汤的药物组成:甘草、生姜、桂枝、人参、生地黄、阿胶、麦冬、麻仁、大枣。地黄饮子的药物组成:熟地黄、巴戟天、山茱萸、石斛、肉苁蓉、附子、五味子、官桂、白茯苓、麦冬、石菖蒲、远志。

86. 答案:D　解析:真人养脏汤涩肠固脱,温补脾肾。主治久泻久痢,脾肾虚寒。

87. 答案:B　解析:朱砂安神丸的药物组成:朱砂、黄连、炙甘草、生地、当归。黄连是朱砂安神丸药物组成。

88. 答案:D　解析:苏合香丸芳香开窍,行气止痛,主治寒闭证。

89. 答案:B　解析:定喘汤的药物组成:白果、麻黄、苏子、甘草、款冬花、杏仁、桑白皮、黄芩、半夏。麻黄、杏仁是定喘汤的组成药物。

90. 答案:E　解析:温经汤温经散寒,祛瘀养血,主治冲任虚寒,瘀血阻滞。

91. 答案:D　解析:槐花散清肠止血,疏风下气,主治肠风脏毒下血。

92. 答案:E　解析:羚角钩藤汤主治肝经热盛,热极动风。地黄饮子主治瘖痱证。大定风珠主治温病热邪久羁,热灼真阴。天麻钩藤饮主治肝阳偏亢,肝风上扰。镇肝熄风汤主治肝肾阴亏,肝阳上亢,气血逆乱。

93. 答案:C　解析:增液汤的药物组成:玄参、麦冬、生地。玄参为增液汤的组成药物。

94. 答案:C　解析:八正散清热泻火,利水通淋。主治湿热淋证。尿频尿急,溺时涩痛,淋沥不畅,尿色混赤,甚则癃闭不通,小腹急满,口燥咽干,舌苔黄腻,脉滑数。

95. 答案:B　解析:健脾汤的药物组成:白术、木香、黄连、甘草、白茯苓、人参、神曲、陈皮、砂仁、麦芽、山楂、山药、肉豆蔻。完带汤的药物组成:白术、山药、人参、白芍、车前子、苍术、甘草、黑芥穗、柴胡。参苓白术散的药物组成:人参、茯苓、白术、甘草、山药、莲子肉、白扁豆、薏苡仁、砂仁、桔梗、大枣。藿香正气散的药物组成:大腹皮、白芷、紫苏、茯苓、半夏曲、白术、陈皮、厚朴、桔梗、藿香、甘草。九味羌活汤的药物组成:羌活、防风、苍术、细辛、川芎、白芷、生地、黄芩、甘草。

96. 答案:B　解析:清气化痰丸清热化痰,理气止咳,主治痰热内结。表现为咳嗽痰黄、胸膈痞满,甚则气急呕恶、烦躁不宁、小便短赤、舌质红、苔黄腻、脉滑数。舌苔白腻属痰湿,非痰热内结之表现。

97. 答案:E　解析:健脾丸的药物组成:白术、木香、黄连、甘草、茯苓、人参、神曲、陈皮、砂仁、麦芽、山楂、山药、肉豆蔻。黄连为健脾丸的组成药物。

98. 答案:A　解析:三阳合病,腹满身重,难以转侧,口不仁,面垢,谵语遗尿。发汗则谵语,下之则额上生汗,手足逆冷。若自汗出者,白虎汤主之。伤寒若吐若下后,七八日不解,热结在里,表里俱热,时时恶风,大渴,舌上干燥而烦,欲饮水数升者,白虎加人参汤主之。阳明病,脉迟,虽汗出不恶寒者,其身必重,短气,腹满而喘,有潮热者,此外欲解,可攻里也。手足濈然汗出者,此大便已硬也,大承气汤主之;若腹大满不通者,可与小承气汤,微和胃气,勿令至大泄下。阳明病,发热汗出者,此为热越,不能发黄也。但头汗出,身无汗,剂颈而还,小便不利,渴引水浆者,此为瘀热在里,身必发黄,茵陈蒿汤主之。

99. 答案:D　解析:风水恶风,一身悉肿,脉浮不渴,续自汗出,无大热,越婢汤主之。伤寒汗出解之后,胃中不和,心下痞硬,干噫食臭,胁下有水气,腹中雷鸣,下利者,生姜泻心汤主之。小结胸病,正在心下,按之则痛,脉浮滑者,小陷胸汤主之。太阳病,发汗后,大汗出,胃中干,烦躁不得眠,欲得饮水者,少少与饮之,令胃气和则愈;若脉浮,小便不利,微热消渴者,五苓散主之。伤寒表不解,心下有水气,干呕发热而咳,或渴,或利,或噎,或小便不利、少腹满,或喘者,小青龙汤主之。

100. 答案:B 解析:胸痹之病,喘息咳唾,胸背痛,短气,寸口脉沉而迟,关上小紧数,栝蒌薤白白酒汤主之。病腹满,发热十日,脉浮而数,饮食如故,厚朴七物汤主之。肾着之病,其人身体重,腰中冷,如坐水中,形如水状,反不渴,小便自利,饮食如故,病属下焦,身劳汗出,衣(一作表)里冷湿,久久得之,腰以下冷痛,腹重如带五千钱,甘姜苓术汤主之。心下有痰饮,胸胁支满,目眩,苓桂术甘汤主之。男子消渴,小便反多,以饮一斗,小便一斗,肾气丸主之。

101. 答案:A 解析:津液不足,无水舟停者,间服增液,再不下者,增液承气汤主之。应下失下,正虚不能运药,不运药者死,新加黄龙汤主之。喘促不宁,痰涎壅滞,寸右实大,肺气不降者,宣白承气汤主之。左尺牢坚,小便赤痛,时烦渴甚,导赤承气汤主之。邪闭心包,神昏舌短,内窍不通,饮不解渴者,牛黄承气汤主之。

102. 答案:D 解析:面目俱赤,语声重浊,呼吸俱粗,大便闭,小便涩,舌苔老黄,甚则黑有芒刺,但恶热,不恶寒,日晡益甚者,传至中焦,阳明温病也。脉浮洪躁甚者,白虎汤主之;脉沉数有力,甚则脉体反小而实者,大承气汤主之。阳明温病,应下失下,正虚不能运药,不运药者死,新加黄龙汤主之。喘促不宁,痰涎壅滞,寸右实大,肺气不降者,宣白承气汤主之。左尺牢坚,小便赤痛,时烦渴甚,导赤承气汤主之。

103. 答案:A 解析:患者为外感风寒引起喘咳,故应选用散风寒,止咳平喘的药物。桂枝发汗解肌,温通经脉,助阳化气,排除B;细辛解表散寒,祛风止痛,排除C;杏仁止咳平喘,润肠通便,排除D;白前降气化痰,排除E。麻黄发汗解表,宣肺平喘,利水消肿。

104. 答案:C 解析:青皮主治肝郁气滞胸胁胀痛、乳核,及食积痰滞等。乌药可治疗寒郁气滞之胸腹胀痛、疝气、妇女痛经或膀胱虚冷之尿频遗尿。薤白为治疗胸痹之要药,主治寒痰阻滞之胸闷胸痛、痰血瘀阻之胸痹证。木香治疗脾胃气滞之脘腹胀痛、呕逆、大肠气滞之里急后重等。香附治疗肝郁气滞所致胸胁脘腹胀痛、月经不调、痛经等证。

105. 答案:B 解析:A 白茅根多用于尿血;芦根多治疗热病烦渴,肺热咳嗽等。B 大蓟多用于吐血、咯血、崩漏,且为治痈肿疮毒常用之品;小蓟用于血热妄行之崩漏,同时为疮痈肿毒之常用药。C 地榆长于治疗下焦血热之崩漏;白及善治肺胃出血。D 艾叶主治虚寒性出血。E 三七善治出血兼瘀者;茜草尤宜妇科血瘀证。本题患者为崩漏,且经色鲜红可知为血热,颜面痤疮,色红为热毒蕴结面部所致,舌脉均为实热证表现。

106. 答案:A 解析:本题患者为外感风寒引起头痛,故应选用散寒止痛的药物。丹参祛瘀止痛,排除B。郁金活血止痛,排除C。牛膝活血通经止痛,排除D。益母草活血调经,排除E。川芎活血行气,祛风止痛。

107. 答案:A 解析:朱砂为"安神要药",尤宜于心火亢盛之心神不宁、烦躁不眠。酸枣仁为"养心安神之要药",功效为养心益肝、安神、敛汗,主治阴血不足、心肝两虚之心神不宁、心悸失眠、健忘及体虚自汗、盗汗等。合欢皮解郁安神,活血消肿,适用于忿怒忧郁之烦躁失眠。远志功能"交通心肾",多治疗心肾不交之心神不宁。磁石可治疗心神不宁、惊悸、肝阳眩晕、肾虚耳鸣喘促等证。

108. 答案:C 解析:白芍常用治血虚肝阳偏亢之头痛眩晕、胁肋胀痛;肝脾失和之脘腹四肢拘挛作痛等证。玉竹治疗肺胃阴虚之燥咳、烦渴等证。杜仲补肝肾、强筋骨、安胎,是主治肝肾不足之腰膝酸痛、筋骨痿软的要药。当归专攻补血,适用于血虚诸证,为妇科调经要药。鹿茸功能补肾阳、益精血、强筋骨、调冲任、托疮毒,用于肾阳虚衰,精血不足诸证。肝主筋,肾主骨,肝充则筋健,肾充则骨强。本题患者发育不良,形体明显瘦小,为先天肾精不足;行迟,骨软无力,为肝肾不足症状,治疗应补益肝肾,强健筋骨。

109~110. 答案:A、C 解析:泻南补北是泻心火与补肾水相结合的一种方法。因心属火,火属南方;肾属水,水属北方,故得名。适用于肾阴不足,心火偏旺,水火不济,心肾不交之证。扶土抑木是疏肝与健脾相结合治疗肝旺脾虚的一种治法。适用于木旺乘土或土虚木乘之证。滋水涵木是滋肾阴以养肝阴的方法。适用于肾阴亏损而肝阴不足,甚或肝阳上亢之证。培土生金是通过健脾补气以补益肺气的方法。主要用于肺气虚弱之证。佐金平木是指肺属金,肝属木,金能克木,因此肺能制肝。适用于肺无力制肝而肝旺者。

111~112. 答案:C、E 解析:肺主气,指肺为五脏中与气关系最密切的内脏,亦指肺对全身气机的调节作用。肺主呼吸,是指肺是气体交换的场所,通过肺的呼吸作用,不断吸进清气,排出浊气,吐故纳新,实现机体与外界环境的气体交换。脾为气血化生之源,指脾将饮食水谷精微传输布散,把水谷精气上输于肺,再由肺通过经脉布散全身,以营养五脏六腑和全身,维持正常的生命活动。肾主纳气,指肾有帮助肺保持吸气的深度,防止呼吸浅表的作用。

113~114. 答案:A、D 解析:气能生血,气能行血,气能摄血,气为血帅。治疗血虚,常配伍补气药,是由于气能生血。气随血脱的生理基础是血能载气。

115~116. 答案:D、A 解析:阴阳跷脉主肢节运动,司眼睑开合;阴阳维脉具有维系、联络全身阳经或阴经的作用;督脉具有调节阳经气血的作用,反映脑、髓和肾的功能;任脉具有调节阴经气血的作用,"任主胞胎";冲脉具有调节十二经气血的作用,"冲为血海"。

117~118. 答案:E、A 解析:气下指正气下陷。肾藏精,司二便,恐惧过度,则伤肾气,出现二便失禁、遗精、滑泄等正气下陷的病证。气上,指肝气上逆或肝阳上亢。肝藏血,喜条达而恶抑郁。若精神过度刺激,则肝气过于升发而上逆,出现胸胁胀满、头痛头晕、目赤肿痛,甚则出现昏厥、呕血。

119~120. 答案:B、E 解析:余知百病生于气也,怒则气上,喜则气缓,悲则气消,恐则气下,寒则气收,炅则气泄,惊则气乱,劳则气耗,思则气结。

121~122. 答案:D、B 解析:塞因塞用即以补开塞。脾虚腹胀是因脾气虚衰无力运化所致、当采用健脾益气的方剂治疗,使其恢复运化及气机升降,则症自减。寒因寒用是指用寒性药物治疗具有假寒征象的病证。真热假寒,证见寒象,但实质为热,故用寒药治之。

123~124. 答案:D、A 解析:黄燥苔是由于热盛伤津导致,当其转为白润苔时,说明热邪渐退,津液来复。苔的薄厚主病情的表里,当苔薄,说明病邪清浅,尚在表,当苔变厚,说明病邪渐渐入里。

125~126. 答案:A、E 解析:结脉缓而时止,止无定数;促脉速而时止,止无定数;代脉缓而时止,止有定数;微脉极细极软,按之欲绝,若有若无;弱脉极软而沉细,切脉时沉取方得,细而无力。

127~128. 答案:D、C 解析:脘腹冷痛为寒象,题干中无热象表现,故答案在C、D中选择,其中实证疼痛特点为拒按,虚证疼痛特点为喜按。

129~130. 答案:B、D 解析:痰有寒湿之分,寒痰出现在寒性疾病中,痰多白而清稀;湿痰多白滑,因湿邪不易散去,故量多,易咯。

131~132. 答案:C、D 解析:热邪壅肺,可以出现肺气宣发不利,热邪壅阻肺间,出现咳喘症状,热灼津液成痰,并出现黄稠痰。燥邪犯肺,同样导致肺气宣发不利,因肺燥伤津,故出现咳嗽症状,而并无喘证,并导致痰少而难以咯出。

133~134. 答案:A、C 解析:肝阳化风可见眩晕欲仆,步履不稳。阴虚风动以手足蠕动,眩晕耳鸣为主。血虚生风以手足震颤,伴面色无华为主。热极生风以高热烦躁,颈项强直为主。肝阳上亢以眩晕耳鸣,头目胀痛为主。

135~136. 答案:D、B 解析:豨莶草祛风湿、利关节、解毒。络石藤祛风通络、凉血消肿。

137~138. 答案:D、C 解析:泽泻利水渗湿,泄热;滑石利尿通淋,清热解暑,祛湿敛疮;茵陈利湿退黄,解毒疗疮;萆薢利湿去浊,祛风除痹;地肤子清热利湿,利尿通淋,止痒。

139~140. 答案:A、B 解析:其人素盛今瘦,水走肠间,沥沥有声,谓之痰饮;饮后水流在胁下,咳唾引痛,谓之悬饮;饮水流行,归于四肢,当汗出而不汗出,身体疼重,谓之溢饮;咳逆倚息,短气不得卧,其形如肿,谓之支饮。

141~142. 答案:C、C 解析:山茱萸补益肝肾,收敛固涩;五倍子敛肺降火,止咳止汗,涩肠止泻,固精止遗,收敛止血,收湿敛疮;莲子补肾固精缩尿,补脾止泻止带,养心安神;诃子敛肺止咳,利咽开音,涩肠止泻;金樱子固精缩尿止带,涩肠止泻。

143~144. 答案:B、B 解析:玉女煎清胃热,益肾阴,主治胃热阴虚证;六一散清暑利湿,主治暑温证;黄连解毒汤清热解毒,主治三焦火盛证;竹叶石膏汤清热生津、益气和胃,主治气津两伤证。心胸烦热,口渴面赤,口舌生疮,为心经热盛之表现。小便短赤,溲时热涩刺痛,亦为心经热盛,心热移于小肠之表现。导赤散清心养阴,利水通淋,主治心经热盛。

145~146.答案:A、B 解析:香薷散祛暑解表、化湿和中,主治夏月乘凉饮冷,外感于寒,内伤于湿。新加香薷饮祛暑解表、清热化湿,主治暑温初起,复感于寒。

147~148.答案:D、E 解析:食少便溏,面色萎白,语声低微,四肢乏力,舌质淡,脉细缓,为脾胃气虚之表现。面色萎黄,头晕眼花,四肢倦怠,气短少言,心悸不安,食欲减退,舌淡苔白,脉细弱,为气血两虚之表现。四君子汤益气健脾,主治脾胃气虚。八珍汤补益气血,主治气血两虚。四物汤补血调血,主治冲任虚损证;归脾汤养血安神、补心益脾、调经,主治心脾两证;当归补血汤补气生血,主治血虚发热证。

149~150.答案:C、E 解析:消风散疏风养血,清热除湿。主治风疹、湿疹。二陈汤燥湿化痰,理气和中。川芎茶调散疏风止痛,主治外感风邪头痛。天麻钩藤饮平肝息风,清热活血,补益肝肾,主治肝阳偏亢,肝风上扰。半夏白术天麻汤燥湿化痰,平肝息风,主治风痰上扰头痛、眩晕。

第 二 单 元

1.答案:A 解析:间歇热:体温骤升达高峰后持续数小时,又迅速降至正常水平,无热期(间歇期)可持续1天至数天,如此高热期与无热期反复交替出现。常见于疟疾、急性肾盂肾炎等。

2.答案:B 解析:咳嗽的音色指咳嗽声音的特点。①咳嗽声音嘶哑,多为声带的炎症或肿瘤压迫喉返神经所致;②犬吠样咳嗽,表现为连续阵发性剧咳伴有高调吸气回声,多见于会厌及喉部疾患或气管异物,若带有鸡鸣样吼声常见于百日咳;③金属音咳嗽,常见于因纵隔肿瘤、主动脉瘤或支气管癌直接压迫气管所致的咳嗽;④咳嗽声音低微或无力,见于严重肺气肿、声带麻痹及极度衰弱者。

3.答案:C 解析:潮式呼吸见于中枢神经系统疾病,叹息样呼吸多为功能性改变,见于神经衰弱、精神紧张或抑郁症,库斯莫尔呼吸见于代谢性酸中毒;比奥呼吸常见于颅内压增高、药物引起呼吸抑制等;抽泣样呼吸为中枢性呼吸衰竭的表现。

4.答案:B 解析:中枢性呕吐主要由以下原因引起:①神经系统疾病;②全身性疾病;③中毒,乙醇、重金属、一氧化碳、有机磷农药、鼠药、洋地黄等中毒均可引起呕吐;④精神因素,胃肠神经症、癔病、神经性厌食等。

5.答案:D 解析:问诊的基本方法与技巧:①消除病人的紧张情绪;②尽可能让病人充分地陈述和强调他认为重要的情况和感受;③追溯首发症状开始的确切时间,直至目前的演变过程;④在问诊的两个项目之间使用过渡语言;⑤根据具体情况采用不同类型的提问,不正确的提问可能得到错误的信息或遗漏有关的资料,诱导性提问或暗示性提问应予避免;⑥提问时要注意系统性和目的性;⑦询问病史的每一部分结束时进行归纳小结;⑧避免医学术语;⑨为了收集到尽可能准确的病史,有时医师要引证核实病人提供的信息;⑩注意仪表、礼节和友善的举止,恰当地运用一些评价、赞扬与鼓励的语言等。

6.答案:A 解析:口测法,正常值为36.3~37.2℃;肛测法,正常值为36.5~37.7℃;腋测法,正常值为36~37℃。

7.答案:B 解析:方颅,前额左右突出,头顶平坦呈方形,颈部静脉充盈,对比之下颜面很小,由于颅内压增高,压迫眼球,形成双目下视、巩膜外露的特殊表情,常见于先天性梅毒。A、C、D、E均不符合。

8.答案:E 解析:实音为音调比浊音更高、音响更弱、音时更短的叩诊音。为叩击不含气的实质性脏器如肝、肌肉时产生,大量胸腔积液和肺完全实变也可出现。

9.答案:A 解析:胸膜摩擦音是干性胸膜炎的重要体征,主要见于①胸膜炎症,如结核性胸膜炎、化脓性胸膜炎以及其他原因引起的胸膜炎症;②原发性或继发性胸膜肿瘤;③肺部病变累及胸膜,如肺炎、肺梗死等;④胸膜高度干燥,如严重脱水等;⑤其他如尿毒症等。

10.答案:A 解析:A为高血压、主动脉瓣关闭不全;B为二尖瓣狭窄;C见于心包积液;D见于扩心病;E为左房与肺动脉段均增大,心腰更为丰满或膨出。

11. 答案:B 解析:二尖瓣狭窄杂音多见于二尖瓣区舒张期隆隆样杂音,多不传导。

12. 答案:B 解析:肠蠕动增强时,肠鸣音达每分钟10次以上,但音调不特别高亢,称肠鸣音活跃,见于急性胃肠炎、服泻药后或胃肠道大出血时。如次数多且肠鸣音响亮、高亢,甚至呈叮当声或金属音,称肠鸣音亢进,见于机械性肠梗阻。此类患者肠腔扩大,积气增多,肠壁胀大变薄,且极度紧张,与亢进的肠鸣音可产生共鸣,因而在腹部可听到高亢的金属性音调。

13. 答案:D 解析:在胃内有多量液体及气体存留时可出现振水音,正常人在餐后或饮入多量液体时可有上腹部振水音,但若在清晨空腹或餐后6~8小时以上仍有此音,则提示幽门梗阻或胃扩张。A、B、C、E均是腹水体征。

14. 答案:B 解析:在生理情况下,外周血白细胞及中性粒细胞一天内存在着变化,下午较早晨为高。妊娠后期及分娩时、剧烈运动或劳动后、饱餐或淋浴后、高温或严寒等均可使其暂时性升高。

15. 答案:D 解析:若总胆红素高伴非结合胆红素明显增高提示为溶血性黄疸,总胆红素增高伴结合胆红素明显升高为胆汁淤积性黄疸,三者均增高为肝细胞性黄疸。

16. 答案:C 解析:在严格控制饮食条件和肌肉活动相对稳定的情况下,血肌酐的生成量和尿的排出量较恒定,其含量的变化主要受内源性肌酐的影响,而且肌酐分子量为113,大部分从肾小球滤过,不被肾小管重吸收,排泌量很少,故肾单位时间内把若干毫升血液中的内在肌酐全部清除出去,称为内生肌酐清除率。成人80~120mL/min,老年人随年龄增长有自然下降趋势,肾功能损害愈重,其清除率愈低。

17. 答案:E 解析:血清钾减少时,肾小管上皮细胞排K^+相应减少而排H^+增加,换回Na^+、HCO_3^-增加,可引起血浆$NaHCO_3$增多而发生代谢性碱中毒。A、B、C、D均是可导致血清钾升高的重要因素。

18. 答案:E 解析:代谢性酸中毒的原因包括:①酸性物质产生过多,如糖尿病酮症等;②肾脏排酸保碱功能障碍,如肾功能障碍、肾小管性酸中毒、肾上腺皮质功能低下(阿狄森病)等;③肾外失碱,如腹泻、肠漏等;④酸性药物摄入过多,如阿司匹林等;⑤稀释性酸中毒,如大量输入生理盐水。肺通气功能障碍属于呼吸性酸中毒。

19. 答案:C 解析:大量腹腔积液时腹式呼吸变弱,呼吸形式呼吸浅快。

20. 答案:C 解析:心电图对应心梗部位如下:V_1、V_2、V_3——前间壁;V_3、V_4、V_5——前壁;V_5、V_6——前侧壁;Ⅰ、aVL——高侧壁;$V_1 \sim V_6$——广泛前壁;Ⅱ、Ⅲ、aVF——下壁;V_7、V_8、V_9——后壁。

21. 答案:E 解析:左心衰竭以肺淤血及心排血量降低表现为主,其中呼吸困难是左心衰竭最早出现和最重要的症状,咳嗽、咯痰、咯血、乏力同时也是左心衰竭的症状,但最早出现和最重要的症状是呼吸困难。

22. 答案:D 解析:传染病与其他疾病相区别的基本特征有四个:有病原体、有传染性、有流行病学特征和有感染后免疫。发热可以由感染性原因也可以由非感染性原因引起,并不是传染病的基本特征。

23. 答案:C 解析:急性重型肝炎病情发展迅速,2周内出现极度乏力,严重消化道症状,出现神经、精神症状,表现为嗜睡、烦躁和谵妄等,排除D;黄疸急剧加深,胆酶分离,排除A;有出血倾向,排除B;出现急性肾衰竭,排除E;肝浊音界进行性缩小。

24. 答案:D 解析:高危人群存在下列情况两项或两项以上者,应考虑艾滋病的可能:①近期体重下降10%以上;②慢性咳嗽或腹泻3个月以上;③间歇或持续发热1个月以上;④全身淋巴结肿大;⑤反复出现带状疱疹或慢性播散性单纯疱疹感染;⑥口咽念珠菌感染。A、B、E均支持艾滋病的诊断。结合艾滋病的临床表现,艾滋病在4期主要出现5种表现,其中神经系统症状主要表现有头痛、癫痫、进行性痴呆和下肢瘫痪等,故C也支持艾滋病诊断。艾滋病对皮肤黏膜造成的损害主要是肿瘤和感染等,并不出现出血症状,故皮肤黏膜出血不能作为艾滋病诊断的依据。

25. 答案:C 解析:流行性出血热的病理解剖可见脏器中肾脏病变最明显。肉眼可见肾脂肪囊水肿、出血,镜检肾小球充血,基底膜增厚;肾小管受压而变窄或闭塞;间质有细胞浸润。

26. 答案:C 解析:脑脊液检查是流脑明确诊

断的重要依据。发病过程中,脑脊液压力升高,外观浑浊呈脓性,排除A;蛋白质含量增高,糖及氯化物含量均减少,排除B、D、E。白细胞计数常高达$1.0×10^6/L$,以中性粒细胞为主。

27. 答案:D　解析:伤寒的抗菌治疗,喹诺酮类药物为首选。主要因为该类药物抗菌谱广,尤其对革兰阴性杆菌活性高,细菌对其产生突发耐药的发生率低,体内分布广,组织体液中药物浓度高,可达有效抑菌或杀菌水平,大多品种系口服制剂,使用方便。目前常用的该类药物有氧氟沙星、环丙沙星和依诺沙星等。

28. 答案:E　解析:本病病情凶险,应密切观察,采取对症治疗为主的综合抢救措施,治疗措施包括病原治疗和对症治疗。病原治疗,应用有效抗菌药物静脉滴注,排除A;对症治疗,重点是针对休克型的相关治疗,包括迅速扩充血容量、纠正代谢性酸中毒、使用血管活性药物改善微循障碍和保护重要脏器等,排除B、C、D。

29. 答案:A　解析:O_{139}群霍乱的流行特征有:病例无家庭聚集性,发病以成人为主,男多于女。主要经水和食物传播,O_{139}群是首次发现的新流行株,人群普遍易感。在霍乱地方性流行区,人群对O_1群霍乱弧菌有免疫力,但不能保护免受O_{139}群霍乱弧菌感染。现有的霍乱菌苗对O_{139}群霍乱无保护作用。

30. 答案:E　解析:重型霍乱患者的体液丢失量大于体重的10%,多伴有不同程度的低血容量性休克,所以及时补充血容量是治疗的关键。其他可在补液的基础上按需使用。

31. 答案:A　解析:医学伦理学形成一门独立学科的标志是1803年英国托马斯·帕茨瓦尔出版《医学伦理学》。近现代医学伦理学在规范体系与理论基础方面都较完善的标志是1948年《日内瓦宣言》和1949年《国际医德守则》的颁布。

32. 答案:D　解析:美国学者萨斯荷伦德于1976年在《医学道德问题》上发表的题为关于《医生－病人关系的基本模式》的文章中提出医患关系的三种不同模式:①主动－被动型;②指导－合作型;③共同参与型。

33. 答案:B　解析:临床应用抗生素时必须考虑以下几个基本原则:①严格掌握适应证,凡属可用可不用的尽量不用,而且除考虑抗生素抗菌作用的针对性外,还必须掌握药物的不良反应和体内过程与疗效的关系;②发热原因不明者不宜采用抗生素;③病毒性或估计为病毒性感染的疾病不用抗生素,除能肯定为细菌感染者外,一般不采用抗生素;④皮肤、黏膜局部尽量避免反复应用抗生素;⑤严格控制预防用抗生素的范围;⑥强调综合治疗的重要性。所以不能片面满足患者所要求的好药和贵重药品。

34. 答案:D　解析:宣传卫生保健知识,对患者进行健康教育是医生的义务。

35. 答案:A　解析:医患关系的发展趋势有四:医患关系结构的"人机化"趋势;医患交往的"经济化"趋势;医患关系要求"多元化"趋势;医患关系调节方式"法制化"趋势。

36. 答案:C　解析:临床诊疗的道德原则包括:最优化原则、知情同意原则、保密原则、生命价值原则。

37. 答案:D　解析:医学人体实验的道德原则是:知情同意原则、维护病人利益原则、为医学目的原则、科学对照原则。

38. 答案:D　解析:卫生法律是全国人大及其常委会制定和颁布的卫生专门法律,如《中华人民共和国执业医师法》《中华人民共和国传染病防治法》《中华人民共和国药品管理法》等。

39. 答案:D　解析:卫生健康主管部门规章是由国务院各有关部门在各自的职责范围内,依据国家法律、法规制定的与卫生行政管理有关的行政性规范文件。如《医疗机构管理实施条例》《医师资格考试暂行办法》《医师执业注册暂行办法》(卫生部)、《城镇职工基本医疗保险业务管理规定》(劳动和社会保障部门)、《社区卫生服务中心中医药服务管理基本规范》(国家中医药管理局)等。《中华人民共和国执业医师法》第八条规定,国家实行医师资格考试制度。医师资格统一考试的办法,由国务院卫生健康主管部门制定。医师资格考试由省级以上人民政府卫生健康主管部门组织实施。

40. 答案:A　解析:《医师法》第十二条规定:医师资格考试成绩合格,取得执业医师资格或者执业助理医师资格,发给医师资格证书。医师资格考试的目的是检验、评价申请医师资格者是否具备从事医学实践所必需的基本专业知识与能力。经医师资格考试合格的人员即可依法取得相应的医师资格(执业医师资格或执业助理医师资格)。取得医师资格即具有法律规定的医师行业的准入资格,按照法律及有关规定,经注册取得医师执业证书等法定证件者,可从事医师工作。不具有医师资格的人员,不得以任何形式开展诊疗活动(即开展医师执业活动),否则即为非法行医。《医师法》第二十条规定:医师个体行医应当依法办理审批或者备案手续。执业医师个体行医,须经注册后在医疗卫生机构中执业满五年。该医生在未取得医师资格的情况下,个体行医,属于非法行医。

41. 答案:A 解析:行政处罚的种类:①警告;②罚款;③没收违法所得、没收非法财物;④责令停产、停业整顿;⑤暂扣或者吊销执照;⑥行政拘留;⑦法律、行政法规规定的其他行政处罚。

42. 答案:B 解析:《药品管理法》第二十七条规定:医疗机构的药剂人员调配处方,必须经过核对,对处方所列药品不得擅自更改或者代用。对有配伍禁忌或者超剂量的处方,应当拒绝调配;必要时,经处方医师更正或者重新签字,方可调配。

43. 答案:C 解析:医疗废物,是指医疗卫生机构在医疗、预防、保健以及其他相关活动中产生的具有直接或者间接感染性、毒性以及其他危害性的废物。分为5类。

44. 答案:B 解析:传染病分为甲类、乙类和丙类。甲类传染病是指鼠疫、霍乱。乙类传染病是指传染性非典型肺炎、艾滋病、病毒性肝炎、脊髓灰质炎、人感染高致病性禽流感、麻疹、流行性出血热、狂犬病、流行性乙型脑炎、登革热、炭疽、细菌性和阿米巴性痢疾、肺结核、伤寒和副伤寒、流行性脑脊髓膜炎、百日咳、白喉、新生儿破伤风、猩红热、布鲁氏菌病、淋病、梅毒、钩端螺旋体病、血吸虫病、疟疾、人感染H7N9禽流感、新型冠状病毒肺炎。丙类传染病是指流行性感冒(甲型H1N1流感)、流行性腮腺炎、风疹、急性出血性结膜炎、麻风病、流行性和地方性斑疹伤寒、黑热病、包虫病、丝虫病,除霍乱、细菌性和阿米巴性痢疾、伤寒和副伤寒以外的感染性腹泻病、手足口病。

45. 答案:E 解析:《传染病防治法》第十五条规定:国家对儿童实行预防接种证制度。国家免疫规划项目的预防接种实行免费。医疗机构、疾病预防控制机构与儿童的监护人应当相互配合,保证儿童及时接受预防接种。具体办法由国务院制定。

46. 答案:A 解析:《传染病防治法》第四十二条规定,甲类、乙类传染病暴发、流行时,县级以上地方人民政府可以在疫区内采取本法第四十二条规定的紧急措施(①限制或者停止集市、影剧院演出或者其他人群聚集的活动;②停工、停业、停课;③封闭或者封存被传染病病原体污染的公共饮用水源、食品以及相关物品;④控制或者捕杀染疫野生动物、家畜家禽;⑤封闭可能造成传染病扩散的场所),并可以对出入疫区的人员、物资和交通工具实施卫生检疫。《传染病防治法》第四十三条规定,省、自治区、直辖市人民政府可以决定对本行政区域内的甲类传染病疫区实施封锁。

47. 答案:E 解析:不具有医师资格的人员,不得以任何形式开展诊疗活动(即开展医师执业活动),否则即为非法行医。李某,自费学医后自行开业,为非法行医。根据《医疗事故处理条例》第六十一条:非法行医造成患者人身损害,不属于医疗事故,触犯刑律的,依法追究刑事责任;有关赔偿,由受害人直接向人民法院提起诉讼。

48. 答案:B 解析:A突发上腹部疼痛,可能发生穿孔,疼痛持续且加重;C多无突发疼痛,因进食引起的上腹部不适;D指短期内由于大量气体和液体积聚,胃和十二指肠上段的高度扩张而致的一种综合征,主要症状有腹胀、上腹或脐周隐痛、恶心和持续性呕吐。胃痉挛是胃部肌肉抽搐,主要表现为上腹痛、呕吐等,按压后疼痛程度减轻。

49. 答案:A 解析:患者全身及巩膜黄染,考虑阻塞性黄疸,基本排除B、D。B有暴饮暴食诱因,上腹部压痛、反跳痛,血清淀粉酶升高。C是由各种原因引起的肠道蛔虫运动活跃,并钻入胆道而出现的急性上腹痛或胆道感染。发作时病人疼痛难以忍受。蛔虫钻入胆道所引起的胆管阻塞是不完全的,故甚少发生黄疸,主要是蛔虫带入的细菌导致胆管炎症。D、E进食油腻食物后或夜间易发作,Murphy(+),较少发生胆道的完全堵塞。A表现为进行性的胆道梗阻,且有食欲减退、乏力的临床表现。

50. 答案:A 解析:病毒性脑炎是由病毒引起的脑炎。多见于儿童。表现有畏寒、发热、头痛、呕吐、意识障碍、惊厥,并可出现颅神经麻痹、肢体瘫痪和精神症状,如幻视、幻听、精神异常、言语障碍、兴奋躁动、抑郁等。体征可有脑膜刺激征和锥体束病理反射等。B 有肾功能不全表现;C 无发热前兆,以脑部神经元反复突然过度放电所致的间歇性中枢神经系统功能失调为特征;D 有典型的大蒜味;E 听诊能发现心脏杂音。

51. 答案:B　解析:A 听诊无支气管呼吸音;B 右侧呼吸动度减弱,右下肺叩诊出现浊音,听诊可闻及支气管呼吸音;C 气管偏向左侧,右侧胸壁饱满,叩诊实音,听诊呼吸音减弱或消失;D 气管偏向左侧,右侧呼吸音消失,叩诊鼓音;E 叩诊过清音。

52. 答案:B　解析:A 可见腹部膨隆,腹部呈球形,两侧腰部膨出不明显,变换体位时其形状无明显改变。B 见于仰卧位时因重力作用下沉于腹腔两侧,使腹部外形呈宽而扁状,称为蛙状腹,可随体位改变。C、D、E 主要以腹部中央膨隆为主,变换体位无明显变化。

53. 答案:C　解析:肺门肿块影是肺癌的直接征象。发生于右上叶的肺癌,肺门肿块及右肺上叶不张连在一起可形成横形"S"状下缘。有时肺癌发展迅速,中心可坏死形成内壁不规则的偏心性空洞。

54. 答案:B　解析:根据患者临床表现可诊断为佝偻病。鸡胸为佝偻病所致的胸部病变,多见于儿童。胸骨特别是胸骨下部显著前凸,两侧肋骨凹陷,胸廓前后径增大而横径缩小,胸廓上下径较短,因形似鸡胸而得名,又称佝偻病胸。有时肋骨与肋软骨交接处增厚隆起呈圆珠状,在胸骨两侧排列成串珠状,称为佝偻病串珠。

55. 答案:C　解析:风湿热是一种常见的反复发作的急性或慢性全身性结缔组织炎症,主要累及心脏、关节、中枢神经系统、皮肤和皮下组织。多在发病前 1~5 周先有咽炎或扁桃体炎等上呼吸道感染史,症状以心脏炎和关节炎(游走性疼痛)为主,可伴有发热、毒血症、皮疹、荨麻疹、斑丘疹、多形红斑、皮下小结、舞蹈病等。

56. 答案:A　解析:患者有结核中毒表现,如低热、盗汗,此为其他选项疾病多不具有。而咳嗽、痰中带血丝的症状其他选项都可出现。

57. 答案:B　解析:气胸时 X 线显示胸腔顶部和外侧高度透亮,其中无肺纹理,透亮带内侧可见被压缩的肺边缘。液气胸时,立位检查可见上方为透亮的气体影,下方为密度增高的液体影,且随体位改变而流动。

58. 答案:E　解析:出现咯血伴发热,皮肤黏膜出血,结膜充血,黄疸,应首先考虑钩端螺旋体病。流行性出血热、白血病、肺梗死、血友病均不会出现黄疸。

59. 答案:E　解析:腹痛伴血便,见于急性细菌性痢疾、肠套叠、绞窄性肠梗阻、急性出血性坏死性结肠炎、过敏性紫癜等,因进食虾蟹引起,且皮肤可见紫癜,临床诊断最可能是过敏性紫癜。

60. 答案:C　解析:腹痛伴腹胀、呕吐隔餐或隔日食物,见于幽门梗阻。伴腹胀、呕吐、停止排便排气,提示肠梗阻。

61. 答案:C　解析:美国风湿病学会将关节功能障碍分为四级:Ⅰ级:能正常进行日常生活和各项工作;Ⅱ级:可进行一般的日常生活和某种职业工作,但参与其他项目活动受限;Ⅲ级:可进行一般的日常生活,但参与某种职业工作或其他项目活动受限;Ⅳ级:日常生活的自理和参与工作的能力均受限。

62. 答案:B　解析:脑栓塞的诊断要点:①有冠心病心肌梗死、心脏瓣膜病、心房颤动等病史。②体力活动中骤然起病,迅速出现局限性神经缺失症状,症状在数秒钟至数分钟达到高峰,并持续 24 小时以上。神经系统症状和体征可用某一血管综合征解释。③意识常清楚或轻度障碍,多无脑膜刺激征。④脑部 CT、MRI 检查可显示梗死部位和范围,并可排除脑出血、肿瘤和炎症性疾病。

63. 答案:D　解析:全面性强直-阵挛发作(GTCS)即大发作。以意识丧失和全身对称性抽搐为特征。①强直期:突然意识丧失,摔倒在地,全身骨骼肌持续性收缩;上睑抬起,眼球上翻,喉部痉挛,发出叫声;口先张后闭,常咬破舌;颈部和躯干先屈曲后反张。强直期持续 10~20 秒后肢端出现微颤转入阵挛期。②阵挛期:震颤幅度增大并延及全身,呈对称性、节律性四肢抽动,先快后慢。最后一次强烈阵挛后抽搐停止,所有肌肉松弛。在以上两期中可出现心率增快,血压升高,汗液、唾液和支气管分泌物增多,瞳孔扩大等自主神经征象;呼暂时中断致皮肤紫绀,瞳孔散大,对光反射、深反射、浅反射消失,病理反射阳性。③痉挛后期:阵挛期后尚有短暂的强直痉挛,造成牙关紧闭和大小便失禁。呼吸先恢复,口鼻喷出泡沫或血沫,心率、血压、瞳孔等逐渐恢复正常,骨骼肌松弛,意识逐渐恢复。自发作至意识恢复约5~10分钟。醒后感觉头昏、头痛、全身酸痛乏力,对抽搐全无记忆。

64. 答案:B 解析:蛛网膜下腔出血脑脊液在起病12小时后呈特征性改变,为均匀血性,压力增高,离心后呈淡黄色。故尽快确诊,应首选的检查是脑脊液检查。脑血管造影可明确动脉瘤、脑血管畸形的部位、大小,但急性期可能诱发再出血。数字减影血管造影(DSA)还可发现脑血管痉挛、动静脉畸形、血管性肿瘤等。眼底检查可有视乳头水肿。经颅多普勒(TCD)对迟发性脑血管痉挛的动态监测有积极意义。血常规、凝血功能、肝功能及免疫学等检查等有助于寻找出血的其他原因。

65. 答案:D 解析:该患者为使用胰岛素后引起的低血糖昏迷,应首选的抢救措施是静脉补充高渗葡萄糖。

66. 答案:A 解析:再障系多种病因引起的造血障碍,导致红骨髓总容量减少,代以脂肪髓,造血衰竭,以全血细胞减少为主要表现的一组综合征。而B、C、D、E均只有血红细胞的降低。

67. 答案:C 解析:肺心病的治疗原则:①控制呼吸道感染,呼吸道感染是发生呼吸衰竭和心力衰竭的最常见诱因,故需积极应用药物予以控制;②改善呼吸功能;③控制心力衰竭,强心利尿;④控制心律失常;⑤应用肾上腺皮质激素;⑥并发症的处理。

68. 答案:C 解析:高热寒战3天,伴咳嗽、胸痛,痰中带血提示肺部可能出现疾病,此时应选择既经济又能筛查肺部大部分疾病的检查方法———X线。

69. 答案:E 解析:老年男性,长期咳嗽,抗感染治疗无效时,应考虑是否为肺癌。中央型肺癌发生于支气管,易导致支气管堵塞而发生右肺中叶炎症。纤维支气管镜是确诊肺癌的重要检查方法。中央型肺癌确诊率可达99%。

70. 答案:C 解析:美国纽约心脏病学会1928年心功能分级:Ⅰ级:患者患有心脏病但活动不受限制,平时一般活动不引起疲乏、心悸、呼吸困难或心绞痛。Ⅱ级:心脏病患者的体力活动受到轻度的限制,休息时无自觉症状,但平时一般活动下可出现疲乏、心悸、呼吸困难或心绞痛。Ⅲ级:心脏病患者体力活动明显受限,小于平时一般活动即可引起上述的症状。Ⅳ级:心脏病患者不能从事任何体力活动,休息状态下也出现心衰的症状,体力活动后加重。

71. 答案:D 解析:A表现为吸气时心律增快,呼气时心率减慢;B表现为生理情况下常见于体力劳动、兴奋或情绪激动后,病理情况下常见于发热、贫血、心功能不全、心律不齐时;C表现为每个正常心搏后都有一个过早搏动或每两个正常心搏后有一个过早搏动或一个正常性心搏后有一个过早搏动;D表现为心律绝对不规则,S_1强弱不等且无规律,心律快于脉率;E表现为心脏听诊心率快而大致规则,发作间歇可闻及早搏。

72. 答案:E 解析:患者心悸气促10年,常咳血,梨形心,心尖区舒张期隆隆样杂音,P_2亢进,S_1亢进,有开瓣音,提示为二尖瓣狭窄,应实施二尖瓣单纯分离术。

73. 答案:C 解析:患者发病时血压为200/120mmHg,结合发作时眩晕、失语的表现,可诊断为高血压脑病。肢体活动无障碍,神经反射正常,排除D;无心脏损伤的直接证据,排除E。

74. 答案:C 解析:十二指肠溃疡的临床表现主要为上腹部钝痛、灼痛等,疼痛多在饥饿或夜间出现,服制酸剂或进食可缓解。该患者症状比较典型,应为十二指肠溃疡。A、B、D、E疼痛都无明显节律性。

75. 答案:E 解析:胃癌不一定见癌胚抗原测定、胃液分析、大便隐血试验、X线钡餐异常,胃镜为诊断早期胃癌的特异性检查。

76. 答案:D 解析:患者低热、腹胀,伴体重减轻,停经。全腹部膨隆,未扪及包块,有移动性浊音,腹腔积液检查为比重1.018,蛋白质37g/L,白细胞$0.58 \times 10^9/L$,应考虑为结核性腹膜炎。

77. 答案:D 解析:患者有10年乙肝病史,且HBsAg(+);体检发现蜘蛛痣、右上腹压痛、肝大、质硬,为肝硬化表现;查AFP升高,故首先考虑为乙肝-肝硬化-原发性肝癌这三阶梯,目前已达第三阶段。排除 A、B。HBV 是我国原发性肝癌的重要致病因素之一。需要指出的是,AFP 诊断肝细胞癌的标准应为:AFP > 500μg/L 持续 4 周,或 > 200μg/L 持续 8 周。C、E 与该病例无关。

78. 答案:D 解析:泌尿系感染最常见的细菌为大肠杆菌。患者既往有泌尿系统感染病史,中段尿培养阳性。出现尿频、尿急、腰酸、尿红细胞 0~1/HP,白细胞(+),尿亚硝酸盐还原实验阳性。可见尿中有大肠杆菌。

79. 答案:A 解析:白血病急性期可见红细胞、血小板减少,淋巴细胞性白血病还可见肝、脾、淋巴结肿大。B 可见全血细胞减少,但肝、脾一般不肿大。

80. 答案:A 解析:A 的特点是血循环中存在抗血小板抗体,使血小板破坏过多,引起紫癜;而骨髓中巨核细胞正常或增多,幼稚化。临床表现主要为皮肤、黏膜出血。B 白细胞数明显增加,且以淋巴细胞为主;C、E 都有血红蛋白的降低;D 是一种较常见的微血管变态反应性出血性疾病,表现为皮肤瘀点,多出现于下肢关节周围及臀部。

81. 答案:D 解析:1 型糖尿病应用胰岛素治疗的常见并发症为胰岛素应用过量导致低血糖,进而昏迷。其治疗应首先提高血糖浓度。A 会加重病情;B 补充钾后,血糖会随钾离子进入组织细胞而加重低血糖;C、E 与本题关系不大。

82. 答案:B 解析:三偏征(偏瘫、偏盲、偏身感觉障碍)最常见于高血压病引起的内囊-基底节出血。C 表现为交叉性麻痹和感觉障碍、眼球运动障碍;D 为眩晕、眼球震颤、共济失调;E 可有脑膜刺激征。内囊外侧型出血多由豆纹动脉外侧支破裂引起。血肿向内压迫内囊导致典型的对侧偏瘫和偏身感觉障碍,如为优势半球可有失语,如扩展至额、颞叶或破入脑室可致颅高压、昏迷。内囊内侧型出血典型症状以偏身感觉障碍起病,向外压迫内囊可致偏瘫,向内破入脑室或蔓延至中脑,引起垂直注视麻痹、瞳孔改变、昏迷,预后比壳核出血差。

83. 答案:A 解析:休克的本质为有效循环血容量的不足,故首选补充血容量。待病情稳定后,再针对病因进行其他治疗。

84. 答案:A 解析:伤寒的临床表现有持续高热,可达 39~40℃;相对缓脉,即体温每增高 1℃,分钟脉搏增加少于 15~20 次;血液检查白细胞计数大多为 $(3~4) \times 10^9/L$,嗜酸性粒细胞减少或消失。中毒性痢疾血液检查白细胞计数增高,多在 $(10~20) \times 10^9/L$,排除 B;中毒性肺炎白细胞计数正常或稍降低,嗜酸性粒细胞计数正常或稍降低,排除 C;流脑白细胞计数增高,一般在 $(10~30) \times 10^9/L$,排除 D;急性病毒性肝炎体温大多在 38~39℃ 之间,排除 E。

85. 答案:A 解析:流行性乙型脑炎常发生于 10 岁以下儿童,临床见起病急,高热头痛、呕吐、意识障碍、抽搐等,实验室检查见外周白细胞及中性粒细胞均增高,脑脊液压力增高,细胞数轻度增高,蛋白稍高。

86. 答案:C 解析:细菌性痢疾诊断:起病急,发热 39℃ 或更高、腹泻、腹痛、里急后重、黏液或脓血。腹泻十余次甚至更多,体征有肠鸣音亢进,左下腹压痛。粪便镜检可见白细胞或脓细胞(≥15/HP)和少数红细胞。

87. 答案:C 解析:患者近 1 周出现消化道症状,黄疸,肝触诊增大有触痛,其配偶为乙肝病毒携带者。检查抗 HAV-IgM 阳性提示急性甲型肝炎,HBsAg 阳性、抗 HBe 阳性、抗 HBc 阳性提示为慢性乙型肝炎。

88. 答案:E 解析:本题患者发热伴头痛、全身疼痛 3 天,无尿 1 天,体温 39℃,脉搏 120 次/分,呼吸 35 次/分,血压 86/50mmHg。两肋部皮肤散在出血点,肺部听诊少许啰音。外周血白细胞 $20 \times 10^9/L$,淋巴细胞 0.15,尿蛋白(++)。首先考虑诊断为流行性出血热,因此检测血清流行性出血热病 IgM 抗体有助于确诊。

89. 答案:E 解析:艾滋病诊断标准为:患者有不洁性接触、静脉吸毒史、输入血液制品、亲密接触艾滋病患者或 HIV 携带者等病史,出现发热、乏力、咽痛、全身不适等上呼吸道感染症状或疱疹病毒感染或白色念珠菌感染,肝脾肿大;外周血白细胞及淋巴细胞总数起病时下降,CD_4^+ T 淋巴细胞计数减少小于 $200/mm^3$,或 $200~500/mm^3$。急性 HIV 感染期,CD_4^+/CD_8^+ 比值大于 1。艾滋病中后期出现 CD_4^+/CD_8^+ 比值小于 1。患者发热、咳嗽 1 月,抗生素治疗无效,且出现带状疱疹病毒感染,颈部及腋下淋巴结肿大,外周血白细胞计数下降,CD_4^+/CD_8^+

比值大于 1。又患者为血友病患者,需要长期输入血液制品,应首先考虑为急性 HIV 感染。

90. 答案:D 解析:患者有 5 年静脉吸毒史,乏力,低热,咽痛,全身不适,食欲差,体重下降。抗生素治疗无效。全身浅表淋巴结肿大,肝区触痛。故应考虑为艾滋病,应首先做的检查为抗 HIV 检测。

91. 答案:B 解析:传染性非典型肺炎的典型表现为患者以发热为主,体温多在 38℃ 以上,为首发症状,并可持续 1~2 周,伴有寒战、头痛、全身酸痛、乏力,部分患者初起还有呼吸道症状、咳嗽、呼吸困难等,肺部体征不明显或有肺实变体征。肺部 X 线见不同程度的片状、斑片状浸润性阴影或呈网状样改变。患者有 SARS 患者接触史,胸片正常,因此诊断为传染性非典型肺炎疑似病例最为恰当。

92. 答案:C 解析:患者已确诊为流行性脑脊髓膜炎脑膜脑炎型,出现昏迷、呕吐、潮式呼吸、双侧瞳孔不等大,应紧急使用 20% 甘露醇脱水剂降低颅压,以防止脑疝发生。

93. 答案:D 解析:患者发热 10 余天,伴食欲不振、腹胀、腹泻无脓血。经治疗好转,但突感右下腹痛、冷汗、脉快、体温下降。右下腹明显压痛、反跳痛,腹肌紧张,X 线示腹部游离气征,为伤寒并发肠穿孔。应立即手术并给予足量有效抗生素。

94. 答案:B 解析:急性阿米巴痢疾表现为:多不发热或低热,腹痛,里急后重轻,腹泻次数少,腹部压痛,右侧为主。粪便量多,暗红色果酱有腐臭,确诊依据为粪便镜检发现阿米巴滋养体或包囊。

95. 答案:C 解析:癫痫持续状态为一次癫痫发作持续 30 分钟以上,或 反复多次发作持续 >30 分钟,且发作间期意识不恢复至发作前的基线状态。全面性强直-阵挛发作:即大发作,以意识丧失和全身对称性抽搐为特征。强直性发作:肌肉强烈收缩,使身体固定于特殊体位,头眼偏斜,躯干呈角弓反张,呼吸暂停,瞳孔散大。部分复杂性发作:典型发作特征为发作起始出现错觉、幻觉、似曾相识感、恐惧、胃气上升感、心悸等症状,随后出现意识障碍、自动症和遗忘症;有时发作开始即为意识障碍,持续数分钟至十分钟;有的仅有意识障碍。低血糖反应可见交感神经过度兴奋的表现,如出汗、饥饿、心慌、面色苍白等,以及脑功能障碍的表现,初期表现为精神不集中、嗜睡、易怒等,严重者

出现惊厥、昏迷甚至死亡。

96. 答案:C 解析:癫痫持续状态安定类药物为首选药,成年患者首选地西泮 10~20mg 缓慢静脉注射,15 分钟后如复发可重复给药,或用 100~200mg 地西泮溶于 5% 葡萄糖氯化钠注射液中,于 12 小时内缓慢静脉滴注。

97. 答案:A 解析:癫痫状态评估时除依据临床表现外,应明确是否有不恰当停用或减量抗癫痫药物情况,以及是否伴发急性脑血管病、颅脑损伤、颅内感染、急性中毒等进行性疾病,综合判断,快速做出诊断,及时救治。

98. 答案:B 解析:溃疡性结肠炎腹泻为最主要的症状,常反复发作或持续不愈,轻者每天排便 2~4 次,便血轻或无。黏液血便是本病活动期的重要表现。腹痛部位多在左下或下腹部,结肠镜下表现为急性期肠黏膜充血水肿,分泌亢进,可有针尖大小的红色斑点和黄白色点状物,肠壁痉挛,皱襞减少。慢性期黏膜粗糙不平,呈细颗粒状,血管模糊,质脆易出血,有假息肉形成。

99. 答案:A 解析:肠道黏膜免疫反应的激活是导致溃疡性结肠炎肠道炎症发生、发展和转归的直接原因。

100. 答案:C 解析:柳氮磺吡啶(SASP)适用溃疡性结肠炎于轻、中型患者及重型经糖皮质激素治疗病情缓解者,病情缓解后改为维持量维持治疗,服用 SASP 的同时应补充叶酸。

101. 答案:C 解析:患者症状符合消化性溃疡的症状,确诊依靠胃镜或 X 线钡餐检查。

102. 答案:B 解析:全腹压痛,反跳痛,以上腹部及右上腹为著,叩诊肝浊音界不清,肠鸣音减弱,腹部 X 线透视见膈下游离气体影,是诊断穿孔的重要依据。

103. 答案:E 解析:疼痛进一步加重,肠鸣音消失,腹部移动性浊音阳性,血白细胞数升高,为急性穿孔的表现,应立即手术治疗。

104. 答案:B 解析:患者有血尿、蛋白尿、水肿、高血压,24 小时尿蛋白定量 1.0~1.7g,血肌酐 100μmol/L,可诊断为慢性肾小球肾炎。原发性高血压肾损害多见于中老年患者,高血压病在先,继而出现蛋白尿,且为微量至轻度蛋白尿,镜下可见少量红细胞及管型,肾小管功能损害(尿浓缩功能

减退,夜尿增多)早于肾小球功能损害,常伴有高血压的心脑并发症。急性肾小球肾炎急性起病,1~3周前有链球菌感染史(上呼吸道或皮肤感染),典型表现为浮肿,高血压和血尿,不同程度蛋白尿,急性期血清ASO滴度升高,总补体及C_3暂时性下降。慢性肾盂肾炎多见于女性患者,有反复尿路感染病史,多次尿沉渣或尿细菌培养阳性,肾功能损害以肾小管为主,影像学检查可见双肾非对称性损害,呈肾间质性损害影像学征象。肾病综合征表现为大量蛋白尿(尿蛋白+++~++++,1周内3次测定24小时尿蛋白定量≥50mg/kg);血浆白蛋白低于30g/L;血浆胆固醇高于5.7mmol/L;不同程度的水肿。

105. 答案:E 解析:尿蛋白≥1g/d,血压应控制在<125/75mmHg;蛋白尿<1g/d,血压控制可放宽到130/80mmHg以下。

106. 答案:A 解析:慢性肾小球肾炎的主要治疗目的是防止和延缓肾功能进行性恶化、改善缓解临床症状及防治严重并发症。

107. 答案:E 解析:根据患者的空腹及餐后血糖、体重下降可诊断为糖尿病,由于患者为中年男性,BMI 28提示肥胖,考虑为2型糖尿病。

108. 答案:D 解析:首选的降血糖药物为二甲双胍。二甲双胍是2型糖尿病一线降糖药物,有减肥作用且不降低正常血糖,单用时不会产生低血糖。成人的BMI数值:(体重/身高的平方)过轻:低于18.5;正常:18.5~24.99;适中:20~25;过重:25~28;肥胖:28~32;非常肥胖,高于32。

109. 答案:B 解析:血管紧张素转换酶抑制剂常用的有卡托普利、依那普利等,尤其适用于伴有慢性心力衰竭、心肌梗死后、非糖尿病肾病、糖尿病肾病、代谢综合征、蛋白尿或微量蛋白尿的高血压患者。

110. 答案:B 解析:血清甲状腺激素测定:①TT_3和TT_4:TT_3较TT_4更为灵敏,更能反映本病的程度与预后。②FT_3和FT_4:是诊断甲状腺的首选指标。③TSH测定:是反映甲状腺功能最敏感的指标。

111. 答案:C 解析:甲状腺功能亢进症出现的心律失常,以心房颤动、房性早搏等房性心律失常多见。

112. 答案:A 解析:根据患者症状宜采用抗甲状腺药物治疗,有硫脲类(如丙硫氧嘧啶)和咪唑类(如甲巯咪唑和卡马西平)两类药物。

113~114. 答案:A、A 解析:大叶性肺炎常见的病原菌为肺炎链球菌;社区获得性肺炎最常见的病原菌也是肺炎链球菌。

115~116. 答案:D、E 解析:急性心肌梗死为心肌收缩力减弱;肥厚性心肌病为心室舒张期顺应性降低。

117~118. 答案:A、D 解析:消化道出血为肝硬化最常见的并发症;肝性脑病为肝硬化最严重的并发症。

119~120. 答案:B、E 解析:西咪替丁作用于壁细胞H_2受体,抑制胃酸和蛋白酶分泌;前列腺素E_2促进黏液分泌,胃黏膜细胞更新。

121~122. 答案:C、D 解析:A病侧呼吸动度减弱伴叩诊为实音、呼吸音消失;B病侧呼吸动度减弱伴叩诊为过清音、呼吸音减弱;E病侧呼吸动度减弱伴叩诊为清音或浊音、呼吸音无明显变化。

123~124. 答案:C、A 解析:莫菲征阳性见于胆囊炎;麦氏点压痛见于阑尾炎;库瓦济埃(Courvoisier)征:在胰头癌压迫胆总管导致阻塞时,发生明显黄疸,且逐渐加深,胆囊显著肿大,但无压痛,称为Courvoisier征,又称胆总管渐进阻塞征。在胆总管结石梗阻所致的黄疸病人中,由于胆囊也常有慢性炎症,囊壁因纤维化而皱缩,且与周围组织粘连而失去移动性,因而有黄疸但胆囊常不肿大,称为Courvoisier征阴性。板状腹见于急性腹膜炎。

125~126. 答案:B、D 解析:A多见于溃疡;B见于胆道感染;C见于胆结石、肾结石;D见于胰腺、脾脏、肾脏疾病;E多见于血液系统疾病。

127~128. 答案:C、B 解析:癔病是由明显的精神因素,如生活事件、内心冲突或情绪激动、暗示或自我暗示等引起的一组疾病,表现为急起的短暂的精神障碍、身体障碍(包括感觉、运动和植物神经功能紊乱),没有器质性基础;破伤风见烦躁不安,局部疼痛,肌肉牵拉,抽搐及强直、苦笑面容;脑血管疾病以骨骼肌痉挛为主要表现,可伴血压升高;中毒性痢疾可出现高热,烦躁谵妄,反复惊厥,神志昏迷,大便腥臭,伴有脓血或无大便;脑膜炎伴昏迷。

129~130. 答案:D、B 解析:管型是蛋白质、细胞或碎片在肾小管、集合管中凝固而成的圆柱形蛋白聚体。细胞含量超过管型体积的1/3,称为细胞管型。A 红细胞管型:常与肾小球性血尿同时存在,临床意义与血尿相似。B 白细胞管型:常见于肾盂肾炎、间质性肾炎等。C 上皮细胞管型:在各种原因所致的肾小管损伤时出现。D 透明管型:由T-H糖蛋白、清蛋白和氯化物构成,为无色透明、内部结构均匀的圆柱状体,两端钝圆,偶尔含有少量颗粒。由于折光性低,需在暗视野下观察。偶见于正常人,老年人清晨浓缩尿中也可见到。在运动、重体力劳动、麻醉、用利尿剂、发热时可出现一过性增多。在肾病综合征、慢性肾炎、恶性高血压和心力衰竭时可见增多。E 蜡样管型:由颗粒管型、细胞管型在肾小管中长期停留变性或直接由淀粉样变性的上皮细胞溶解后形成,呈质地厚、有切痕或扭曲、折光性强的浅灰或浅黄色蜡烛状。该类管型多提示有严重的肾小管变性坏死,预后不良。

131~132. 答案:D、B 解析:A 为肺纹理稀疏,透明度增加。C 浸润性病灶,表现为密度较淡,边缘模糊的云雾状阴影。E 为洞壁较厚,形状不规则,其外缘可有较清楚之分叶,内壁凹凸不平,有时还可见突出腔内之结节状影。伴有肿瘤浸润时,外缘可毛糙模糊。

133~134. 答案:D、E 解析:风心病多累及到多个瓣膜的病变,病情发展缓慢,且常年受风湿病的困扰,逐渐出现患者抵抗力下降,容易发生感染,感染一旦控制不理想即会出现感染性心内膜炎;当患者瓣膜病变严重时,影响了血流动力学和心腔的压力,加重心脏负荷,则会并发心功能不全、心衰、心律不齐、肺水肿、呼吸道感染等。而风心病二尖瓣狭窄伴房颤对左房血流影响甚大,会导致血流缓慢、形成涡流,血液淤滞,血栓形成,脱落后造成栓塞。

135~136. 答案:C、B 解析:高血压型:以持续性中等度血压增高为主要表现,特别是舒张压持续增高,常伴有眼底视网膜动脉细窄、迂曲和动、静脉交叉压迫现象,少数可有絮状渗出物及/或出血。病理以局灶节段肾小球硬化和弥漫性增殖为多见或晚期不能定型或多有肾小球硬化表现。肾病型:尿蛋白(+~+++),离心尿红细胞>10/HP和管尿等。常见的病理类型为系膜增生性肾小球肾炎、膜性肾病、节段性肾小球硬化等。

137~138. 答案:C、B 解析:A 见于慢性失血或溶血、白血病;B 体检时注意口腔、咽峡、阴道、直肠或肛门等处有无坏死性溃疡及脓肿,有无肝脾肿大及淋巴结肿大,尤其颌下和颈淋巴结;C 出血部位广泛,皮肤黏膜出血广泛且严重,脾脏肿大,血小板小于$100×10^9$/L;D 见于胃肠道疾病或颅内高压;E 多见于白血病。

139~140. 答案:B、A 解析:病理情况下,瞳孔缩小,见于虹膜炎症、中毒(有机磷类农药)、药物反应(毛果芸香碱、吗啡、氯丙嗪)等。瞳孔扩大见于外伤、颈交感神经刺激、青光眼绝对期、视神经萎缩、药物影响(阿托品、可卡因)等。双侧瞳孔大小不等:常提示有颅内病变,如脑外伤、脑肿瘤、中枢神经梅毒、脑疝等。

141~142. 答案:B、E 解析:A 为细菌性痢疾的典型表现;B 为霍乱的典型表现;C 为流行性出血热的典型表现;D 为肝炎的典型表现;E 为流行性脑脊髓膜炎的典型表现。

143~144. 答案:A、A 解析:流行性出血热发热期会出现感染中毒症状、毛细血管损伤和肾脏损害。起病急骤,突然畏寒、发热,体温在1~2日内可达39~40℃,热型多为弛张热或稽留热,一般持续3~7日。同时出现全身中毒症状,极度乏力,周身酸痛,常伴较突出的胃肠道症状和典型的"三痛":头痛、腰痛、眼眶痛,毛细血管损伤主要表现为"三红"征:颜面、颈部及上胸部呈弥漫性潮红,酒醉貌。

145~146. 答案:B、D 解析:医患关系的本质是指在医疗活动中医务人员同患者的关系,是一种契约关系,又是一种信托关系。医患关系的内容可分为技术方面的关系和非技术方面的关系两部分。E 选项属于医患关系中技术方面的关系。

147~148. 答案:C、C 解析:保护患者的隐私既是患者享受的权利又是医生履行的义务,其余均是患者履行的义务。

149~150. 答案:B、E 解析:患者死亡,医患双方对死因有异议的,应当在患者死亡后48小时内进行尸检。具备尸体冻存条件的,可以延长至7日,尸检应当经死者近亲属同意并签字,拒绝签字的,视为死者近亲属不同意进行尸检。不同意或者拖延尸检,超过规定时间,影响对死因判定的,由不同意或者拖延的一方承担责任。尸检应当由按照国家有关规定取得相应资格的机构和专业技术人员进行,医患双方可以委派代表观察尸检过程。

第 三 单 元

1. 答案:E 解析:外感咳嗽多属于邪实,为外邪犯肺,肺气壅遏不畅所致,多为新病,起病急,病程短,常伴肺卫表证。内伤咳嗽多为本虚标实,虚实夹杂,故易反复发作。

2. 答案:D 解析:肺痈溃脓期为痰热与瘀血壅阻肺络,肉腐血败化脓,肺损络伤,脓疡溃破,治疗应遵循排脓解毒的治疗原则。肺痈成痈期方可选用消痈法。其他方法不符合肺痈的治疗。

3. 答案:E 解析:不寐辨证首分虚实。虚证多属阴血不足,心失所养。实证为邪热扰心。次辨病位,病位主要在心,且与肝、胆、脾、胃、肾相关。如急躁易怒而不寐,多为肝火内扰;脘闷苔腻而不寐,多为胃腑宿食,痰热内盛;心烦心悸,头晕健忘而不寐,多为阴虚火旺,心肾不交;面色少华,肢倦神疲而不寐,多属脾虚不运,心神失养;心烦不寐,触事易惊,多属心胆气虚等。

4. 答案:B 解析:胃主降,以下行为顺,若胃气上逆,则发生呕吐,故呕吐的病位在胃,但胃气之和降有赖于脾气的升清运化及肝气的疏泄条达,如脾失健运,肝失疏泄,易致胃失和降,升降失职出现呕吐,所以呕吐还与脾、肝有关。

5. 答案:A 解析:寒湿痢为寒湿客于肠中,使气血凝滞,传导失司所致;治法为温中燥湿,调和气血;方用不换金正气散加减。桃花汤可温中涩肠止痢,主治虚寒痢。连理汤用于病久正伤,邪恋肠腑的休息痢。黄土汤用于阳虚便血。真人养脏汤用于脾胃虚寒的久痢久泻。

6. 答案:B 解析:鼓胀水湿困脾证,治法为温中健脾、行气利水,方用实脾饮。柴胡疏肝散合胃苓汤主治气滞湿阻;中满分消丸主治湿热内结;调营饮主治瘀结水留;附子理中汤主治脾肾阳虚。

7. 答案:B 解析:治疗痿证中的肝肾亏损,髓枯筋痿证,应用虎潜丸补益肝肾,滋阴清热为主。六味地黄丸用于滋阴补肾;大补丸是阴虚火旺时用于滋阴降火;补肝汤是肝血不足时,用于补肝养血;右归丸主要起温补肾阳的作用,都不符合。

8. 答案:B 解析:杜仲丸补肾滋阴,益气养血;补髓丹补髓生精,和血顺气;虎潜丸主治肝肾不足,阴虚内热之痿证;补血荣筋丸主治阴血衰弱。A、C、D、E皆主治阴阳偏盛之证,排除。肾虚腰痛而无明显阴阳偏盛者,可服青娥丸补肾以治腰痛。

9. 答案:B 解析:十二经脉的交接规律是①相表里的阴经与阳经在手足末端交接,如手太阴肺经在食指端与手阳明大肠经相交接;手少阴心经在小指端与手太阳小肠经相交接;手厥阴心包经在无名指端与手少阳三焦经相交接;足阳明胃经从趾(即足背部)上至足大趾内端与足太阴脾经相交接;足太阳膀胱经在小趾端与足少阴肾经相交接;足少阳胆经从趾上分出,至大趾外端与足厥阴肝经相交接。②同名的阳经与阳经在头面部交接,如手足阳明经交接于鼻旁,手足太阳经皆通于目内眦,手足少阳经皆通于目外眦。③相互衔接的阴经与阴经在胸中交接,如足太阴经与手少阴经交接于心中,足少阴经与手厥阴经交接于胸中,足厥阴经与手太阴经交接于肺中。由此可见A为手足太阳经的交接部位,B为手足少阳经的交接部位,C为手足阳明经的交接部位,其他选项无在此交接的经脉。

10. 答案:A 解析:胫骨内侧髁下方阴陵泉至内踝尖的骨度分寸是13寸。

11. 答案:E 解析:肺经 – 大肠经 – 胃经 – 脾经 – 心经 – 小肠经 – 膀胱经 – 肾经 – 心包经 – 三焦经 – 胆经 – 肝经 – 肺经。

12. 答案:A 解析:A 可取头、面、胸、腹部腧穴和上下肢部分穴位。B 适宜取头、项、脊背、腰骶部腧穴和下肢部分腧穴。C 适宜取身体侧面少阳经腧穴和上下肢部分腧穴。D 适宜取后头、项、背部腧穴。E 为取头部一侧、面颊、耳前后穴位的适宜体位。

13. 答案:D 解析:丹毒首选的拔罐法为刺血拔罐法,选取皮损局部阿是穴,用三棱针散刺或用皮肤针叩刺出血,刺后加拔罐。

14. 答案:B 解析:募穴是脏腑之气结聚于胸腹部的腧穴,分布在胸腹部相关经脉上,又称"腹募穴"。五脏六腑(加上心包)各有一相应的募穴,共12个。肺经本脏募中府;胆经本腑募日月、肾脏募京门;肝经本脏募期门、脾脏募章门;胃经大肠募天枢;其余募穴都分布于任脉,包括心包募膻中、心募巨阙、胃募中脘、三焦募石门、小肠募关元、膀胱募中极。

15. 答案:B 解析:治疗感冒的主穴是列缺、合谷、风池、大椎、太阳。风寒感冒配风门、肺俞;风热感冒配曲池、尺泽;夹湿配阴陵泉;夹暑配委中。体虚感冒配足三里;咽喉疼痛配少商、商阳。

16. 答案:D 解析:治疗便秘的主穴是天枢、大肠俞、上巨虚、支沟。热秘配合谷、曲池;气秘配太冲、中脘;冷秘配神阙、关元;虚秘配足三里、脾俞、气海,兼阴伤津亏者加照海、太溪。

17. 答案:D 解析:治疗崩漏实证的主穴是关元、三阴交、隐白。血热配中极、血海;血瘀配血海、膈俞;湿热配中极、阴陵泉;气郁配膻中、太冲。治疗崩漏虚证的主穴是气海、三阴交、肾俞、足三里。脾虚配百会、脾俞;肾虚配肾俞、太溪。

18. 答案:D 解析:治疗遗尿伴心肾阳虚者,加肾俞、内关。治疗遗尿伴肺肾气虚者,加肾俞、肺俞。治疗遗尿伴脾肺气虚者,加肺俞、足三里。治疗心脾虚者,加脾俞、内关。治疗遗尿伴梦多者,加百会、神门。

19. 答案:B 解析:太溪穴为足少阴肾经穴,能清脏腑之热。配合行间穴可治疗虚火上炎的病证。肾虚导致的牙痛即为虚火上炎,选用太溪和行间穴治疗最佳。

20. 答案:B 解析:患者呼吸急促,喉中哮鸣有声,可诊断为哮病。寒痰郁闭,肺气不得宣畅,则见胸膈满闷,咳痰量少,阴盛于内,阳气不得宣达,故见形寒畏冷,舌苔白滑,脉弦紧,均为寒盛之象,证候诊断为寒哮,故治法为温肺散寒,化痰平喘。

21. 答案:B 解析:该患者声低气怯,咳声低弱,自汗畏风,脉虚无力,均是肺气虚损的表现,为肺气虚耗证。治疗应选生脉散合补肺汤。三子养亲汤合二陈汤,用于痰浊阻肺证,排除A;七味都气丸合生脉散,用于肾虚不能纳气,喘促胸闷,久咳咽干气短,遗精盗汗,小便频数,排除C;参蛤散合金匮肾气丸,用于肾虚不纳型喘证,排除D;苏子降气汤合二陈汤,用于痰浊阻肺型喘证,排除E。

22. 答案:A 解析:肺痨是指以咳嗽、咯血、潮热、盗汗、身体消瘦为主要特征的传染性、慢性、消耗性疾患。肺痿,主要症状为咳嗽,吐出稠痰白沫,或伴有寒热,形体消瘦,精神萎靡,心悸气喘,口唇干燥,脉象虚数等症,排除B;肺胀,即肺气胀满,是泛指喘咳胸满的病证,排除E。

23. 答案:D 解析:患者主症心悸不宁,伴有头晕目眩,耳鸣腰痛,提示肾阴虚手足心热,舌红少苔,脉细数,为阴虚火旺的表现。故该患者为心悸之阴虚火旺证。心血不足无手足心热;心虚胆怯以善惊易恐为特点;心火内盛伴有胸闷烦躁。

24. 答案:D 解析:患者心烦不寐,心悸不安,头晕,耳鸣健忘,腰酸梦遗,五心烦热,辨证为心肾不交,治疗应滋阴降火,交通心肾。

25. 答案:B 解析:患者以头痛为主,可诊为头痛。心悸不宁为血虚,心失所养;面色无华为血虚不能上荣头面;舌淡苔薄白,脉细弱都为血虚之征,此为血虚头痛,治疗应加味四物汤滋阴养血。半夏白术天麻汤重在化痰降浊,大定风珠重在滋阴息风,大补元煎重在补肾填精,六君子汤重在补益脾气,都不符合。

26. 答案:B 解析:患者以眩晕为主,诊为眩晕,四肢不温,形寒怯冷为肾阳虚衰,无力温养机体所致,此为肾阳不足引起的眩晕,应用右归丸补肾填精。左归丸着重补益肾阴;大定风珠着重滋阴息风,大补元煎着重补肾填精,附子理中丸着重温补中焦;都不符。

27. 答案:A 解析:患者诊断为痫病,神志不清,为痰浊随风而动,蒙闭心神清窍的表现,属风痰闭阻型,治疗选用定痫丸。导痰汤用于痰涎壅盛,胸膈痞塞,或咳嗽恶心,饮食少思,排除B;涤痰汤主治中风痰迷心窍,舌强不能言,排除D;控涎丹治疗痰涎在胸膈上下,排除E。

28. 答案:A 解析:患者胃脘灼痛属热证,伴烦怒、口苦、泛吐酸水为胃有郁热之象。患者舌红脉弦数为肝胃有热之象。综上可辨证为胃痛湿热中阻证,治宜疏肝理气,泄热和胃,方选清中汤。黛蛤散清肝利肺,降逆除烦;小柴胡汤和解少阳,治疗少阳病变;柴胡疏肝散治疗胃痛肝气犯胃证;龙胆泻肝汤治疗肝胆火盛所致的疾病。

29. 答案:A 解析:患者主症为脘腹痞闷,嘈杂不舒,见恶心呕吐,口干不欲饮,口苦,纳少,可知有湿热阻于脾胃,气机不利。辨证为痞满之湿热阻胃证。代表方连朴饮。B用于痞满饮食内停证,C用于痞满痰湿中阻证,D用于痞满肝胃不和证,E用于痞满胃阴不足证,另有补中益气汤用于痞满脾胃虚弱证。

30. 答案:E 解析:该患者情志舒畅时症状减轻,脉弦滑,是郁气生痰,痰塞而不通,气上而不下,妨碍道路所致,属痰气交阻证,治疗选用启膈散。通幽汤用于瘀血内结之噎膈,排除A;涤痰汤主治中风痰迷心窍,舌强不能言,排除B;温胆汤用于胆郁痰扰证,胆怯易惊,头眩心悸,心烦不眠,夜多异梦,排除C;玉枢丹用于化痰开窍,辟秽解毒,消肿止痛,排除D。

31. 答案:A 解析:患者大便时溏时泻,水谷不化,食少,为脾失健运;腹胀肢倦,面黄,为脾虚湿固。辨证为泄泻脾胃弱证,治宜健脾益气,化湿止泻。

32. 答案:C 解析:患者症状与情志关系密切,由于情志不佳使肝失条达,脉络不和,故胸胁胀痛,气本无形,且受情绪影响,故疼痛走窜不定,气机阻滞于胸则胸闷气短,肝气犯于胃则嗳气频作,舌苔薄,脉弦皆为肝郁之象。此为肝郁气滞证。

33. 答案:D 解析:以身目发黄为主症,诊断为黄疸。因湿热沙石郁滞,脾胃不和,肝胆失疏,故见身目发黄,黄色鲜明,右胁胀闷疼痛,寒热往来,口苦咽干。舌红苔黄,脉弦滑数,为胆腑郁热之象。

34. 答案:C 解析:患者腹中积块软而不坚,固定不移,胀痛并见,为气滞血瘀之积证。

35. 答案:B 解析:患者诊断为水肿,证型为湿毒浸淫。治疗选用麻黄连翘赤小豆汤合五味消毒饮。风水泛滥水肿,选用越婢加术汤合桑白皮汤;脾阳虚衰,用实脾饮。

36. 答案:B 解析:该患者小便频数,刺痛灼热,尿中夹沙石,可诊断为石淋。治以清热利湿、通淋排石,方用石韦散。八正散主治热淋,小蓟饮子主治血淋,沉香散主治气淋,无比山药丸主治劳淋。

37. 答案:B 解析:头痛,目赤,耳鸣,舌红苔黄,脉弦数为气郁化火之表现。肝火犯胃,胃肠有热,则口苦而干,大便秘结。治以疏肝解郁,清肝泻火,方用丹栀逍遥散。柴胡疏肝散主治郁证肝气郁结证,半夏厚朴汤主治郁证气滞痰阻证,甘麦大枣汤主治郁证心神失养证,天王补心丹合六味地黄丸主治郁证心肾阴虚证。

38. 答案:C 解析:患者诊断为尿血,血尿颜色鲜红,伴有心烦口渴,舌红,脉数,这些表现皆为热象,且无虚象,此为下焦湿热,热邪损伤膀胱之络而致尿血。热伤津液则心烦口渴;舌红,脉数为热盛之征。肾气不固之尿血血色淡红,伴有头晕耳鸣,腰膝酸痛;脾不统血之尿血常兼见食少体倦乏力,面色不华;肾虚火旺之尿血伴有头晕耳鸣,颧红潮热。患者诊断为尿血,下焦湿热证。治以清热泻火,凉血止血。

39. 答案:C 解析:患者诊断为消渴,见形体消瘦,尿频量多,混浊如脂膏,口干唇燥,舌红,脉细数,总因肾阴虚,证型为肾阴亏虚,治疗用六味地黄丸。玉女煎,用于中消胃热炽盛证,排除A;消渴方,用于上消肺热津伤证,排除B;金匮肾气丸,用于下消阴阳两虚证,排除D;生脉饮可用于气阴两虚型消渴,排除E。

40. 答案:D 解析:患者胸胁灼痛为饮邪久郁之后,气机不利,络脉痹阻;呼吸不畅,闷咳为饮邪久留,气机阻滞,肺失宣降;饮属阴邪,故天阴时明显,此为气滞络痹之候,诊断为悬饮络气不和证,治疗应用香附旋覆花汤理气活络。A重在疏肝解郁;B、C重在和解少阳;E重在温通胸阳。

41. 答案:D 解析:患者肢体关节疼痛较剧,为痹证,痛有定处,得热痛减,遇寒痛增,疼痛局部皮色不红,触之不热,舌苔薄白,脉弦紧,一派寒象,为痛痹,治以散寒通络,祛风除湿,方用乌头汤。独活寄生汤祛风湿,止痹痛,益肝肾,补气血;蠲痹汤适用于着痹痛甚者;薏苡仁汤治疗中风手足留驻疼痛,麻痹不仁;白虎加桂枝汤治疗热痹。

42. 答案:B 解析:肺痈主要表现为咳嗽、胸痛、发热、咯吐腥臭浊痰,甚则胸吐脓血为特征的病证,根据患者症状不难诊断为肺痈,为邪热入里,热毒内盛引起,患者咳嗽气急,咳吐腥臭浊痰,处于肺痈成痈期,应用千金苇茎汤清热解毒,化瘀消痈。

43. 答案:D 解析:该患者为心衰气虚血瘀证,证机概要是心气不足、血滞于脉。心衰气阴两虚证证机概要为气阴两虚,津液不足,心失所养。心衰阳虚水泛证证机概要为心肾阳虚,无力化气行水。心衰喘脱危证证机概要为心阴枯竭,心阳虚脱,心气涣散。肺痿肾虚血瘀证证机概要为肺肾两虚,气不摄纳,气虚血瘀。肺肾两虚,气失摄纳为肺胀肺肾气虚证的证机概要。

44. 答案:E　解析:心为神舍,心气不足则神浮不敛,心悸不安,少寐多梦,胆气虚则善惊易恐。心虚胆怯治宜镇惊定志,养心安神,用安神定志丸。心脾两虚用归脾丸。气血阴阳俱虚用炙甘草汤。心火偏亢,阴血不足用朱砂安神丸。阴亏内热,滋阴清热用天王补心丹。

45. 答案:B　解析:该患者可诊断为胸痹心肾阴虚证,治法为滋阴清火,养心和络。气滞心胸证治法为疏肝理气,活血通络。胸痹心血瘀阻证治法为活血化瘀,通脉止痛。胸痹痰浊闭阻证治法为通阳泄浊,豁痰宣痹。胸痹寒凝心脉证治法为辛温散寒,宣通心阳;胸痹气阴两虚证治法为益气养阴,活血通脉。

46. 答案:C　解析:噎膈是指吞咽食物梗噎不顺,饮食难下,或纳而复出的疾患。呕吐是指胃失和降,气逆于上,迫使胃中之物从口中吐出的一种病证。噎膈痰气交阻证见吞咽梗阻,胸膈痞满,或疼痛,情志舒畅时稍可减轻,情志抑郁时加重,嗳气呃逆,呕吐痰涎,口干咽燥,大便艰涩,舌质红,苔薄腻,脉弦滑。噎膈津亏热结证见吞咽梗阻而痛,食入而复出,甚则水饮难进,心烦口干,胃脘灼热,大便干结如羊矢,形体消瘦,皮肤干枯,小便短赤,舌质光红,干裂少津,脉细数。噎膈瘀血内结证见饮食难下,或虽下而复吐出,甚或呕出物如赤豆汁,胸膈疼痛,固着不移,肌肤枯燥,形体消瘦,舌质紫暗,脉细涩。

47. 答案:B　解析:三阴交是脾经穴位,功用为健脾和胃,调理气血,通经活络。足三里是胃经穴位,有调理脾胃、补中益气、通经活络、疏风化湿、扶正祛邪之功能。太溪是肾经穴位,功可滋补下焦,调理冲任。合谷是阳明经穴,功可镇静止痛,通经活络,清热解表。神门为心经原穴,功可宁心安神定悸。本题为心悸,治疗应调理心气,安神定悸,首选心经穴位。

48. 答案:B　解析:根据腰痛,起病缓慢,隐隐作痛,绵绵不已,腰腿酸软乏力,腰冷,脉细等症可以辨证为肾虚腰痛。治法应活血通经。以局部阿是穴及足太阳经穴为主。主穴为大肠俞、阿是穴、委中,配加肾俞、太溪。督脉病证配后溪;足太阳经证配申脉;腰椎病变配腰夹脊。寒湿腰痛配命门、腰阳关;瘀血腰痛配膈俞、次髎。

49. 答案:A　解析:根据发热恶寒,寒重热轻,头痛身痛,鼻塞流涕,咳嗽,咳痰清稀,舌苔薄白,脉浮紧可以辨证为外感风寒证。治法辛温解表,散寒通络,以手太阴、手阳明、足太阳经穴为主。

50. 答案:B　解析:患者咳嗽1个月,劳累后加重,咳吐黏痰,胸脘痞闷,胃纳减少,舌苔腻,脉濡滑,诊断为内伤咳嗽的痰湿阻肺型,治疗除取肺俞、太渊外,还应加丰隆、阴陵泉。肝火灼肺配行间、鱼际。肺阴亏虚配膏肓。咯血配孔最;胁痛配阳陵泉;咽喉干痒配太溪;盗汗配阴郄;气短乏力配足三里、气海。

51. 答案:B　解析:腰痛有劳伤史,久坐加重,痛处固定不移为瘀血腰痛。治疗时除选取主穴外还应加膈俞、次髎。督脉病证配后溪;足太阳经证配申脉;腰椎病变配腰夹脊。寒湿腰痛配命门、腰阳关;瘀血腰痛配膈俞、次髎。

52. 答案:C　解析:患者年轻男性,出现了头痛,以前头部为主,疼痛阵作,痛如锥刺,每当受风或劳累时疼痛加重,治疗应祛风止痛,在穴位选取上,可选择如上星、头维、阿是穴来治疗头痛,合谷穴为人体手阳明大肠经上的重要穴位之一,可治疗头痛等症。

53. 答案:B　解析:任脉总任一身阴经,与全身所有阴经相连,凡精血、津均为任脉所司,通过灸任脉的穴位使人苏醒。灸法可以扶助元阳。本题患者为中风脱证,治疗需益气固本,回阳固脱。

54. 答案:E　解析:患者男性,出现了面瘫症状,应选择主要循行于面部的经脉进行针刺治疗。首选手足阳明经。

55. 答案:B　解析:三阴交健脾和胃,调理气血,通经活络。神门主治胸痛、便秘、焦躁、心悸、失眠、食欲不振等疾病。足三里主治胃肠病证、下肢痿痹证等,且为保健要穴。太溪滋补下焦,调理冲任。合谷主治五官疾病;经闭、滞产等证。

56. 答案:B　解析:痫病治疗的主穴为印堂、鸠尾、间使、太冲、丰隆、腰奇。眩晕,胸闷,舌红,苔白腻,脉滑为风痰闭阻证,治宜配合谷、阴陵泉、风池。

57. 答案:E　解析:患者诊断为胃痛,证型为胃阴不足型胃痛;胃痛的主穴:足三里、内关、中脘;寒邪犯胃者,加用胃俞,排除 B;饮食停滞者,加下脘、梁门,排除 D;气滞血瘀者,加膈俞,排除 A;脾胃虚寒者,加气海、关元;肝气犯胃,加太冲,排除 C;胃阴不足,加三阴交、内庭。

58. 答案:D　解析:中脘、气海为寒湿痢取穴。中脘、内关为噤口痢取穴。行间、足三里治疗肝胃不和等证,与痢疾无必要关系。脾俞、肾俞为休息痢取穴。患者为疫毒痢。治疗应清热解毒,凉血止痢。主穴外,还应选取驱邪的穴位。曲池,大肠经合穴,可清理大肠湿热;治疗热病及腹痛、吐泻等肠胃病证。内庭能治疗吐酸、腹泻、痢疾、便秘等肠胃病证,配曲池主治热病。两个穴位合用,能治疗痢疾。

59. 答案:A　解析:A 膈俞,八会穴之血会,可理气宽胸,活血通脉;次髎部取穴可补益下焦,强腰利湿。B 命门,肾虚腰痛加之。C 腰阳关,寒湿腰痛加之;养老,清头明目,舒筋活络。D 志室,肾虚腰痛常用。E 阳陵泉,寒性腰痛用之。本题为腰痛,症见痛处固定不移,舌紫暗,表现为瘀血之象,治疗应以活血通经为主。

60. 答案:C　解析:A 任脉穴,可益气固本、调补冲任。B 任脉穴,可通调水道,主治膀胱疾病。D 为脾经井穴,是治疗崩漏的经验穴,而非首选。E 肝经输穴、原穴,可清泻肝火,活血养血,行气理气。C 三阴交为脾经穴位,且为足三阴经的交会穴,可清泻三经之湿热瘀等病邪,又疏理肝气、健脾益气,促进脾之统血作用。可治疗腹痛,水肿,月经不调。本题患者为崩漏实证。治疗应通调冲任,祛邪固经。以脾经穴为主。

61. 答案:A　解析:患者为脾胃运化功能失常所致积滞。下脘和足三里能补脾胃之虚;四缝能去热,主治小儿疳积;商丘为脾经的经穴,能散脾热。四穴合用,健脾胃,去热消积。

62. 答案:E　解析:患者为脾肾阳虚之遗尿。故治疗除主穴外,应配合关元俞、肾俞、关元;脾肺气虚加气海、肺俞、足三里;夜梦多,配伍百会、神门、内关。

63. 答案:B　解析:据患者临床表现,诊断为蛇串疮,证型为肝经郁火。肝经郁火盛,加荥穴行间、井穴大敦、胆经合穴阳陵泉,以清泻肝胆经火毒;脾胃湿热者,加血海、隐白、内庭。

64. 答案:C　解析:A 肩后部压痛明显时取之。B 是对的,但不完整。C 近部取穴体现了腧穴的局部治疗作用,远部取穴是"经络所过,主治所及"的体现。D 过于笼统。E 肩外侧明显压痛时取之。而本题并未指出具体疼痛部位。

65. 答案:D　解析:患者为胃火上蒸导致的实热牙痛。在主穴外,还应选择清热去火的穴位,合谷穴为大肠经的原穴,能清热止痛,内庭穴为足阳明胃经穴,能清热,治疗牙痛等症。

66. 答案:D　解析:手阳明经穴主治外感咳嗽。手太阴、足太阴经穴主治内伤咳嗽之痰湿侵肺证。足厥阴、手太阴经穴主治内伤咳嗽之肝火犯肺证。本题患者为肝火灼肺之咳嗽。治疗应清肺泻肝,顺气降火。

67. 答案:B　解析:患者痛经为血行不畅,妨碍瘀血正常排出所致。治法应化瘀止痛。中极穴为任脉重要穴位,主治痛经。次髎主治月经不调诸证。地机为脾经郄穴,主治月经不调,痛经,崩漏等妇科病证。故三穴合用,可治疗患者痛经。

68. 答案:E　解析:由患者症状可诊断为耳鸣虚证。选穴以足少阴、手太阳经穴为主。太溪、照海可补益肾精、肾气。听宫为局部选穴,可疏通耳部经络气血。

69. 答案:C　解析:患者出现恶寒、发热、恶寒、头痛、鼻塞、流涕等卫表及鼻咽症状,诊断为感冒。风寒外束,卫阳被郁,腠理鼻塞,肺气不宣,则见题干所述症状,辨证为风寒束表证。

70. 答案:B　解析:感冒风寒束表证的治法为辛温解表。辛凉解表为风热犯表证的治法,益气解表为气虚感冒的治法,滋阴解表为阴虚感冒的治法,清暑祛湿解表为暑湿伤表证的治法。

71. 答案:E　解析:治疗感冒风寒束表证,首选荆防达表汤或荆防败毒散加减。参苏饮为气虚感冒首选,加减葳蕤汤为阴虚感冒首选,新加香薷饮为暑湿伤表证首选,银翘散为风热犯表证首选。

72. 答案:A　解析:患者腹大坚满,脘腹胀急,伴有黄疸,诊断为鼓胀。黄疸是以目黄、身黄、小便黄为主症的一种病证,其中以目睛黄染为重要特征。噎膈是指吞咽食物梗噎不顺,饮食难下,或纳而复出的疾患。腹痛是以胃脘部以下,耻骨毛际以上整个位置疼痛为主症。痞满是指自觉心下痞塞,胸膈胀满,触之无形,按之柔软,压之无痛为主要症状的病证。

73. 答案:E 解析:湿热壅盛,蕴结中焦,浊水内停,则腹大坚满,脘腹胀急,烦热口苦,渴不欲饮;湿热蕴结脾胃,熏蒸肝胆,肝失疏泄,胆汁不循常道而泛溢肌肤,则面、目、皮肤发黄;湿热下注膀胱,则小便赤涩;热结肠道,则大便秘结;舌边尖红,苔黄腻,脉弦数为湿热内蕴之象,辨证为水热蕴结证,治宜清热利湿,攻下逐水。

74. 答案:E 解析:治疗鼓胀之水热蕴结证,首选中满分消丸合茵陈蒿汤加减。调营饮为瘀结水留证首选,六味地黄丸合一贯煎为阴虚水停证首选,柴胡疏散合胃苓汤为气滞湿阻证首选,实脾饮为水湿困脾证首选。

75. 答案:D 解析:患者平素嗜食辛辣,因饮酒过度引起上腹部疼痛,现症见胃脘隐隐灼痛,饥不欲食,诊断为胃痛。真心痛是当胸而痛,多绞痛、刺痛、隐痛,有反复发作史,一般无放射痛,伴嗳气、泛酸、嘈杂等脾胃证候。胁痛是以胁部疼痛为主症,可伴发热恶寒,或目黄、肤黄,或胸闷太息,极少伴嘈杂泛酸、嗳气吞腐。腹痛是以胃脘部以下,耻骨毛际以上整个位置疼痛为主症。痞满是指自觉心下痞塞,胸膈胀满,触之无形,按之柔软,压之无痛为主要症状的病证。

76. 答案:D 解析:胃阴亏耗,胃失濡养,则胃脘隐隐灼痛;阴亏而胃失濡润,纳腐失常,则饥不欲食;阴亏而津不上乘,则口燥咽干、口渴欲饮;肠失濡润,则大便干结;舌红无苔而干,脉细为阴虚内热之象,故辨证为胃阴亏耗证,治宜养阴益胃,和中止痛。

77. 答案:E 解析:治疗胃痛胃阴亏耗证,首选一贯煎合芍药甘草汤加减。清中汤为湿热中阻证首选,黄芪建中汤为脾胃虚寒证首选,良附丸为寒邪客胃证首选,保和丸为饮食伤胃证首选。

78. 答案:D 解析:患者发热而欲近衣,形寒怯冷,四肢不温,诊断为内伤发热。肾阳亏虚,火不归原,则发热而欲近衣,形寒怯冷,四肢不温;阳虚无力运行气血,血络不充,则面色㿠白;阳虚不能鼓动精神;舌质淡胖,边有齿痕,苔白润,脉沉细无力为阳虚水停之象,故辨证为阳虚发热证。

79. 答案:C 解析:内伤发热之阳虚发热证,治宜温补阳气,引火归原。滋阴清热为阴虚发热证的治法,益气养血为血虚发热证的治法,益气健脾,甘温除热为气虚发热证的治法,活血化瘀为血瘀发热证的治法。

80. 答案:B 解析:治疗内伤发热之阳虚发热证,首选金匮肾气丸加减。补中益气汤为气虚发热证首选,清骨散为阴虚发热证首选,归脾汤为血虚发热证首选,血府逐瘀汤为血瘀发热证首选。

81. 答案:A 解析:患者卒然晕倒,醒后舌强语謇,口角歪斜,半身不遂,诊断为中风。痉证以四肢抽搐、项背强直甚至角弓反张为主症。厥证也有突然昏仆,不省人事之表现,但厥证神昏时间多短暂,发作时常伴有四肢逆冷,移时多可自行苏醒,醒后无半身不遂、口眼歪斜、言语不利等表现。痫病以突然意识丧失,甚则仆倒,不省人事,强直抽搐,口吐白沫,两目上视或口中怪叫为特征,移时苏醒,一如常人。

82. 答案:C 解析:风痰阻络,气血运行不利,则卒然晕倒,醒后舌强语謇,口角歪斜,左侧肢体半身不遂,肢体麻木;舌暗紫,苔滑腻,脉弦滑为风痰瘀阻之象,故辨证为风痰瘀阻证。

83. 答案:B 解析:治疗中风之风痰瘀阻证,首选半夏白术天麻汤合桃仁红花煎加减。天麻钩藤饮为风阳上扰证首选,补阳还五汤为气虚络瘀证首选,真方白丸子为风痰入络证首选,镇肝熄风汤为阴虚风动证首选。

84. 答案:A 解析:患者小便混浊如米泔水,诊断为膏淋。气淋小腹胀满较明显,小便艰涩疼痛,尿后余沥不尽。石淋小便窘急不能猝出,尿道刺痛,痛引少腹,尿出砂石而痛止。热淋起病多急,或伴发热,小便赤热,尿时灼痛。血淋尿色鲜红或淡红或夹血块而痛。

85. 答案:B 解析:湿热下注,阻滞络脉,脂汁外溢,则见上述症状,治宜清热利湿,分清泄浊。清热利湿,排石通淋用于石淋;补脾益肾用于劳淋;清热利湿通淋用于热淋;理气疏导,通淋利尿用于劳淋。

86. 答案:D 解析:治疗膏淋,首选程氏萆薢分清饮加减。无比山药丸为劳淋首选,石韦散为石淋首选,八正散为热淋首选,沉香散为气淋首选。

87. 答案:B 解析:肺气欲绝,宣肃失职,肺病及肾,肾不纳气,故见喘逆剧甚,张口抬肩,鼻扇气促,端坐不能平卧,稍动则咳喘欲绝;心肾阳衰,鼓动无力,故心慌动悸;阳衰温运无力,血行不畅,故见唇甲青紫;阳气极度衰微,失其温煦、固摄、推动之能,故见汗出如珠,肢冷;脉浮大无根为元气离散,脏腑精气衰败之象。辨证为正虚喘脱证。

88. 答案:E 解析:喘证正虚喘脱证的治法为扶阳固脱,镇摄肾气。痰浊阻肺证治法为祛痰降逆,宣肺平喘。喘证肺气郁痹证治法为开郁降气平喘;喘证肺气虚耗证治法为补肺益气养阴;喘证肾虚不纳证治法为补肾纳气。

89. 答案:B 解析:喘证正虚喘脱证首选参附汤送服黑锡丹,配合蛤蚧粉。金匮肾气丸合参蛤散加减主治肾虚不纳证;生脉散合补肺汤加减主治肺气虚耗证;五磨饮子主治喘证肺气郁痹证;二陈汤合三子养亲汤加减主治痰浊阻肺证。

90. 答案:E 解析:咳嗽是指肺失宣降,肺气上逆作声,或伴咯吐痰液。喘证是以呼吸困难,甚至张口抬肩,鼻翼扇动,不能平卧为临床特征的病证。哮病是一种发作性的痰鸣气喘疾患。发时喉中有哮鸣声,呼吸气促困难,甚则喘息不能平卧。肺胀症状为胸部膨满,憋闷如塞,喘息上气,咳嗽痰多,烦躁,心悸,面色晦暗,或唇甲紫绀,脘腹胀满,肢体浮肿等。肺痨以咳嗽、咯血、潮热、盗汗及身体逐渐消瘦为主要临床特征。

91. 答案:B 解析:肺肾阴伤,虚火上炎,灼津为痰,故呛咳气急,痰少质黏;虚火内生,炼津为痰,则见痰少质黏,混有泡沫痰涎;虚火灼伤肺络,络损血溢,故时时咯血,血色鲜红;水亏火旺,燥热内灼,故午后骨蒸潮热,五心烦热;火热逼津外泄,故盗汗量多;虚火内扰心神,故急躁易怒,心烦失眠;舌干而红,苔薄黄而剥,脉细数为虚热内盛之象。辨证为虚火灼肺证。

92. 答案:D 解析:肺痨虚火灼肺证首选百合固金汤合秦艽鳖甲散加减。补天大造丸加减主治肺痨阴阳两虚证。保真汤或参苓白术散主治肺痨气阴耗伤证。百合固金汤合秦艽鳖甲散加减主治虚火灼肺证。月华丸加减主治肺痨肺阴亏损证。

93. 答案:E 解析:咳嗽是指肺失宣降,肺气上逆作声,或伴咯吐痰液。喘证是以呼吸困难,甚至张口抬肩,鼻翼扇动,不能平卧为临床特征的病证。哮病是一种发作性的痰鸣气喘疾患。发时喉中有哮鸣声,呼吸气促困难,甚则喘息不能平卧。肺胀症状为胸部膨满,憋闷如塞,喘息上气,咳嗽痰多,烦躁,心悸,面色晦暗,或唇甲紫绀,脘腹胀满,肢体浮肿等。肺痨以咳嗽、咯血、潮热、盗汗及身体逐渐消瘦为主要临床特征。

94. 答案:A 解析:肺气亏虚,宣肃失职,痰浊凝滞于肺,肺气不利,故见胸部膨满,憋闷如塞,短气喘息,稍劳即著;脾虚湿盛,聚生痰液,塞阻气道,故咳嗽痰多,色白黏腻;肺气不足,宗气生成减少,故见倦怠乏力;肺气亏虚,气不摄津,故易汗;气虚不能固表,故恶风;痰浊中阻,脾虚失运,胃失和降,故脘痞纳少;舌暗,苔浊腻,脉滑为痰浊内盛之象,辨证为痰浊壅肺证。

95. 答案:C 解析:肺胀痰浊壅肺证首选苏子降气汤合三子养亲汤加减。越婢加半夏汤或桑白皮汤加减主治痰热郁肺证;真武汤合五苓散加减主治阳虚水泛证;平喘固本汤合补肺汤加减主治肺肾气虚证。

96. 答案:A 解析:根据患者临床表现诊断为哮喘。喘促气短,动则加剧,喉中痰鸣,痰稀,神疲,汗出,舌淡,苔白,脉细弱者为肺气虚;气息短促,呼多吸少,动则喘甚,耳鸣,腰膝酸软,舌淡,苔薄白,脉沉细者为肾气虚。若喉中哮鸣如水鸡声,痰多,色白,稀薄或多泡沫,伴风寒表证,苔薄白,脉浮紧者为风寒外袭;喉中痰鸣如吼,胸高气粗,痰色黄或白,黏着稠厚,伴口渴,便秘,舌红,苔黄腻,脉滑数者为痰热阻肺。

97. 答案:C 解析:哮喘虚证主穴选择肺俞、膏肓、肾俞、太渊、太溪、足三里、定喘。百会、太阳、风池、阿是穴、合谷为治疗头痛主穴。列缺、尺泽、肺俞、中府、定喘为治疗哮喘实证主穴。痫病发作期应选择的主穴为水沟、百会、后溪、内关、涌泉为治疗痫病发作期主穴。大肠俞、阿是穴、委中为治疗腰痛主穴。

98. 答案:D 解析:哮喘气虚配气海;肾气虚配关元。风寒外袭配风门、合谷;痰热阻肺配丰隆、曲池。喘甚者配天突。

99. 答案:E 解析:患者泄泻半年,诊断为泄泻。泄泻肠鸣,腹痛攻窜,矢气频作,胸胁胀闷,嗳气食少,每因情志因素而发作或加重,舌淡,脉弦者为肝气乘脾。大便清稀或如水样,腹痛肠鸣,身寒喜温,苔白滑,脉濡缓者为寒湿内盛;泻下急迫,或泻而不爽,黄褐臭秽,肛门灼热,舌红,苔黄腻,脉濡数者为肠腑湿热;若大便时溏时泻,迁延反复,稍进油腻食物则便次增多,面黄神疲,舌淡苔白,脉细弱者为脾气虚弱;黎明前脐腹作痛,肠鸣即泻,完谷不化,泻后则安,腹部喜暖,腰膝酸软,舌淡苔白,脉沉细者为肾阳虚衰。

100. 答案:B 解析:该患者为慢性泄泻,主穴选择神阙、天枢、足三里、公孙。天枢、上巨虚、阴陵泉、水分为急性泄泻主穴,天枢、上巨虚、合谷、三阴交为痢疾主穴,天枢、大肠俞、上巨虚、支沟为便秘主穴,中脘、足三里、内关为呕吐主穴。

101. 答案:E 解析:急性泄泻寒湿内盛配神阙;肠腑湿热配内庭、曲池;食滞肠胃配中脘;泻下脓血配曲池、三阴交、内庭。慢性泄泻脾气虚弱配脾俞、太白;肾阳虚衰配肾俞、关元;肝气乘脾配肝俞、太冲;久泻虚陷配百会。

102. 答案:C 解析:根据患者临床表现可诊断为面瘫。病发于感冒之后,舌红,苔薄黄,脉浮数,辨证为风热侵袭证。

103. 答案:A 解析:面瘫的治法为祛风通络,疏调经筋。取局部穴、手足阳明经穴为主。主穴为攒竹、阳白、四白、颧髎、颊车、地仓、合谷、太冲。

104. 答案:B 解析:治疗除主穴外,乳突部疼痛配翳风。风池为风寒外袭的配穴,水沟为人中沟歪斜的配穴,承浆为颏唇沟歪斜的配穴,廉泉为舌麻、味觉减退的配穴。

105. 答案:D 解析:患者绝经前后,肾气渐衰,天癸将竭,脏腑功能逐渐减退,机体阴阳失衡,出现月经周期紊乱,经来量多,时感头晕耳鸣,失眠多梦,腰酸腿软,口干咽燥,颈面烘热汗出等症,舌红少苔,脉细数为阴虚之象,诊断为绝经前后诸症之肾阴虚证。

106. 答案:C 解析:绝经前后诸证的治法是滋补肝肾,调理冲任,取任脉、足太阴经穴及相应背俞穴为主。主穴为肝俞、肾俞、太溪、气海、三阴交。

107. 答案:E 解析:肾阴虚配照海、阴谷;烦躁失眠配心俞、命门;纳少便溏配中脘、阴陵泉;肝阳上亢配风池、太冲;肾阳虚配关元、命门。

108. 答案:C 解析:患者耳中有胀感,耳鸣如潮,鸣声隆隆不断,按之不减,诊断为耳鸣耳聋。畏寒发热,舌红,苔薄,脉浮数,辨证为外感风邪证。

109. 答案:A 解析:耳鸣耳聋实证的治法为疏风泻火,通络开窍,取局部穴及手足少阳经穴为主。

110. 答案:E 解析:外感风邪配外关、合谷;肝胆火盛配行间、丘墟;痰火郁结配丰隆、阴陵泉;脾胃虚弱配气海、足三里;风火压痛配外关、风池。

111~112. 答案:D、A 解析:桑白皮汤用于治疗喘证,痰热遏肺;麻杏石甘汤用于治疗喘证,表寒里热;苏子降气汤,治疗上实下虚之喘咳;定喘汤用于热哮发作期;泻白散用于肺热喘咳证。

113~114. 答案:D、D 解析:喘证的病位主要在肺与肾,涉及肝脾。据喘证的病理性质可分为虚喘和实喘,实喘在肺,而虚喘则责之肺、肾两脏。肺痈的病机关键为热毒郁结于肺,蕴酿成痈,血败肉腐化脓。病位在肺,病理性质属热、属实。

115~116. 答案:A、D 解析:太阳头痛,在头后部。阳明头痛,在前额部及眉棱等。少阳头痛,在头之两侧。厥阴头痛,在颠顶部。

117~118 答案:A、D 解析:中风气虚络瘀证,治宜平抑肝阳,益气养血,化瘀通络,方选补阳还五汤。中风肝肾亏虚证,治宜滋养肝肾,方选左归丸合地黄饮子。

119~120. 答案:D、B 解析:胃痛暴作,畏寒喜暖,脘腹得温则痛减,喜热饮,为寒邪客胃型胃痛,治以散寒止痛。胃痛隐隐,喜温喜按,空腹痛甚,得食痛减,为脾胃虚寒型胃痛,治以温中健脾。

121~122. 答案:E、B 解析:休息痢治以温中清肠,佐以调气化滞,方用连理汤。湿热痢治以清热解毒,调气行血,方用芍药汤。

123~124. 答案:A、C 解析:患者主症皆为大便干,一见腹胀腹痛,面红身热,口干口臭,心烦不安,小便短赤,可知为肠腑燥热,津伤便结;一见小便清长,面色白,四肢不温,腹中冷痛,得热痛减,腰膝冷痛,可知为阳气虚衰,阴寒凝结。辨证为热秘——麻子仁丸;阳虚秘——济川煎。B用于阴虚秘,D用于气虚秘,E用于冷秘。

125~126. 答案:A、B 解析:患者主症皆为身目俱黄,一见黄色不甚鲜明,胸脘痞满,头重身困,食欲减退,大便溏,脉濡数,可知为湿遏热伏致胆汁溢出;一见黄色鲜明,发热口渴,口干而苦,小便短少黄赤,大便秘结,脉象弦数,可知为湿热熏蒸致胆汁泛滥。辨证为阳黄湿重于热证——茵陈五苓散合甘露消毒丹;阳黄热重于湿证——茵陈蒿汤。C用于阴黄寒湿阻遏证,D用于阳黄疫毒炽盛证,E用于阳黄胆腑郁热证。

127~128. 答案:E、A 解析:①风水相搏(风水泛滥)主症为眼睑浮肿,继则四肢及全身皆肿,来势急骤,往往伴有外感、风热证或风寒证;②湿毒浸淫主症为眼睑浮肿,延及全身,小便不利,身发疮痍;③水湿浸渍主症为全身水肿,按之没指,小便短少,起病缓慢,病程较长;④湿热壅盛主症为遍体浮肿,皮肤绷紧光亮;⑤脾阳虚衰主症为身肿,腰以下为甚,按之凹陷不易恢复,小便短少。

129~130. 答案:C、A 解析:患者主症一为鼻燥衄血,见口干咽燥,身热,咳嗽痰少,舌质红,苔薄,脉数;一为咳嗽痰中带血,见口干鼻燥,身热,舌质红,少津,苔薄黄,脉数。皆为燥热伤肺所致动血。辨证为鼻衄热邪犯肺证——桑菊饮;咳血燥热伤肺证——桑杏汤。

131~132. 答案:B、D 解析:消渴中消证由胃热炽盛引起,治疗以玉女煎清胃泻火,养阴增液。虚劳肺阴虚证应用沙参麦冬汤养阴润肺。六味地黄丸起补肾的作用;左归丸起补益肾阴的作用;麦门冬汤起清养肺胃的作用。

133~134. 答案:A、B 解析:呼吸气粗,口噤握拳,为实证表现,突然昏倒,不知人事,呼吸气粗,口噤握拳,舌苔薄白,脉伏,为气厥实证。面色苍白,呼吸微弱,汗出肢冷,舌淡,脉沉细微,为虚证表现,突然眩晕昏仆,面色苍白,呼吸微弱,汗出肢冷,舌淡,脉沉细微,为气厥虚证。

135~136. 答案:B、A 解析:A见下肢或上肢、一侧或双侧筋脉弛缓,软弱无力,甚至瘫痪日久,肌肉萎缩为主症。B多突然起病,临床以项背强急、四肢抽搐,甚至角弓反张为其特征候。C以突然或缓慢地自觉肢体关节肌肉疼痛,屈伸不利为症状特征。D以突然发生的一时性昏倒,不知人事,或伴有四肢逆冷为主要表现。E见突然意识丧失,发则仆倒,不省人事,两目上视,口吐涎沫,四肢抽搐,口中怪叫,移时苏醒,一如常人。

137~138. 答案:E、B 解析:足太阳膀胱经起于目内眦,至耳上角,入络脑。足阳明胃经起于鼻,入上齿,环口夹唇,循喉咙。足少阳胆经至目锐眦,下耳后,入耳中,出耳前。手少阳三焦经从耳后,出耳上角,入耳中,至目锐眦。手太阳小肠经循咽,至目内外眦,入耳中,抵鼻。

139~140. 答案:E、C 解析:足太阴脾经另有一条分支分布于胸腹部第三侧线。即腹部前正中线旁开4寸和胸部前正中线旁开6寸。足少阴肾经另有分支向上行于腹部前正中线旁开0.5寸,胸部前正中线旁开2寸。

141~142. 答案:D、C 解析:十五络脉的功能为加强十二经表里两经的联系,沟通表里两经的经气等;十二经别是十二正经离、入、出、合的别行部分;十二经筋的作用为约束骨骼,屈伸关节,维持人体的正常运动功能;十二皮部功能为保卫机体,抵抗外邪,反映病证。

143~144. 答案:B、E 解析:A为脾经郄穴。C为胆经郄穴。D为心包经郄穴。B为小肠经郄穴。E为胃经郄穴。

145~146. 答案:C、E 解析:曲池为大肠经合穴。太溪为肾经输穴。

147~148. 答案:A、C 解析:肾俞主治:①头晕、耳鸣、耳聋等肾虚病证;②遗尿、遗精、阳痿、早泄、不育等泌尿生殖系疾患;③月经不调、带下、不孕等妇科病证;④腰痛;⑤慢性腹泻。膀胱俞主治:①小便不利、遗尿等膀胱气化功能失调病证;②腰骶痛;③腹泻、便秘、痔疾。大肠俞主治:①腰腿痛;②腹胀、腹泻、便秘等胃肠病证。胃俞主治胃脘痛、呕吐、腹胀、肠鸣等胃肠疾患。承扶主治:①腰腿痛,下肢痿痹;②痔疾。

149~150. 答案:D、E 解析:治疗癃闭实证的主穴是中极、膀胱俞、秩边、阴陵泉、三阴交。膀胱湿热配委阳;肺热壅盛配尺泽;肝郁气滞配太冲;浊瘀阻塞配次髎、血海。治疗癃闭虚证的主穴是关元、脾俞、肾俞、三焦俞、秩边。脾虚气弱配气海、足三里;肾气亏虚配太溪、命门。

第四单元

1. 答案:E 解析:因于火者,发病迅速,来势猛烈,肿势皮薄光泽,疼痛剧烈,排除A;因于风者,其肿宣浮,患部皮色或红或不变,痛无定处,排除 B;因于气者,皮紧肉软,按之凹陷,排除 C;因于郁结者,大小不一,亦可相互融合成片,排除 D。因于虚者,肿势平坦,根盘散漫。

2. 答案:C 解析:有头疽切开引流的切口为十字形切口。

3. 答案:B 解析:乳房的检查方法为:四指并拢,用指腹平放乳头上轻柔触摸;切勿用手指去抓捏,否则会将捏起的腺体组织错误地认为是乳腺肿块。

4. 答案:E 解析:乳岩,相当于西医的乳腺癌,为乳房处无痛、无热、皮色不变而质地坚硬的肿块,推之不移,表面不光滑,凹凸不平或乳头溢血,晚期溃烂凹如泛莲。

5. 答案:B 解析:瘿痈相当于急性、亚急性甲状腺炎,以甲状腺部位结块、肿胀、灼热、疼痛为特点。

6. 答案:E 解析:疥疮的临床特点有:①好发于皮肤薄嫩和皱褶处;②皮疹主要为红色小丘疹、丘疱疹、小水疱;③隧道为疥疮的特异性皮损,长约0.5mm,弯曲,微隆起,淡灰色或皮色,隧道末端有一针头大的灰白色或微红的小点,为疥虫隐藏的地方;④有奇痒,遇热或夜间尤甚,影响睡眠。

7. 答案:E 解析:子痰是发于肾子的疮痨性疾病,其特点为附睾有慢性硬结,逐渐增大,形成脓肿,溃破后脓液稀薄如痰,并夹有败絮样物质,易形成反复发作,经久不愈的窦道。

8. 答案:E 解析:精癃早期症状最突出的是尿频尿急,以夜间最突出。发生尿频的原因系由于膀胱颈部充血,残余尿,中轻度感染,刺激膀胱口部所致。尿急多由膀胱炎症引起。

9. 答案:C 解析:导致妇女疾病的因素,六淫中以寒、热、湿多见。寒为阴邪,收引凝涩,易伤阳气,影响气血运行,热为阳邪,耗气伤津,每易动血。湿为阴邪,重浊腻滞,阻塞气机。

10. 答案:E 解析:经前、经行时气血下注于胞宫,若素体脾肾虚损,值经行则脾更虚,气化运行失司,水湿生焉,因而出现经行浮肿。也有因肝郁气滞,血行不畅,滞而作胀者。常见脾肾阳虚证,用肾气丸合苓桂术甘汤;气滞血瘀证,用八物汤加泽泻、益母草。

11. 答案:A 解析:产后的常见病和危重症可概括为"三病""三冲""三急"。"三病"是指产后病痉、郁冒、大便难;"三冲"是指败血冲心、冲胃、冲肺;"三急"是指呕吐、盗汗、泄泻。

12. 答案:B 解析:解析:感染邪毒所致的产后发热,是产科危急重症。治宜清热解毒,凉血化瘀,宜五味消毒饮合失笑散或解毒活血汤。

13. 答案:A 解析:女子不孕伴身体肥胖、胸闷,为不孕症痰湿内阻证,治宜燥湿化痰,行滞调经,用苍附导痰丸。B 用治不孕症肾气虚证,C 用治不孕症肾阴虚证,D 用治不孕症肝气郁结证,E 用治不孕症肾阳虚证。

14. 答案:C 解析:人工流产并发症有人流综合征、子宫穿孔、人流不全、宫颈或颈管内口粘连、人流术后感染。

15. 答案:C 解析:脉搏的检测在小儿安静时进行,新生儿的脉搏每分钟可达 140~120 次,随着年龄的增长,脉搏次数逐渐降低,到 8~14 岁时,为每分钟 90~70 次。小儿血压的测量需根据不同年龄选择不同宽度的袖带。不同年龄小儿血压正常值推算公式为:收缩压 = 80 + 2 × 年龄,舒张压 = 收缩压 × 2/3。小儿年龄越小,血压就越低。

16. 答案:E 解析:地图舌指舌苔斑块状剥脱,状若地图,舌苔多块剥落称为花剥苔,是小儿临床常见的舌象,中医认为小儿地图舌的出现反映胃肠功能的紊乱,是胃阴不足的表现,俗称"脱液"。

17. 答案:E 解析:培元补肾法适用于小儿胎禀不足,肾气虚弱,及肾不纳气之证,如胎怯、五迟、五软、遗尿、解颅、哮喘等。肺炎喘嗽病位在肺,治疗当以开肺化痰,止咳平喘为主。与肾无关。

18. 答案:E 解析:清胃散清胃凉血;清热泻脾散主治心脾积热;六味地黄丸主治虚火上浮;泻心导赤汤主治心火上炎;凉膈散通便,清上泻下。

19. 答案:D 解析:3 个月~6 岁小儿营养性缺铁性贫血的标准是血红蛋白值低于 110g/L,6 岁以上小儿的标准是血红蛋白低于 120g/L。

20. 答案:E 解析:手足口病的临床表现:发热,口腔黏膜出现分散状疱疹,疼痛明显,破溃后形成溃疡;手掌或脚掌部出现米粒大小疱疹,臀部可受累。疱疹周围有炎性红晕,疱内液体较少。该病以手、足和口腔黏膜疱疹或破溃后形成溃疡为主要临床症状。

21. 答案:D 解析:疔疮是常见的外科急症,好发于面部和指端。因其初起形小根深,底脚坚硬如钉,故名疔疮。本病初起状如粟粒,色或黄或紫,或起脓水疱、脓疱,根结坚硬如钉,自觉麻痒而疼痛轻微,继则红肿灼热,疼痛增剧,多有寒热。

22. 答案:B 解析:患者伴形寒发热,舌红苔黄腻,脉滑数,证候特点为内有热毒,外有表邪,选用普济消毒饮清热解毒,疏风散邪。化斑解毒汤主治三焦火邪上攻证。龙胆泻肝汤主治肝胆实火上炎证。五神汤清热化湿散瘀。仙方活命饮主治痈疡肿毒初起证,排除A、D、E。

23. 答案:C 解析:红丝疔是发于四肢,皮肤呈红丝显露,迅速向上走窜的急性感染性疾病。红丝细者,宜用砭镰法治疗。蛇眼疔、蛇头疔、蛇肚疔、托盘疔、足底疔均是常见的手足部疔疮。

24. 答案:B 解析:颈痈多见于小儿,最常发生于颌下、耳后、颏下及颈侧。外感风温、风热结于少阳、阳明之络而成。风温、风热之邪由外袭表,化火蕴结于少阳、阳明之络,则兼见恶寒发热,若与脾中痰热结于颈部,则纳呆,舌苔黄。辨证属颈痈之风热痰毒证。烂疔,发生于皮肉间的急性坏死性疾病,来势急剧凶险,患处皮肤很快大片腐烂欲脱,并发走黄,危及生命,与一般疔疮有别。红丝疔,继发于手足部疮伤,在四肢内侧突然起一红丝,迅速向上走窜的急性炎症。流注,以发生在肌肉深部的转移性、多发性脓肿为表现的感染性疾病。排除A、C、D、E。

25. 答案:C 解析:有头疽湿热壅滞证初期,患部起一肿块,上有粟粒状脓头,随即焮肿高大,脓头相继增多,皮色潮红,疼痛日增,伴有恶寒发热,头痛等全身症状,舌质红,苔薄黄,脉滑数。中期疮面逐渐腐烂,形如蜂窝,脓出黄稠,壮热恶寒,口渴,溲赤便秘,苔黄腻,脉弦数。溃后脓液畅泄,腐肉脱落,全身症状随之减轻或消失。继则脓尽肌生,疮口平复。本患者证属湿热壅滞证,治宜和营托毒,清热利湿。

26. 答案:A 解析:血瘿,表现为结喉部的瘿块上血脉交结显露。气瘿,肿块柔软无痛,可随喜怒而消长。石瘿,即甲状腺癌,特点是喉结两侧结块,坚硬如石,高低不平,推之不移。肉瘿,即甲状腺良性肿瘤,无痛,发展缓慢,随吞咽上下移动。瘿痈,喉结两侧肿块,色红灼热,疼痛肿胀,甚而化脓。颈痈,多见于儿童,冬春易发,初起时局部肿胀、灼热、疼痛而皮色不变,结块边界清楚,具有明显的风温外感症状,相当于颈部急性化脓性淋巴结炎。

27. 答案:D 解析:气瘤是以皮肤间发生单个或多个柔软结核,按之凹陷,放手凸起,状若有气,皮色如常或褐色斑为主要表现的肿瘤性疾病。脂瘤是瘤的一种,又名渣瘤或粉瘤。多因痰凝气结而生,常发于头面、项背、臀部等处,小的似豆,大的如鸡蛋,生长缓慢,软而不硬,皮色淡红,推之可移动,顶端常有稍带黑色的小口,可挤压出有臭味的豆腐渣状物质。肉瘤,瘤的一种,为内有湿痰,与气血凝结所致,多少不一,大小不定,瘤体软,推之可移,有时瘤肿略硬,皮色不变,也无痛感,发展较缓慢。流痰,是一种发生于骨与关节间的结核性化脓性疾病,脓形成后,可流窜于病变附近或较远的空隙处形成脓肿,破损后脓液稀薄如痰。血瘤,以病变局部色泽鲜红或暗紫,或局限以柔软肿块,边界不清,触之如海绵状为主要表现的瘤病。筋瘤,以发于下肢,色暗红、温度稍高、青筋垒垒,盘曲成团块,如蚯蚓聚结为主要表现的静脉曲张性疾病。

28. 答案:E 解析:肾岩多发于中老年人,初起时在包皮系带附近、阴茎头部、冠状沟部或尿道口处可见丘疹、红斑、结节、疣状增生等,逐渐增大、刺痒,甚至破溃,状如翻花石榴子样,并有恶臭分泌物,疼痛加重,严重者阴茎溃烂脱落。肉瘿,即甲状腺良性肿瘤,无痛,发展缓慢,随吞咽上下移动。失荣一般表现为颈部淋巴结肿大,生长较快,质地坚硬。病变开始时多为单发结节,可活动;后期肿块体积增大,数量增多,融合成团块或连结成串,表面不平,固定不移。一般无疼痛,但合并染毒时可有压痛。日久癌肿溃破,疮面渗流血水,高低不平,形似翻花状,其肿痛波及范围可向面部、胸部、肩背部扩展。石瘿是瘿病较严重的一种,可由肉瘿等发展而成,瘿块比较坚硬,表面凹凸不平,有的坚硬如石,推之不移,甚至可有疼痛发生。肉瘤,瘤的一种,为内有湿痰,与气血凝结所致,多少不一,大小不定,瘤体软,推之可移,有时瘤肿略硬,皮色不变,也无痛感,发展较缓慢。血瘤,以病变局部色泽鲜红或暗紫,或局限以柔软肿块,边界不清,触之如海绵状为主要表现的瘤病。

29. 答案:C 解析:接触性皮炎,是指皮肤或黏膜因接触某些外界致病物质引起的皮肤急性或慢性炎症,排除A;药物性皮炎,药物通过口服、注射或皮肤黏膜直接用药等途径,进入人体后所引起的皮肤或黏膜的急性炎症,排除B;热疮,是指发热或高热过程中皮肤黏膜交界处所发生的急性疱疹性皮肤病,排除D;湿疮,是一种过敏性炎症性皮肤病,排除E。蛇串疮,是一种皮肤上出现成串水疱,呈身体单侧带状分布,痛如火燎的急性疱疹性皮肤病。

30. 答案:D 解析:糜烂型脚湿气外治,可选1:1500高锰酸钾溶液、3%硼酸溶液、二矾汤;或半边莲60g,煎汤待温,浸泡15分钟,再以皮脂膏或雄黄膏外搽。

31. 答案:B 解析:患者皮肤症状发生于口服某种药物之后,符合药毒的特点。药毒是指药物通过口服、注射、皮肤黏膜等用药途径进入人体所引起的皮肤黏膜的急性炎症反应。湿热毒邪蕴蒸,郁于肌肤,故皮肤出现红斑、水疱甚至糜烂渗液,表皮剥脱剧痒;热毒之邪灼伤津液则口干,大便秘结,小便黄赤,脉细数,故辨证属药毒之湿毒蕴肤证,治以清热利湿,解毒止痒,方选萆薢渗湿汤。消风散主治风疹、湿疹。犀角地黄汤主治热入血分证。清营汤治疗药毒之热毒入营证。普济消毒饮主治大头瘟。

32. 答案:B 解析:患者为急性淋病,据其临床表现:尿液混浊如脂,尿道口溢脓,舌红苔黄腻,脉滑数,辨其证候为湿热毒蕴证,方药用龙胆泻肝汤。知柏地黄丸主治肝肾阴虚,虚火上炎证。清营汤主治热入营血证。萆薢渗湿汤主治湿热下注证。四妙勇安汤主治湿热毒盛之脱疽。

33. 答案:C 解析:梅毒疳疮外治选用鹅黄散或珍珠散敷于患处,一日3次。

34. 答案:D 解析:注射疗法,用于内痔,排除A;扩肛疗法,应用于肛裂,排除B;切除疗法,应用于血栓外痔,排除C;肛裂切开术,应用于肛裂,排除E。外痔的外科处理,应在痔中心下缘至齿线做一纵行V切口,缝合应横向缝合。

35. 答案:B 解析:传染性软疣,皮损好发于躯干、四肢,散在不融合;典型损害为米粒至豌豆大小的半球形丘疹,表面呈蜡样光泽,呈灰白或珍珠色,

继发感染也可发红;中心有脐凹,可挤出白色乳酪状物,又称软疣小体。寻常疣,初起为针尖大的丘疹,渐渐扩大到豌豆大或更大,呈圆形或多角形,表面粗糙,角化明显,质坚硬,呈灰黄、污黄或污褐色,好发于手指、手背、足缘等处;数目不等,初起多为一个,以后可发展为数个或数十个。掌跖疣,初发时为角化的小丘疹,表面粗糙,逐渐长大后疣体周围形成比较明显的角质环,表面光滑,质坚硬,中心的疣表面粗糙易出血,可见出血点,多数情况下可见凝固的出血点或黑点。丝状疣,皮损表现为褐色、淡褐色或皮色,数目从单个到数百个不等,有传染性且影响美观,好发于眼睑、颈项、颏部和头皮等部位。扁平疣,质地柔软,顶部光滑,粟粒至绿豆大、淡褐色的高出皮肤表面的扁平状丘疹,好发于面部、手背部等暴露部位,极易传染。

36. 答案:A 解析:肛门直肠指检是目前诊断直肠癌(相当于中医的锁肛痔)最简单、最易行、最基本、最重要的方法。一般可以发现距肛门7~8cm之内的直肠肿物。有报道90%的直肠肿瘤可通过肛门指检而发现。

37. 答案:E 解析:该患者失眠多梦,遗精,舌红少苔,脉细数,应为阴虚火旺证。精浊阴虚火旺型宜滋阴降火,方选知柏地黄丸。右归丸主治肾阳不足,命门火衰证。左归丸主治真阴不足证。龙胆泻肝丸主治肝胆实火上炎证。

38. 答案:C 解析:火热伤津证,见壮热烦渴,便秘尿赤,舌红绛而干等,排除A;阴伤阳脱证,见神疲倦卧,面色苍白,呼吸气微等,排除B;气血凉血证,见疾病后期,火毒减退,低热或不发热,精神疲倦等,排除D;脾胃虚弱证,见疾病后期,火毒已退,脾胃虚弱,阴津损耗等,排除E。火毒内陷证,见壮热烦渴,躁动不安,口干唇焦,呼吸气粗,鼻翼扇动,大便秘结,小便短赤,舌红苔黄糙,脉弦数。

39. 答案:C 解析:脱疽,是指发于四肢末端,严重时指(趾)节坏疽脱掉的一种慢性周围血管疾病,排除A;青蛇毒,以肢体浅静脉呈条索状突起,色赤,形如蚯蚓,硬而疼痛为特征,排除B;动脉硬化性闭塞症、糖尿病坏疽均为脱疽的亚型,特点与脱疽一致,排除D、E。血栓性深静脉炎,特点为肢体肿胀、疼痛,局部皮温升高和浅静脉怒张。

40. 答案:C 解析:题干所述为臁疮初期表现。

臁疮初期,局部红肿,渗液量少者,宜用金黄膏薄敷,日一次,亦可加少量九一丹撒布于疮面上,再盖金黄膏。

41. 答案:D 解析:乳核肿块常单个发生,也可见多个在单侧或双侧乳房内同时或先后出现。形状呈圆形或椭圆形,直径大多在0.5~5cm之间,边界清楚,质地坚实,表面光滑,按之有硬橡皮球之弹性,活动度大,触诊常有滑脱感。肿块一般无疼痛感,少数可有轻微胀痛,但与月经无关。粉刺性乳痈多在非哺乳期或非妊娠期发病,常有乳头凹陷或溢液。乳癖是乳腺组织的良性增生性疾病,以乳房有性状大小不一的肿块,疼痛与月经周期相关为主要表现。乳岩好发于40~60岁妇女,乳房部肿块,质地坚硬,高低不平,病久肿块溃烂,脓血污秽恶臭,疼痛日增。乳痈特点为患侧乳房肿胀疼痛,并出现硬块,多在乳房外下象限,乳汁排出不畅。

42. 答案:D 解析:白屑风风热血燥证多发于头面部,为淡红色斑片、干燥、脱屑、瘙痒,受风加重,或头皮瘙痒,头屑多,毛发干枯脱落,伴口干口渴,大便干燥,舌质偏红,舌苔薄白或黄,脉细数,治法为祛风清热,养血润燥。健脾除湿,清热止痒用于治疗白屑风肠胃湿热证。凉血息风,养阴护发用于治疗油风血热风燥证;通窍活血,祛瘀生发治疗用于油风气滞血瘀证;益气补血治疗用于油风气血两虚证。

43. 答案:C 解析:阳虚导致血源不足,脏腑失于温养,影响血的生化与运行,使血海不能如期满溢,而致月经后期,量色淡,质稀。阳虚日久不能温煦,导致脾肾阳虚,时有小腹冷痛,喜热喜按,面色少华,小便清长,便溏,腰酸乏力,四肢欠温,舌淡,脉沉迟无力。辨证属月经后期之脾肾阳虚证,治以温阳祛寒调经,方选艾附暖宫丸或温经汤。八珍益母丸和十全大补丸主治气血两虚之月经不调。大补元煎主治气血大亏,精神失守之危剧病证。肾气丸主治肾阳虚证。排除A、B、D、E。

44. 答案:E 解析:月经量较正常明显增多,而周期基本正常者,称为"月经过多"。因本病患者的主诉为经来量多,且周期正常、经期正常,B超(-),故应首先考虑月经过多。血崩为女性不产或月事大量出血的俗称。经乱即月经不调。月经先期指月经周期提前7天以上,甚至10余日一行,连续两个周期以上者。妇人下腹结块,伴有或胀、或痛、或满、或异常出血者,称为"癥瘕"。

45. 答案:B 解析:经期间氤氲之时,阳气内动,若肾阳偏虚,虚火内生,虚火与阳气相搏,损伤阴络,冲任不固,而见阴道出血;阴虚阳动故色鲜红、五心烦热;腰酸头晕难寐,舌红,脉细数,均为肾阴虚损之征。治法为滋肾养阴,固冲止血。

46. 答案:C 解析:辨证属崩漏之脾虚证,治以补气摄血,固冲止崩,方选固本止崩汤或固冲汤。举元煎主治气虚下陷,血崩血脱,亡阳垂危等证。补中益气汤主治清阳下陷,中气不足之证。清热固经汤主治崩漏之血热实证。保阴煎主治阴虚内热动血。排除A、B、D、E。

47. 答案:B 解析:患者停经半年,妊娠试验阴性,可判断为闭经。肥胖之人,多痰多湿,痰湿壅阻经隧;或脾运失职,聚湿生痰,脂膏痰湿阻滞冲任,胞脉闭阻而经水不行。胸闷呕恶,倦怠乏力,带下量多色白,舌淡胖,苔白腻,脉沉滑,均为痰湿阻滞之象。辨证属闭经之痰湿阻滞证,治以健脾燥湿化痰,活血调经,方选四君子汤合苍附导痰丸。血府逐瘀汤主治上焦瘀血证。参苓白术散主治中气下陷证。开郁二陈汤主治气郁经闭。香砂六君子汤主治脾胃气虚,痰阻气滞证。排除A、C、D、E。

48. 答案:E 解析:脾司运化,脾气主升,脾能统血。当经行之时,则血注于冲脉,以为月经。如因脾气素虚者,经行时脾气更弱,以致运化无权,清气下陷,导致水湿停滞于肠,而为经行泄泻。脘腹胀满,神疲肢软,舌淡苔薄白,脉濡滑,均为脾虚表现。故辨证属经行泄泻之脾虚证,治以健脾渗湿,理气调经,方选参苓白术散。健固汤主治妇人脾虚湿盛,经前泄水。柴胡疏肝散主治肝气郁滞证。痛泻要方主治肝脾不和之痛泻。四苓散主治水湿泄泻。四神丸主治五更泄泻。六君子汤主治脾胃虚弱证。

49. 答案:C 解析:辨证属绝经前后诸证之肾阴虚证,治以滋阴补肾,方选左归饮合二至丸补益肝肾。左归饮与左归丸均为纯补之剂,同治肾阴不足之证,然左归饮皆以纯甘壮水之品滋阴填精,补力较缓,故用饮以取其急治,适宜于肾阴不足较轻之证。

50. 答案:D 解析:主症为妊娠小腹胀痛,伴烦躁易怒,胸胁胀满,辨证为妊娠腹痛之气滞证,治宜疏肝解郁,养血安胎,用逍遥散。A用治妊娠腹痛之虚寒证,B用治妊娠腹痛之血虚证,E用治妊娠腹痛之血瘀证。C是D的干扰项。

51. 答案:D 解析:应首先考虑异位妊娠。如果妊娠试验阳性,行腹部叩诊,看是否有移动性浊音以确定是否有内出血,也可以做妇科检查、后穹隆穿刺以确定是否发生异位妊娠破裂,所以A、B、C、E均正确。不可立即转院,以免途中发生意外。

52. 答案:B 解析:患者胎动下坠,腰酸腹痛,可诊为胎动不安病。同时,精神倦怠,脉滑无力,是气血虚弱,冲任匮乏而致,应为气血虚弱证。治法为补气养血、固肾安胎,方药首选胎元饮。

53. 答案:E 解析:根据患者临床表现诊断为产后发热外感证,治宜养血祛风,疏解表邪,首选方是荆防四物汤加防风、苏叶或参苏饮。

54. 答案:A 解析:辨证属产后身痛之血虚证。治法为养血益气,温经通络,首选方药为黄芪桂枝五物汤。养荣壮肾汤主治产后身痛肾虚证,独活寄生汤主治产后身痛风寒证,八珍汤、黄芪汤较少用于治疗产后身痛病。

55. 答案:A 解析:患者妊娠时尿频、尿急、尿道灼热刺痛,可诊为妊娠小便淋痛病。同时,两颧潮红,五心烦热,舌红苔薄黄,脉细滑数,均为阴虚内热之象,故为阴虚津亏证。治法为滋阴清热,润燥通淋,首选方药为知柏地黄丸。

56. 答案:A 解析:瘀血留于冲任胞宫,则下腹部疼痛结块,痛连腰骶,经期胞宫满溢,瘀滞更甚,则疼痛加重,经血量多有块,气虚津液不化水湿下注,则带下量多。舌质紫暗,脉弦涩无力为气虚血瘀之证。治法为益气健脾,化瘀散结。方药首选理冲汤。膈下逐瘀汤用于盆腔炎之气滞血瘀证,少腹逐瘀汤用于盆腔炎之寒湿凝滞证,银甲丸用于盆腔炎之湿热瘀结证。血府逐瘀汤不是本病的代表方剂。

57. 答案:C 解析:开郁种玉汤主治不孕症之肝气郁结证,少腹逐瘀汤或膈下逐瘀汤主治不孕症之瘀滞胞宫证。温经汤(《金匮要略》)扶阳祛寒调经,用于月经后期,血虚有寒之证。

58. 答案:A 解析:由题干停经2个月,尿妊娠试验阳性。恶心呕吐10天,辨病为妊娠恶阻。妊娠恶阻的证型有脾胃虚弱证、肝胃不和证,故可排除

B、D、E。由食入即吐,口淡无味,时时呕吐清涎,倦怠嗜卧,舌淡苔白润,脉缓滑无力,辨证为脾胃虚弱。肝胃不和证见妊娠早期,恶心、呕吐酸水或苦水,恶闻油腻,烦渴,口干口苦,头胀而晕,胸满胁痛,嗳气叹息,舌淡红,苔微黄,脉弦滑。

59. 答案:A 解析:由题干产后小腹隐隐作痛,辨病为产后腹痛;由小腹隐隐作痛,喜按,恶露量少、色淡,头晕耳鸣,大便干燥,舌淡苔薄,脉虚细,辨证为气血两虚,首选肠宁汤。生化汤主治产后腹痛瘀滞子宫证。养荣壮肾汤加秦艽、熟地黄主治产后身痛肾虚证。黄芪桂枝五物汤加当归、秦艽、丹参、鸡血藤主治产后身痛血虚证;独活寄生汤主治产后身痛风寒证。

60. 答案:D 解析:粪色深黄臭秽,夹有少量黏液,恶心欲吐,口渴引饮,舌红苔黄腻,为湿热证之表现。无虚证表现,排除脾肾阳虚泻、脾虚泻。无外感表现,排除风寒泻C。未见大便稀溏,夹有食物残渣,嗳气酸馊,排除伤食泻。

61. 答案:D 解析:色泽鲜明如橘皮,精神疲倦,不欲吮乳,尿黄便秘,舌红苔黄,为湿热郁蒸之表现。A不是胎黄的病因病机。B、C是胎黄的另外两个证型,可见发黄、色泽晦暗,并分别见寒象、瘀象。

62. 答案:C 解析:高热不退,咳嗽喘促,鼻扇,喉中痰声辘辘,口唇紫绀,为痰热闭肺之表现。病机已至肺气闭郁阶段,可与痰热咳嗽相鉴别。"热、咳、痰、喘、扇"是肺炎咳嗽的典型症状。

63. 答案:B 解析:小儿口疮,若满口糜烂,色红作痛者,称为口糜。溃疡只发生在口唇两侧,称为燕口疮。口腔内黏膜、齿龈溃烂,周围焮红,疼痛拒食,舌质红、苔薄黄,属口糜之风热乘脾证。口疳为疳证重症阶段见兼证之一种,亦见口舌生疮,甚至满口糜烂,秽臭难闻,此外更有心火上炎诸症,如面赤心烦,夜卧不宁,小便短黄,吐舌弄舌等。鹅口疮多发生于新生儿,以口腔、舌上满布白屑为主要临床特征的口腔疾病。

64. 答案:C 解析:精神不振,为气虚之象。口渴心烦,眼眶凹陷,皮肤干燥,小便短赤,舌红少津,苔少,为阴伤之表现。辨证属泄泻之气阴两伤证。治以健脾益气,酸甘敛阴。

65. 答案:E 解析:面色萎黄,困倦乏力,不思

乳食,食则饱胀,呕吐酸馊,大便溏薄酸臭,为脾虚夹积之表现。治以健脾助运,消补兼施。A为乳食内积的治法。B、C、D不是积滞的治法。

66. 答案:C 解析:西医疗法:使用铁剂治疗。口服铁剂,常用硫酸亚铁、富马酸亚铁、葡萄糖酸亚铁。一般为每日 4.5～6mg/kg,分 3 次服用为宜。最好于两餐之间服用,同时服用维生素 C 能促进铁的吸收。服用至血红蛋白达正常水平后2月左右再停药。最好测定血清铁蛋白,以避免铁过量。如口服 3 周仍无效,应考虑是否有诊断错误或其他影响疗效的原因。

67. 答案:A 解析:辨证属风水相搏。治以疏风宣肺,利水消肿。B 为湿热内侵之水肿治法。他项皆非水肿治法。

68. 答案:C 解析:肾主骨,肝主筋,肝肾不足,则筋骨失养,见立迟、行迟。齿为骨之余,肾精不足,牙齿出迟。坐、立、行走、牙齿的发育都迟于同龄小儿,颈项痿软,天柱骨倒,不能行走,舌淡苔薄,属肝肾亏损之表现。

69. 答案:B 解析:此患儿为麻疹出疹期。持续壮热,目赤眵多,疹色先红后暗,大便干结,小便短少,舌质红赤,舌苔黄腻,脉数有力,为邪入肺胃之表现。治以清凉解毒,透疹达邪,方用清解透表汤。宣毒发表汤主治邪犯肺卫,沙参麦冬汤主治阴津耗伤,麻杏石甘汤主治邪毒闭肺,羚角钩藤汤主治邪陷心肝。

70. 答案:A 解析:丹痧初起,痧毒首先犯肺,邪郁肌表,正邪相争,而见恶寒发热等肺卫表证。继而邪毒入里,蕴于肺胃。肺胃邪热蒸腾,上熏咽喉,而见咽喉糜烂、红肿疼痛,甚则热毒灼伤肌膜,导致咽喉溃烂白腐。邪毒循经外窜肌表,则肌肤透发痧疹,色红如丹。若邪毒重者,可进一步化火入里,传入气营,或内迫营血,此时痧疹密布,融合成片,其色泽紫暗或有瘀点,同时可见壮热烦渴、嗜睡萎靡等症。舌为心之苗,邪毒内灼,心火上炎,加之热耗阴津,可见舌光无苔,舌生红刺,状如草莓,称为"草莓舌"。若邪毒炽盛,内陷厥阴,闭于心包,则神昏谵语;热极动风,则壮热惊风。病至后期,邪毒虽去,阴津耗损,多表现肺胃阴伤证候。此患儿见发热骤起,头痛畏寒,肌肤无汗,咽喉肿痛,辨证为邪侵肺卫证,治宜辛凉宣透,清热利咽,用解肌透痧

汤。B 用治丹痧毒炽气营证,C 用治丹痧疹后阴伤证。

71. 答案:D 解析:此为邪伤肺卫之表现。治以疏风清热、利湿解毒,方用银翘散。C 为邪炽气营选方。其余选项均非治疗水痘的方剂。

72. 答案:D 解析:患者痄腮伴右侧睾丸肿胀疼痛,为流行性腮腺炎毒窜睾腹之变证。治以清肝泻火,活血止痛,方用龙胆泻肝汤加减。A 疏散风热;B 治疗往来寒热证;C 滋阴降火,治疗阴虚火热证;E 清热解毒,疏风散邪。

73. 答案:A 解析:夏季热须辨别是以暑气熏蒸伤及肺胃气阴为主,还是已损及下焦肾之阳气。疾病初起,平素体健者多不见病容,但有发热、口渴多饮、多尿,纳食如常,舌红脉数,多为暑伤肺胃;疾病日久,平素体弱多病,或先天禀赋不足者,除暑热证的典型表现外,还见面色苍白、下肢清冷、大便稀薄,多为上盛下虚。此患儿辨证为上盛下虚证,治宜温补肾阳,清心护阴,用温下清上汤。

74. 答案:E 解析:乳癖冲任失调证多见于中年妇女,乳房肿块月经前加重,经后缓减,伴有腰酸乏力,神疲倦怠、月经失调,量少色淡,或闭经,舌淡苔白,脉沉细。乳癖肝郁痰凝证多见于青壮年妇女,乳房肿块随喜怒消长,伴有胸闷胁胀,善郁易怒,失眠多梦,心烦口苦,苔薄黄,脉弦滑。乳痈气滞热壅证见乳汁郁积结块,皮色不变或微红,肿胀疼痛,伴有恶寒发热,周身酸楚,口渴,便秘,苔薄,脉数。乳痈热毒炽盛证见乳房肿痛,皮肤焮红灼热,肿块变软,有应指感,或切开排脓后引流不畅,红肿热痛不消,有"传囊"现象,壮热,舌红,苔黄腻,脉洪数。乳痈正虚毒恋证见溃脓后乳房肿痛虽轻,但疮口脓水不断,脓汁清稀,愈合缓慢或形成乳漏,全身乏力,面色少华,或低热不退,饮食减少,舌淡,苔薄,脉弱无力。

75. 答案:E 解析:乳癖肝郁痰凝证治法为疏肝解郁,化痰散结;冲任失调证治法为调摄冲任。乳痈气滞热壅证治法为疏肝和胃,通乳消肿;热毒炽盛证治法为清热解毒,托里透脓;正虚毒恋证治法为益气和营托毒。

76. 答案:B 解析:乳癖冲任失调证首选二仙汤合四物汤加减。瓜蒌牛蒡汤加减主治乳痈气滞热壅证;透脓散加味主治乳痈热毒炽盛证;托里消

毒散加味主治乳痈正虚毒恋证。逍遥蒌贝散主治乳癖肝郁痰凝证。

77. 答案：B　解析：乳核血瘀痰凝证见肿块较大，坚硬木实，重坠不适，伴胸闷牵痛，烦闷急躁，或月经不调、痛经等，舌质暗红，苔薄腻，脉弦滑或弦细。乳核肝气郁结证见肿块较小，发展缓慢，不红不热，不觉疼痛，推之可移，伴胸闷叹息，舌质正常，苔薄白，脉弦。乳岩肝郁痰凝证见情志抑郁，或性情急躁，胸闷胁胀，或伴经前乳房作胀或少腹作胀，乳房部肿块皮色不变，质硬而边界不清，苔薄，脉弦。乳岩正虚毒盛证见乳房肿块扩大，溃后愈坚，渗流血水，不痛或剧痛，精神萎靡、面色晦暗或苍白，饮食少进，心悸失眠，舌紫或有瘀斑，苔黄，脉弱无力。

78. 答案：E　解析：乳核血瘀痰凝证治法为疏肝活血，化痰散结。乳岩肝郁痰凝证治法为疏肝解郁，化痰散结；乳岩冲任失调证治法为调摄冲任，理气散结；乳岩正虚毒盛证证治法为补益气血，宁心安神。乳核肝气郁结证治法为疏肝解郁，化痰散结。

79. 答案：D　解析：乳核血瘀痰凝证首选逍遥散合桃红四物汤加山慈菇、海藻。逍遥散加减主治乳核肝气郁结证；神效瓜蒌散合开郁散加减主治乳岩肝郁痰凝证；二仙汤合开郁散加减主治乳岩冲任失调证；八珍汤加减主治乳岩正虚毒盛证。

80. 答案：D　解析：乳岩冲任失调证见经事紊乱，素有经前期乳房胀痛，或婚后从未生育，或有多次流产史，乳房结块坚硬，舌淡，苔薄，脉弦细。乳岩气血两亏证多见于癌肿晚期或手术、放化疗后，患者形体消瘦，面色萎黄或㿠白，头晕目眩，神倦乏力，少气懒言，术后切口皮瓣坏死糜烂，时流渗液，皮肤灰白，腐肉色暗不鲜。舌质淡，苔薄白，脉沉细。乳岩脾胃虚弱证见手术或放化疗后，食欲不振，神疲肢软，恶心欲呕，肢肿倦怠。乳岩肝郁痰凝证见情志抑郁，或性情急躁，胸闷胁胀，或伴经前乳房作胀或少腹作胀，乳房部肿块皮色不变，质硬而边界不清，苔薄，脉弦。乳岩正虚毒盛证见乳房肿块扩大，溃后愈坚，渗流血水，不痛或剧痛，精神萎靡、面色晦暗或苍白，饮食少进，心悸失眠，舌紫或有瘀斑，苔黄，脉弱无力。

81. 答案：B　解析：乳岩冲任失调证治法为调摄冲任，理气散结。乳岩肝郁痰凝证治法为疏肝解郁，化痰散结；正虚毒盛证治法为调补气血，清热解毒；气血两亏证治法为补益气血，宁心安神；脾虚胃弱证治法为健脾和胃。

82. 答案：B　解析：乳岩冲任失调证首选二仙汤合开郁散加减。神效瓜蒌散合开郁散加减主治肝郁痰凝证；八珍汤加减主治正虚毒盛证；人参养荣汤加味主治气血两亏证；参苓白术散加减主治脾虚胃弱证。

83. 答案：D　解析：患者左肩背部发现一肿块半年，边界清楚，与皮肤无粘连，中央有一个黑头，挤压后有臭味脂浆溢出，可诊断为脂瘤。疖的特点是肿势局限，范围多在3cm左右，突起根浅，色红、灼热、疼痛，易脓、易溃、易敛。有头疽的特点是初起皮肤上即有粟粒样脓头，焮热红肿灼痛，迅速向深部及周围扩散，脓头相继增多，溃烂后状如莲蓬、蜂窝，范围常超过9~12cm，大者可在30cm以上。痈的特点是局部光软无头，红肿疼痛，结块范围多在6~9cm，发病迅速，易肿、易脓、易溃、易敛，或伴恶寒、发热、口渴等症状。肉瘤的特点是软似绵，肿似馒，皮色不变，不紧不宽，如肉之隆起。

84. 答案：C　解析：肿块中间有一个黑头，伴胸膈痞闷，急躁易怒，舌淡，苔腻，脉滑，辨证为痰气凝结证，治法为理气化痰散结，方药为二陈汤合四七汤加减。

85. 答案：D　解析：将脂瘤完整手术切除，是最有效、最根本的治疗方法。

86. 答案：A　解析：患者颈部有一坚硬肿块，与周围组织粘连而固定，有轻度胀痛，活动转侧不利，患部皮色暗红微热，诊断为失荣。颈痈初起时局部肿胀、灼热、疼痛而皮色不变，结块边界清楚，具有明显的风温外感症状。蛇串疮的特点是皮肤上出现红斑、水疱或丘疱疹，累累如串珠，排列成带状，沿一侧周围神经分布区出现，局部刺痛或伴臀核肿大。肉瘤的特点是软似绵，肿似馒，皮色不变，不紧不宽，如肉之隆起。肉瘿的特点是颈前喉结一侧或两侧结块，柔韧而圆，如肉之团，随吞咽动作而上下移动，发展缓慢。

87. 答案：E　解析：根据患者症状辨证为气郁痰结证，治宜理气解郁，化痰散结，方用化痰开郁方。

88. 答案:B 解析:早期颈部硬肿为气郁痰结证者,可外贴太乙膏,或外敷天仙子膏。

89. 答案:D 解析:患者有大便困难病史,排便时肛门呈刀割样疼痛,约持续半天,大便两三日一行,质干硬,伴有肛门滴血,符合肛裂的诊断。内痔以便血、坠胀、肿块脱出为主要表现,指诊可触及颗粒状、柔软肿块,肛门镜检查可见直肠下端齿线上黏膜呈大小不等的圆形或椭圆形肿块,质软,色红;或黏膜变厚,肿块表面糜烂、渗出或粗糙,呈紫红色或暗红色,并有少量分泌物;有时肿块表面可见活动性出血点。直肠肛管周围脓肿主要表现为肛门周围突发肿块,继则剧烈疼痛,局部红肿灼热,坠胀不适,伴有不同程度的全身症状,易肿、易脓、易溃,但不易敛,溃后易形成肛瘘。直肠息肉可见便血、脱垂、肠道刺激症状,直肠指诊可触到质软如豆粒大小的圆形肿物,能活动,无压痛。肛漏以局部反复流脓、疼痛、瘙痒为主要表现,并可触及或探及瘘管通到直肠。

90. 答案:E 解析:患者大便两三日一行,质干硬,伴有肛门滴血,腹胀,溲黄,舌红,脉弦数,辨证为血热风燥证,治宜清热润肠通便。清热解毒透脓用于火毒炽盛证;养阴清热,祛湿解毒用于阴虚毒恋证;理气活血,润肠通便用于气滞血瘀证;养阴清热润肠用于阴虚津亏证。

91. 答案:A 解析:治疗肛裂血热肠燥证,首选凉血地黄汤合脾约麻仁丸。润肠汤为阴虚津亏证首选,六磨汤为气滞血瘀证首选,青蒿鳖甲汤为阴虚毒恋证首选,透脓散为火毒炽盛证首选。

92. 答案:A 解析:热毒损伤任带,发为带下,表现为带下增多,色黄绿如脓,臭秽难闻,小腹疼痛,腰骶酸痛;舌红,苔黄腻,脉滑数为热毒内蕴之象,诊断为带下过多之热毒蕴结证。

93. 答案:A 解析:热毒蕴结证的治法是清热解毒。湿热下注证须清热利湿,阴虚夹湿证须滋肾益阴,肾阳虚证须温肾培元,脾虚证须健脾益气。

94. 答案:A 解析:治疗热毒蕴结证,首选五味消毒饮加土茯苓、败酱草、鱼腥草、薏苡仁。龙胆泻肝汤为湿热下注证首选,易黄汤为脾虚证首选,知柏地黄汤为阴虚夹湿证首选,内补丸为肾阳虚证首选。

95. 答案:D 解析:患者生产后低热不退,诊断为产后发热。产后郁冒指产妇分娩后因失血过多,气随血泄,汗出腠理不密,寒邪乘虚而入,正虚不能驱邪外达,反逆上冲,而出现头眩目瞀,昏蒙而神不清,郁闷不舒等症。产后血晕指产妇分娩后突然头晕眼花,不能起坐,或心胸满闷,恶心呕吐,痰壅气急,心烦不安,甚则神昏口噤,不省人事。产后身痛指产妇在产褥期内,出现肢体或关节酸楚、疼痛、麻木、重着者。产后腹痛指产妇在产褥期内,发生与分娩或产褥有关的小腹疼痛。

96. 答案:D 解析:根据患者临床表现辨证为血虚证,治宜补血益气,和营退热。清热解毒,凉血化瘀用于感染邪毒证;活血化瘀,和营退热用于血瘀证;养血祛风,疏散表邪用于外感证;养阴清热止血用于血热证。

97. 答案:C 解析:治疗产后发热之血虚证,首选补中益气汤加地骨皮。保阴煎为血热证首选,荆防四物汤为外感证首选,桃红消瘀汤为血瘀证首选,五味消毒饮为感染邪毒证首选。

98. 答案:A 解析:患者每至经行期间出现发热,恶寒,无汗,鼻塞流涕,咽喉痒痛,经血净后,诸证渐愈,诊断为经行感冒。素体气虚,卫阳不密,经行阴血下注于胞宫,体虚益甚,此时血室正开,腠理疏松,卫气不固,风邪乘虚侵袭,内犯于肺,肺气失宣而上逆,则咳嗽;宣肃失职,津液不布,故见稀痰;风寒袭表,卫阳被遏,肌表失于温煦,故见恶寒;卫气与邪气相争,则发热;风寒侵犯肺卫,肺气失宣,鼻窍不利,故见鼻塞流涕,寒邪凝滞经脉,气血运行不畅,故头痛身痛;腠理闭塞,则无汗;苔薄白,脉浮紧乃风寒在表之象。辨证为风寒证。

99. 答案:A 解析:经行感冒风寒证治法为解表散寒,和血调经;风热证治法为疏风清热,和血调经;邪入少阳证治法为和解表里。经行身痛血虚证治法为养血益气,柔筋止痛;血瘀证治法为活血通络,益气散寒止痛。

100. 答案:B 解析:经行感冒风寒证首选荆防四物汤;风热证首选桑菊饮加当归、川芎;邪入少阳证首选小柴胡汤。经行身痛血虚证首选当归补血汤加白芍、鸡血藤、丹参、玉竹;血瘀证首选趁痛散。

101. 答案:E 解析:患者每至经行期间,腰膝、肢体、关节疼痛,诊断为经行身痛。宿有寒湿留滞,经行时气血下注冲任,因寒凝血瘀,经脉阻滞,以致气血不通而出现腰膝、肢体、关节疼痛,得热痛减,遇寒疼甚,月经推迟,经量少,色暗,有血块;舌质紫暗,有瘀斑,苔薄白,脉沉紧,均为瘀血之征。

102. 答案:E 解析:经行身痛血虚证治法为养血益气,柔筋止痛;血瘀证治法为活血通络,益气散寒止痛。经行感冒风寒证治法为解表散寒,和血调经;风热证治法为疏风清热,和血调经;邪入少阳证治法为和解表里。

103. 答案:A 解析:经行身痛血虚证首选当归补血汤加白芍、鸡血藤、丹参、玉竹;血瘀证首选趁痛散。经行感冒风寒证首选荆防四物汤;风热证首选桑菊饮加当归、川芎;邪入少阳证首选小柴胡汤。

104. 答案:B 解析:患者经行面浮肢肿,诊断为经行浮肿。脾肾阳虚,水湿泛溢,故面浮肢肿,按之没指,晨起头面肿甚;脾虚失运,故腹胀纳减,大便溏薄;脾肾虚损,经血失固,故经行量多,色淡,质薄;舌淡,苔白腻,脉沉缓为阳虚不足之象。辨证为脾肾阳虚证。

105. 答案:A 解析:经行浮肿脾肾阳虚证治法为温肾化气,健脾利水。理气行滞,养血调经用于治疗经行浮肿气滞血瘀证。清肝调经用于治疗经行吐衄肝经郁火证;滋阴养肺用于治疗经行吐衄肺肾阴虚证。滋阴降火用于主治经行口糜阴虚火旺证。

106. 答案:D 解析:经行浮肿脾肾阳虚证首选肾气丸合苓桂术甘汤;气滞血瘀证首选八物汤加泽泻、益母草。清肝引经汤主治经行吐衄肝经郁火证;知柏地黄汤主治经行口糜阴虚火旺证;凉膈散主治经行口糜胃热熏蒸证。

107. 答案:B 解析:急惊风证气营两燔证见于盛夏,起病较急,状如多汗,头痛项强,恶心呕吐,烦躁,嗜睡,抽搐,口渴便秘,舌红苔黄,脉弦数。急惊风风热动风证见起病急骤,发热,头痛,鼻塞,流涕,咳嗽,咽痛,随即出现烦躁、神昏、惊风,舌苔薄白或薄黄,脉浮数。急惊风邪陷心肝证见起病急骤,高热不退,烦躁口渴,谵语,神志昏迷,反复抽搐,两目上视,舌质红,苔黄腻,脉数。急惊风湿热疫毒证见持续高热,频繁抽风,神志昏迷,谵语,腹痛呕吐,大便黏腻或夹脓血,舌质红,苔黄腻,脉滑数。急惊风惊恐惊风证见暴受惊恐后惊惕不安,身体战栗,喜投母怀,夜间惊啼,甚至惊厥、抽风,神志不清,大便

色青,脉律不整,指纹紫滞。

108. 答案:B 解析:急惊风风热动风证治法为疏风清热,息风定惊;气营两燔证治法为清热凉营,息风开窍;邪陷心肝证治法为平肝息风,清心开窍;湿热疫毒证治法为清热化湿,解毒息风;惊恐惊风证治法为镇惊安神,平肝息风。

109. 答案:B 解析:急惊风风热动风证首选银翘散;气营两燔证首选清瘟败毒饮;邪陷心肝证首选羚角钩藤汤;湿热疫毒证首选黄连解毒汤合白头翁汤;惊恐惊风证首选琥珀抱龙丸。

110. 答案:D 解析:疳证日久脾虚不运,气不化水,水湿泛滥,故足踝浮肿;脾虚失运,气血生化不足,故全身虚弱羸瘦,面黄发枯,精神萎靡,饮食异常;脾阳不振,故面色无华,四肢欠温,小便不利,大便溏薄;舌淡嫩,苔薄白,脉沉迟无力为脾虚之象。辨证为疳肿胀证。

111. 答案:D 解析:疳肿胀证治法为健脾温阳,利水消肿。疳气证治法为调脾健运;疳积证治法为消积理脾;干疳证治法为补益气血;眼疳证治法为养血柔肝,滋阴明目。

112. 答案:D 解析:疳肿胀证首选防己黄芪汤合五苓散。资生健脾丸主治疳气证;肥儿丸主治疳积证;八珍汤加减主治干疳证;石斛夜光丸主治眼疳证。

113. 答案:D 解析:根据患者临床表现,诊断为病毒性心肌炎。外感湿热邪毒从口鼻而入,蕴郁于肠胃,则恶心呕吐,腹痛泄泻;湿热内阻经络,则寒热起伏,全身肌肉酸痛,肢体乏力;邪毒由表入里,留而不去,内舍于心,则心悸胸闷;舌红,苔黄腻,脉结代为湿热侵心之象,故辨证为湿热侵心证。

114. 答案:A 解析:病毒性心肌炎之湿热侵心证,治宜清热化湿,宁心复脉。气阴亏虚证须益气养阴,风热犯心证须清热解毒,痰瘀阻络证须豁痰化瘀,心阳虚弱证须温振心阳。

115. 答案:D 解析:治疗病毒性心肌炎之湿热侵心证,首选葛根黄芩黄连汤。炙甘草汤合生脉散为气阴亏虚证首选,瓜蒌薤白半夏汤合失笑散为痰瘀阻络证首选,桂枝甘草龙骨牡蛎汤为心阳虚弱证首选,银翘散为风热犯心证首选。

116. 答案:D 解析:患儿经常遗尿,醒后方觉,诊断为遗尿。肺脾气虚,水道制约无权,则发为遗

尿;气虚肺卫不固,则经常感冒;气虚机能活动减退,则面色少华,少气懒言;脾气虚运化失职,则食欲不振,大便溏薄;肌肤失养,则面白少华;舌质淡红,苔薄白,脉沉无力为肺脾气虚之象。故辨证为肺脾气虚证。

117. 答案:A 解析:遗尿肺脾气虚证的治法是补肺益脾,固涩膀胱。清热利湿,泻肝止遗用于肝经湿热证;温补肾阳,固涩膀胱用于肾气不足证;清心滋肾,安神固脬用于心肾失交证;温补脾肾,升提固摄用于脾肾气虚证。

118. 答案:A 解析:治疗遗尿肺脾气虚证,首选补中益气汤合缩泉丸。交泰丸合导赤散为心肾失交证首选,龙胆泻肝汤为肝经湿热证首选,缩泉丸为脾肾气虚证首选,菟丝子散为肾气不足证首选。

119~120. 答案:B、D 解析:热痛,皮色红,灼热疼痛,遇冷痛减。寒痛,皮色不红,不热,酸痛,得温则痛减;风痛,痛无定处,忽彼忽此,走注甚速;气痛,攻痛无常,时感抽掣,喜缓怒甚。

121~122. 答案:D、E 解析:疔不仅局部病变比疖重,且易并发全身性化脓性感染。瘰疬预后一般良好,少数体虚的人可继发流痰,治愈后又因体虚或过度劳累而复发。流痰起病缓慢,漫肿酸痛,不红不热,化脓亦迟,溃出脓水清稀,并夹有豆腐花样物质,形成窦道后,迁延不愈,易损筋坏骨,轻则致残,重则成为虚痨,危及生命。有头疽若治疗失控或处治失时或误治,往往造成内陷之并发。红丝疔好发于前臂及小腿的内侧,病变在深部,皮色暗红,或不见红丝,但可见条索状肿胀和压痛,如不消退则化脓,严重者可引起"走黄"。

123~124. 答案:E、C 解析:血瘤是指体表血络扩张,纵横丛集而形成的肿瘤。病变局部色泽鲜红或暗紫,或呈局限性柔软肿块,边界不清,触之如海绵状。肉瘤是发于皮里膜外、由脂肪组织过度增生而形成的良性肿瘤。软似棉,肿似馒,皮色不变,不紧不宽,如肉之隆起。

125~126 答案:A、B 解析:淋病湿热毒蕴证,即急性淋病,治疗方药为龙胆泻肝汤;淋病阴虚毒恋证,即慢性淋病,治疗方药为知柏地黄丸。

127~128. 答案:B、C 解析:Ⅰ期内痔痔核小,无痔核脱出以便血为主。Ⅱ期内痔痔核较大,便时痔核能脱出,便后能自行还纳。Ⅲ期内痔便时痔核经常脱出肛外,甚至行走、咳嗽、喷嚏、站立时也会脱出,不能自行还纳,须用手托、平卧休息或热敷后方能复位。Ⅳ期痔核经常位于肛外,易感染,形成水肿、糜烂和坏死,疼痛剧烈。

129~130. 答案:B、C 解析:精浊内治常见4种典型证型。湿热蕴结——尿频,尿急,尿痛,尿道有灼热感,排尿终末或大便时偶有白浊,会阴、腰骶、睾丸、少腹坠胀疼痛,苔黄腻,脉滑数——清热利湿——八正散或龙胆泻肝汤加减。气滞血瘀——病程较长,少腹、会阴、睾丸、腰骶部坠胀不适、疼痛,有排尿不净之感,舌暗或有瘀斑,苔白或薄黄,脉沉涩——活血祛瘀,行气止痛——前列腺汤加减。阴虚火旺证——排尿或大便时偶有白浊,尿道不适,遗精或血精,腰膝酸软,五心烦热,失眠多梦,舌红少苔,脉细数——滋阴降火——知柏地黄汤加减。肾阳虚损——多见于中年人,排尿淋漓,腰膝酸痛,阳痿早泄,形寒肢冷,舌淡胖,苔白,脉沉细——补肾助阳——济生肾气丸加减。

131~132. 答案:E、B 解析:经间期出血量少,色紫黑,有小血块,少腹胀痛属血瘀证,治法为化瘀止血,方用逐瘀止血汤。经间期出血量少,色红质黏腻,胸闷烦躁属湿热证,治法为清利湿热,固冲止血,方用清肝止淋汤。

133~134. 答案:A、C 解析:痛经气滞血瘀证的治法为理气行滞,化瘀止痛;寒凝血瘀证的治法为温经散寒,化瘀止痛;湿热瘀阻证的治法是清热除湿,化瘀止痛;气血虚弱证的治法为益气养血,调经止痛;肾气亏损证的治法为补肾益精,养血止痛。

135~136. 答案:D、B 解析:产后高热,小腹剧痛,恶有臭气,大便秘结属于感染邪毒证,治疗宜清热解毒,凉血化瘀,方用五味消毒饮或大黄牡丹皮汤。产后寒热时作,恶露甚少,色紫暗,腹痛拒按,口干不欲饮属于血瘀证,治疗宜活血化瘀,和营退热,方用生化汤。

137~138. 答案:D、C 解析:七七之年,天癸渐竭,遂发绝经,见月经先后不定,量时多时少,烘热汗出,心烦易怒,失眠多梦,皆责之肾阴虚。辨证属绝经前后诸证之肾阴虚证。治以滋阴补肾,方选左归丸。若年老体弱,肾气渐乏,天癸竭,阴精耗伤,肝肾阴血亏虚,阴虚生风化燥,阴部皮肤失养而干涩瘙痒,发为阴痒。带下量少色黄,五心烦热,头晕耳鸣,皆为肝肾阴虚之象。辨证属阴痒之肝肾阴虚证。治以滋阴补肾,清肝止痒。方选知柏地黄汤。

139~140. 答案:C、D 解析:癥瘕多为实证,实证日久可转化为虚实夹杂之证。体质较强之人可以先攻后补,而久病体弱的患者则应该注意顾护正气,攻补兼施。

141~142. 答案:D、C 解析:经行浮肿气滞血瘀证治宜理气行滞,养血调经,用八物汤加泽泻、益母草。

143~144. 答案:A、B 解析:两患儿皆为风热见症,而主症一为发热,一为咳嗽,可知辨证一是风热感冒,治宜辛凉解表,疏风清热,用银翘散;一是风热咳嗽,治宜疏风解热,宣肺止咳,用桑菊饮。

145~146. 答案:C、A 解析:大便清稀,夹有泡沫,臭气不甚,肠鸣腹痛,伴有恶寒发热,鼻流清涕,为风寒泻,治宜疏风散寒,化湿和中,用藿香正气散。大便稀溏,臭气不甚,食后作泻,面色萎黄,形体消瘦,神疲倦怠,为脾虚泻,治宜健脾益气,助运止泻,用参苓白术散。B合E用治脾肾阳虚泻;D用治伤食泻。

147~148. 答案:C、A 解析:脾虚肝亢,治以温中健脾、缓肝理脾,方用缓肝理脾汤。阴虚风动,治以育阴潜阳、滋肾养肝,方用大定风珠。

149~150. 答案:A、B 解析:卫气同病者,治以辛凉解表、清热解毒,方用银翘散。气营两燔者,治以清热解毒凉血,方用清瘟败毒饮。